Second Edition

Illustrated Guide to Medical Terminology

그림으로 배우는 의학용어 제2판 수정판

Juanita J.Davies 원저

김진우 · 강효찬 외 공역

정문각

Cengage

Australia • Brazil • Canada • Mexico • Singapore • United Kingdom • United States

Illustrated Guide to Medical Terminology, 2nd Edition

Juanita J. Davies

ISBN-13: 978-89-7742-683-2

Cengage Learning Korea Ltd.
14F YTN Newsquare 76 Sangamsan-ro
Mapo-gu Seoul 03926 Korea
Tel: (82) 1533 7053
Fax: (82) 2 330 7001

Printed in Korea
Print Number: 02 Print Year: 2024

Second Edition

Illustrated Guide to Medical Terminology

그림으로 배우는 의학용어 제2판 수정판

원저자: Juanita J.Davies

대표 역자

김진우 대전보건대학교

강효찬 대구한의대학교

공동 역자

강효찬 대구한의대학교
권경희 수성대학교
김광욱 광양보건대학교
김수일 선린대학교
김용석 명지병원
김중락 위덕대학교
김진우 대전보건대학교
김판길 진주보건대학교
노지영 대전보건대학교
박영준 제주한라대학교
박재성 부산보건대학교
박진옥 대전보건대학교
박희숙 경북과학대학교
송효숙 대전보건대학교
신환호 서영대학교
안기섭 백석문화대학교
양경옥 한영대학교
양대중 세한대학교
양윤이 동의대학교
양희범 을지대학교병원
여진동 신경주대학교
이건철 경남정보대학교
이명모 대전대학교
이미옥 안동과학대학교
이원유 여주대학교
장 철 경남정보대학교
전혜주 유원대학교
최나영 안동대학교
홍성엽 대전성모병원

– 가나다순

머리말

본 의학용어 교재는 보건의학계열 전공자들이 단기간에 인체와 관련된 다양한 내용을 가능한 한 쉽게 배울 수 있도록 하기 위해 그림화하고 쉽게 듣고, 보고, 쓰기를 가능하게 하여 배움을 즐길 수 있도록 함에 최선을 다했다고 봅니다. 인체와 관련한 구조와 기능, 질병과 진단, 치료에 대한 용어를 체계적으로 이해하는 데 도움이 될 것입니다.

이 한글판 교재는 "Illustrated Guide to Medical Terminology"의 번역서로서 다양한 어근, 접두사 및 접미사에 대하여 설명하고, 인체를 계통적으로 분류하여 해부학, 생리학, 병리학 및 진단에 관한 내용을 상세하게 설명하였습니다.

학생들이 사고현장이나 임상에서 보건의료전문가로서의 직무를 충실히 수행하는 데 필수적인 준비가 의학용어입니다. 학문적인 대화 등 직업적 의사소통이 이루어지려면 의학용어를 반드시 습득하고 활용하여 서로의 의사표시를 자유롭게 나누어야 하며, 학문이나 실기를 위한 정보를 공유하기 위해서는 기본 바탕인 의학용어의 완벽한 학습이 선행되어야 합니다.

이 교재를 학습해가면 의학용어의 기본적인 어원에 해당하는 용어의 뿌리(어근)를 알게 되고, 빈번히 활용되는 접두사와 접미사를 이해하고 습득할 수 있습니다. 각 어원과 접두사, 접미사를 바꿔가면서 활용하면 자신이 알고 있는 단어의 수보다 몇 배를 더 알게 되어 쉽게 의학용어의 상식이 쌓이게 된다는 것을 알게 될 것입니다. 또한, 단어의 철자가 길수록 오히려 쉬운 뜻이었음을 알게 될지도 모릅니다.

이 책을 저자는 "읽고, 보고, 들을 수 있어서 발음하면서 쓸 수 있다"라고 말하고 있습니다. '우선 학생이 원어를 읽어보고, 그림으로 확인하며 복습문제를 오디오 파일을 들어보아 자기도 모르게 터득하다.'라는 의미로 "Illustrated Guide to Medical Terminology"는 시각과 청각을 이용하는 학습자뿐만 아니라 영어가 모국어가 아닌 학생들에게도 가장 이상적인 교재라고 소개하고 있습니다.

이 책에서는 한국보건의료인국가시험원에서 주장하고 표준화하려는 신해부학용어를 기준으로 신용어를 사용하려고 노력하였습니다. 기타 여러 부족한 점을 질타하여 주시고 지도편달을 부탁드립니다.

이 책이 출판될 수 있도록 성원하여 주신 역자분들께 깊은 고마움과 미안한 마음을 가지며, 성심성의껏 열의를 가지고 출판에 도움을 주신 정문각JMK의 김재민 사장님께 심심한 감사의 뜻을 표현합니다.

2021년 1월

역자 일동

차 례

CHAPTER 16 비뇨기계 373

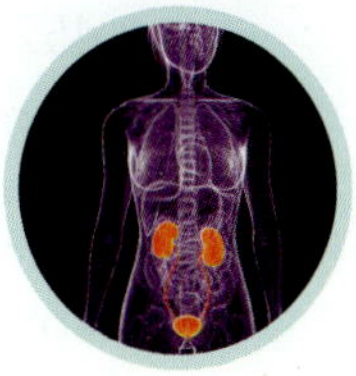

CHAPTER 17 남성 생식기계 395

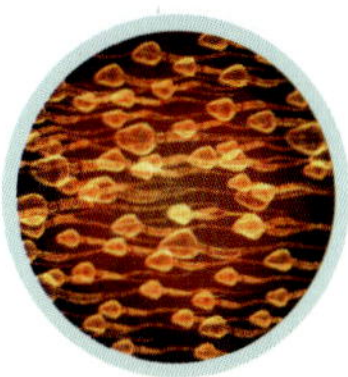

CHAPTER 18 여성 생식기계 415

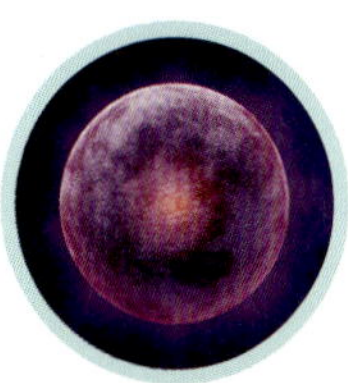

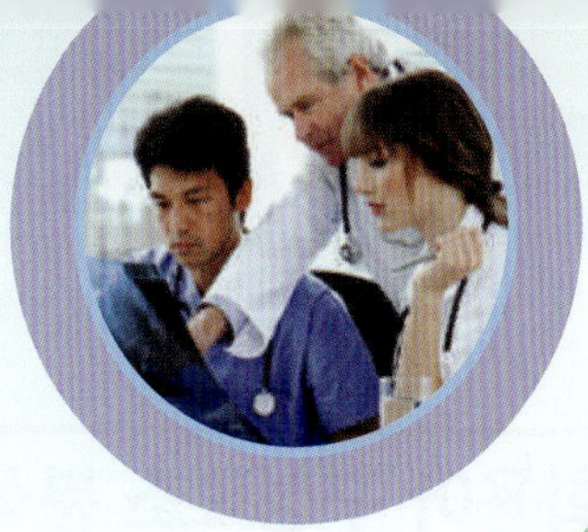

CHAPTER 1

의학용어의 구조

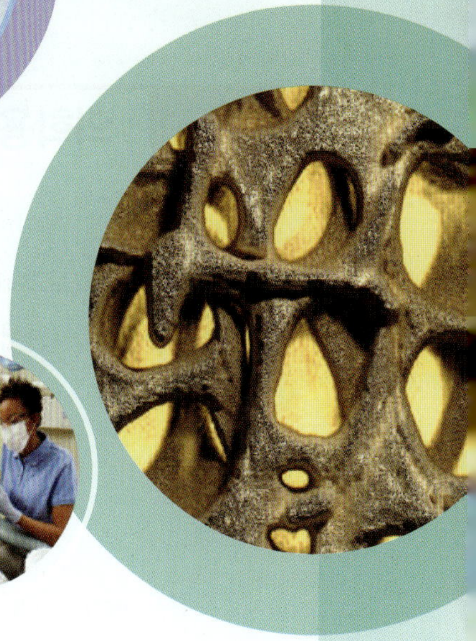

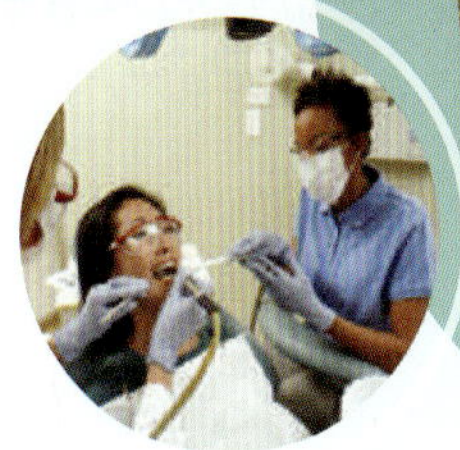

이 장의 구성

이 장에서는 의학용어의 기본적인 구조를 학습할 것이며, 내용은 다음과 같다.

1.1 의학용어 구성요소 분석
1.2 의학용어의 기본구조
1.3 새로운 어근, 접미사, 접두사
1.4 복습문제

학습 목표

이 장을 학습하고 복습문제를 푼 후, 다음을 할 수 있어야 한다.

1. 어근, 접미사, 접두사를 정의할 수 있다.
2. 의학용어에서 어근, 접미사, 접두사를 구분할 수 있다.
3. 의학용어 구조의 기본 규칙을 설명할 수 있다.
4. 어근, 접미사, 접두사의 의미를 쓸 수 있다.
5. 의학용어를 만들 수 있다.
6. 의학용어의 뜻과 의미를 설명할 수 있다.

소개

의학용어는 여러 부분으로 구성되어 있다. 의학용어를 쉽게 배우기 위해 어떤 요소로 구성되어 있으며, 그 의미가 무엇인지 알아야 한다. 이 장에서는 그 방법을 학습하게 될 것이다.

1.1 의학용어 구성요소 분석

의학용어는 어근, 접미사, 접두사 세 부분으로 이루어져 있다. 모든 의학용어가 이렇게 세 부분으로 구성되는 것은 아니지만, 예시로 Peri**neur**itis[**per**-ih-nyoo-**RYE**-tis]라는 용어로 시작해보자. 이 용어의 뜻은 신경주변의 염증을 말한다. 이 용어를 (단어)구성요소들로 쪼개어 보면 다음과 같다.

- peri-
- neur
- -itis

첫 부분의 **peri-**는 접두사이다. 이 책에서는 접두사가 단독으로 나오면 위의 예시에서와 같이 -(hyphen)을 붙인다. 일반적인 접두사에 대한 내용은 4장에서 다루게 될 것이다.

어근은 **neur**이다. 어근은 항상 그런 것은 아니지만 중심부에 해당한다. 어근은 2장에서 소개한다.

마지막은 접미사로 **-itis**이다. 접미사가 단독으로 있을 때는 앞에 -(hyphen)이 붙는다. 접미사는 3장에서 배울 것이다.

일단 어근, 접미사, 접두사를 배우고 나면 다음 섹션에서 배우게 될 방법을 통해 새로운 단어도 의미를 이해할 수 있을 것이다.

의학용어를 정의하는 방법

의학용어를 정의하는 방법은 다음과 같다.

1. 먼저 접미사를 확인한 후 접두사(접두사가 있는 경우), 그 다음 어근을 확인한다. 그러나 대부분의 단어가 두 부분으로 이루어진 것이 많으므로 항상 세 부분으로 되어 있다고 생각하지 않아야 한다. 극히 적지만 한 부분으로 된 용어도 있다.
2. 접미사를 시작으로 의학용어를 이해한다. 먼저 용어의 접미사 뜻을 파악한 다음, 접두사 또는 어근에 해당하는 단어의 의미를 파악한다. 그 후 용어의 접두사 또는 어근을 확인하여 그 의미를 찾는다. 모든 의미가 파악되면 그것들을 합치면 된다.

요 약

의학용어의 구성요소

- 어근
- 접미사
- 접두사

의학용어 정의하기

먼저 접미사를 확인한다.
그 다음 단어의 첫 부분(접두사), 그리고 두 번째 부분(어근)을 정의한다.

학습문제: 의학용어 구성요소 분석하기

다음에 제시된 perineuritis의 용어요소를 확인하고 쓰시오.

1. 접미사 ____________________ (means **inflammation**)

2. 접두사 ____________________ (means **around**)

3. 어근 ____________________ (means **nerve**)

4. **perineuritis**의 뜻. ____

정답: 1. -itis. 2. peri-. 3. neur 4. 신경주위염증(inflammation around the nerve)

1.2 의학용어의 기본구조

어근

어근(root)은 의학용어의 주요 구성요소로, 주로 신체 부위를 의미하며 이 장에서 사용된 예는 다음과 같다.

- **aden** means **gland** — **aden** 뜻: 샘
- **arthr** means **joint** — **arthr** 뜻: 관절
- **col** means **colon** — **col** 뜻: 대장
- **hemat** means **blood** — **hemat** 뜻: 혈액
- **neur** means **nerve** — **neur** 뜻: 신경
- **oste** means **bone** — **oste** 뜻: 뼈

결합모음

앞서 배운 용어 **peri**neuritis에서 접미사는 **-itis**이며, 어근인 **neur**와 꽤 쉽게 합쳐졌다. 그러나 종종 어근과 접미사가 함께 합쳐지지 않은 예가 있는데, 예를 들어 어근인 **hemat**와 접미사 **-logy**를 합성하면 철자가 **hematlogy**가 된다. 이 단어는 발음이 어렵다. 그래서 발음을 쉽게 하기 위해 어근의 끝에 "o"를 추가하여 **hematology**[**hee**-mah-**TOL**-eh-jee]라는 용어로 만든다. 이때 "o"를 **결합 모음(combining vowel)** 또는 연결모음이라 부른다. 결합 모음을 추가함으로써 단어를 발음하기가 훨씬 쉬워진다.

결합 모음은 대개 "o"이며, 흔히 어근과 접미사를 이어주거나(위의 예시처럼) 두 개의 어근을 연결시켜준다. 어근이 접미사와 합쳐질 때, 즉 hematology처럼 접미사가 자음으로 시작될 때 결합 모음이 사용된다. 접미사가 모음(a, e, i, o, u)으로 시작되면 결합 모음은 필요하지 않다. 예를 들면, **arthritis**[ar-**THRIGH**-tis]는 접미사 *-itis*가 모음으로 시작되므로 *arthr*에 결합 모음이 필요하지 않다.

위에서 말한 것과 같이, 결합 모음은 두 개의 어근을 연결할 때도 사용된다. 예를 들면, "osteoarthritis"는 *oste*와 *arthr*의 두 어근을 결합 모음이 연결한다.

예시

osteoarthritis: 골관절염(뼈와 관절의 염증)

(**os**-tee-oh-ar-**THRIGH**-tis)

oste	+ **/o**	+ **arthr**	+ **-itis**
↑		↑	↑
어근=bone, 뼈(골)	합성 모음	어근=joint, 관절	접미사=inflammantion, 염증

요 약

모음

a, e, i, o, u

자음

모음이 아닌 글자

결합 모음 "o" 사용

- 두 어근을 합칠 때
- 자음으로 시작되는 접미사와 합칠 때

학습문제: 어근과 결합 모음

1. 어근(root)을 정의하시오.

2. 결합 모음(combining vowel)을 정의하시오.

3. **Hematology**에서

a. 어근 ____________.

b. 결합 모음 ____________.

c. 접미사 ____________.

4. 결합 모음은 접미사가 ____________ 으로 시작될 때 사용된다.

5. 결합 모음은 접미사가 ____________ 으로 시작되면 사용하지 않는다.

정답: 1. 의학용어의 중심이 되는 부분. 흔히 용어의 몸체이다. 2. 합성 모음은 한 글자로 대개 "o"이며, 어근 끝에 붙인다. 3. a. hemat(=어근), b. "o"=합성 모음, c. -logy=접미사. 4. 자음. 5. 모음

결합 형태

우리는 이미 결합 모음에 대해 학습했다. **결합 형태(combining form)**는 어근과 관련된 용어이며 결합 모음이 뒤따른다. 예를 들면, 어근 *arthr*의 결합 형태는 다음과 같다.

arthr/o

어근은 /(slash)로 결합 모음과 분리되는데 이것이 결합 형태를 쓰는 일반적인 방법이다. 이는 의학용어를 만들 때 결합 모음이 사용될 수 있음을 의미한다. 결합 모음은 발음에 필요하지 않으면 사용하지 않는다. 의학용어에서 어근 단독은 거의 언제나 결합 형태로 쓴다. 따라서 **aden**과 같은 어근은 대부분 **aden/o**로 쓴다.

요 약

결합 형태

어근 + 결합 모음

예

hemat/o

학습문제: 결합 형태

1. 결합 형태가 무엇인지 예를 들어 설명하시오.

____

____

2. 결합 모음과 결합 형태의 차이는 무엇인가?

____

____

____

____

정답: 1. 합성 형태는 어근에 주어진 이름이며 합성 모음이 뒤따른다. 예: **arthr/o**. 2. 합성 모음은 한 글자로 대개 "**o**"이며, 어근의 끝에 붙는다. 합성 형태는 어근에 주어진 이름으로 합성 모음과 합쳐진다.

접미사

접미사(suffix)는 단어의 마지막 부분으로, 어근이나 접두사에 붙을 수 있다. 접미사만 단독으로 있으면 그 앞에 -(hyphen)을 붙인다.

접미사가 모음으로 시작되면 결합 모음을 생략한다.

예시
arthralgia(joint pain, 관절통)
(ar-**THRAL**-jee-ah)
arthr + **-algia**
↑ ↑
어근=관절(joint) 접미사=통증(pain)

접미사가 자음으로 시작되면 결합 모음을 사용한다.

예시
colostomy(잘룩창자 창냄술)
(koh-**LOSS**-toh-mee)
col + **/o** + **-stomy**
↑ ↑ ↑
어근=대장(colon) + 결합 모음 + 접미사=새로운 개구무(new opening)

접두사

접두사(prefix)는 의학용어의 첫 부분으로, 어근의 첫 부분과 합쳐지거나, 때로는 접미사 앞에 붙는다. 이 책에서 단독으로 접두사가 쓰일때면 뒤에 -을 붙인다.

어근과 결합된 접두사

예시
polyadenoma(여러 샘에 생긴 종양): 다발선종
(**pahl**-ee-ah-deh-**NOH**-mah)
poly + **aden** + **-oma**
↑ ↑ ↑
접두사=많은(many) + 어근=샘, 선(gland) + 접미사=종양(tumor, mass)

접미사와 결합된 접두사

예시
dysphasia(말하기 어려움): 언어장애
(dis-**FAY**-zhee-ah)
dys + **-phasia**
↑ ↑
접두사=어려운(difficulty) 접미사=말(speech)

학습문제: 접미사와 접두사

1. 다음 용어에서 접미사에 밑줄 치시오.

a. adenoma

b. hematology

c. osteoarthritis

d. dysphasia

2. 다음 용어에서 접두사에 밑줄 치시오.

a. dysphasia

b. polyadenoma

정답: 1. a. -oma, b. -logy, c. -itis, d. -phasia, 2. a. dys-, b. poly-

1.3 새로운 어근, 접미사, 접두사

의학용어의 구성요소(어근, 접미사, 접두사)를 학습하기 위하여 다음 제안을 명심하라.

1. 용어가 익숙할 때까지 반복해서 발음한다.

2. 용어를 쓰고, 철자가 올바른지 확인한다.

3. 또한 그 뜻과 의미도 함께 쓴다. 가능하면 그 용어를 기억하는 데 도움이 될 단어, 생각 또는 그림과 연관시킨다.

기억 요령

많은 학생은 기억 요령이 의학용어를 암기하는 데 도움을 준다는 것을 알게 될 것이다. 개인적으로 의미 있는 일에 대한 느낌, 심상을 단어와 단어로 연결하면 실제로 도움이 된다. 예를 들면, 접미사 *-algia*는 "pain, 통증"을 의미한다. 이 접미사를 볼 때마다 자신이 경험한 특정한 통증을 생각하는 것이 가장 좋은 방법이다. 따라서 *-algia*를 볼 때마다 부러졌던 다리를 생각한다면 절대로 잊지 않을 것이다. 할 수 있을 때마다 이 기억 요령을 이용하라.

어근	의미
aden/o	샘, 선(gland)
arthr/o	관절(joint)
hemat/o	피, 혈액(blood)
col/o	잘룩창자, 결장(colon)
neur/o	신경(nerve)
oste/o	뼈, 골(bone)

접미사	의미
-algia; -dynia	통증(pain)
-itis	염증(inflammation)
-logy	학문(study of)
-oma	종양, 덩어리(tumor; mass)
-phasia	말하기(speech)

접두사	의미
dys-	어려움, 통증, 나쁜(difficulty; pain; bad)
peri-	주변의(around)
poly-	많은(many)

1.4 복습문제

연습문제 1-1 어휘

빈칸에 올바른 용어 요소를 덧붙여서 의학용어를 완성하시오.

예: adenitis — inflammation of a gland

1. ____________ itis — inflammation of a joint
2. ____________ logy — study of blood
3. aden ____________ — tumor of a gland
4. ____________ oma — tumor of bone
5. ____________ oma — tumor of many glands

6. ____________ itis — inflammation of bones and joints
7. col ____________ — new opening in the colon
8. ________ neur ________ — inflammation around a nerve
9. ____________ phasia — difficult speech
10. arthr ____________ — joint pain

연습문제 1-2 용어의 정의

다음 용어의 우리말과 그 뜻을 쓰시오.

1. **arthritis**

____

2. **adenoma**

____

3. **polyadenoma**

____

4. **osteoarthritis**

____

5. **hematology**

____

연습문제 1-3 단어 요소

빈칸에 알맞은 단어를 쓰시오.

1. The three main parts of a medical word are the ____________, ____________, and ____________.
2. The word part usually found at the end of a medical word is the ____________.
3. When you define a medical word, you usually start at the ____________, and then define the ____________.
4. The combining form in "hematology" is ____________.
5. The difference between the combining form and combining vowel is ____________.

연습문제 1-4 단어 요소

다음 문장이 맞으면 참(T), 틀리면 거짓(F)에 동그라미를 하시오.

1. The word "adenoma" has no suffix. T / F
2. In the word "hematology," the combining form is used because the suffix starts with a consonant. T / F
3. Usually, a combining vowel is not used between two roots. T / F
4. The prefix *poly-* means "many." T / F

연습문제 1-5 정의(의학용어를 영어로)

다음 용어 부분의 의미를 쓰시오.

1. **hemat/o**

____

2. **arthr/o**

____

3. **aden/o**

____

4. **oste/o**

____

5. **-logy**

____

6. **-itis**

____

7. **-oma**

____

8. **-phasia**

____

9. **dys-**

____

10. **poly-**

____

연습문제 1-6 정의(영어를 의학용어로)

Ⅰ. 다음에 해당하는 어근을 쓰시오.

1. bone

____

2. joint

____

3. blood

____

4. gland

____

Ⅱ. 다음에 해당하는 접미사를 쓰시오.

1. inflammation

____

2. speech

____

3. study of

____

4. tumor

____

Ⅲ. 다음에 해당하는 접두사를 쓰시오.

1. difficulty

____

2. many

____

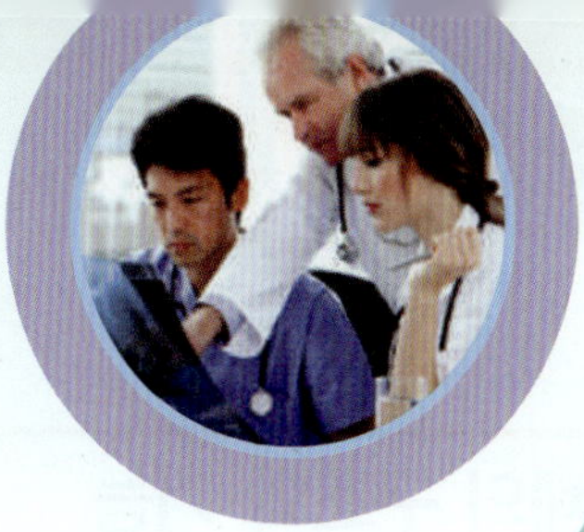

CHAPTER 2

기본 인체 구조

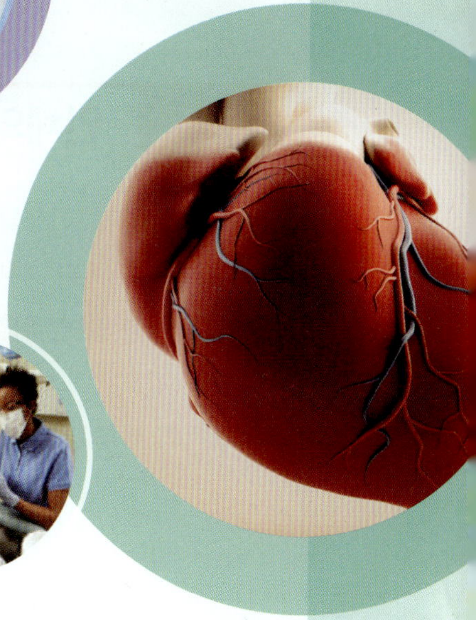

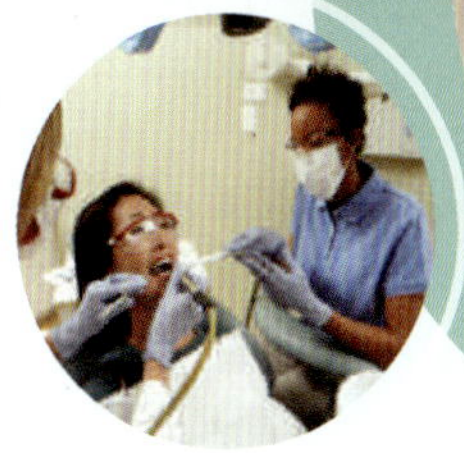

이 장의 구성

이 장은 인체의 구조에 대해 설명한다. 기본적인 인체조직이나 기관의 어근을 배우게 될것이며, 내용은 다음과 같다.

2.1 인체의 구조와 기능
2.2 조직 단위
2.3 인체계통
2.4 일반적인 인체 구조 어근
2.5 복습문제

학습 목표

이 장을 학습하고 복습문제를 푼 후 다음을 할 수 있어야 한다.

1. 인체의 구조와 기능을 정의할 수 있다.
2. 인체 조직을 설명할 수 있다.
3. 세포, 조직, 기관, 계통을 정의할 수 있다.
4. 12 계통과 각 계통에 있는 기관을 명명할 수 있다.
5. 인체 계통과 관련한 어근을 정의할 수 있다.

소개

이 장은 인체에 대한 기본 개념의 소개로 시작한다. 어근을 먼저 학습하고, 다음 장에서 접미사와 접두사를 배우게 된다.

이 장에서 다루는 어근은 신체 계통에 따라 묶어 놓았다. 어근을 신체 기관과 연결하여 심상화하면 기억하기가 더욱 쉬워진다. 이 장에서 배우게 될 어근들은 의학용어의 기호 정립에 도움을 줄 것이다. 1장에서 설명한 대로 이 장에서도 표로 표현된 결합 형태와 어근에 주목하라.

2.1 인체의 구조와 기능

이 장에서 자주 사용되는 두 가지 용어는 **해부학(구조, anatomy**[ah-**NAT**-oh-mee])과 **생리학(기능, physiology**[**fiz**-ee-**OL**-oh-jee])이다. 해부학은 신체의 구조 또는 부위에 대한 학문이며, 생리학은 각 신체 부위의 기능에 대한 학문이다. 예를 들어, 위팔두갈래근(상완이두근, biceps brachii[**BYE**-seps **BRAY**-kee-eye])은 팔 위쪽에 위치하며(그림 2-1), 길고 가느다란 세포로 구성되어 있는데, 이 세포들을 근육 섬유라고 한다. 위팔두갈래근(이두근)의 기능은 팔뚝의 뼈를 당겨서 팔을 굽히게 한다.

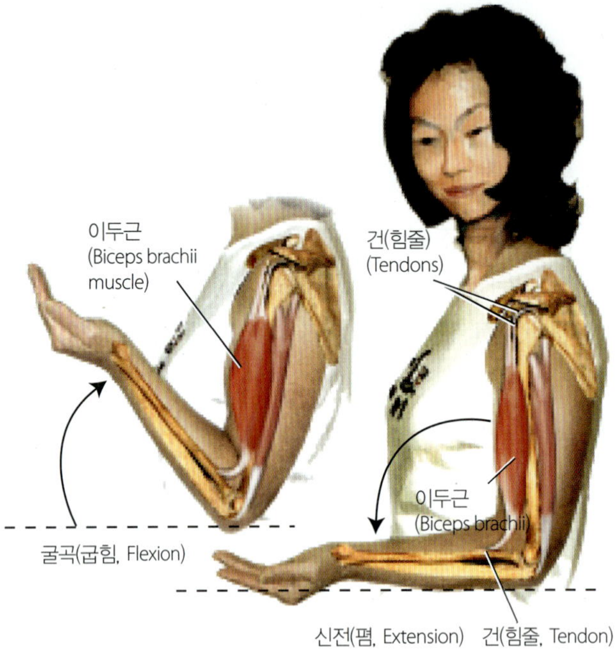

그림 2-1 이두근은 팔뚝의 뼈를 당겨서 팔을 굽힌다. 힘줄(건)은 근육을 뼈에 부착한다.

2.2 조직 단위

모든 생명체는 **세포(cell)**라고 불리는 미세한 살아있는 구조로 이루어져 있다. 세포는 몸 전체에서 다양한 기능을 수행하고 있지만, 모든 세포의 구조가 비슷하지만 같지는 않다. 각 세포는 **세포막(cell membrane)**을 가지고 있으며, 세포막은 주변과 세포 내부를 분리하는 장벽 역할을 하는데 세포 내부를 **세포질(cytoplasm**[**SIGH**-toh-plaz-um])이라하고 세포질에는 세포소기관들이 포함되어 있으며, 이 소기관들의 역할은 아래와 같다.

세포의 중심 부분인 **핵(nucleus**[**NOO**-klee-us])에는 DNA가 들어 있으며 사람의 DNA에는 수천 개의 유전자가 포함되어 있는데, 이는 체형과 머리카락의 색과 같은 유전적 특성을 전달한다. **염색체(chromosomes**[**KROH**-moh-zohms])는 DNA와 마찬가지로 각 세포의 유전 정보를 운반하는 핵내 구조물이다. DNA 분석은 개인을 식별하고 유전관계를 증명하는 데 사용된다.

신체의 세포는 다음과 같은 생명기능을 수행한다.

- 음식과 산소 섭취
- 열과 에너지 생산
- 노폐물 제거
- 환경 변화에 대응
- 재생

수십억 개의 세포가 인체를 구성하고 있으며, 이것이 신체 조직의 첫 번째이자 가장 기본적인 단위이다.

다음 단계를 **조직(tissues)**이라고 하는데, 특정 기능을 수행하기 위해 함께 작동하는 유사한 세포가 여러개 결합하여 조직을 구성한다. 예를 들어, 근육 세포는 근육 조직을 형성하고 신경 세포는 신경 조직을 형성한다. **조직학자(histologist**[hiss-**TOL**-oh-jist])는 조직에 대한 연구를 전문으로 하는 사람이며, 주요 조직 유형은 다음 4가지로 나눈다.

- **상피**(**epithelial**[**ep**-ih-**THEE**-lee-al]) **조직**: 상피 조직은 신체의 외부 표면을 덮고 신체 구조를 연결하고 샘(glands)을 형성한다. 피부는 상피 조직으로 구성된 기관의 예이다. 점막 또한 상피 조직으로 구성되어 있는데, 소화기, 호흡기, 생식기 및 요로에서 흔히 볼 수 있다.
- **결합 조직(connective tissue)**: 결합 조직은 신체 구조를 지지하고 형성하며 그 위치를 유지하는 기능을 한다. 힘줄과 인대, 혈액, 뼈, 연골 및 지방이 결합 조직의 예이다.
- **근육 조직(muscle tissue)**: 근육 조직은 몸의 위치에 따라 이름을 붙인다. 예를 들어, 심장의 근육은 **심장(cardiac)근육** 조직(**심근**)이라하고, 위 및 장과 같은 장기 내에서는 **내장**(**visceral**[**VIS**-er-al])**근육** 조직이라고 하며, 뼈와 관련된 근육을 **골격(skeletal)근** 조직이라고 한다. 종류에 관계없이 모든 근육은 어떤 종류의 움직임을 만든다. 근육 세포는 둥글지 않고 길고 가는데, 이런 이유로 근육 세포는 종종 근육 섬유로 불리기도 한다. 그림 2-1을 참조하라.
- **신경 조직(nervous tissue)**: 이 조직은 신체 전체에 전기 충격을 일으키는 신경을 구성한다. 신경 조직에는 뇌, 척수 및 말초신경들이 포함된다.

조직 다음 단계는 **장기(기관, organs)**이다. 모든 유형의 조직은 **근육(muscles)**, **신경(nerves)**, **간(liver)** 및 **심장(heart)**과 같은 장기를 구성하기 위해 결합한다.

관련 기관들은 위장관계 및 신경계와 같은 인체 계통을 구성한다. 모든 인체 계통들의 연결로 인간이라는 하나의 개체가 만들어진다(그림 2-2).

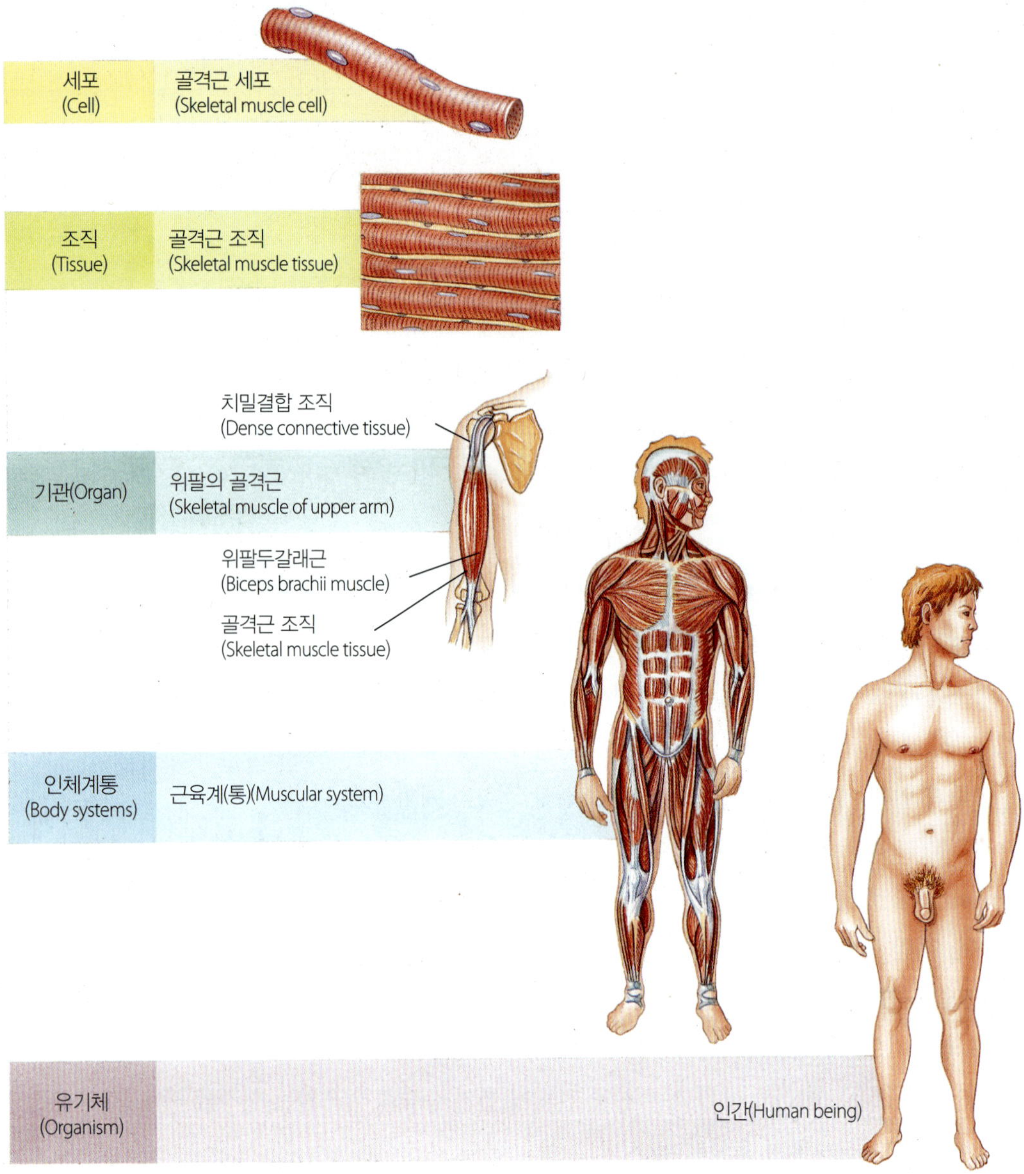

그림 2-2 인체의 구조

요 약 세포 → 조직 → 기관 → 인체 계통 → 인간(human being)

학습문제: 해부학과 생리학(인체의 구조와 기능)

괄호 안의 용어 중 알맞은 것을 고르시오.

1. The study of body structure is (anatomy/physiology).

2. The third structural level of body organization is (tissues/organs/cells/body systems).

3. Tissue that holds body structures together is (epithelial/connective).

4. Tissue covering the external surfaces of the body is (epithelial/connective).

5. A specialist in the study of tissue is a (histologist/physiologist/geneticist).

6. Muscles in the esophagus are made up of (cardiac/skeletal/visceral) muscle tissue.

7. Mucous membrane is made up of (connective/epithelial/muscle) tissue.

8. The cell nucleus contains genetic structures known as (chromosomes/cytoplasm).

9. DNA and the body's genes are found on structures called (chromosomes/cytoplasm).

10. Muscular tissue in the stomach and intestine are known as (cardiac/skeletal/visceral) tissue.

정답: 1. anatomy. 2. organs. 3. connective. 4. epithelial. 5. histologist. 6. visceral. 7. epithelial. 8. chromosomes. 9. chromosomes. 10. visceral.

2.3 인체계통

신체계통은 피부, 골격, 근육, 신경, 눈과 귀, 내분비, 심혈관과 혈액, 림프와 면역, 호흡, 소화기, 비뇨기, 남성 생식기관, 여성 생식기관 등으로 이루어져 있으며, 이러한 계통은 상호 작용하여 생명에 필요한 모든 기능을 수행한다. 그림 2-3~2-14는 모든 인체 계통의 일반적인 특징을 보여주고 있으며, 각 계통의 공통적인 해부학적 어근은 각 그림에 목록으로 제시되어 있다.

2.4 일반적인 인체 구조 어근

인체

어근	의미
axill/o	겨드랑이(armpit), 액와
bi/o	생명(life)
cephal/o	머리(head)
cervic/o	목(neck)
cyt/o	세포(cell)
hist/o; histi/o	조직(tissue)
lip/o; adip/o	지방(fat)
path/o	질병(disease)
viscer/o	내장 기관(internal organs)

피부 계통

어근	의미
cili/o; pil/o	모발(hair)
derm/o; dermat/o cutane/o	피부(skin)
onych/o; ungu/o	손발톱(nail)

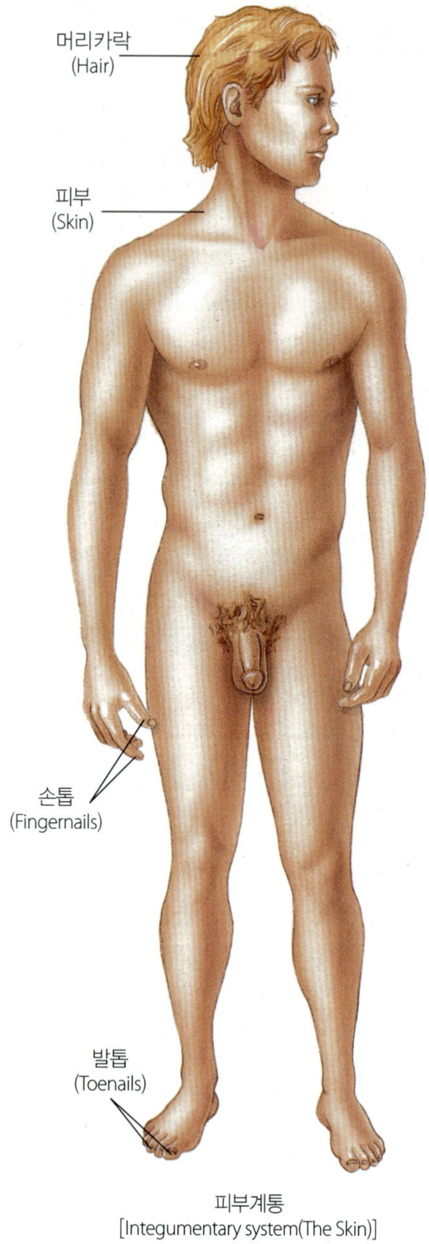

그림 2-3 피부와 관련된 구조: 피부, 모발, 손발톱

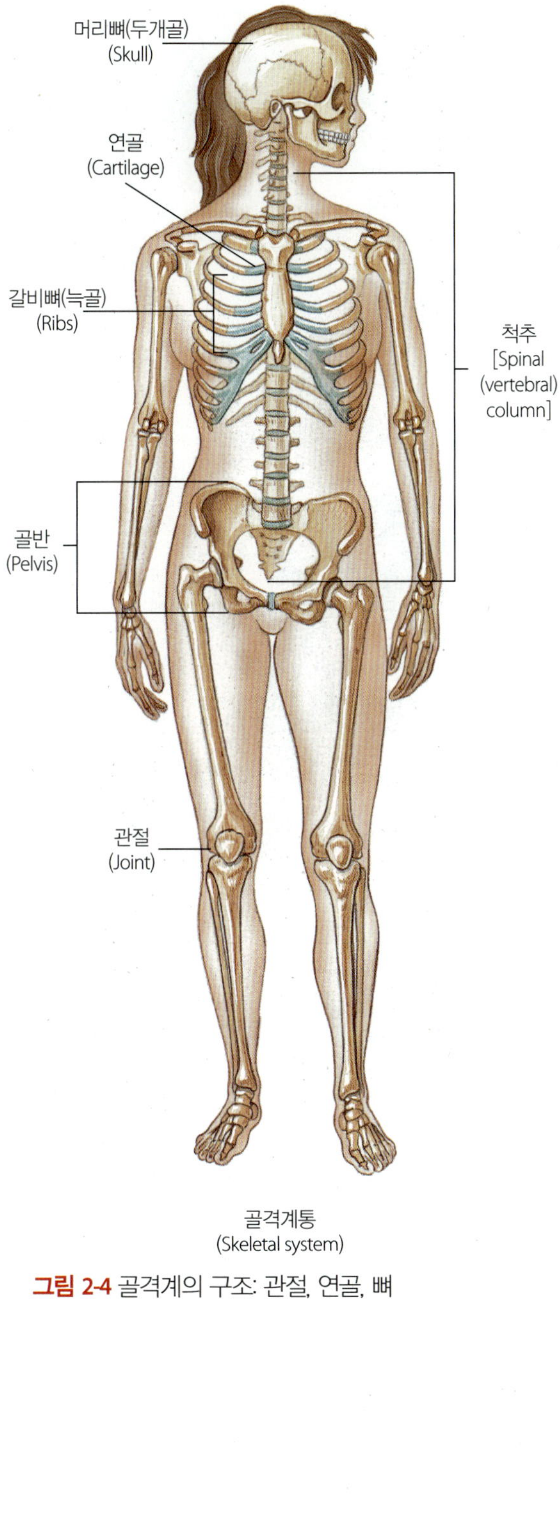

그림 2-4 골격계의 구조: 관절, 연골, 뼈

골격계통

어근	의미
arthr/o	관절(joint)
chondr/o	연골(cartilage)
oste/o	뼈(bone)

근육계통

어근	의미
my/o; muscul/o	근육(muscle)
tend/o; tendin/o	건(힘줄, tendon)

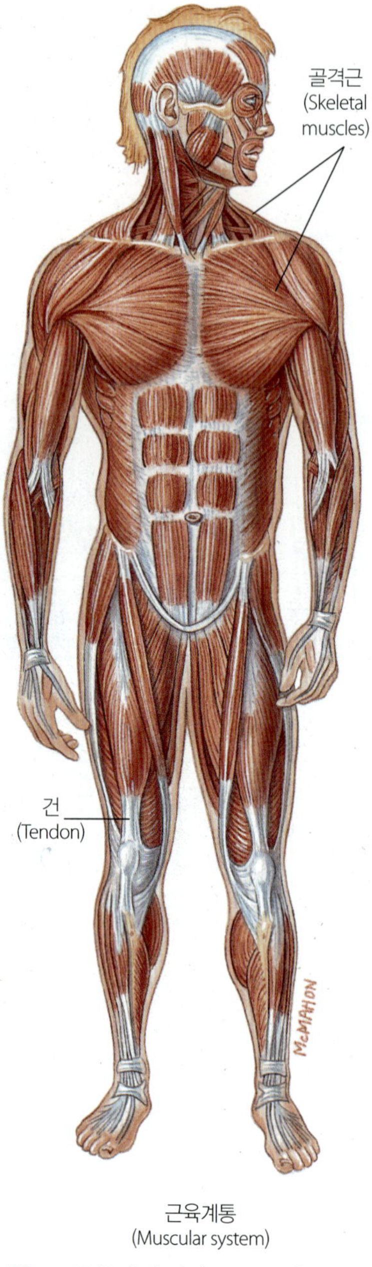

그림 2-5 근육계의 일반 구조: 근육과 건

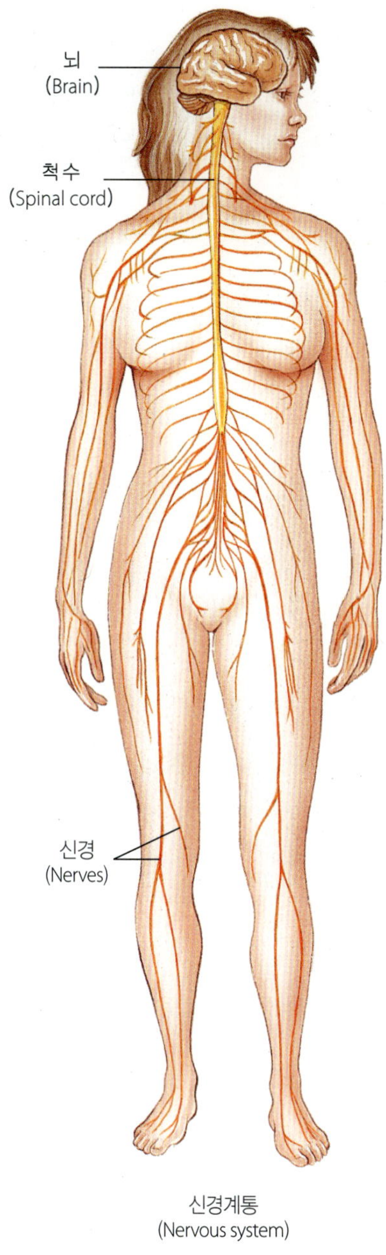

그림 2-6 신경계, 눈, 귀. 구조: 뇌, 척수, 신경, 눈, 뇌

신경계통, 눈, 귀

어근	의미
blephar/o	눈꺼풀(안검, eyelid)
cerebr/o; encephal/o	뇌(brain)
myel/o	척수(골수, spinal cord[also bone marrow])
neur/o	신경(nerve)
ophthalm/o; ocul/o	눈(eye)
ot/o	귀(ear)

내분비계통

어근	의미
aden/o	샘(gland)
adren/o	부신(adrenal gland)
pituitar/o	뇌하수체(pituitary gland)
thyroid/o	갑상샘(thyroid gland)

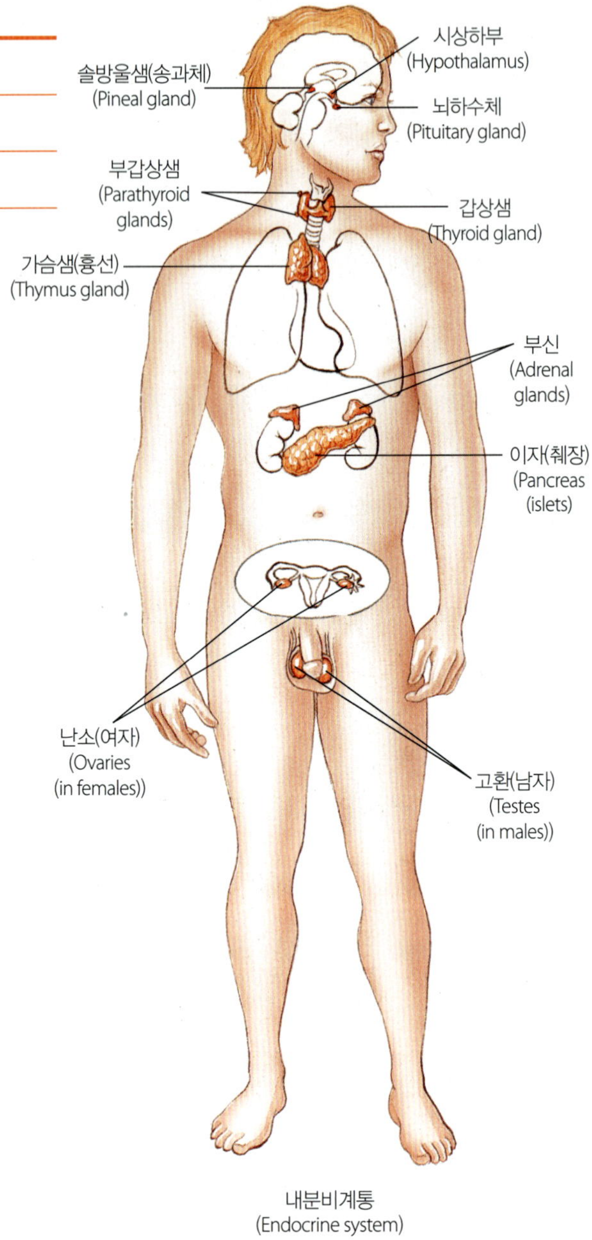

그림 2-7 내분비계. 일반 구조: 솔방울샘, 시상하부, 뇌하수체, 부갑상샘, 갑상샘, 흉선, 부신, 췌장, 난소, 고환

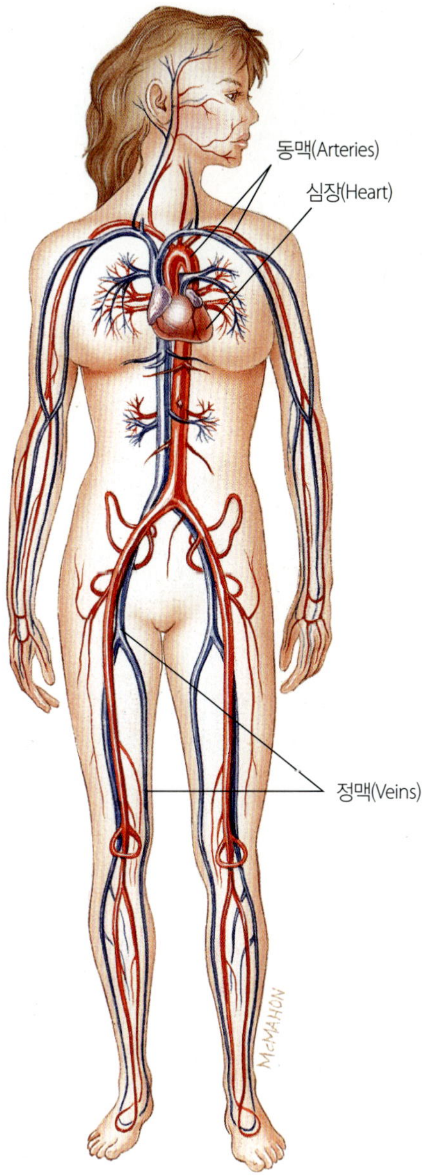

심혈관계와 혈액
(Cardiovascular system)

그림 2-8 심혈관계와 혈액의 일반 구조: 심장, 동맥, 정맥, 혈액

심혈관계와 혈액

어근	의미
adenoid/o	아데노이드(adenoids)
angi/o; vascul/o; vas/o	혈관(vessel)
arteri/o	동맥(artery)
cardi/o	심장(heart)
hem/o; hemat/o	혈액(blood)
ven/o; phleb/o	정맥(vein)

림프와 면역계

어근	의미
adenoid/o	아데노이드(adenoids)
lymph/o	림프액(clear fluid in lymphatic vessels)
lymphaden/o	림프샘(lymph gland); 림프절(lymph node)
lymphangi/o	림프관(lymph vessel)
splen/o	비장(spleen)
tonsill/o	편도(tonsil)

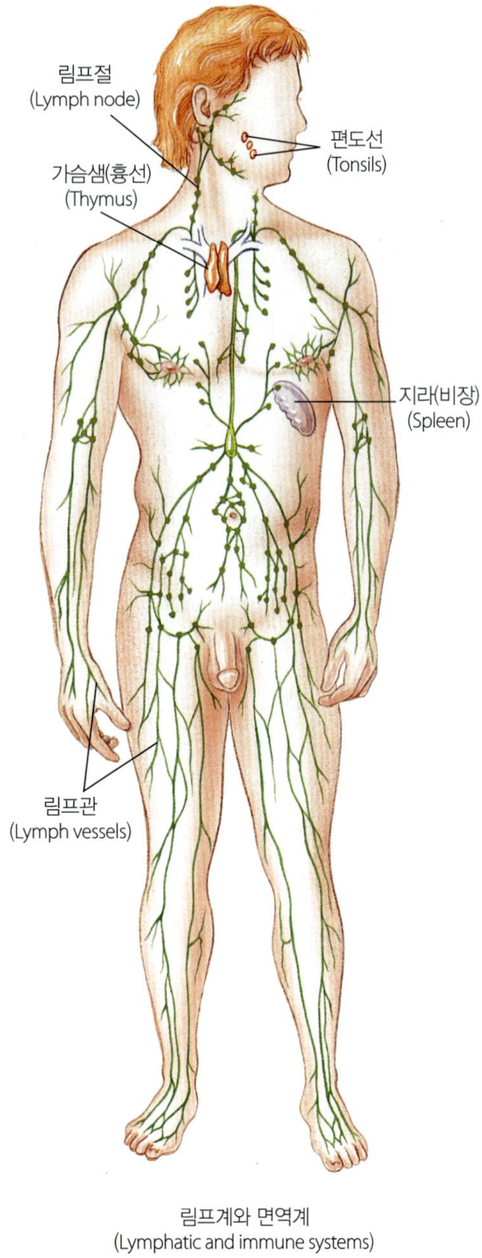

그림 2-9 림프계와 면역계의 일반 구조: 편도, 림프절, 지라, 림프관, 흉선

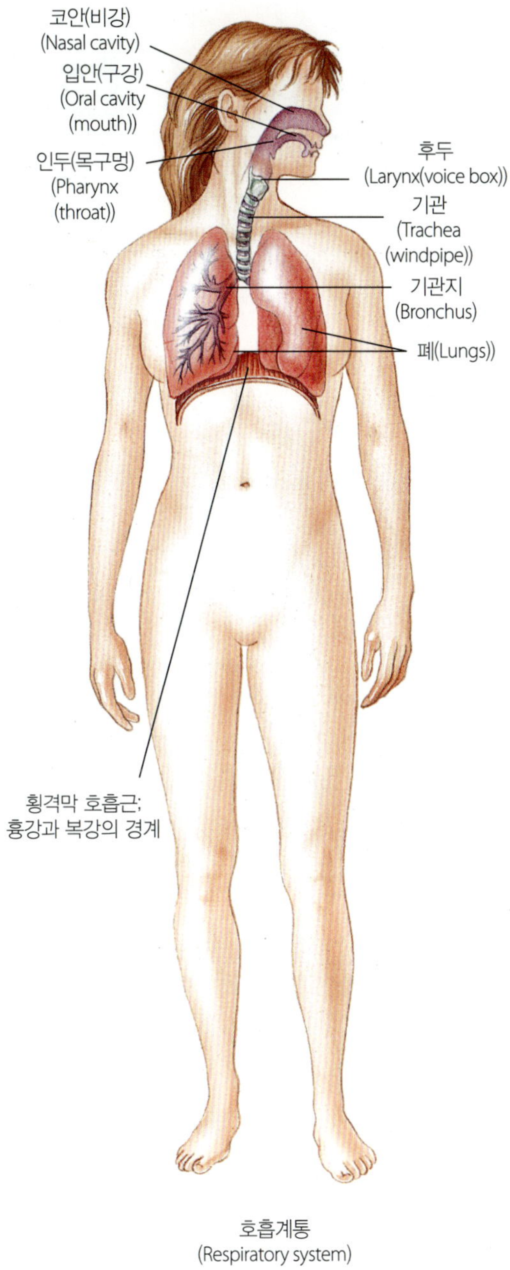

그림 2-10 호흡기계 구조: 입안, 코안, 인두, 후두, 기관, 기관지, 폐, 흉막

호흡계통

어근	의미
bronch/o	기관지(bronchus)
laryng/o	후두(larynx; voice box)
naso; rhin/o	코(nose)
pharyng/o	인두(pharynx; throat)
phren/o	흉막(가슴막, diaphragm)
pneum/o; pneumon/o; pulmon/o	폐(lung)
thorac/o	가슴(chest), 흉부
trache/o	기관(trachea; 숨관, windpipe)

소화계통

어근	의미
abdomin/o	배(복부, abdomen)
an/o	항문(anus)
cheil/o	입술(lips)
col/o	잘룩창자(결장, colon); 큰창자(대장, large intestine)
enter/o	작은창자(소장, small intestine)
esophag/o	식도(esophagus)
gastr/o	위(stomach)
gloss/o; lingu/o	혀(tongue)
hepat/o	간(liver)
or/o, stomat/o	입(mouth)
pharyng/o	인두(pharynx); 목구멍 (throat)
rect/o	곧창자(직장, rectum)

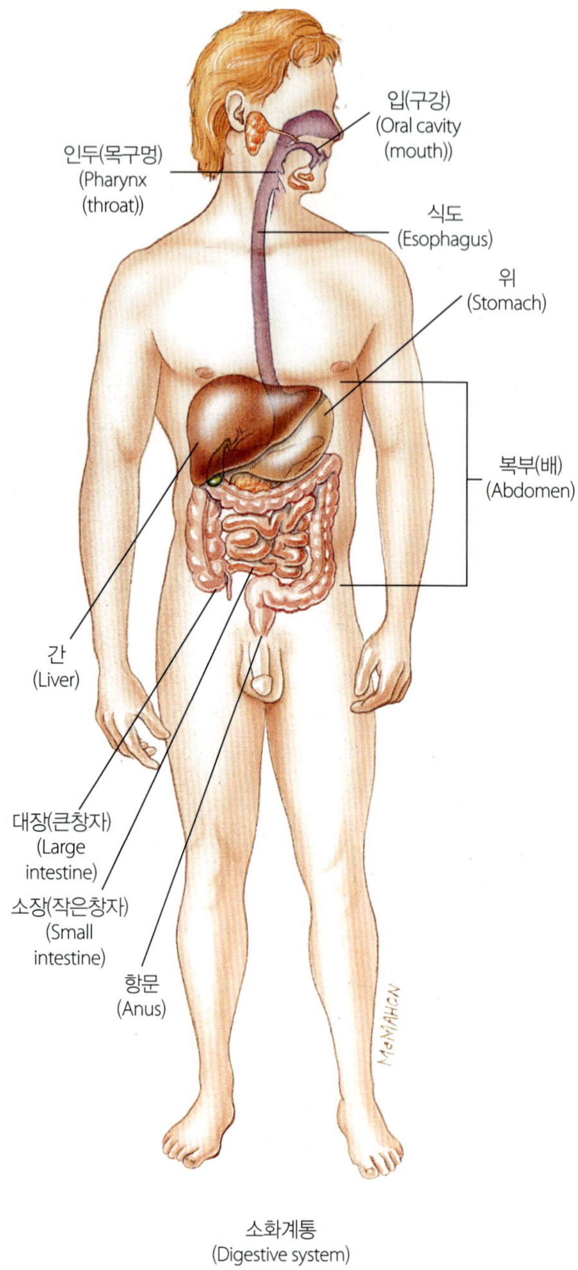

그림 2-11 소화기계 일반 구조: 구강, 인두, 식도, 위, 소장, 대장, 배, 간

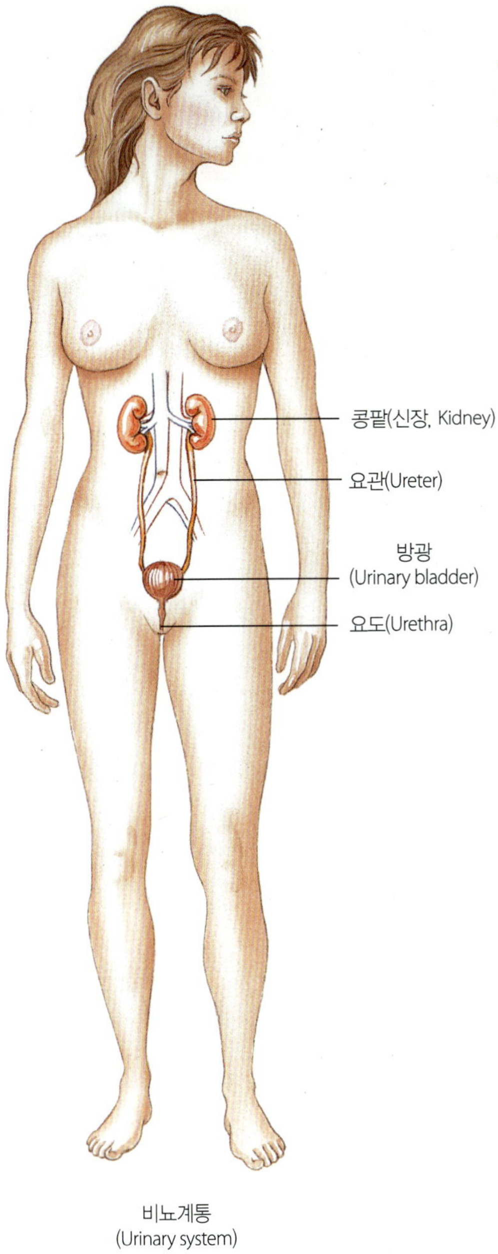

그림 2-12 비뇨기계 일반 구조: 콩팥, 요관, 방광, 요도

비뇨계통

어근	의미
cyst/o	방광(bladder)
ren/o; nephr/o	콩팥(kidney), 신장
ureter/o	요관(ureters)
urethr/o	요도(urethra)

남성 생식계통

어근	의미
orchid/o, test/o	고환(testicle; testis)
prostat/o	전립샘(prostate)
vas/o	정관(ductus deferens; vas deferens)

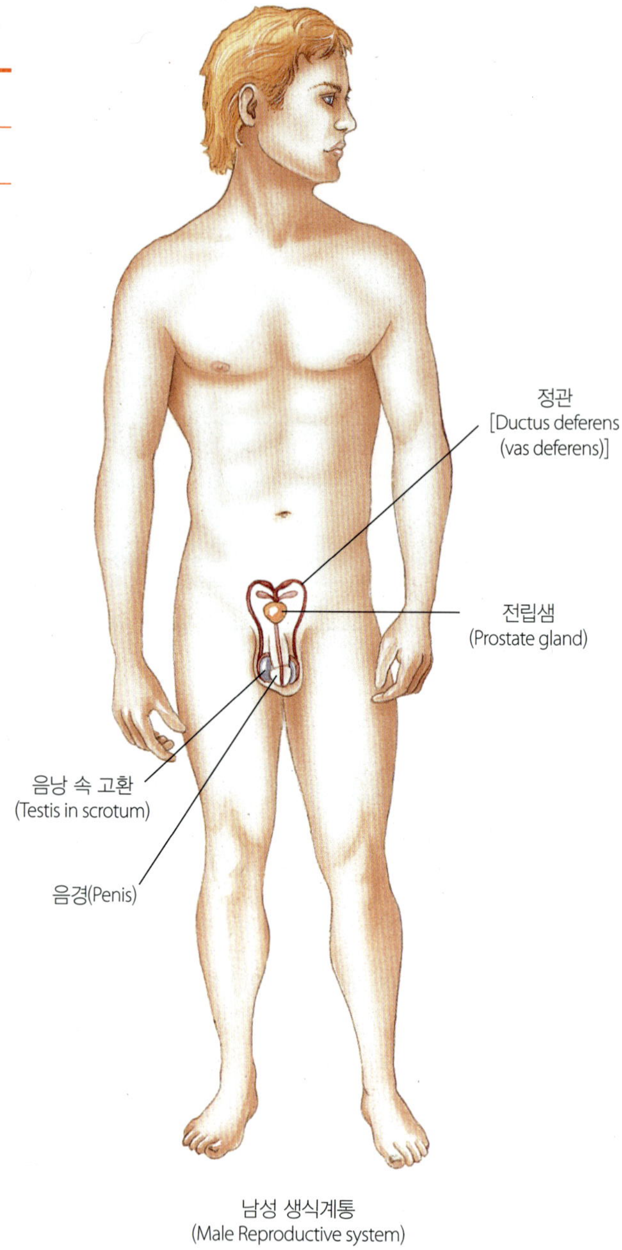

그림 2-13 남성 생식기계 일반 구조: 전립샘, 고환, 음경, 정관

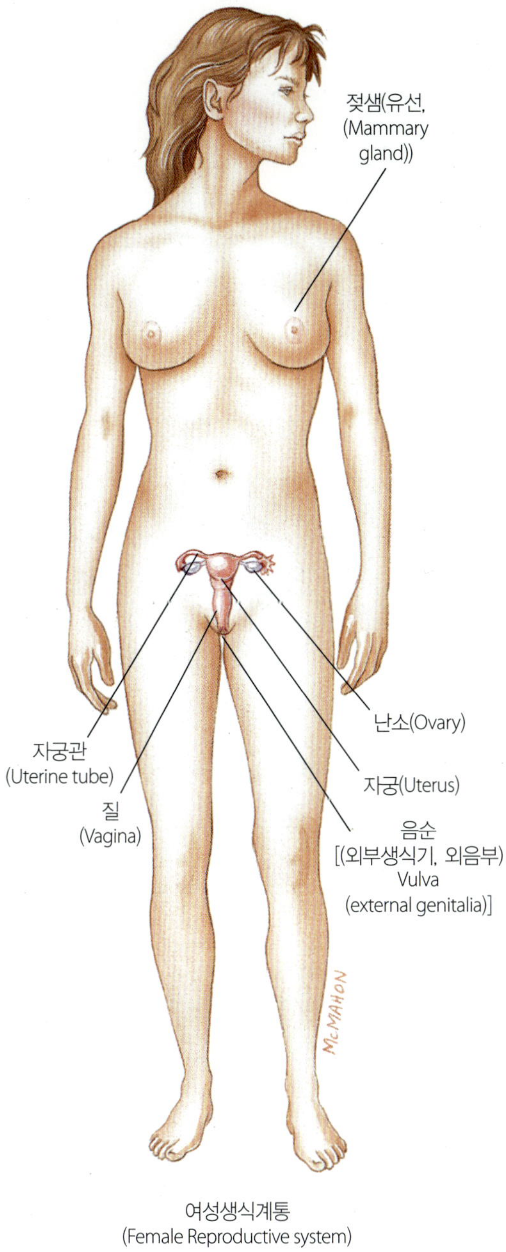

그림 2-14 여성 생식계통: 젖샘, 자궁관, 난소, 자궁, 질, 음순(외부생식기)

여성 생식계통

어근	의미
colp/o; vagin/o	질(vagina)
gynec/o	여성(female)
mast/o; mamm/o	유방(breast)
oophor/o; ovari/o	난소(ovary)
salping/o	나팔관; 자궁관, 난관 (fallopian tube; uterine tube)
uter/o; hyster/o; metr/o	자궁(uterus)
vulv/o	음순(vulva); 외부생식기(외음부, external genitalia)

2.5 복습문제

연습문제 2-1 정의

다음 어근의 의미를 쓰시오.

1. abdomin/o ______
2. aden/o ______
3. adren/o ______
4. angi/o ______
5. arteri/o ______
6. arthr/o ______
7. bi/o ______
8. bronch/o ______
9. cardi/o ______
10. cephal/o ______
11. cerebr/o ______
12. cervic/o ______
13. chondr/o ______
14. cili/o ______
15. col/o ______
16. colp/o ______
17. cutane/o ______
18. cyst/o ______
19. cyt/o ______
20. dermat/o ______
21. encephal/o ______
22. enter/o ______
23. esophag/o ______
24. gastr/o ______
25. gloss/o ______
26. gynec/o ______

27. hem/o ____________________

28. hepat/o ____________________

29. hist/o ____________________

30. hyster/o ____________________

31. laryng/o ____________________

32. lingu/o ____________________

33. lip/o ____________________

34. lymphaden/o ____________________

35. lymphangi/o ____________________

36. mamm/o ____________________

37. mast/o ____________________

38. my/o ____________________

39. myel/o ____________________

40. nas/o ____________________

41. nephr/o ____________________

42. neur/o ____________________

43. ocul/o ____________________

44. onych/o ____________________

45. oophor/o ____________________

46. ophthalm/o ____________________

47. or/o ____________________

48. orchid/o ____________________

49. oste/o ____________________

50. ot/o ____________________

51. ovari/o ____________________

52. path/o ____________________

53. pharyng/o ____________________

54. phleb/o ____________________

55. pil/o ____________________

56. pneum/o ____________________

57. prostat/o ____________________

58. ren/o ______________________

59. rhin/o ______________________

60. salping/o ______________________

61. splen/o ______________________

62. stomat/o ______________________

63. tend/o ______________________

64. test/o ______________________

65. thorac/o ______________________

66. tonsill/o ______________________

67. trache/o ______________________

68. ungu/o ______________________

69. ureter/o ______________________

70. urethr/o ______________________

71. vagin/o ______________________

72. vas/o ______________________

73. vascul/o ______________________

74. ven/o ______________________

75. viscer/o ______________________

76. vulv/o ______________________

연습문제 2-2 어근

다음에 알맞은 어근을 쓰시오.

1. fat ______________________

2. life ______________________

3. head ______________________

4. neck ______________________

5. cell ______________________

6. tissue ______________________

7. disease ______________________

8. internal organs ______________________

9. hair ______________________

10. skin ______________________________
11. nail ______________________________
12. joint ______________________________
13. cartilage ______________________________
14. bone ______________________________
15. muscle ______________________________
16. tendon ______________________________
17. brain ______________________________
18. spinal cord ______________________________
19. nerve ______________________________
20. eye ______________________________
21. ear ______________________________
22. gland ______________________________
23. adrenal gland ______________________________
24. pituitary gland ______________________________
25. thyroid gland ______________________________
26. vessel ______________________________
27. artery ______________________________
28. heart ______________________________
29. blood ______________________________
30. vein ______________________________
31. lymph node ______________________________
32. lymph vessel ______________________________
33. spleen ______________________________
34. tonsil ______________________________

연습문제 2-3 짧게 답하기

알맞은 답을 쓰시오.

1. 해부학과 생리학이 무엇인지 각각 정의하시오.

2. 인체 12개 계통과 그에 부속된 기관을 최소 2개 이상 쓰시오.

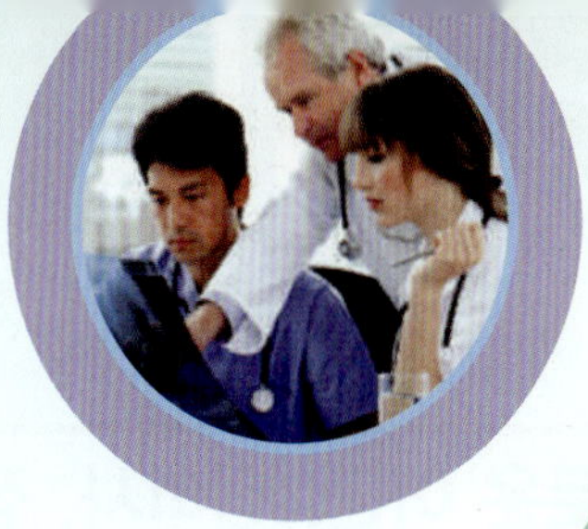

CHAPTER 3

일반적인 접미사

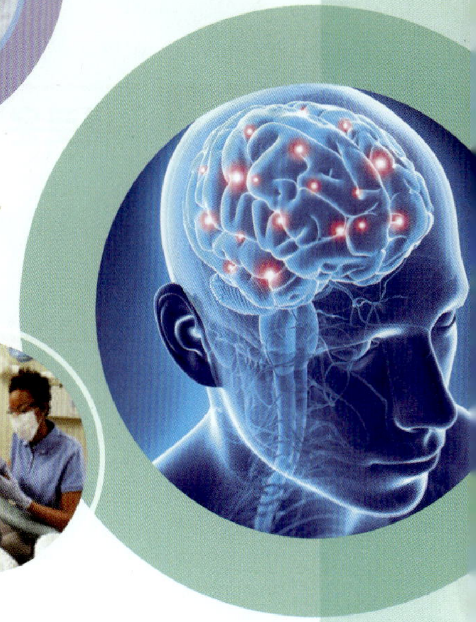

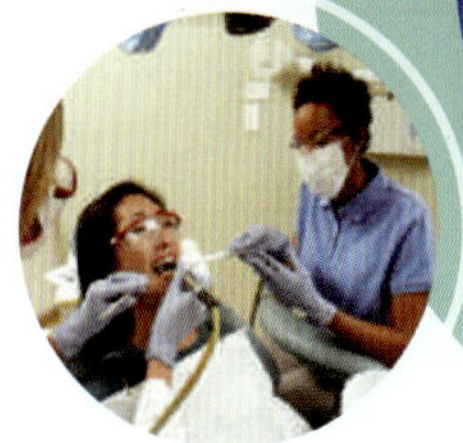

이 장의 구성

3.1 새로운 어근, 접미사, 접두사
3.2 용어 학습
3.3 복습문제
3.4 발음과 철자

학습 목표

이 장을 학습하고 복습문제를 푼 후, 다음을 할 수 있어야 한다.

1. 일반적인 접미사의 철자를 알고 설명할 수 있다.
2. 의학용어에서 명사의 형용사 전환에 사용되는 접미사를 규명할 수 있다.
3. 이 장에서 학습한 의학용어의 발음과 철자를 이해하고 설명할 수 있다.

소개

1장에서 접미사에 관한 중요한 두 가지 핵심을 학습했다.

- 접미사는 항상 의학용어(단어)의 끝에 위치한다.
- 접미사는 의학용어를 이해할 때 먼저 인식되 구성요소이다.

이 장에서는 어근과 접두사 부분부터 시작하고, 다음으로 가장 일반적인 접미사를 소개하고자 한다. 각 접미사와 그 의미를 먼저 목록화하고 이어서 접미사를 이용한 단어가 뒤따른다. 이러한 예시는 접미사의 의미를 기억하는 데 도움이 된다. 접미사를 알게되면 더 많은 의학용어들을 이해할 수 있다.

3.1 새로운 어근, 접미사, 접두사

이 장의 용어를 학습할 때 다음 추가적인 어근, 접두사 및 접미사를 사용하라.

어근	의미
acr/o	위(top); 사지(extremities)
all/o	동종(referring to another)
electr/o	전기의(electric)
home/o	같은(same); 항상(constant)
iatr/o	의사(내과)(physician)
idi/o	각각의(individual); 별개의(distinct)
radi/o	방사선(x-rays)
tom/o	자르다(단층, to cut)

접두사	의미
dia-	~을 통해(through); 완전한(complete)
pro-	앞(before)

3.2 용어 학습

다음 순서를 따르면 의학용어 학습을 더 쉽게 할 수 있다.

1. 용어가 익숙할 때까지 반복해서 발음한다.
2. 단어를 쓰고, 철자가 올바른지 확인한다.
3. 뜻과 의미도 함께 쓴다. 가능하면 그 용어를 기억하는 데 도움이 될 단어, 생각 또는 그림과 연관시킨다.
4. 이 교재에서 배운 방법으로 용어의 구조를 분석한다.

접미사 -algia(-dynia 참조)		의미 통증(pain)
용어	용어분석	정의
cephalgia [sef-**AL**-jee-ah]	cephal/o = head(머리)	두통(headache; pain in the head)
otalgia [oh-**TAL**-jee-ah]	ot/o = ear(귀)	이통(earache; pain in the ear), 귀의 통증

접미사 -cyte		의미 cell
용어	용어분석	정의
adipocyte [**AD**-ih-poh-sight]	adip/o = 지방(fat)	지방세포(fat cell)

접미사 -dynia		의미 pain
용어	용어분석	정의
gastrodynia [**gas**-troh-**DIN**-ee-ah]	gastr/o = 위(stomach)	위의 통증; pain in the stomach. gastralgia[gas-**TRAL**-jee-ah]로도 쓰임
mastodynia [**mas**-toh-**DIN**-ee-ah]	mast/o = 유방, 젖(breast)	유방 통증(breast pain)

접미사 -ectomy		의미 수술적 제의; 절제(surgical removal; excision)
용어	용어분석	정의
hysterectomy [**hiss**-ter-**ECK**-toh-mee]	hyster/o = 자궁(uterus)	자궁적출술, 자궁절제술: 자궁의 외과적 세거 또는 설제
mastectomy [mas-**TECK**-toh-mee]	mast/o = 유방, 젖(breast)	유방절제술: 유방의 외과적 제거 또는 절제

접미사 -emesis		의미 구토(vomiting)
용어	용어분석	정의
hematemesis [**hee**-mah-**TEM**-eh-sis]	hemat/o = 혈액(blood)	토혈(vomiting of blood)
emetic [eh-**MET**-ick]	-ic = ~의, ~에 관한(pertaining)	구토의

접미사 -genic		의미 발생전 생산된(producing; produced by)
용어	용어분석	정의
allogenic [**al**-oh-**JEN**-ick]	all/o = 동종의(같은 종의)	유전적 특성은 다르지만 같은 종에 속하는 관계 예 타인에게 공여받은 심장이식
iatrogenic [eye-**at**-roh-**JEN**-ick]	iatr/o = 의사(physician)	의원성: 의사의 의료과실이나 처방한 치료약 등이 원인이 되어 발생한 부작용

접미사 -gnosis		의미 지식, 앎(knowledge)
용어	**용어분석**	**정의**
diagnosis(진단) [**dye**-ag-**NOH**-sis]	dia = 통하여(through); 완전한(complete)	증상과 징후, 혈액검사, 방사선검사와 다른 진단적 절차를 시행하여 현재 질병이나 상태를 판단하는것 예 철저한 검사 끝에 뼈관절염 진단을 내렸다.
prognosis(예후) [prahg-**NOH**-sis]	pro = 앞(before)	질병의 결과를 예상함. 예 환자는 뼈관절염으로 인해 엉덩관절 성형술을 받고자 입원했다. 그의 예후는 좋다.

메모: 예후는 좋거나 나쁘다. 질병에서 회복하기 쉽다면 예후가 좋은것이고, 환자가 질병에서 회복하기 어려우면 예후가 나쁜것이다.

접미사 -gram		의미 기록(record, 글이나 이미지)
용어	**용어분석**	**정의**
angiogram(혈관조영술, 혈관촬영술) [**AN**-jee-oh-**gram**]	angi/o = 혈관(vessel)	혈관 영상은 방사선과 조영제를 이용해서 만들어진다(그림 3-1).

메모 1: 영상(image)은 신체구조를 촬영한다.
메모 2: 조영제는 환자의 몸속으로 들어가서 방사선 촬영 시 더 선명하게 보이도록 돕는 염색제이다.

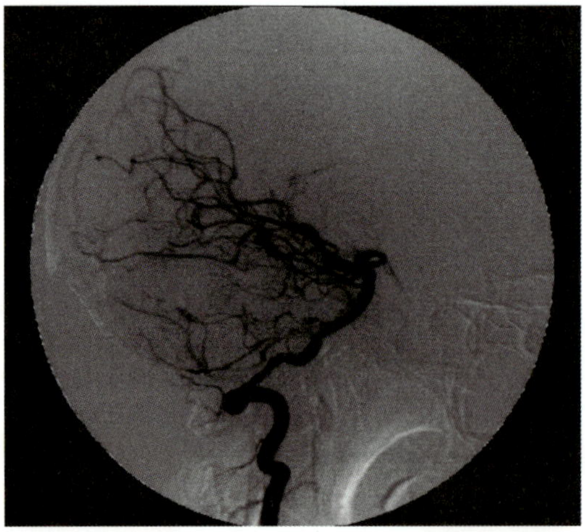

그림 3-1. 혈관조영술. 검은색이 혈관이며, 조영제가 영상을 더 뚜렷하게 보이도록 한다.

용어	용어분석	정의
mammogram [**MAM**-oh-gram]	mamm/o = 유방, 젖(breast)	유방조영술(유방촬영술)은 x-ray 촬영으로 얻는다(그림 3-2)

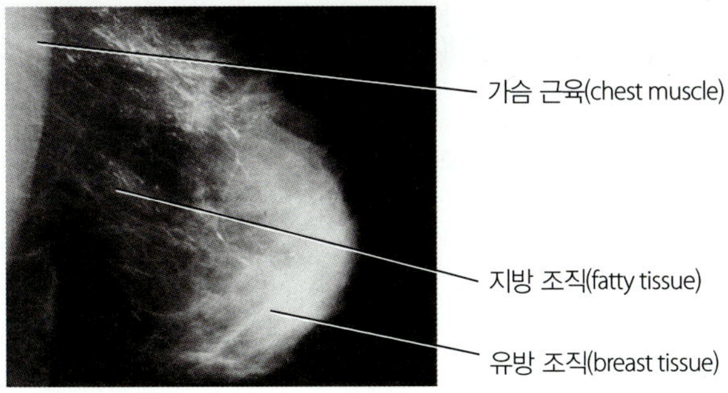

그림 3-2. 유방촬영술: 유방 사진

용어	용어분석	정의
myelogram [**MY**-eh-loh-gram]	myel/o = 척수(spinal cord)	척수조영술: 방사선 촬영으로 보는 척수 영상
venogram [**VEE**-noh-gram]	ven/o = 정맥(vein)	정맥조영술: 정맥영상은 조영제와 방사선 촬영으로 얻는다.

접미사	의미
-graph	기록도구(instrument used to record)

용어	용어분석	정의
cardiograph(심전도 기계) [**KAR**-dee-oh-**graf**]	cardi/o = 심장(heart)	심장활동을 기록하는 장치 (그림 3-1).
electrocardiograph [ee-**leck**-troh-**KAR**-dee-oh-**graf**]	electr/o = 전기(electric) cardi/o = 심장(heart)	심전도: 심장의 전기적 활동을 기록하는 장치(그림 3-3A, 3-3B)

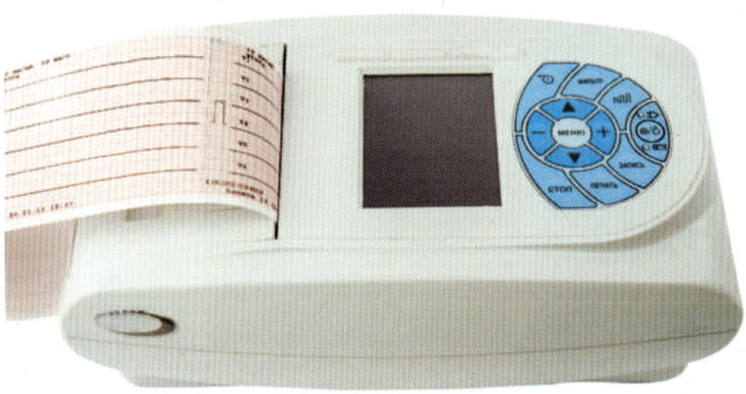

그림 3-3A. 심전도기계. 심장의 전기적 활동을 기록하는 장치

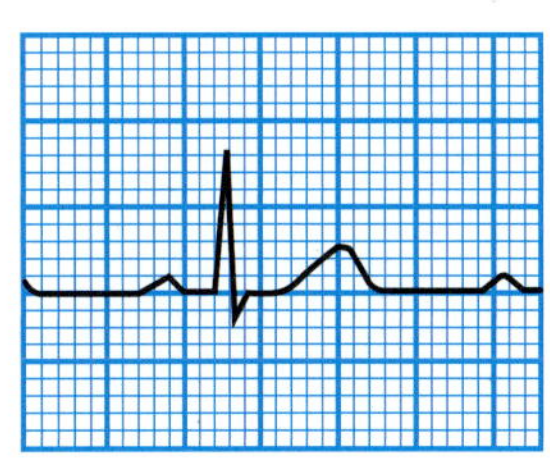

그림 3-3B. 심전도. 심장의 전기적 활동 기록

접미사	의미
–graphy	기록 과정(process of recording; process of producing images)

용어	용어분석	정의
cardiography [**Kar**-dee-**OG**-rah-fee]	cardi/o = 심장(heart)	심장도 검사: 심장활동을 기록하는 과정
computed tomography [kom-**PYOO**-ted] [toh-**MOG**-rah-fee]	tom/o = 자르다(to cut)	컴퓨터 단층촬영: X-선을 이용해 인체의 특정부위를 여러개의 단층으로 나누어 연속적으로 촬영하는 검사(그림 3-4 A와 C). 영상정보는 신체부분을 사진으로 전환하여 컴퓨터로 분석한다.

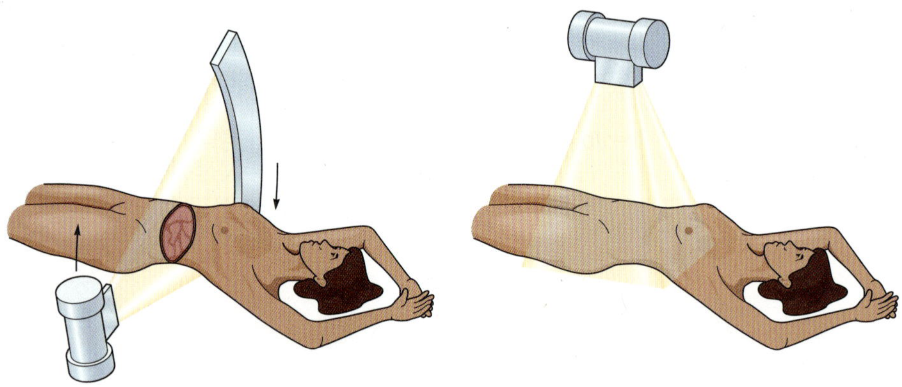

A. 컴퓨터단층촬영(Computed tomography) B. 일반적인 방사선 촬영(Conventional x-ray)

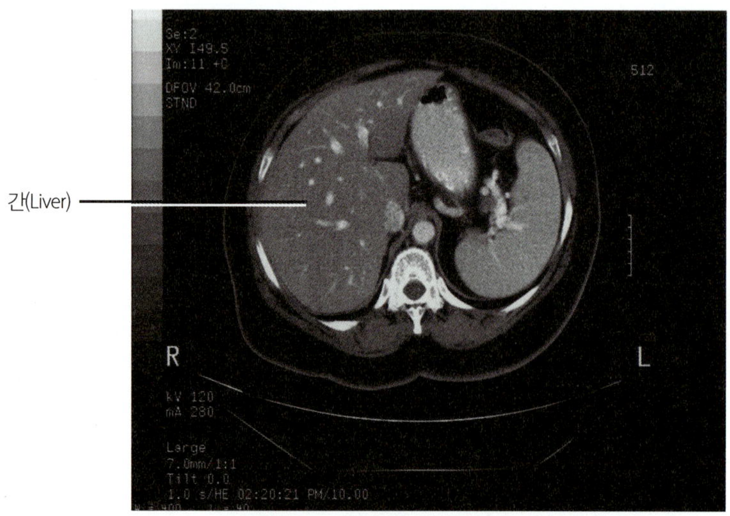

그림 3-4. A. CT 스캔은 엑스레이 빔이 환자 주변을 회전한다. 다양한 깊이로 찍은 조직의 영상을 얻는다. B. 일반적인 방사선 촬영. 방사선 빔이 인체의 앞에서 뒤로(AP view) 지나간다. C. 복부 CT 스캔이 간을 보여주고 있다.

용어	용어분석	정의
mammography(유방촬영술) [mam-**OG**-rah-fee]	mamm/o = 유방(breast)	유방 촬영 검사(그림 3-5)

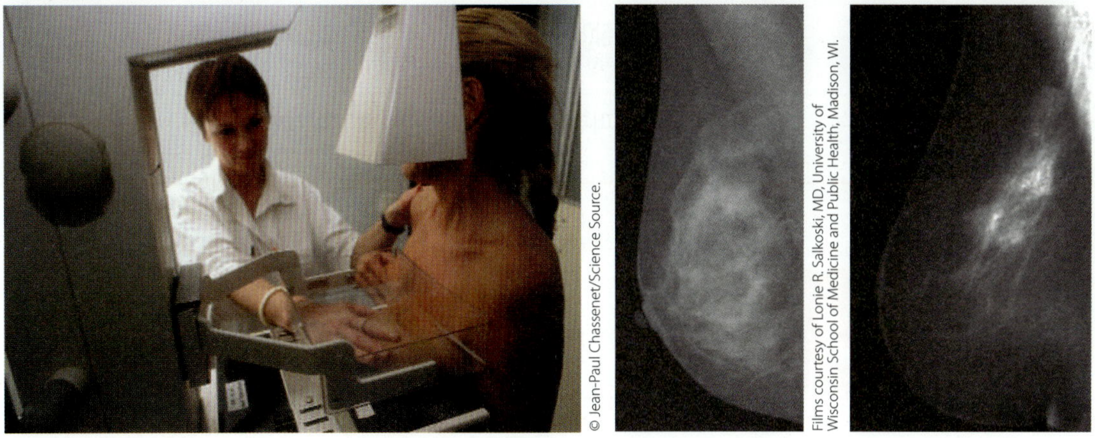

© Jean-Paul Chassenet/Science Source.

Films courtesy of Lonie R. Salkoski, MD, University of Wisconsin School of Medicine and Public Health, Madison, WI.

Films courtesy of Lonie R. Salkoski, MD, University of Wisconsin School of Medicine and Public Health, Madison, WI.

(A) (B) (C)

그림 3-5. A. 유방촬영술, B. 정상 유방, C. 유방 영상에서 유방암이 보임.

용어	용어분석	정의
myelography(척수조영술) [**my**-eh-**LOG**-rah-fee]	myel/o = 척수(spinal cord)	조영제 투여 후 방사선으로 척수 사진 촬영
radiography(방사선 촬영) [**ray**-dee-**OG**-rah-fee]	radi/o = 방사선(x-rays)	방사선으로 영상을 얻는 과정

메모: 방사선 촬영은 일반적인 용어로, x-ray를 이용하여 신체 내부 구조의 영상을 얻는 검사이다.

요 약

-gram = 기록
-graph = 기록에 이용되는 장치
-graphy = 기록 과정(검사)

접미사 -itis | **의미 염증(inflammation)**

용어	용어분석	정의
enteritis(장염) [**en**-ter-**EYE**-tis]	enter/o = 작은창자(소장, small intestine)	소장염: 작은창자의 염증
stomatitis(구내염) [**sto**-mah-**TYE**-tis]	stomat/o = 입(mouth)	입의 염증
tonsillitis(편도(선)염) [**ton**-sih-**LYE**-tis]	tonsill/o = 편도(tonsil)	편도의 염증

접미사 -logy		의미 (study of)
용어	용어분석	정의
cardiology(심장학) [**kar**-dee-**OL**-oh-jee]	cardi/o = 심장(heart)	심장에 관한 연구
dermatology(피부의학) [**der**-mah-**TOL**-oh-jee]	dermat/o = 피부(skin)	피부에 관한 연구

접미사 -logist		의미 전문가; 연구자(specialist; one who studies)
용어	용어분석	정의
gynecologist(부인과 전문의) [**guy**-neh-**KOL-oh-jist**]	gynec/o = 여성(woman)	여성질환을 치료하고 연구하는 전문가
ophthalmologist(안과 전문의) [**ahf**-thal-**MOL**-eh-jist]	ophthalm/o = 눈(eye)	눈에 대한 연구와 치료를 하는 전문가

접미사 -malacia		의미 연화(softening)
용어	용어분석	정의
adenomalacia(샘 연화증) [**ad**-eh-noh-mah-**LAY**-shee-ah]	aden/o = 샘(gland)	비정상적인 샘의 연화
osteomalacia(뼈연화증, 골연화증) [**os**-tee-oh-mah-**LAY**-shee-ah]	oste/o = 뼈(bone)	뼈의 연화

접미사 -megaly		의미 비대(enlargement)
용어	용어분석	정의
visceromegaly [**VIS**-er-oh-**meg**-ah-lee]	viscer/o = 내장(internal organs)	내장 비대

접미사 -oma		의미 종양; 덩어리(tumor; mass)
용어	용어분석	정의
adenocarcinoma [**ad**-eh-o-**kar**-sih-**NOH**-mah]	aden/o = 샘(gland) carcin/o = 암(cancer)	선암: 샘(선) 조직의 암
adenoma [**ad**-eh-**NOH**-mah]	aden/o = 샘(gland)	선종: 샘(선)의 종양
osteoma [**os**-tee-**OH**-mah]	oste/o = 뼈(bone)	골종양: 뼈의 종양
hematoma [**hem**-ah-**TOH**-mah]	hemat/o = 피, 혈액(blood)	혈종: 혈관 밖에 고인 피 덩어리

접미사 -osis		의미 비정상 상태(abnormal condition)
용어	용이분석	정의
nephrosis [neh-**FROH**-sis]	nephr/o = 콩팥(kidney)	콩팥증(신증): 콩팥의 비정상적인 상태

접미사 -pathy		의미 질환(disease)
용어	용어분석	정의
nephropathy [neh-**FROP**-pah-thee]	nephr/o = 콩팥(kidney)	신(장)병증: 콩팥의 질환
neuropathy [new-**ROP**-pah-thee]	neur/o = 신경(nerve)	신경병증: 신경의 질환

접미사 -phobia		의미 두려움(공포, fear)
용어	용어분석	정의
acrophobia [**ack**-roh-**FOH**-bee-ah]	acr/o = 끝(top); 극한(extremities)	고소공포(fear of heights)

접미사 -plasty		의미 외과적 재건(surgical reconstruction)
용어	용어분석	정의
rhinoplasty [**RYE**-noh-**plas**-tee]	rhin/o = 코(nose)	코 성형술: 코의 외과적 재건
arthroplasty [**AR**-throh-**plas**-tee]	arthr/o = 관절(joint)	관절성형술: 관절의 외과적 재건

접미사 -ptosis		의미 늘어진; 흘러내리는(drooping; sagging)
용어	용어분석	정의
nephroptosis [**nef**-rop-**TOH**-sis]	nephr/o = 콩팥(kidney)	콩팥처짐(증), 신장하수

접미사 -ptysis		의미 뱉는(spitting)
용어	용어분석	정의
hemoptysis [hee-**MOP**-tih-sis]	hem/o = 피, 혈액(blood)	객혈: 호흡기계의 출혈

접미사 -rrhage; -rrhagia		의미 터져 나오는(bursting forth)
용어	용어분석	정의
hemorrhage [**HEM**-or-idj]	hem/o = 피(blood)	출혈
gastrorrhagia [**gas**-troh-**RAY**-jee-ah]	gastr/o = 위(stomach)	위출혈

접미사 -rrhaphy		의미 봉합하다, 꿰매다(to suture (to sew))
용어	용어분석	정의
colporrhaphy [kol-**POR**-ah-fee]	colp/o = 질(vagina)	질봉합(그림 3-6)

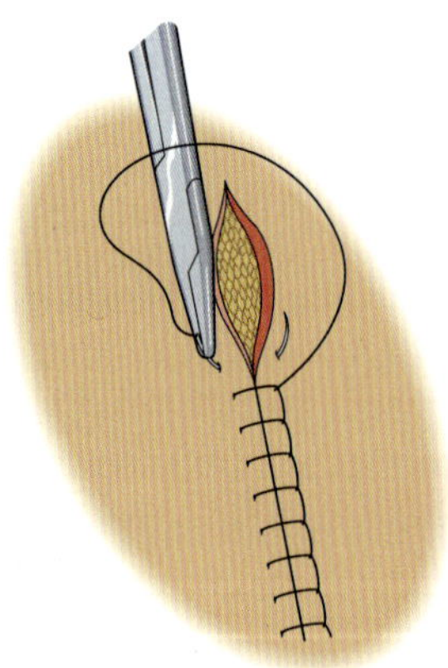

그림 3-6. 봉합. 상처의 양쪽 가장자리를 붙여서 봉합한다.

접미사 -rrhea		의미 흐름; 분비(flow; discharge)
용어	용어분석	정의
otorrhea [**oh**-toh-**REE**-ah]	ot/o = 귀(ear)	이루(귀분비물)

접미사 -rrhexis		의미 파열(rupture)
용어	용어분석	정의
splenorrhexis [**splee**-nor-**ECKS**-sis]	splen/o = 비장(spleen)	비장파열(ruptured spleen)

요 약

-rrhage = 분출
-rrhaphy = 봉합
-rrhea = 흐름, 분비
-rrhexis = 파열

접미사 -sclerosis		의미 경화, 굳어짐(hardening)
용어	용어분석	정의
arteriosclerosis [ar-**teer**-ee-oh-skleh-**ROH**-sis]	arteri/o = 동맥(artery)	동맥경화증

접미사 -scope		의미 내시경: 체강이나 기관을 들여다보는 기구
용어	용어분석	정의
arthroscope [**AR**-throh-skope]	arthr/o = 관절(joint)	관절경(관절강 안을 직접 들여다 보는 기구)
gastroscope [**GAS**-troh-skope]	gastr/o = 위(stomach)	위 내시경

요 약

-scope = 체강이나 기관 안을 보는 기구
-scopy = 체강이나 기관 안을 들여다 보는 과정(검사)

접미사 -scopy	의미 신체강이나 기관 안을 보는 과정 또는 검사

용어	용어분석	정의
endoscopy [en-**DOS**-koh-pee]	endo = 안의(within)	내시경: 체강이나 기관 내부를 직접 눈으로 들여다 보는 과정(그림 3-7)또는 검사

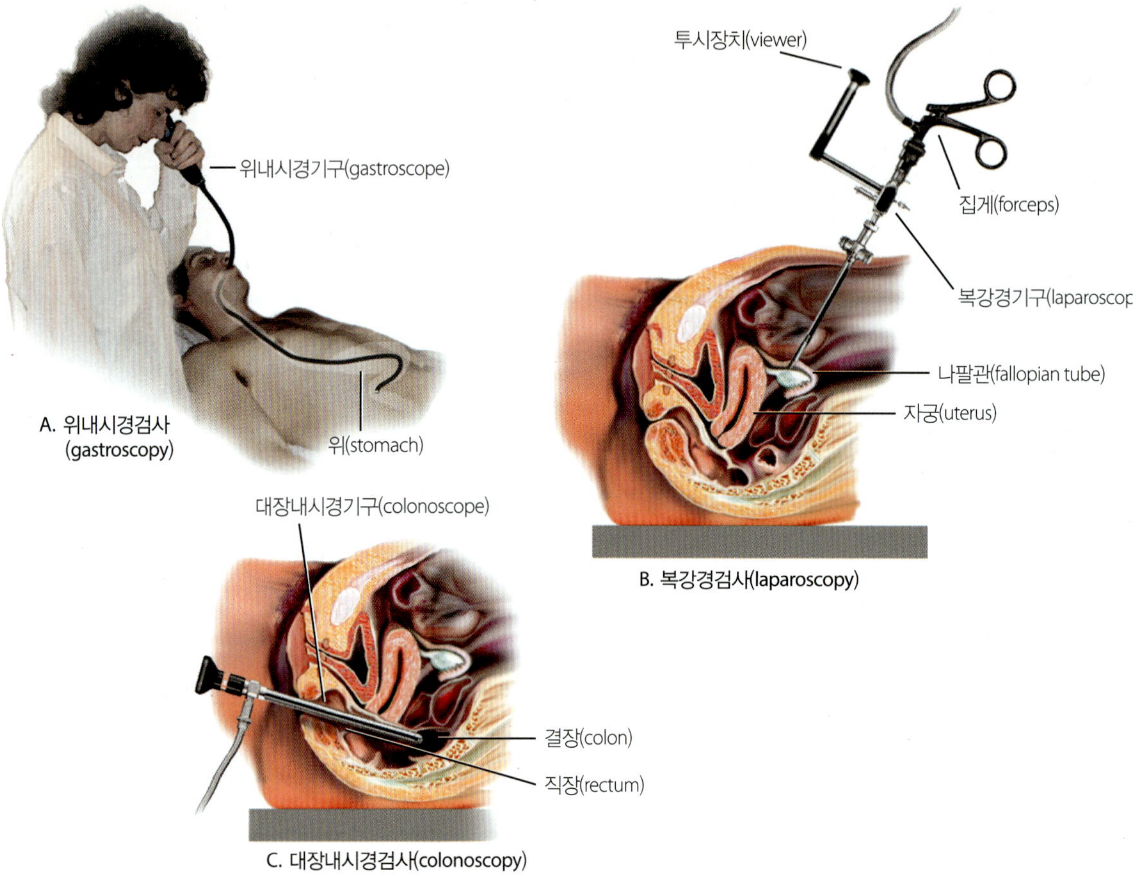

그림 3-7. 내시경. A. 위내시경검사, B. 복강경검사, C. 대장내시경검사

메모: 내시경검사는 일반적인 용어이며, 특수 내시경은 검사하려는 기관의 이름을 앞에 붙인다. 다음 예시 용어참조.

용어	용어분석	정의
bronchoscopy [brong-**KOS**-kho-pee]	bronch/o = 기관지(bronchus)	기관지 내시경
laparoscopy [**lap**-ah-**ROS**-koh-pee]	lapar/o = 배, 복부(abdomen)	복강경(그림 3-7B 참조)

접미사 -spasm		의미 근육의 갑작스러운 수축
용어	용어분석	정의
laryngospasm [lah-**RING**-go-**spaz**-um]	laryng/o = 후두(larynx)	후두연축

접미사 -stasis		의미 안정적인; 멈춤; 조절 (stable; stopping; controlling)
용어	용어분석	정의
hemostasis [**hee**-moh-**STAY**-sis]	hemo/o = 혈액(blood)	지혈
homeostasis [**hoh**-mee-oh-**STAY**-sis]	home/o = 같은(same)	항상성

접미사 -stenosis		의미 협착(narrowing)
용어	용어분석	정의
arteriostenosis [ar-**teer**-ee-oh-steh-**NOH**-sis]	arteri/o = 동맥(artery)	동맥협착: 동맥이 좁아진 것

접미사 -stomy		의미 절개술(surgical creation of a new opening)
용어	용어분석	정의
colostomy [koh-**LOSS**-toh-mee]	col/o = 잘룩창자, 결장(colon)	결장루(장루), 결장창냄술
tracheostomy [**tray**-kee-**OS**-toh-mee]	trache/o = 기관(trachea; windpipe)	기관절개술

접미사 -tomy		의미 자르다; 절개(to cut; incision)
용어	용어분석	정의
tenotomy [teh-**NOT**-oh-mee]	ten/o = 힘줄(tendon)	힘줄절단술: 힘줄을 자름
tracheotomy [**tray**-kee-**OT**-toh-mee]	trache/o = 기관(trachea; windpipe)	기관절개술

메모: 절개는 치료를 위해 째거나 가르는 것을 의미한다.

요 약

-stomy = 창냄술, 절개술
-tomy = 자름, 절개
incision = 가름, 절개
excision = 잘라냄, 절제

접미사 -trophy		의미 성장(growth); 풍부함(nourishment)
용어	용어분석	정의
atrophy [**AR**-troh-fee]	a = 없음(no); 아님(not)	위축(그림 3-8A)
hypertrophy [high-**PER**-troh-fee]	hyper = 과다(excessive)	비대

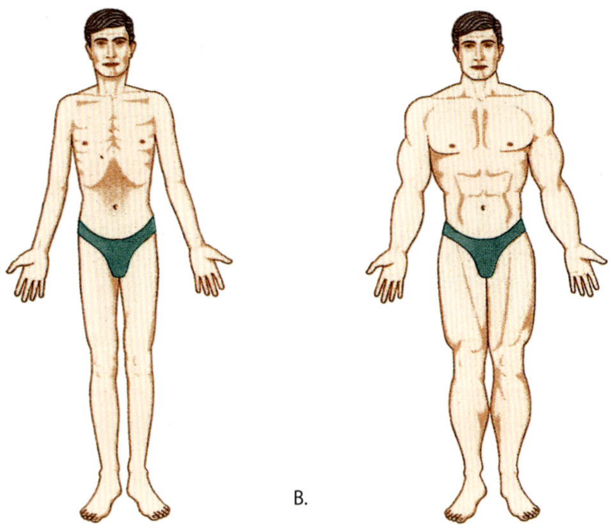

A. B.

그림 3-8. 근육크기의 차이. A. 위축, B. 비대

형용사로 쓰이는 접미사

접미사 -ac, -ous; -ic; -al -ary; -ar, -eal		의미 ~에 관계된(pertaining to)
용어	용어분석	정의
cardiac [**KAR**-dee-ack]	cardi/o = 심장(heart)	심장의
chondral [**KON**-dral]	chondr/o = 연골(cartilage)	연골의
cutaneous [kyoo-**TAY**-nee-us]	cutane/o = 피부(skin)	피부의

용어	용어분석	정의
gastric [**GAS**-trik]	gastr/o = 위(stomach)	위의
idiopathic [**id**-ee-oh-**PATH**-ick]	idi/o = 자기의(one's own) distinct path/o = 질환(disease)	원인을 모르는, 알려지지 않은 예 특발성 질환(idiopathic disease)
mammary [**MAM**-ah-ree]	mamm/o = 유방(breast)	유방의
muscular [**MUS**-kyou-lar]	muscul/o = 근육(muscle)	근육의
natal [**NAY**-tal]	nat/o = 출생(birth), 출산	출산의, 출생의
pharyngeal [far-**IN**-jee-al]	pharyng/o = 목(throat); 인두(pharynx)	인두의
septic [**SEHP**-tick]	sept/o = 감염(infection), 패혈	감염의, 패혈성
venous [**VEE**-nus]	ven/o = 정맥(vein)	정맥의

메모: 예외가 있지만, 접미사는 "~와 관련된"을 의미하며, 주어진 어근과 상호교환되지 않는다. 예를 들면, muscul**ar**로 말할 수 있지만 muscul**al**, muscul**ic**, muscul**ous**라고 하지 않으며, cardi**ac**이라고 하지 cardi**ous** 또는 cardi**ary**라고 하지 않는다.

3.3 복습문제

연습문제 3-1 의학용어요소와 의미 연결하기

A열의 용어요소와 B열의 의미를 맞게 연결하시오.

	A	B
______	**1.** -algia	A. specialist
______	**2.** -ectomy	B. tumor; mass
______	**3.** -logy	C. nourishment
______	**4.** -logist	D. excision; surgical removal
______	**5.** -ous	E. surgical reconstruction
______	**6.** -scopy	F. pertaining to
______	**7.** -scope	G. pain
______	**8.** -plasty	H. instrument used to view inside an organ
______	**9.** -oma	I. study of
______	**10.** -trophy	J. process of viewing inside an organ

연습문제 3-2 정의

다음 접미사의 의미를 쓰시오.

a. **-trophy** ______
b. **-algia** ______
c. **-tomy** ______
d. **-ectomy** ______
e. **-gram** ______
f. **-logist** ______
g. **-scope** ______
h. **-itis** ______
i. **-plasty** ______
j. **-logy** ______
k. **-ous** ______
l. **-oma** ______
m. **-ic** ______
n. **-al** ______
o. **-scopy** ______
p. **-osis** ______

연습문제 3-3 의학용어의 구성요소를 구분하고 뜻을 이해하기

다음 나열된 의학 용어를 /(slash)를 사용하여 용어 구성요소로 나누고, 빈 칸에 용어의 의미를 쓰시오(문제 a 참조).

a. **aden/oma** tumor of a gland
b. **otalgia** ______
c. **dermatologist** ______
d. **hysterectomy** ______
e. **cardiology** ______
f. **myelogram** ______
g. **tonsillitis** ______
h. **cutaneous** ______
i. **hypertrophy** ______
j. **rhinoplasty** ______

k. arthroscopy ______________________________

l. arthroscope ______________________________

m. tracheotomy ______________________________

n. natal ______________________________

o. septic ______________________________

연습문제 3-4 형용사형 접미사

왼쪽 어근에 적합한 형용사 어미를 각각 연결시키고, 아래 문제의 답을 작성하시오.

어근	형용사형 접미사
muscul-	-al
nat-	-ic
sept-	-ous
cutane-	-ar

1. I pulled a muscle. I now have ______________ pain.
2. I have red marks on my skin. The doctor said it was a ______________ rash.
3. I am going to have a baby. I am going to pre- ______________ classes.
4. Throw the infectious material away. Put it in the garbage for ______________ material.

연습문제 3-5 철자

철자가 올바른 단어에 동그라미 하시오.

1. cephalalga	cefalalgia	cephalgia
2. hysterectomy	histerectomy	
3. tonsillitis	tonsilitis	
4. cardology	cardiology	
5. ophthalmologist	opthalmologist	ophtalmologist
6. nephrosis	nephrosus	
7. tracheotomy	traechotomy	
8. hypertrophe	hypertrophy	
9. enteritis	enteritus	
10. mylogram	myelogram	

연습문제 3-6 정의

다음 용어의 우리말과 뜻을 쓰시오.

1. adenoma ______________________
2. arthroplasty ______________________
3. arthroscope ______________________
4. bronchoscopy ______________________
5. cardiology ______________________
6. cephalgia ______________________
7. dermatology ______________________
8. enteritis ______________________
9. gastroscope ______________________
10. laparoscopy ______________________
11. gynecologist ______________________
12. hematoma ______________________
13. hypertrophy ______________________
14. hysterectomy ______________________
15. mastectomy ______________________
16. myelogram ______________________
17. nephropathy ______________________
18. nephrosis ______________________
19. neuropathy ______________________
20. ophthalmologist ______________________
21. osteoma ______________________
22. otalgia ______________________
23. rhinoplasty ______________________
24. stomatitis ______________________
25. tenotomy ______________________
26. tonsillitis ______________________
27. tracheotomy ______________________
28. tracheostomy ______________________
29. excision ______________________
30. incision ______________________

3.4 발음과 철자

발음 연습하기

1. 웹사이트에서 제공된 오디오 파일로 각 용어를 듣는다.
2. 각 용어를 주의하여 따라 발음한다.
3. 각 용어의 철자를 빈칸에 적는다.

용어	발음	철자
acrophobia	**ack**-roh-**FOH**-bee-ah	
adenocarcinoma	**ad**-eh-no-**kar**-sih-**NOH**-mah	
adenomalacia	**ad**-eh-noh-mah-**LAY**-shee-ah	
adenoma	**ad**-eh-**NOH**-mah	
allogenic	**al**-oh-**JEN** ick	
arteriosclerosis	ar-**teer**-ee-oh-skleh-**ROH**-sis	
arthroscope	**AR**-throh-skohp	
arthroscopy	ar-**THROS**-koh-pee	
cardiac	**KAR**-dee-ack	
cardiology	**kar**-dee-**OL**-oh-jee	
chondral	**KON**-dral	
colostomy	koh-**LOSS**-toh-mee	
cutaneous	kyoo-**TAY**-nee-us	
dermatology	**der**-mah-**TOL**-oh-jee	
electrocardiograph	ee-**leck**-troh-**KAR**-dee-oh-**graf**	
emetic	eh-**MET**-ick	
enteritis	**en**-ter-**EYE**-tis	
gastric	**GAS**-trik	
gastrodynia	**gas**-troh-**DIN**-ee-ah	
gastroscopy	gas-**TROS**-koh-pee	
gynecologist	**guy**-neh-**KOL**-oh-jist	
hematemesis	**hee**-mah-**TEM**-eh-sis	
hematoma	**hem**-ah-**TOH**-mah	
hemoptysis	hee-**MOP**-tih-sis	

용어	발음	철자
hemostasis	**hee**-moh-**STAY**-sis	
homeostasis	**hoh**-mee-oh-**STAY**-sis	
hypertrophy	high-**PER**-troh-fee	
hysterectomy	**hiss**-ter-**ECK**-toh-mee	
iatrogenic	eye-**at**-roh-**JEN**-ick	
idiopathic	**id**-ee-oh-**PATH**-ick	
laryngospasm	lah-**RING**-go-**spaz**-um	
mastectomy	mas-**TECK**-toh-mee	
mastodynia	**mas**-toh-**DIN**-ee-ah	
muscular	**MUS**-kyoo-lar	
myelogram	**MY**-eh-loh-gram	
myelography	**my**-eh-**LOG**-rah-fee	
natal	**NAY**-tal	
nephropathy	nef-**ROP**-pah-thee	
nephroptosis	**nef**-rop-**TOH**-sis	
nephrosis	neh-**FROH**-sis	
neuropathy	new-**ROP**-pah-thee	
ophthalmologist	**ahf**-thal-**MOL**-eh-jist	
osteomalacia	**os**-tee-oh-mah-**LAY**-shee-ah	
osteoma	**os**-tee-**OH**-mah	
otalgia	**oh**-**TAL**-gee-ah	
pharyngeal	far-**IN**-jee-al	
prognosis	prahg-**NOH**-sis	
radiography	**ray**-dee-**OG**-rah-fee	
stomatitis	**sto**-mah-**TYE**-tis	
tenotomy	teh-**NOT**-oh-mee	
tomography	toh-**MOG**-rah-fee	
tonsillitis	**ton**-sih-**LYE**-tis	
tracheotomy	**tray**-kee-**OT**-toh-mee	
venous	**VEE**-nus	
visceromegaly	**VIS**-er-oh-**meg**-ah-lee	

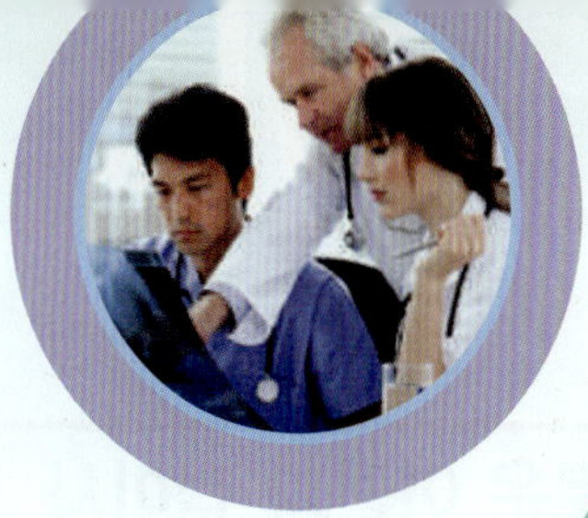

CHAPTER 4

일반적인 접두사

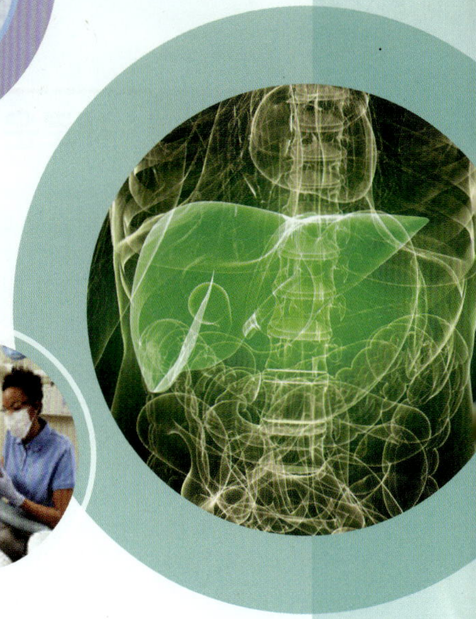

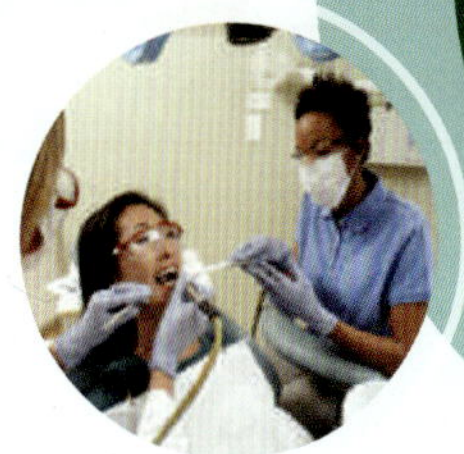

이 장의 구성

4.1 새로운 어근과 접두사
4.2 용어 학습
4.3 의미가 같은 접두사 요약
4.4 의미가 반대인 접두사 요약
4.5 복습문제
4.6 발음과 철자

학습 목표

이 장을 학습하고 복습문제를 푼 후, 다음을 할 수 있어야 한다.

1. 이 장에 나온 접두사의 뜻을 이해할 수 있다.
2. 이 장에 사용한 접두사를 가진 의학용어의 발음과 철자를 이해하고 설명할 수 있다.
3. 같은 뜻을 가진 접두사를 구분하고 설명할 수 있다.
4. 반대 뜻을 가진 접두사를 구분하고 설명할 수 있다.

소개

이 장에서는 가장 일반적인 접두사를 소개하고 있다. 이 장에서는 앞장에서 학습한 어근과 접미사 목록으로 시작해서 새로운 어근과 접두사를 학습 할 것이다. 그 다음, 접두사와 그 의미를 나열하고 접두사를 사용한 단어를 배우게 된다. 접두사가 사용된 의학용어를 가지고 접두사의 표현방법과 의미를 배운다.

4.1 새로운 어근과 접미사

이 장의 용어를 학습할 때 다음의 추가된 어근과 접미사를 사용한다.

어근	의미
cellul/o	세포(cell)
cis/o	자르다, 째다; 절개, 자름(to cut)
cost/o	갈비뼈, 늑골(rib)
duct/o	끌다, 끌어당기는(to draw)
later/o	바깥쪽, 측면(side)
sect/o	자르다, 째다; 절개, 자름(to cut)
son/o	소리, 음파(sound)
versi/o	회전, 회선, 방향전환(turning); 기울어짐(tilting); 기울임, 뒤집기(tipping)

접미사	의미
-drome	달리는; 달리는 장소, 시설(run)
-genous	생산되는, 만들어 내다(produced by)
-iasis	비정상적 상태(abnormal condition)
-ion	현상, 과정, 상태(process)
-mortem	죽음, 사망(death)
-opsy	보다, 관찰, 조사, 견해(to view)
-partum	분만(delivery)
-plasia; -plasm	생성, 발달(development); 형성(formation)
-pnea	호흡(breathing)
-tic	관련되는(pertaining to)
-um	구성, 단수명사형(structure)어미
-uria	배뇨(urination); 오줌(urine)
-y	상태(condition); 작용, 과정, 되어 가는 상태(process)

4.2 용어 학습

다음 순서를 따르면 의학용어 학습을 좀더 쉽게 할 수 있다.

1. 용어가 익숙할 때까지 반복하여 발음한다.
2. 단어를 쓰고, 철자가 올바른지 확인한다.
3. 뜻과 의미도 함께 쓴다. 가능하면 그 용어를 기억하는 데 도움이 될 단어, 생각 또는 그림과 연관시킨다.
4. 이 교재에서 배운 방법으로 용어의 구조를 분석한다.

접두사 a(n)-		의미 없음(no); 무(not)
용어	용어분석	정의
apnea [**AP**-nee-ah]	-pnea = 호흡(breathing)	무호흡(not breathing)
anuria [ah-**NOO**-ree-ah]	-uria = 소변(urine)	무뇨(콩팥에서 오줌을 생성하지 못하는)

기억 요령

"anuria" 용어에서 접두사 " a-"가 "an-"로 바뀐 것은 접미사가 모음으로 시작하기 때문이다.

접두사 ab-		의미 ~로부터 떨어진(away from)
용어	용어분석	정의
abduction [ab-**DUCK**-shun]	-ion = 과정, 상태(process) duct/o = 끌다(to draw)	벌림(외전): 바깥으로 벌림.

접두사 ad-		의미 ~의 방향으로(toward)
용어	용어분석	정의
adduction [ah-**DUCK**-shun]	-ad = toward(안쪽으로) duct/o = 끌다(to draw)	모음(내전): 안쪽으로 모음

접두사 ana-		의미 부분으로(up; apart)
용어	용어분석	정의
anatomy [ah-**NAT**-oh-mee]	-tomy = 자르는 과정(process of cutting)	해부

접두사 ante-		의미 앞에, 전에(before)
용어	용어분석	정의
antenatal [an-tee-**NAY**-tal]	-al = ~에 관련된(pertaining to) nat/o = 출생, 태어남(birth)	출산 전의(산전)
메모: 태아는 아직 출산하지 않은 영아에게 붙여진 이름이다.		
antepartum [an-tee-**PAR**-tum]	-partum = 분만, 출생(delivery, labor, childbirth)	분만 전의

접두사 anti-		의미 대항하여(against)
용어	용어분석	정의
antibiotic [**an**-tih-bye-**OT**-ick]	-tic = ~에 관련된(pertaining to) bi/o = 생명, 생(life)	항생제

기억 요령

접두사 *anti-*의 의미는 "~에 대항하다(against)"이다.
접두사 *ante-*의 의미는 "~전에, 앞에(before)"이다.
비슷한 두 단어의 차이는 각각 모음이 "i"와 "e"라는 점이다.

접두사 auto-		의미 스스로, 저절로(self)
용어	용어분석	정의
autopsy [**AW**-top-see]	-opsy = 관찰하다. 보다. 검사하다 (to view)	부검; 사망 원인을 밝히기 위한 사체를 검사하는 것 **necropsy**(**NECK**-rop-see)사후 검사라고도 함.

접두사 bi-(di- 참조)		의미 두 개의, 양(two)
용어	용어분석	정의
bilateral [bye-**LAT**-er-al]	-al = ~에 관련한(pertaining to) later/o = 옆, 측면의(side)	양쪽의, 양측의

접두사 circum-		의미 원형의; 둘레의(around)
용어	용어분석	정의
circumduction [**ser**-kum-**DUCK**-shun]	-ion = 과정, 절차(process) duct/o = 끌어들임(to draw)	휘돌림(회선)

접두사 contra-		의미 대항하여(against)
용어	용어분석	정의
contraindication [**kon**-trah-**in**-dih-**KAY**-shun]	indication = 질병이 나타나는 또는 존재하는 징후나 증상, 적응증	금기, 금기증; 투약, 시술, 또는 수술 등의 특수한 치료에서 의학적 이유로 수행하지 말아야 하는것. 예 여드름 치료제는 태아에 해로운 영향을 줄 수 있으므로 임산부에게 금기이다.
contralateral [**kon**-trah-**LAT**-er-ahl]	-al = ~에 관련한(pertaining to) later/o = 측면의, 옆의(side)	반대쪽의, 대측

접두사 di-		의미 두개의, 양(two)
용어	용어분석	정의
dissection [dye-**SECK**-shun]	-ion = 과정, 절차(process) sect/o = 자르다, 절개하다(to cut)	박리, 절제(신체의 부분을 자르거나 분리하는 과정

접두사 dys-		의미 비정상의(abnormal); 나쁜(bad); 어려운(difficult); 아픈(painful)
용어	용어분석	정의
dysplasia [dis-**PLAY**-zha]	-plasia = 발달(development); 형성(formation)	이형성, 형성이상(증)
dyspnea [**DISP**-nee-ah]	-pnea = 호흡(breathing)	호흡곤란
dysuria [dis-**YOO**-ree-ah]	-uria = 소변, 오줌(urine); 배뇨(urination)	배뇨곤란(배뇨장애); 배뇨통
dystrophy [**DIS**-troh-fee]	-trophy = 영양(nourishment); 성장(growth); 발달(development)	이상증, 퇴행위축, 영양장애 예 근육 영양실조증(근육 위축증)

접두사 endo-		의미 ~안쪽의; 내부의(within)
용어	용어분석	정의
endogenous [en-**DOJ**-eh-nus]	-genous = ~에 의해서 만들어지는 (produced by)	내부의, 내인의 예 대상포진은 어렸을 때 앓았던 수두가 원인으로, 바이러스의 재활성화에 의한 것이다. 이 바이러는 수년간 신체내부에서 비활성화(잠복) 상태로 있다.

접두사 epi-		의미 ~위에, 상부에(upon); 보다 위에(above)
용어	용어분석	정의
epicardium [ep-ih-**KAR**-dee-um]	-um = 구조, 형성(structure) cardi/o = 심장(heart)	심외막(심장 바깥막)

접두사 ex-(exo- 참조)		의미 ~바깥; 외부(out)
용어	용어분석	정의
excision [eck-**SIH**-zhun]	-ion = 과정, 절차(process) cis/o = 자르다, 절제(to cut)	절제; 신체 조직을 외과적으로 제거하는 것

접두사 exo-; ecto-		의미 ~바깥; 외부(out)
용어	용어분석	정의
exogenous [eck-**SOJ**-eh-nus]	-genous = ~에 의해서 생성되는, 만들어지는(produced by)	외인성의; 외부적인(**ectogenous**[eck-**TOJ**-eh-nus])

접두사 hyper-		의미 위에(above); 초과하다(excessive)
용어	용어분석	정의
hyperplasia [**high**-per-**PLAY**-zha]	-plasia = 발달(development); 형성(formation)	과형성(과다형성); 조직에서 정상세포의 숫자가 비정상적으로 증가. 전암(前癌, precancerous) 증상. 세포의 크기가 커져서 조직의 크기가 확대된, 조직비대(hypertrophy)와 혼돈하지 말자.

접두사 hypo-		의미 아래에(below); 부족한, 결핍된(deficient)
용어	용어분석	정의
hypogastric [**high**-poh-**GAS**-trick]	-ic= ~에 관련한(pertaining to) gastr/o = 위(stomach)	배 아래쪽의, 위 하부
hypochondriasis [**high**-poh-kon-**DRY**-ah-sis]	-iasis = 비정상적 상태(abnormal condition)	건강염려증.

접두사 in-		의미 안에, 내의(in); 안으로, 속으로(into)
용어	용어분석	정의
incision [in-**SIH**-zhun]	-ion = 과정, 절차(process) cis/o = 절개(to cut)	(안으로) 절개
inversion [in-**VER**-zhun]	-ion = 과정, 절차(process) versi/o = 방향전환(turning); 기울어짐(tilting); 끝, 말단(tipping)	내번(안쪽번짐); 발바닥 하부의 방향이 안쪽으로 향하는 것. 반대는 외번(가쪽번짐, **eversion**[ee-**VER**-zhun])으로서 '바깥쪽으로 향하는'의 의미이다).

접두사 infra-		의미 아래에(below)
용어	용어분석	정의
infracostal [**in**-frah-**KOS**-tal]	-al = ~의 관련한(pertaining to) cost/o = 갈비뼈(rib)	갈비뼈 아래와 관련한; 늑골하부

접두사 inter-		의미 사이의(between)
용어	용어분석	정의
intercellular [**in**-ter-**SEL**-yoo-lar]	-ar = ~의 관련한(pertaining to) cellul/o = 세포의(cell)	세포 사이의, 세포간
intercostal [**in**-ter-**KOS**-tal]	-al = 관련(pertaining to) cost/o = 갈비뼈(rib)	갈비뼈 사이의(늑간)

접두사 intra-		의미 안쪽에, 내에, 속에(within)
용어	용어분석	정의
intracranial [**in**-trah-**KRAY**-nee-al]	-al = ~의 관련한(pertaining to) crani/o = 머리; 두개(head)	머리뼈 안; 두개 내의
intramuscular [**in**-trah-**MUS**-kyoo-lar]	-ar = ~의 관련한(pertaining to) muscul/o = 근육(muscle)	근육 내의
intravenous [**in**-trah-**VEE**-nus]	-ous = ~의 관련한(pertaining to) ven/o = 정맥(vein)	정맥 내의

요 약

infra- = 아래(below)
inter- = 사이(between)
intra- = 안쪽; 내; 속(within)

접두사 macro-		의미 큰(large)
용어	용어분석	정의
macrocephaly [**mack**-roh-**SEF**-eh-lee]	-y = 조건, 상태(condition); 절차, 과정(process) cephal/o = 머리(head)	대두증

접두사 meta-		의미 ~을 넘어서(beyond)
용어	용어분석	정의
metaplasia [**met**-ah-**PLAY**-zha]	-plasia = 형성(formation); 발달(development)	화생(세포의 형태변화)
metastasis [meh-**TAS**-tah-sis]	-stasis = 멈춤(stopping); 통제(controlling): 통제를 넘어	전이

접두사 micro-		의미 작다, 작은(small)
용어	용어분석	정의
microscope [**MY**-kroh-skohp]	-scope = 눈으로 보는 검사 도구	현미경

접두사 neo-		의미 새로운, 신(new)
용어	용어분석	정의
neoplasm [**NEE**-oh-plazm]	-plasm = 발달(development); 형성(formation)	신생물, 종양. 종양(tumor)은 해가 없는 양성(**benign**[bee-**NIGHN**]) 또는 해로운 의미의 악성(**malignant**[mah-**LIG**-nant])이 될 수 있다.

접두사 pan-		의미 모두, 전체; 범(凡)(all)
용어	용어분석	정의
panhysterectomy [**pan**-hiss-ter-**ECK**-toh-mee]	-ectomy = 절제(excision); 외과적 제거(surgical removal) hyster/o = 자궁의(uterus)	자궁전절제술, 범자궁절제술

접두사 para-		의미 옆에(beside); 근처에(near)
용어	용어분석	정의
parenteral drugs [pah-**REN**-ter-al]	-al = ~의 관련한(pertaining to) enter/o = 작은창자, 소장(small intestine)	비경구적 약물(소화기계를 통하지 않은 신체내 치료 약물. 비경구적 약물은 여러 부위에 피부,근육, 정맥 또는 척추에 주사를 이용하여 투여한다.)

접두사 per-		의미 ~통하여(through)
용어	용어분석	정의
percutaneous [**per**-kyou-**TAY**-nee-us]	-ous = ~의 관련한(pertaining to) cutane/o = 피부(skin)	피부를 통한(경피적)

요 약

pan- = 모두, 전체, 전(全, all)
pre- = 앞의, 전(前, before)
pro- = 앞의, 전(前, before)
per- = ~을 통하여(through)

접두사 peri-		의미 ~주위에, 주변에(around)
용어	용어분석	정의
perineuritis [**per**-ih-nyoo-**RYE**-tis]	-itis = 염증(inflammation) neur/o = 신경(nerve)	신경주위염

접두사 post-		의미 ~후에, 뒤에(after)
용어	용어분석	정의
postmortem [pohst-**MOR**-tehm] **examination**	-mortem = 죽음(death) examination = 검사(to look at; to inspect)	사후 검사(검시); 부검
postpartum [pohst-**PAR**-tum]	-partum = 분만(delivery); 분만(labor); 출산(childbirth)	출산 후, 분만 후(산모와 관련하여)

접두사 pre-		의미 ~전에, 앞에(before)
용어	용어분석	정의
prenatal [pree-**NAY**-tal]	-al = ~의 관련한(pertaining to) nat/o = 출산(birth)	출생 전의

접두사 pro-		의미 ~전에, 앞에(before)
용어	용어분석	정의
prodrome [**PROH**-drohm]	-drome = 되다, 나타나다(run)	전구증상(질병이 발생하기 전에 나타나는 증상) 예 가슴통증, 피곤함 그리고 숨가쁨은 심장마비의 전구 증상이다.

접두사 retro-		의미 ~뒤에(back)
용어	용어분석	정의
retroversion [**ret**-roh-**VER**-zhun]	-ion = 과정, 절차(process) versi/o = 방향전환(turning) 뒤집히다(tipping); 기울어짐(tilting)	뒤굽힘, 후굴(뒤집히는); 조직의 역전환 또는 기울어진

어근 sub-		의미 ~ 밑에, 하에(under); ~아래에(below)
용어	용어분석	정의
subcutaneous [**sub**-kyoo-**TAY**-nee-us]	-ous = ~의 관련한(pertaining to) cutane/o = 피부(skin)	피하의, 피부밑의(그림 4-1)

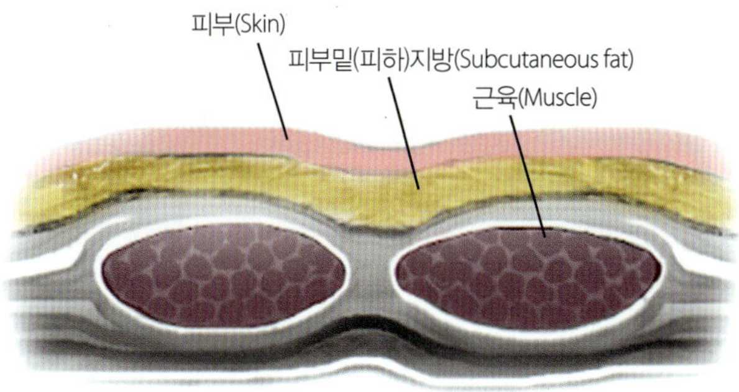

그림 4-1 피부와 피하지방

sublingual [sub-**LING**-gwal]	-al = ~의 관련한(pertaining to) lingu/o = 혀, 설(舌)(tongue)	혀밑의, 설하의

접두사 supra-		의미 ~위에(above)
용어	용어분석	정의
suprarenal [**soo**-prah-**REE**-nal]	-al = ~의 관련한(pertaining) ren/o = 콩팥(kidney)	콩팥(신장)위의

어근 trans-		의미 통과하는(through); ~을 가로질러(across)
용어	용어분석	정의
transection [tran-**SECK**-shun]	-ion = 과정, 절차(process) sect/o = 자르다(cut)	횡단면, 가로절단(그림 4-2)

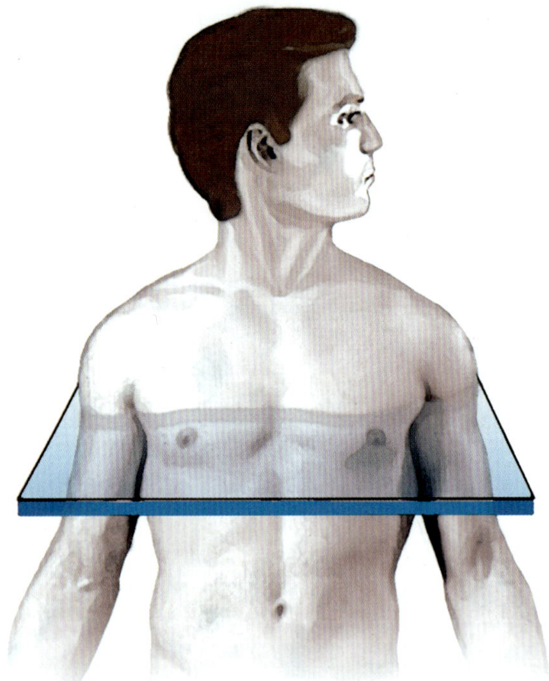

그림 4-2 횡단면, 가로절단면: 신체나 기관을 가로로 통과하는 절단면

어근 ultra-		의미 ~을 넘어서, 보다 이상으로(beyond)
용어	**용어분석**	**정의**
ultrasonography [**ul**-trah-son-**OG**-rah-fee]	-graphy = 기록하는 과정(process of recording) son/o = 소리(sound)	초음파 검사: 초음파 촬영술(극초음파(고주파)를 이용하여 내부 구조를(영상)으로 기록하는 과정)(그림 4-3) ultrasoound 또는(**sonogram**[**SOHN**-oh-gram])이라고도 함

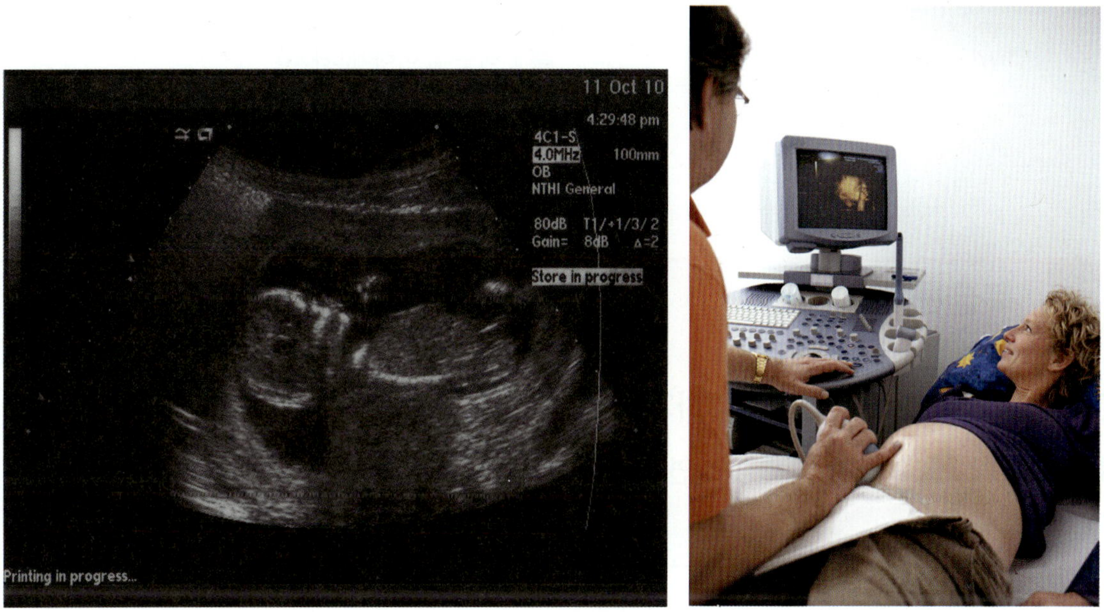

(A) (B)

그림 4-3 A. 약 15주된 태아의 초음파사진. B. 초음파 검사는 임신 기간에 태아의 발달 과정을 측정하는 비침습적 시술

4.3 의미가 같은 접두사 요약

접두사	의미
epi-; hyper-; supra-	위에, 상위에(above)
ante-; pre-; pro-	앞에, 전에(before)
hypo-; infra-; sub-	밑에, 하부에, 아래에(below)
meta-; ultra-	넘어서, 초과하여(beyond)
endo-; intra-	안에, 내부에(within)
ex-; exo-; ecto-	바깥에, 외부로(out)

4.4 의미가 반대인 접두사 요약

접두사	의미
hyper- hypo-	지나친, 과도한, 초과(excessive) 부족, 결핍(deficient)
post- ante-; pre-; pro-	뒤에, 후에(after) 앞에, 전에(before)
epi-; hyper-; supra- hypo-; infra-; sub-	위쪽에, 상부에, 위에(above) 밑에, 하부에, 아래에(below)
in- ex-; exo-; ecto-	안에, 내부에(in); 바깥에, 외부에(out)

4.5 복습문제

연습문제 4-1 용어요소와 의미 연결하기

A열의 용어구성요소와 B열의 의미를 맞게 연결하시오.

	A	B
______	**1.** trans-	A. before
______	**2.** anti-	B. difficult
______	**3.** endo-	C. below
______	**4.** para-	D. across
______	**5.** ante-	E. excessive
______	**6.** infra-	F. after
______	**7.** hyper-	G. against
______	**8.** post-	H. beside
______	**9.** dys-	I. around
______	**10.** peri-	J. within

연습문제 4-2 정의

빈칸에 접두사의 의미를 쓰시오.

a. sub-__________
b. dys-__________
c. ex-__________
d. bi-__________
e. post-__________
f. anti-__________
g. intra-__________
h. ante-__________
i. hypo-__________
j. a(n)-__________
k. hyper-__________
l. endo-__________
m. pre-__________
n. peri-__________
o. ab-__________
p. ad-__________
q. contra-__________
r. di-__________
s. pan-__________
t. para-__________
u. meta-__________
v. per-__________
w. retro-__________
x. supra-__________
y. auto-__________
z. micro-__________

연습문제 4-3 용어요소를 구분하고 정의하기.

다음 나열된 의학 용어를 /(slash)를 사용하여 용어구성요소로 나누고 빈 칸에 우리말과 그 뜻을 쓰시오(문제 a 참조).

a. **pre/nat/al** 출생 전 ____________

b. **postmortem** ____________

c. **perineuritis** ____________

d. **apnea** ____________

e. **dysuria** ____________

f. **antenatal** ____________

g. **subcutaneous** ____________

h. **hypogastric** ____________

i. **bilateral** ____________

j. **intramuscular** ____________

k. **dyspnea** ____________

l. **infracostal** ____________

m. **hyperplasia** ____________

n. **endogenous** ____________

o. **adduct** ____________

p. **contralateral** ____________

q. **dissection** ____________

r. **parenteral** ____________

s. **macrocephaly** ____________

t. **inversion** ____________

연습문제 4-4 용어를 만들고 문장완성하기.

왼쪽 열에 있는 접두사와 오른쪽 열에 있는 어근 또는 접미사를 이용하여 알맞은 의학용어를 만들고, 아래 문제의 답을 작성하시오.

접두사	어근 또는 접미사
anti-	-cutaneous
a-	-gnosis
infra-	-pnea
sub-	-biotics
pro-	-costal

1. I have an infection. The physician gave me a prescription for ________________.
2. Salina broke her arm. The physician said her bone would repair itself quickly. He said that the __________ was good.
3. Miguel received an injection under his skin. It is called a(n) ________________ injection.
4. Sometimes when I am sleeping I stop breathing. The physician says I have sleep ________________.
5. The pain is located below the ribs. The physician said this was ________________ pain.

연습문제 4-5 철자

철자가 올바른 단어에 동그라미 하시오.

1. antenatal	antinatal	antenatul
2. antebiotic	antibyotic	antibiotic
3. bylateral	bilateral	billateral
4. dispnea	dyspnea	dysneea
5. dysuria	dysurea	disuria
6. exsision	eccision	excision
7. intracranal	intracranial	intracraneal
8. perineuritis	perenuritis	perineuritus
9. postmortum	postmortem	postmoretem
10. subqutaneus	subcutaneus	subcutaneous

4.6 발음과 철자

1. 웹사이트에서 제공된 오디오 파일로 각 용어를 듣는다.
2. 각 용어를 주의하여 따라 발음한다.
3. 각 용어의 철자를 빈칸에 적는다.

용어	발음	철자
antenatal	**an**-tee-**NAY**-tal	
antepartum	**an**-tee-**PAR**-tum	
antibiotic	**an**-tih-bye-**OT**-ick	
anuria	ah-**NOO**-ree-ah	
apnea	**AP**-nee-ah	
autopsy	**AW**-top-see	
bilateral	bye-**LAT**-er-al	
circumduction	**ser**-kum-**DUCK**-shun	
contraindication	**kon**-trah-**in**-dih-**KAY**-shun	
contralateral	**kon**-trah-**LAT**-er-ahl	
dissection	dye-**SECK**-shun	
dysplasia	dis-**PLAY**-see-ah	
dyspnea	**DISP**-nee-ah	
dysuria	dis-**YOO**-ree-ah	
endogenous	en-**DOJ**-eh-nus	
epicardium	**ep**-ih-**KAR**-dee-um	
excision	eck-**SIH**-zhun	
exogenous	eck-**SOJ**-eh-nus	
hyperplasia	**high**-per-**PLAY**-see-ah	
hypochondriasis	**high**-poh-kon-**DRY**-ah-sis	
hypogastric	**high**-poh-**GAS**-trick	
incision	in-**SIH**-zhun	
inversion	in-**VER**-zhun	
infracostal	**in**-frah-**KOS**-tal	
intracranial	**in**-trah-**KRAY**-nee-al	

용어	발음	철자
intramuscular	**in**-trah-**MUS**-kyoo-lar	
macrocephaly	**mack**-roh-**SEF**-eh-lee	
metaplasia	**met**-ah-**PLAY**-zha	
metastasis	meh-**TAS**-tah-sis	
microscope	**MY**-kroh-skohp	
panhysterectomy	**pan**-hiss-ter-**ECK**-toh-mee	
parenteral	pah-**REN**-ter-al	
percutaneous	**per**-kyou-**TAY**-nee-us	
perineuritis	**per**-ih-nyoo-**RYE**-tis	
postmortem	pohst-**MOR**-tehm	
postpartum	pohst-**PAR**-tum	
prenatal	pre-**NAY**-tal	
retroversion	**ret**-roh-**VER**-zhun	
subcutaneous	**sub**-kyoo-**TAY**-nee-us	
sublingual	sub-**LING**-gwal	
suprarenal	**soo**-prah-**REE**-nal	
transection	tran-**SECK**-shun	
ultrasonography	**ul**-trah-son-**OG**-rah-fee	

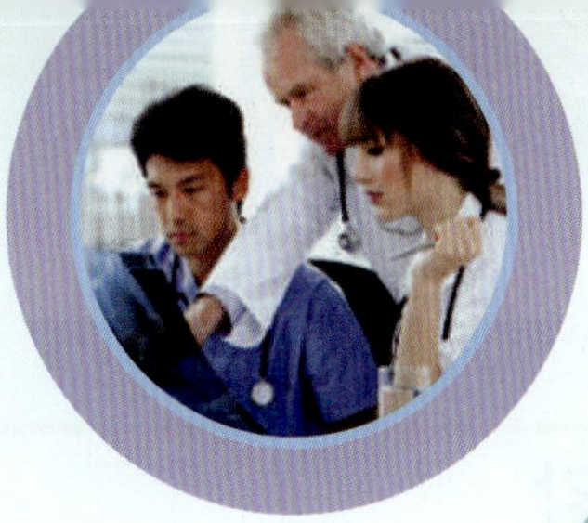

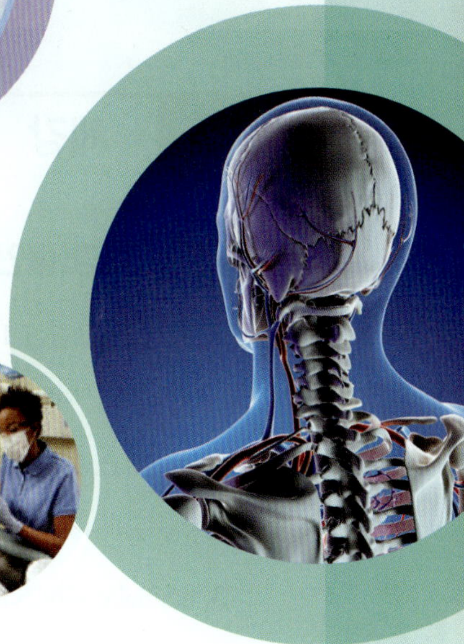

CHAPTER 5

신체 조직

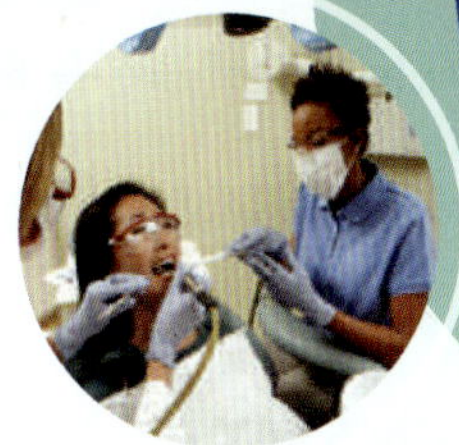

이 장의 구성

5.1 체강
5.2 방향 용어
5.3 인체의 면
5.4 배골반 부분
5.5 배골반 사분면
5.6 새로운 어근, 접미사, 접두사
5.7 용어 학습
5.8 복습문제
5.9 발음과 철자

학습 목표

이 장을 학습하고 복습문제를 푼 후, 다음을 할 수 있어야 한다.

1. 체강과 그와 관련된 기관을 명명할 수 있다.
2. 해부학적 자세를 정의할 수 있다.
3. 방향에 사용되는 일반적인 용어를 정의할 수 있다.
4. 배골반 부위의 위치를 알고 명명할 수 있다.
5. 배골반 사분면의 위치를 알고 명명할 수 있다.
6. 신체 전반에 일반적으로 사용되는 의학용어를 발음하고 철자를 알고 정의하고 쓸 수 있다.
7. 듣고, 읽고, 학습하면 말하고 쓸 수 있다.

소개

이 장에서는 신체 기관과 관련된 일반적인 용어들을 배우게 된다. 또한 자세와 다양한 신체 부위의 위치를 설명하는 데 쓰이는 용어들도 학습하게 될 것이다.

5.1 체강

학습문제: 체강(몸안)

다음 단어들을 그림 5-1의 빈칸에 쓰시오. 이해를 돕기 위해, 용어 옆의 숫자는 그림의 위치를 알려주고 있으며, 각 명칭을 적을 때는 반드시 발음을 하고, 만약 발음이 어려운 단어라면 여러 번 반복해서 연습한다.

1. dorsal cavity[**DOR**-sal **KAH**-vih-tee]
2. ventral cavity[**VEN**-tral]
3. cranial cavity[**KRAY**-nee-al]
4. vertebral cavity[**VER**-teh-bral]
5. abdominal cavity[ab-**DOM**-ih-nal]
6. pelvic cavity[**PEL**-vick]
7. thoracic cavity[thoh-**RAS**-ick]

체강을 공부할 때는 배낭(backpack)을 생각한다. 배낭(backpack)에는 크고 작은 여러 개의 주머니(pouch)로 된 공

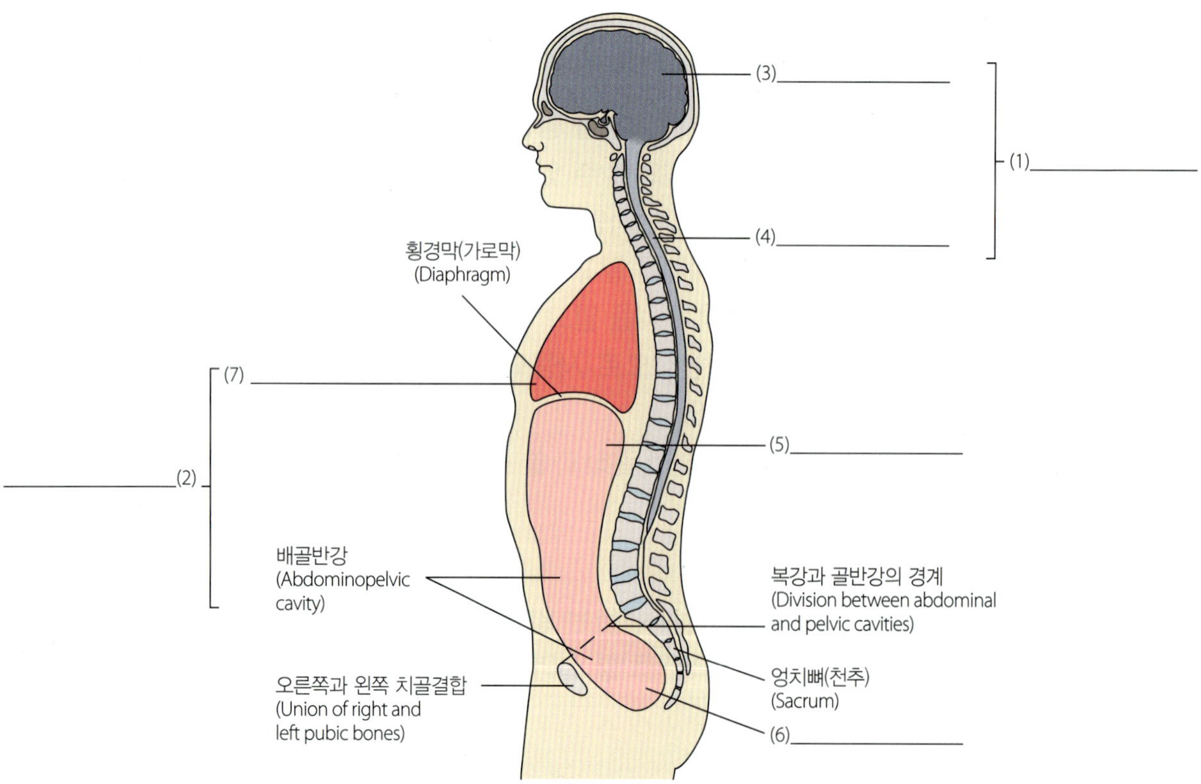

그림 5-1 주요 체강의 분류

간이 있다. 신체 내부에는 여러 개의 빈 공간이 있는데, 이 공간을 주머니라 부르지 않고 않고 안 또는 체강(cavity)이라고 한다.

신체는 등쪽 체강과 배쪽 체강이라는 두 개의 공간이 있는데, 등쪽 체강은 몸의 뒤쪽에 있기 때문에 뒤쪽 체강이라고도 하며, 몸의 뒤쪽을 의미한다. 배쪽 체강은 몸의 앞쪽에 있기 때문에 앞쪽 체강이라고도 하며, 몸의 앞쪽을 의미한다. 이 공간은 그림 5-1과 같이 분류 할 수 있다.

등쪽(체강)

등쪽(체강)은 두개강(cranial cavity)과 척주강(vertebral cavity) 두 부분으로 나눈다. 두개강은 머리뼈(두개골) 안의 공간이고 여기에는 뇌가 들어 있다. 척주강은 척추 또는 척주 안쪽에 있으며 척수가 들어 있다.

배쪽(체강)

배쪽체강은 심장, 폐, 콩팥, 소화기관과 같은 여러 내부 장기를 담고 있으며, 이러한 내부 장기를 내장(**viscera**[**VIS**-er-ah])이라고 한다. 횡경막(**가로막, diaphragm**[**DYE**-ah-fram])이라는 큰 근육이 배안을 위와 아래 공간으로 나누는데, 윗배 공간을 흉강(가슴안), 아랫배 공간을 배골반강(**abdominopelvic**[ab-**dom**-ih-noh-**PEL**-vick])이라고 한다.

흉강에는 심장과 폐가 들어있으며, 배골반강은 복강과 골반강이라고 하는 두 개의 작은 공간(안)으로 나뉘는데, 복강은 골반강 위에 있고 간, 창자, 위 및 콩팥을 포함하며, 골반강에는 일부 생식기관과 방광 및 창자의 일부가 들어있다.

요 약 등쪽체강은 두개강과 척주강으로 나뉘고, 배쪽체강은 흉강과 배골반강으로 나뉜다.

학습문제 : 체강

다음 빈칸에 가장 적절한 답을 쓰시오.

1. Write the two major body cavities. ____________ and ____________

2. What body organ would you find in the cranial cavity? ____________

Vertebral cavity? ____________

3. Name the two cavities contained in the ventral cavity. ____________ and ____________

4. The stomach and kidneys are found in which body cavity? ____________

5. The urinary bladder is found in which body cavity? ____________

답: 1. dorsal(posterior)와 ventral(anterior). 2. 뇌와 척수 3. 흉강; 복부골반강. 4. 배의, 복부의 5. 골반의

5.2 방향 용어

해부학적 자세

누군가에게 어떤 곳으로, 어떻게 가야 할지를 설명해야 한다면 동서남북이 어느 방향인지 이해해야 하는데, 이 용어들을 방향 용어라 한다.

보건 의료에서도 특정한 신체구조가 어디에 위치하는지 정확하게 설명하기 위해 방향 용어가 필요하다. 그러나 문제는 신체는 움직인다는 것이다. 등을 대고 눕거나 엎드리거나 옆으로 누울 수도 있고, 서 있거나 앉기도 한다. 자세의 변화는 방향 용어의 뜻을 변화시킬 수 있다.

이 문제의 답은 간단하다. 방향 용어를 사용하는 보건의료인은 표준 자세(standard position)로 신체를 생각해야 하는데, 이것이 바로 해부학적 자세(**anatomical position**)이다. 해부학적 자세는 그림 5-2에서 보는 바와 같이 똑바로 서서 팔을 양옆으로 하고 머리와 손바닥 및 발이 앞을 향하게 하는 자세이다. 모든 방향 용어들은 인체가 이러한 자세를 취하고 있다는 가정하에 사용한다.

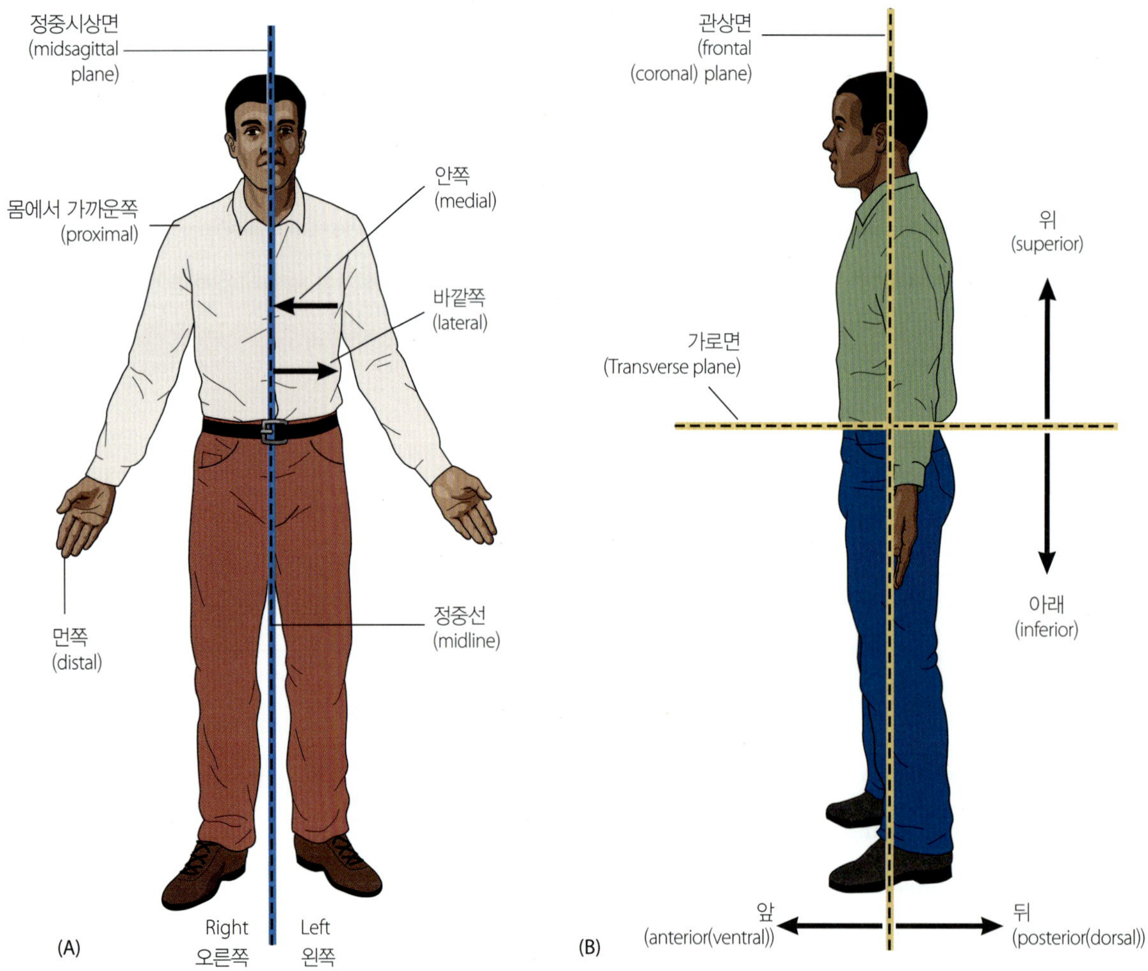

그림 5-2 해부학적 자세와 방향 용어 A. 해부학적 자세. 방향 용어: 옆의, 중앙의, 가까운, 먼 B. 위(상부)와 아래(하부); 앞(전면)과 뒤(후면).

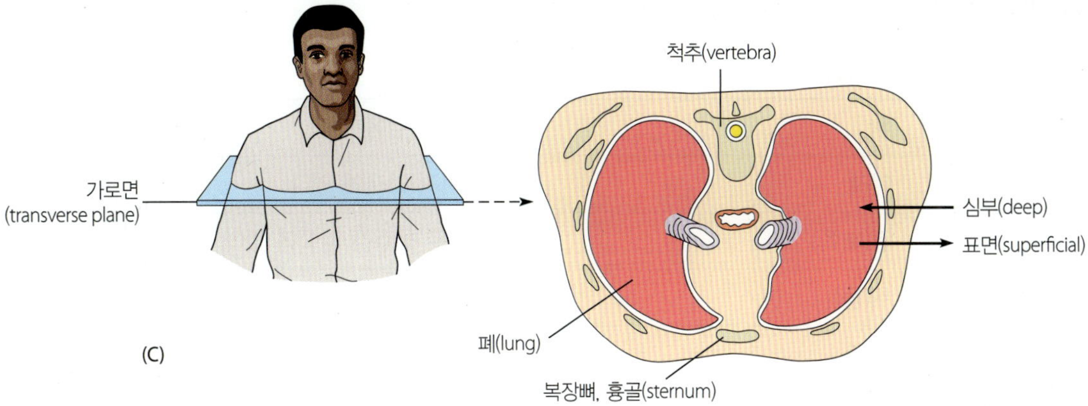

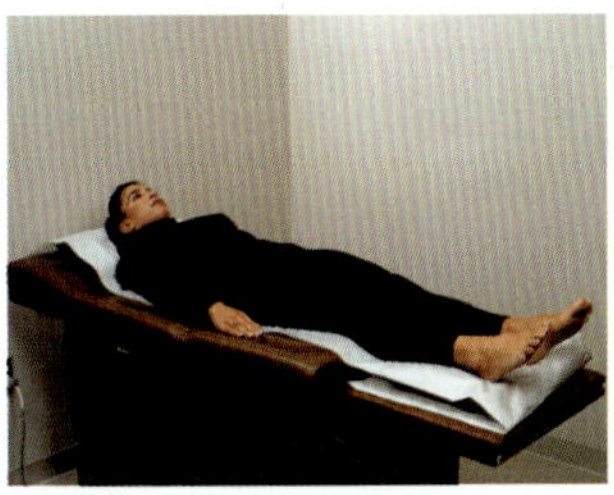
(D)

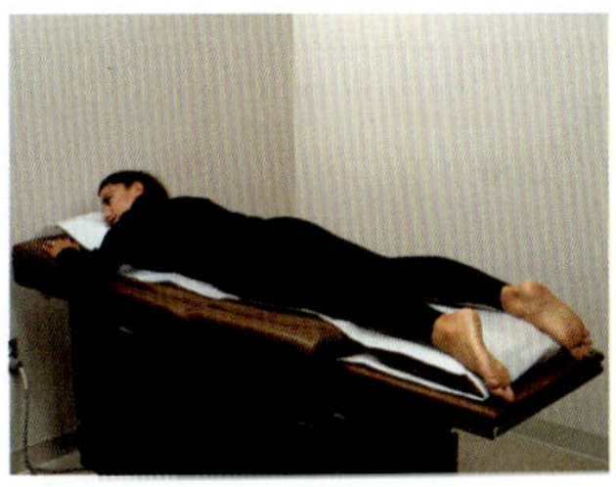
(E)

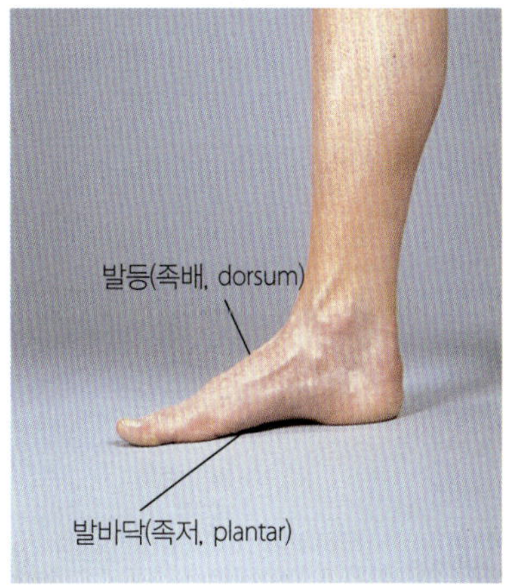

(F)

그림 5-2 C. 깊은 얕은. D. 바로누운. E. 엎드린. F. 발등과 발바닥.

요 약 해부학적 자세는 똑바로 서서 팔을 나란히 옆으로 내리고 머리와 손바닥, 발이 앞을 향하도록 한 자세를 말한다.

방향 용어

앞에서 말한 바와 같이, 신체 부분을 설명하고 특히 상호관계를 지정하기 위해서는 방향용어가 필수적이고, 몸에 나타난 질병의 위치를 설명하는 데도 유용하다.

방향을 나타내는 용어들은 표 5-1에 나열되어 있으며, 기억하기 편하도록 대칭으로 분류하였다. 예를 들어, 외부와 내부는 서로 반대되는 용어이기 때문에 함께 묶었고, superior는 위를, inferior는 아래를 뜻한다. 그림 5-2의 A에서 F까지는 용어의 쓰임을 그림으로 보여주고 있다.

기억 요령 'supine'의 의미를 기억하려면 supine이라는 단어 안에 'up'이라는 글자를 tip으로 암기하면 도움이 될것이다.

표 5-1 방향 용어

용어	우리말	의미
superior	위	머리는 목 위에 있다.
inferior	아래	목은 머리 아래에 있다
anterior(ventral)	앞(배쪽)	흉강안은 척주강 앞쪽에 있다.
posterior(dorsal)	뒤(등)	척주강안은 흉강 뒤쪽에 있다.
medial	안쪽	엄지발가락은 새끼발가락보다 안쪽에 있다.
lateral	가쪽, 바깥쪽	새끼발가락은 엄지발가락 바깥쪽에 있다.
proximal	1. 몸쪽, 근위	팔꿈치는 손목보다 몸쪽 가까이에 있다.
	2. 시작점에서 가장 가까운 곳(입은 소화관이 시작되는 곳이다)	위는 위장관의 시작점에 있다.
distal	1. 먼쪽, 원위	무릎은 엉덩이보다 먼 쪽에 있다.
	2. 시작점에서 가장 먼쪽	장은 위보다 시작점에서 먼 쪽에 있다.
superficial	얕은, 표재	표피는 피부 표면에 있다.
deep	깊은, 심부	근육은 피부 깊이 있다.
supine	바로누운, 앙와위	복부 수술중인 환자는 바로 누운 자세(앙와위)를 취한다.
prone	엎드린, 복위의	등을 수술하기 위해 환자는 엎드린 자세(복위)를 취한다.
plantar	발바닥	발바닥 사마귀는 발바닥에 있다.
dorsum	발등	발의 윗면이 발등이다.

학습문제: 방향 용어

1. 첫 번째 문제를 참조하여 다음의 방향 용어와 반대되는 의미의 용어를 쓰시오.

a. anterior posterior

b. lateral ______________

c. proximal ______________

d. deep ______________

e. prone ______________

f. dorsum ______________

2. 괄호 안의 단어 중 알맞은 것을 고르시오.

g. The neck is (inferior/superior) to the chin.

h. Your mouth is (medial/lateral) to your ear.

i. You have stepped on a sharp object. The bottom of your foot starts to bleed. You have cut the (plantar/dorsum) area of your foot.

j. Jacque has a sunburn on the surface of his skin. The sunburn is said to be (superficial/deep).

k. A patient is having an operation on her breast. The patient will be placed on the on the operating table in the (supine/prone) position.

l. Ed has a rash on his chest and a bruise under his armpit. The bruise is (lateral/medial) to the rash.

정답: a. posterior. b. medial. c. distal. d. superficial. e. supine. f. plantar. g. inferior. h. medial. i. plantar. j. superficial. k. supine. l. lateral.

5.3 인체의 면

인체의 여러 부위는 흔히 해부학적 면으로 언급된다. 장기를 세로 또는 가로로 자른다고 상상해 보라. 이 작업이 완료되면 평평한 표면이 노출되는데, 이 표면을 평면(**plane**[**PLAYN**])이라고 한다. 장기는 여러 방식으로 절단 될 수 있기 때문에 다른 종류의 다양한 평면이 있는데, 표 5-2와 그림 5-3에 설명되어 있다.

표 5-2 인체의 면

면	정의
frontal; coronal [**KOR**-eh-nal] 이마면; 관상면	인체를 앞과 뒤로 구분
sagittal [**SAJ**-ih-tal] 시상면	인체를 왼쪽과 오른쪽으로 구분. 시상면이 인체를 동일한 비율로 나눌 때 정중시상면(midsagittal)이라 한다.
transverse; horizontal 가로면; 수평면	인체를 위와 아래로 구분

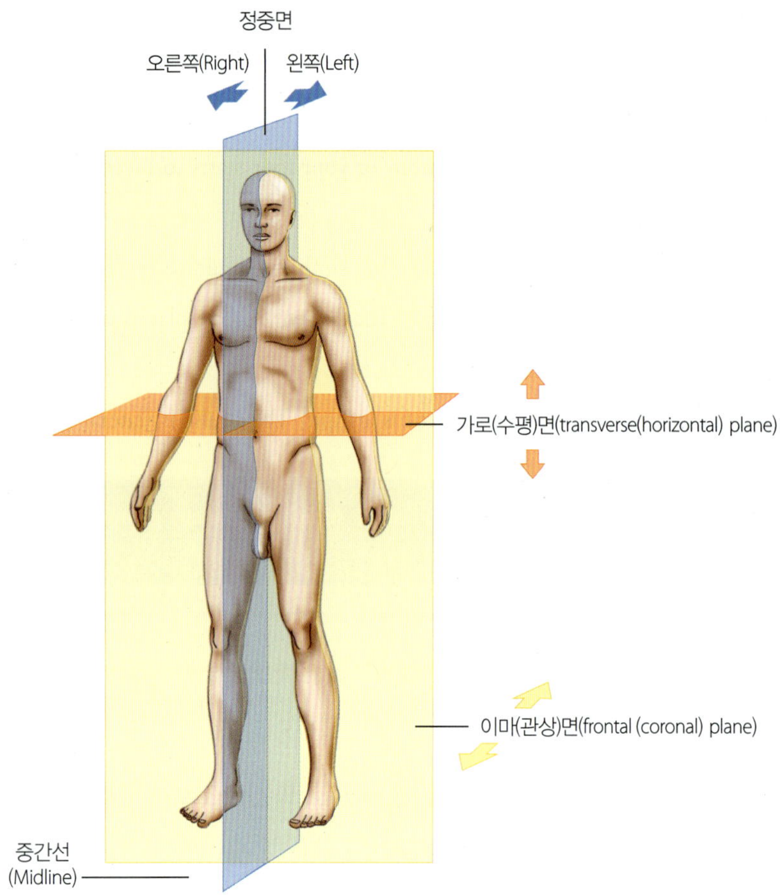

그림 5-3 인체의 면

5.4 배골반 부분

학습문제: 배골반 부분

다음 용어들을 그림 5-4 빈칸에 쓰시오. 이해를 돕기 위해, 단어 옆의 숫자는 그림의 위치를 알려주고 있으며, 각 명칭을 적을 때는 반드시 발음을 하고, 만약 발음이 어려운 단어라면 여러 번 반복해서 연습한다.

1. right hypochondriac region[**high**-poh-**KON**-dree-ack]
2. epigastric region[**ep**-ih-**GAS**-trick]
3. left hypochondriac region[**high**-poh-**KON**-dree-ack]
4. right lumbar region[**LUM**-bar]
5. umbilical region[um-**BILL**-ih-cahl]
6. left lumbar region[**LUM**-bar]
7. right inguinal or iliac region[**ING**-gwih-nal or **ILL**-ee-ack]
8. hypogastric region[**high**-poh-**GAS**-trick]

9. left inguinal or iliac region[**ING**-gwih-nal or **ILL**-ee-ack]

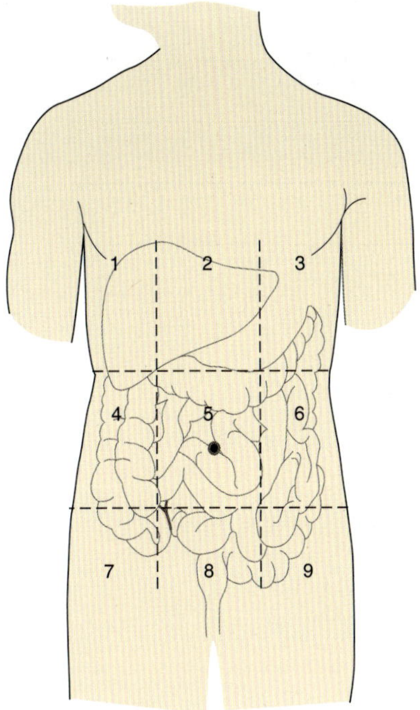

1. ______________________
2. ______________________
3. ______________________
4. ______________________
5. ______________________
6. ______________________
7. ______________________
8. ______________________
9. ______________________

그림 5-4 배골반 부분

외부에서 인체를 보면 배골반 부분을 9개 구역으로 세분화 할 수 있다. 그림 5-4에서 보듯이 마치 게임판과 같으며, 각 부위는 이름이 있고 각기 다른 특정 장기들이 위치하고 있다.

환자가 배골반 부분에 통증이 있다면 그 부위의 이름으로 통증의 정확한 위치를 설명할 수 있다. 예를 들면, 의사가 "통증이 오른쪽 엉덩이 부분에 있군요."라고 한다면 이것은 통증이 환자의 오른쪽 엉덩이 부분에 있다는 의미이다. 그림을 볼 때 오른쪽과 왼쪽은 보는 사람이 아니라 환자를 기준으로 한다는 것을 명심해야 한다.

5.5 배골반 사분면

학습문제: 배골반 사분면

다음 용어들을 그림 5-5의 빈칸에 쓰시오. 단어 옆의 숫자는 그림의 위치를 알려주고 있으며, 각 명칭을 적을 때는 반드시 발음을 하고, 만약 발음이 어려운 단어라면 여러 번 반복해서 연습한다.

1. right upper quadrant(RUQ): 우상복부
2. left upper quadrant(LUQ): 좌상복부
3. right lower quadrant(RLQ): 우하복부
4. left lower quadrant(LLQ): 좌하복부

배골반 부분은 4개 부위로 나뉘며, 사분면(quadrants)이라고 부른다(그림 5-5).

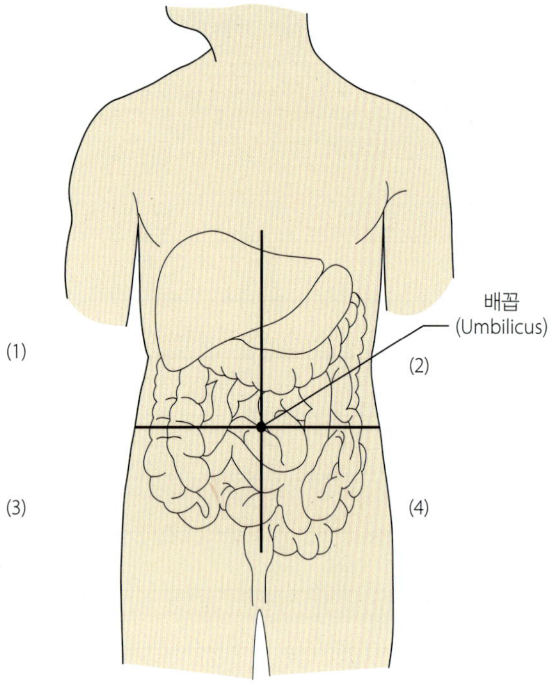

1. ______________________
2. ______________________
3. ______________________
4. ______________________

그림 5-5 배골반 사분면(Abdominopelvic quadrants.)

5.6 새로운 어근, 접미사, 접두사

이장의 의학용어를 학습할 때 다음의 추가된 어근을 사용한다.

어근	의미
anter/o	앞(front)
dors/o	뒤(back)
ili/o	엉덩이(hip)
infer/o	아래(below); 아래쪽으로(downward)
inguin/o	샅(groin), 서혜부
medi/o	가운데(middle)
poster/o	뒤(back)
proxim/o	몸쪽(near), 근위
super/o	위(above); 머리쪽(toward the head)
ventr/o	앞(front)
vertebr/o	척추뼈; 척추를 구성하는 33개 뼈 중 하나(vertebra)

5.7 용어 학습

다음 순서에 따르면 의학용어 학습을 더 쉽게 할 수 있다.

1. 용어가 익숙할 때까지 반복하여 발음한다.
2. 용어를 쓰고, 철자가 올바르게 써졌는지 확인한다.
3. 뜻과 의미도 함께 쓴다. 가능하면 그 용어를 기억하는 데 도움이 될 단어, 생각 또는 그림과 연관시킨다.
4. 이 교재에서 배운 방법으로 용어의 구조를 분석한다.

접미사

접미사 -ac		의미 ~에 관계된(pertaining to)
용어	용어분석	정의
iliac [**ILL**-ee-ack]	ili/o = 엉덩이(hip)	엉덩(뼈)의, 장골의

접미사 -al		의미 ~에 관계된(pertaining to)
용어	용어분석	정의
abdominal [ab-**DOM**-ih-nal]	abdomin/o = 배(abdomen) (가슴과 골반 사이의 신체부위)	배의, 복부의
cranial [**KRAY**-nee-al]	crani/o = 머리뼈(skull)	두개의, 머리뼈의
dorsal [**DOR**-sal]	dors/o = 뒤, 등(back)	뒤의, 등쪽의(그림 5-2B)
inguinal [**ING**-gwih-nal]	inguin/o = 사타구니, 서혜부(groin) (허벅지와 하부복부 사이의 접힌 살)	서혜부의, 샅고랑의
lateral [**LAT**-er-al]	later/o= 쪽, 측(side)	옆의(그림 5-2A), 바깥쪽의
medial [**MEE**-dee-al]	medi/o = 가운데(middle), 안쪽	가운데의(그림 5-2A), 안쪽의
proximal [**PROCK**-sih-mal]	proxim/o = 근방(near); 가까운(close to)	몸쪽의, 근위의(그림 5-2A)
spinal [**SPYE**-nal]	spin/o = 척추, 척주(spina; vertebral column)	척추의, 척주의
ventral [**VEN**-tral]	ventr/o = 앞(front)	앞의, 전면의(그림 5-2B)

용어	용어분석	정의
vertebral [**VER**-teh-bral]	vertebr/o = 척추뼈(vertebra)	척추의(척추를 구성하는 33개 뼈 중 하나)
visceral [**VIS**-er-al]	viscer/o = 내장기관(internal organs)	내장의

기억 요령 결합 형태는 'abdom**in**/o'이고, 단어는 'abdom**en**'라고 쓴다.

접미사 -ic		의미 ~에 관계된(pertaining to)
용어	용어분석	정의
epigastric [**ep**-ih-**GAS**-trick]	epi- = 위의(above; upon) gastr/o = 위(stomach)	상복부의(그림5-4)
pelvic [**PEL**-vick]	pelv/o = 골반(pelvis)	골반의
thoracic [thoh-**RAS**-ick]	thorac/o = 가슴(chest)	가슴의, 흉부의

접미사 -ior		의미 ~에 관계된(pertaining to)
용어	용어분석	정의
anterior [an-**TEER**-ee-or]	anter/o = 앞의(front)	앞의, 전방의(그림 5-2B)
inferior [in-**FEER**-ee-or]	infer/o = 아래, 아래쪽으로(below)	아래의(그림 5-2B)
posterior [pos-**TEER**-ee-or]	poster/o = 뒤, 등(back)	뒤쪽의, 뒤의(그림 5-2B)
superior [soo-**PEER**-ee-or]	super/o = 위에; 머리쪽으로(above)	위의(그림 5-2B)

5.8 복습문제

연습문제 5-1 용어요소와 의미 연결하기

A열의 용어요소와 B열의 의미를 맞게 연결하시오.

	A	B
______	1. hip	A. gastr/o
______	2. back	B. thorac/o
______	3. near	C. anter/o
______	4. above; upon	D. -ic
______	5. stomach	E. ili/o
______	6. below	F. epi-
______	7. front	G. crani/o
______	8. pertaining to	H. dors/o
______	9. chest	I. infer/o
______	10. skull	J. proxim/o

연습문제 5-2 방향 용어

A열의 방향 용어와 B열의 의미를 바르게 연결하시오.

	A	B
______	1. superior	A. pertaining to the skull
______	2. anterior	B. pertaining to the hip
______	3. thoracic	C. above; toward the head
______	4. visceral	D. pertaining to the front
______	5. epigastric	E. pertaining to below the stomach
______	6. iliac	F. pertaining to upon the stomach
______	7. cranial	G. pertaining to the chest
______	8. hypogastric	H. pertaining to internal organs

연습문제 5-3 정의-방향 용어

용어의 어근에 밑줄을 긋고, 우리말과 뜻을 쓰시오.

1. **hypogastric** 위의 아래쪽 ______________________
2. **iliac** ______________________
3. **dorsal** ______________________
4. **inguinal** ______________________
5. **visceral** ______________________
6. **cranial** ______________________
7. **anterior** ______________________
8. **superior** ______________________

연습문제 5-4 참/거짓

다음 문장이 맞으면 참(T), 틀리면 거짓(F)에 동그라미 하시오.

1. The liver is located in the pelvic cavity. T / F
2. The abdominal cavity is superior to the thoracic cavity. T / F
3. The small toe is medial to the big toe. T / F
4. The wrist is proximal to the elbow. T / F
5. Prone is lying on the abdomen. T / F
6. The right iliac region is in the right upper quadrant. T / F
7. Dorsum refers to the back of a structure. T / F
8. The right hypochondriac region of the abdomen is in the RUQ. T / F

연습문제 5-5 철자

철자가 틀린 단어에 동그라미하고, 빈칸에 바르게 쓰시오.

1. epigastric ______________________
2. abdomenal ______________________
3. inquinal ______________________
4. thorasic ______________________
5. vicseral ______________________
6. anterior ______________________
7. medial ______________________

5.9 발음과 철자

1. 웹사이트에서 제공된 오디오 파일로 각 용어를 듣는다.
2. 각 용어를 주의하여 따라 발음한다.
3. 각 용어의 철자를 빈칸에 적는다.

용어	발음	철자
epigastric	**ep**-ih-**GAS**-trick	
hypogastric	**high**-poh-**GAS**-trick	
iliac	**ILL**-ee-ack	
abdominal	ab-**DOM**-ih-nal	
cranial	**KRAY**-nee-al	
dorsal	**DOR**-sal	
inguinal	**ING**-gwih-nal	
medial	**MEE**-dee-al	
proximal	**PROCK**-sih-mal	
spinal	**SPYE**-nal	
ventral	**VEN**-tral	
visceral	**VIS**-er-al	
pelvic	**PEL**-vick	
thoracic	thoh-**RAS**-ick	
inferior	in-**FEER**-ee-or	
posterior	pos-**TEER**-ee-or	
superior	soo-**PEER**-ee-or	

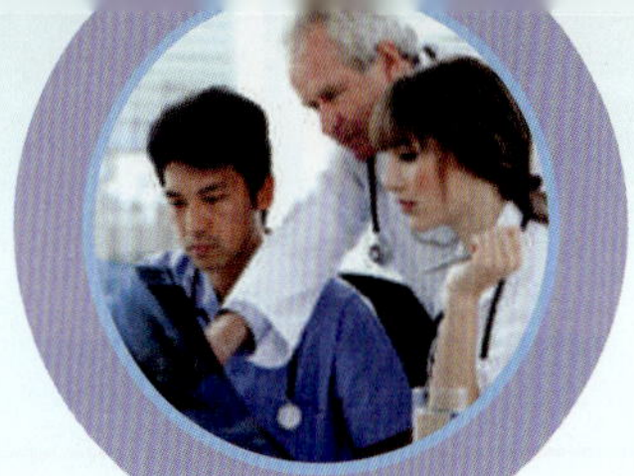

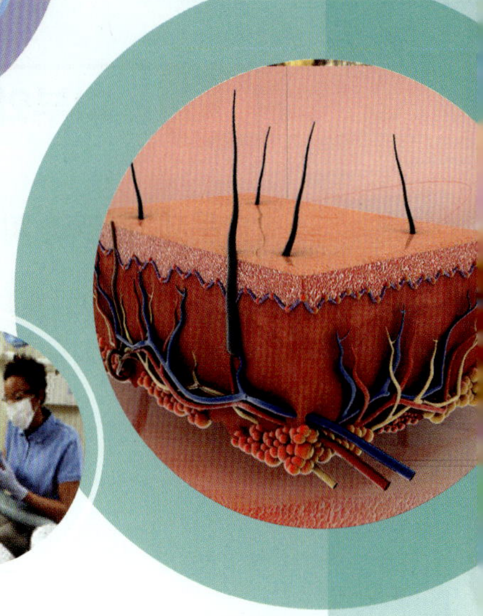

CHAPTER 6

피부: 피부계통

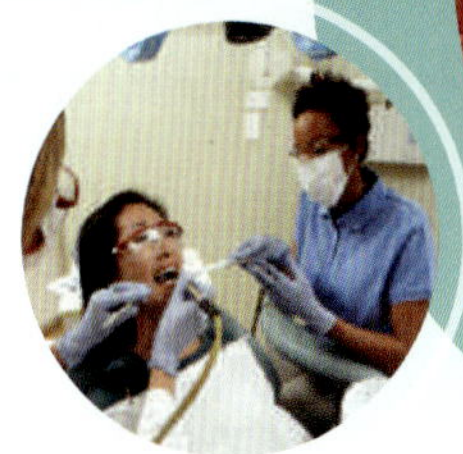

이 장의 구성

학습 목표

이 장을 학습하고 복습문제를 푼 후, 다음을 할 수있어야 한다.

1. 피부 계통의 세포, 조직, 부속 구조를 구분할 수 있다.
2. 피부층을 구분하고 각층의 구조들을 구분할 수 있다.
3. 피부의 기능들을 열거할 수 있다.
4. 피부계통의 일반적인 의학용어를 발음하고, 철자를 알고, 정의하고 쓸 수 있다.
5. 피부의 일반적인 질병을 설명할 수 있다.
6. 듣고, 읽고, 학습하면 말하고 쓸 수 있다.

소개

인체는 피부, 손발톱, 그리고 모발로 덮여 있고 피부의 분비샘들과 함께 피부(integumentary[in–**teg**–yoo–**MEN**–tar–ee])를 구성한다. integumentary라는 단어는 '덮다'라는 의미의 라틴어에서 유래되었으며, 피부 역시 심장, 폐와 같이 하나의 기관이다. 피부는 인체에서 가장 큰 기관으로 2개의 층을 가지고 있는데 바깥층(표피)은 인체내로 들어오는 해로운 물질들을 방어하는 역할을 하고 안쪽층(진피)에는 중요한 물질을 분비하는 샘, 흥분자극을 전달하는 신경, 신체를 정상 체온으로 유지하는 혈관이 분포하고 있다.

6.1 피부와 피부밑조직

학습문제: 피부와 피부밑조직층

다음 단어들을 그림 6-1의 빈칸에 쓰시오. 이해를 돕기 위해, 단어 옆의 숫자는 그림의 위치를 알려주고 있으며, 각 명칭을 적을 때는 반드시 발음을 하고, 만약 발음이 어려운 단어라면 여러 번 반복해서 연습한다.

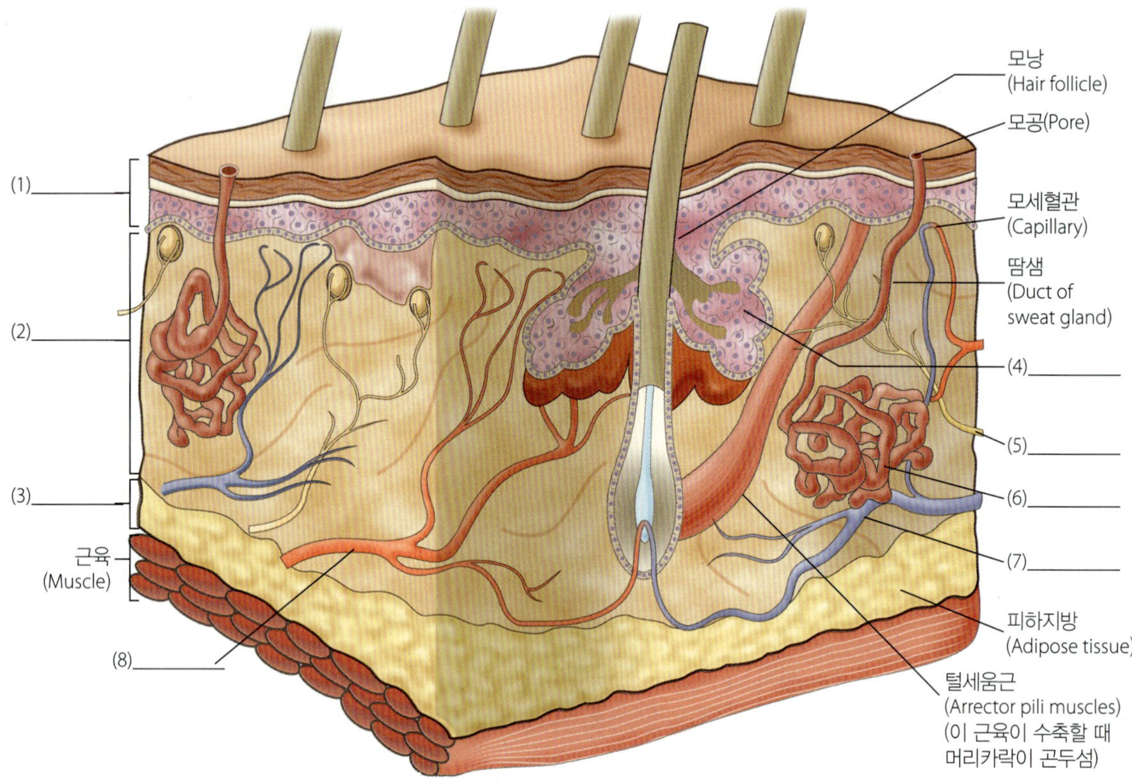

그림 6-1 피부와 피부밑조직 층. 진피관련 구조.

1. epidermis[**ep**-ih-**DER**-mis]
2. dermis[**DER**-mis]
3. subcutaneous tissue[**sub**-kyoo-**TAY**-nee-us **TISH**-yoo]

그림 6-1은 피부층을 보여준다. 피부의 바깥층은 표피(epidermis)라 하고, 그 아래에 또다른 피부층을 진피(dermis)라고 한다. 진피층 아래의 지방조직을 피부밑조직(피하조직, subcutaneous tissue)이라 하는데, 피부밑조직은 어밀히 말하면 피부가 아니다. 피부밑조직은 피부를 근육에 붙여 표면에 밀착하는 역할을 한다.

요 약

표피(epidermis)는 피부의 가장 바깥층이다.
진피(dermis)는 표피 아래에 있다.
피부밑조직(피하조직, subcutaneous tissue)은 진피 아래에 있다.

표피

2장에서 기관은 조직으로 이루어져 있고, 조직은 세포로 이루어져 있다는 것을 배웠다. 표피는 상피(**epithelium**[**ep**-ih-**THEE**-lee-um])라는 조직으로 이루어진 기관이며, 표피의 세포는 상피세포(**epithelial**[**ep**-ih-**THEE**-lee-al] cells)이다.

표피는 우리의 온몸과 체강, 기관들을 감싸고 있으며 장벽의 역할을 하고 있다. 표피에서 멜라닌 (**melanin**[**MEL**-ah-nin])이 생성되어 태양광선으로부터 인체를 보호하는데 멜라닌은 표피의 멜라닌 세포(**melanocytes**[meh-**LAN**-oh-sights])에서 생성된다. 피부색이 옅은 사람보다 짙은 사람에게 멜라닌세포가 많다. 멜라닌이 많을수록 햇빛으로부터 피부가 잘 보호된다.

피부는 또한 인체로 들어오는 감염성 물질을 막아내고 방수역할을 하여 체액 손실을 막는다.

요 약 표피는 태양, 감염 및 체액 손실로부터 보호하는 역할을 담당한다.

진피

학습문제: 진피

다음 단어들을 그림 6-1의 빈칸에 쓰시오. 이해를 돕기 위해, 단어 옆의 숫자는 그림의 위치를 알려주고 있으며, 각 명칭을 적을 때는 반드시 발음을 하고, 만약 발음이 어려운 단어라면 여러 번 반복해서 연습한다.

4. sebaceous[seh-**BAY**-shus] gland

5. nerve[**NURV**]

6. sweat gland[**SWET GLAND**]

7. vein[**VAYN**]

8. artery[**AR**-ter-ee]

진피는 결합 조직으로 이루어져 있으며, 결합 조직의 주요 구성물질은 콜라겐(**collagen**[**KOL**-ah-jen])으로, 콜라겐은 피부를 탄력있고 강하게 만든다. 그림 6-1을 보면, 진피에 혈관이 분포하고 있어서 이 층의 손상은 출혈을 유발한다. 혈관은 산소와 영양소를 표피와 진피조직에 공급하며, 또한 체온 조절을 돕는다.

진피에는 또한 신경이 분포되어 있어 촉감, 통증, 온도, 압력 등을 감지하는 감각기관이기도 하다. 그리고 진피에는 분비샘들과 모공이 있는데 이 부분은 다음 피부부속 구조물에서 다룰 것이다.

요 약 진피에는 혈관, 신경, 샘 및 모낭이 분포하고 있다.

피부밑 조직(피하조직)

피부밑 조직은 진피 아래에 있으며 대부분 지방(adipose[**AD**-ih-pohs])조직으로 이루어져 있고, 이 세포들을 지방세포(adipocytes)라 부른다. 지방 저장외에 이 층은 쿠션과 같이 충격완충작용을 하여 손상으로부터 내부 장기를 보호해 주는데, 이를 얕은 근막(**표재근막**, **superficial fascia**[**FASH**-ee-ah])이라고도 한다. 근막은 결합 조직으로, 피부와 근육을 잡아주어 인체의 구조를 지지하고, 지방축적을 돕는다. 피부 밑 조직이 근육을 둘러싼 근막보다 신체 표면에 더 가깝게 있기 때문에 얕은 근막(표재근막)이라 한다.

학습문제: 표피와 진피

괄호 안의 단어 중 알맞은 것을 고르시오.

1. The function of the epidermis is (protection/sensation).
2. The tissue making up the epidermis is (epithelial/connective) tissue.
3. The substance that gives the skin a darker color is (melanin/sebum).
4. The dermis is made of (epithelial/connective) tissue.
5. A function of the blood vessels in the dermis is (sensation/temperature regulation).
6. Collagen is most likely to be found in the (epithelial/connective/muscle) tissue.
7. Superficial fascia is also known as (epidermis/ dermis/ subcutaneous tissue).
8. Adipocytes are (skin/fat) cells commonly found in the (epidermis/dermis/superficial fascia).

정답: 1. protection. 2. epithelial. 3. melanin. 4. connective. 5. temperature regulation. 6. connective. 7. subcutaneous tissue. 8. fat; superficial fascia

6.2 피부 부속 조직

분비샘

샘은 진피에 있으며 피부 기능에 필요한 물질을 분비한다. 피지선(**sebaceous** glands)은 피지(**sebum**[**SEE**-bum])라고 불리는 기름을 분비한다. 이 기름은 피부와 모발을 부드럽고 유연하게 한다. 땀샘(**sweat** glands)은 피부 표면으로 땀을 분비하여 체온조절을 돕는다. 땀이 증발할 때 피부가 시원해진다. 귀에 있는 귀지샘(**ceruminous** gland[seh-**ROO**-min-us])이라 불리는 특수한 샘은 귀지(**cerumen**[seh-**ROO**-men])를 분비하는데 왁스와 같은 물질이어서 세균감염 예방을 돕는다.

모공

진피에는 모공도 있다(그림 6-1). 진피에서 자란 모발은 피부의 특정 부위를 덮는다. 두피에서 머리카락이 사라지면 대머리라고 하는데, 의학용어로 대머리를 탈모(**alopecia**[**al**-oh-**PEE**-she-ah])라 한다. 이와 반대로 신체와 얼굴, 특히 여성에서 털이 과다하게 있으면 다모증(**hirsutism**[**HER**-soot-iz-um])이라 한다.

손발톱

손발톱(nails)은 손가락과 발가락 끝을 덮어 보호하고 있다. 손발톱은 상피세포가 단단해진 것으로, 손발톱의 기저부위에는 하얀색 초승달 모양의 속손톱이(**lunula**[**LOO**-nuh-lah])있는데 손발톱이 자라게 하는 역할을 한다. 그 외 손발톱바닥(**nail bed**)과 껍질(cuticle) 또는 손발톱위 허물(**eponychium**[**ep**-oh-**NICK**-ee-um)과 같은 해부학적 구조로 되어 있다.

요 약

부속구조물
분비샘, 털, 손발톱

분비샘
피지샘, 땀샘, 귀지샘

손발톱
속손톱, 손발톱바닥, 손발톱위 허물로 구성

6.3 새로운 어근, 접미사, 접두사

이 장의 용어를 학습할 때 다음의 추가된 어근, 접미사 및 접두사를 사용한다.

어근	의미
chem/o	약(drug)
cry/o	추운(cold)
crypt/o	숨겨진(hidden)
melan/o	검은(black)
myc/o	곰팡이(fungus)
staphyl/o	포도송이와 닮은(resembling a bunch of grapes)
strept/o	꼬인(twisted), 사슬모양의
xer/o	건성(dry)

접미사	의미
–cle	작은(small)
–edema	부은(swelling), 부종
–ion	진행(process)
–ium	구조(structure)
–ose	~와 관계된(pertaining to)
–sis	상태(condition)

접두사	의미
tele–	먼 곳, 멀리 떨어져 있는(distant), 원격

6.4 용어 학습

다음 순서에 따르면 의학용어 학습을 더 쉽게 할 수 있을 것이다.

1. 용어가 익숙할 때까지 반복하여 발음한다.
2. 용어를 쓰고, 철자가 올바른지 확인한다.
3. 뜻과 의미도 함께 쓴다. 가능하면 그 용어를 기억하는 데 도움이 될 단어, 생각 또는 그림과 연관시킨다.
4. 이 교재에서 배운 방법으로 용어의 구조를 분석한다.

어근

어근 adip/o(lip/o 참조)		의미 지방(fat)
용어	용어분석	정의
adipose [**AD**-ih-pohs]	-ose = ~에 관련된(pertaining to)	지방과 관계된 지방의

어근 bi/o		의미 생명(life)
용어	용어분석	정의
biopsy(생검, 조직검사) [**BYE**-op-see]	-opsy = 보다(to view)	보통 악성종양(암)의 확진검사: 생체 조직의 일부를 떼서 검사하는 방법

어근 cutane/o(derm/o와 dermat/o 참조)		의미 피부(skin)
용어	용어분석	정의
subcutaneous [**sub**-kyoo-**TAY**-nee-us]	sub- = 아래(under) -ous = ~에 관련된(pertaining to)	피부밑의, 피하의

어근 cyan/o		의미 푸른(blue)
용어	용어분석	정의
cyanosis [**sigh**-ah-**NOH**-sis]	-sis = 조건(condition)	청색증: 보통 저산소증과 관련(그림 6-2)

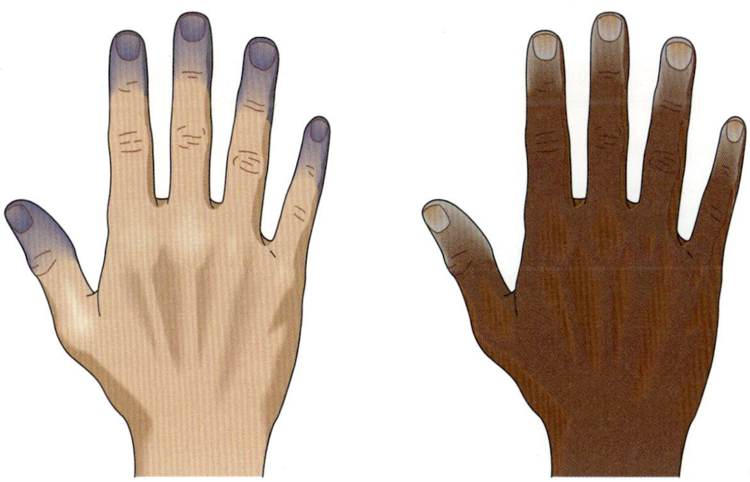

그림 6-2 청색증(cyanosis)

어근 derm/o; dermat/o		의미 피부(skin)
용어	**용어분석**	**정의**
dermatitis [**der**-mah-**TYE**-tis]	-itis = 염증(inflammation)	피부염
dermatologist [**der**-mah-**TOL**-oh-jist]	-logist = 특정 분야의 전문가(학자) (one who specializes in the study of)	피부과 전문의
hypodermic [**high**-poh-**DER**-mick]	-ic = ~에 관련된(pertaining to) hypo- = ~아래, 밑(under; below)	피부밑의, 피하의

메모: 접두사 hypo- 와 sub-는 피부를 뜻하는 어근과 상호교환할 수 없다. hypo-는 **derm/o**가 어근일 때 사용되며, sub-는 **cutane/o**에서 사용한다.

어근 erythem/o		의미 붉은(red)
용어	**용어분석**	**정의**
erythema [**er**-ih-**THEE**-mah]	"-a"는 명사 종결형	홍반
erythematous [**er**-ih-**THEM**-ah-tus]	-ous = ~에 관련된(pertaining to)	홍반의

어근 kerat/o		의미 단단한; 뿔과 같은(hard; horn–like)
용어	**용어분석**	**정의**
keratosis [**ker**-ah-**TOH**-sis]	-osis = 비정상 상태(abnormal condition)	각화증

어근 lip/o		의미 지방(fat)
용어	**용어분석**	**정의**
lipedema [**lip**-eh-**DEE**-mah]	-edema = 부종(swelling)	지방부종
lipoma [lih-**POH**-mah]	-oma = 종양(tumor); 덩어리(mass)	지방종
liposuction [**lip**-oh-**SUCK**-shun]	suction = 흡입(aspirating); 받아들임(withdrawing)	지방흡인(술)

어근 necr/o		의미 죽음, 괴사(death)
용어	**용어분석**	**정의**
necrotic tissue [neh-**KROT**-ick]	-tic = ~에 관련된(pertaining to)	괴사조직 예 십이지장 궤양(그림 6-3)

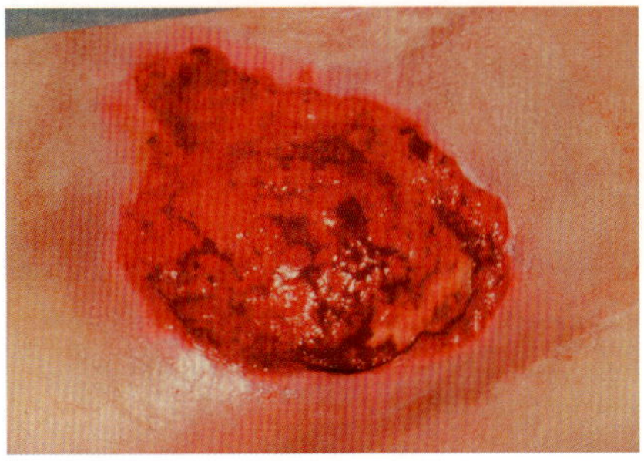

그림 6-3 욕창: 압박궤양(decubitus ulcer)

메모: **Decubitus**[deh-**KYOU**-bih-tus]는 원래 누워있는 것을 뜻한다. 압박궤양 또는 욕창으로 잘 알려져 있는데, 장기간 누워있는 환자에게서 흔하며, 신체부위가 눌려 압박을 받게되어 발생한다. 특히 팔꿈치와 같이 뼈 돌출 부위에 주로 발생하는데, 이 압박으로 그 부위에 혈액순환이 차단되면서 피부는 점차 괴사되는데 산소가 부족하기 때문이다. 괴사조직이 벌어져나가면 개방 욕창(open sore)이 된다(그림 6-3). 그림 6-6c는 조직이 떨어져나가기 직전의 모습이 보여주며 화상으로 인한 괴사이다.

어근 onych/o(ungu/o 참조)		의미 손 · 발톱(nail)
용어	**용어분석**	**정의**
eponychium [**ep**-oh-**NICK**-ee-um]	-ium = 구조(structure) epi = 위의(upon)	손발톱위 허물(cuticle)
onychocryptosis [**on**-ih-koh-krip-**TOH**-sis]	-osis = 비정상 상태(abnormal condition) crypt/o = 숨은(hidden)	내향발톱, 감입발톱(ingrowing nail)
onychomycosis [**on**-ih-koh-my-**KOH**-sis]	-osis = 비정상 상태(abnormal condition) myc/o = 곰팡이(fungus)	손발톱 진균증

어근 pedicul/o		의미 이(lice)
용어	**용어분석**	**정의**
pediculosis [peh-**dick**-yoo-**LOH**-sis]	-osis = 비정상 상태(abnormal condition)	이기생충

어근 ras/o		의미 긁다(scrape)
용어	**용어분석**	**정의**
abrasion [ab-**RAY**-zhun]	-ion = 과정(process) ab- = ~에서 떨어진(away from)	찰과상(excoriation), 긁힌상처 (**excoriation**[**ecks**-kor-ee-**AY**-shun])

어근 **ungu/o** — 의미 **손 · 발톱(nail)**

용어	용어분석	정의
subungual [sub-**UNG**-gwal]	-al = ~에 관련된(pertaining to) sub- = 아래(under)	손 · 발톱 밑의

어근 **vesic/o** — 의미 **작은 주머니(방광) (small sac; bladder)**

용어	용어분석	정의
vesicle [**VES**-hi-kul]	-cle = 작은(small)	소수포, 물집(blister)

접미사

접미사 **–coccus** — 의미 **산딸기 모양의(berry–shape)**

용어	용어분석	정의
staphylococcus [**staf**-ih-loh-**KOCK**-us]	staphyl/o = 포도송이와 닮은 (resembling a bunch of grapes)	포도알균
streptococcus [**strep**-toh-**KOCK**-us]	strept/o = 꼬인 사슬을 닮은 (resembling twisted chains)	사슬알균

접미사 **–cyte** — 의미 **세포(cell)**

용어	용어분석	정의
melanocyte [meh-**LAN**-oh-sight]	melan/o = 검은(black)	멜라닌 세포

접미사 **–derma** — 의미 **피부(skin)**

용어	용어분석	정의
scleroderma [**skler**-oh-**DER**-mah]	scler/o = 단단한(hard)	피부경화증
xeroderma [**zer**-oh-**DER**-mah]	xer/o = 건조(dry)	피부건조증

접미사 —therapy		의미 치료(Treatment)
용어	용어분석	정의
chemotherapy [**kee**-moh-**THER**-ah-pee]	chem/o = 약물(drugs)	(흔히 암에 대한)화학요법
cryotherapy [**krye**-oh-**THER**-ah-pee]	cry/o = 한랭(cold)	냉동요법(사마귀처럼 불필요한 조직을 액화질소로 얼린 후 떼내는 방법, 그림 6-4)
laser therapy [**LAY**-zer **THER**-ah-pee]	laser = 강렬한 레이저 광선	레이저 치료법
메모: 이 예시에서 therapy(치료)는 접미사보다 한 단어로 쓰인다.		
radiotherapy [**ray**-dee-oh-**THER**-ah-pee]	radi/o = x-선(x-rays)	방사선치료(방사선 요법)
teletherapy [**tel**-eh-**THER**-ah-pee]	tele- = 먼 곳(distant)	원격치료

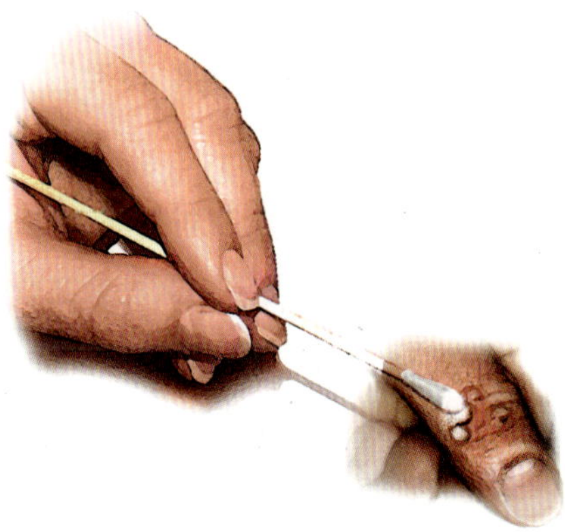

그림 6-4 냉동요법

6.5 피부 질환

화상(Burn)

피부는 열, 화학물질, 전기 또는 방사선으로 인해 화상을 입을 수 있다. 화상은 그 깊이와 화상 면적에 따라 달라진다. 다음 설명을 읽고 그림 6-5 및 6-6을 보시오.

- **1도 화상(표피 화상, superficial burn)**은 표피만 화상을 입은 것으로 불그스름(발적)하지만 물집은 없다. 예를 들면, 햇볕에 의한 화상(일광화상)이 여기에 속한다.
- **2도 화상(부분층 화상, partial-thickness burn)**은 표피와 진피 윗부분의 화상으로 피부는 붉고 물집(수포)이 생긴다.

- **3도 화상(전층 화상, full-thickness burn)**은 표피와 진피 전 부분의 화상 그리고 피부 밑 조직의 손상이 있을 수 있다.
- **4도 화상**은 표피, 진피, 피부밑 조직, 근육까지 화상을 입은 것으로, 이후 피부이식 등의 수술이 필요할 수 있다.

타박상

타박상은 혈관이 터져서 피부가 변색된 것, 멍이든 것을 말한다. 피부의 개방 손상은 없지만 조직공간으로 피가 스며들게 된다. 타박상은 좌상(**contusion**[kon-**TOO**-zhun])이라고도 부른다. 타박상으로 인한 멍은 보이는 모양에 따라 다르게 불리며 그 내용은 다음과 같다.

- 반상출혈(**Ecchymosis**[**ek**-ih-**MOH**-sis])은 넓고 불규칙하게 보라색으로 변색된다(그림 6-7A). 일반적으로 멍이라 한다.
- 혈종(**Hematoma**)은 피부아래에 피가 모이거나 덩어리져서 부어오른 것을 말한다. 혈종은 종종 피가 고인 위치에 따라 이름을 짓는데, 예를 들면, 손톱밑 혈종(**subungual hematoma**), 두개내혈종(intracranial hematoma)등이 있다.
- 점상출혈(**Petechiae**[peh-**TEE**-kee-ee])은 핀으로 찍은 것 같은 작은 점 같은 출혈이 피부 아래에 보인다(그림 6-7B).
- 자색반(**Purpura**[**PER**-per-ah])은 자반증으로 불리며, 보라색의 멍을 의미한다. 따라서 상당히 넓은 의미로 쓰이는 용어여서 피부에 생긴 반상출혈과 점상출혈등도 여기에 포함될 수 있다(그림 6-7C).

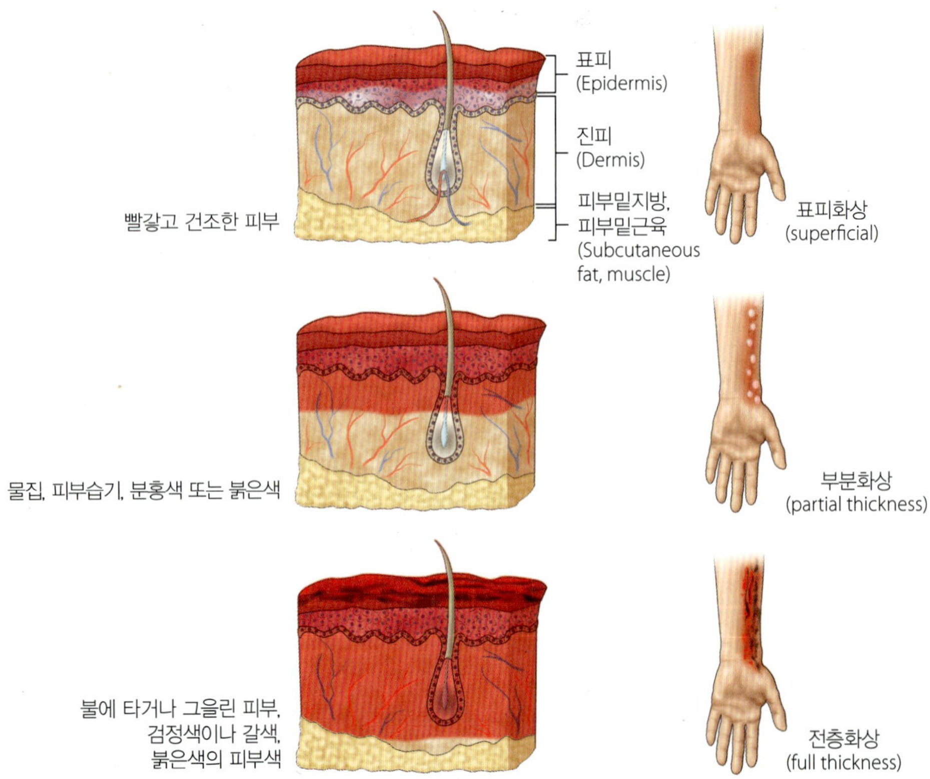

그림 6-5 표피(1도 화상), 부분화상(2도 화상), 전층 화상(3도 화상), 화상 정도는 피부층으로 정한다.

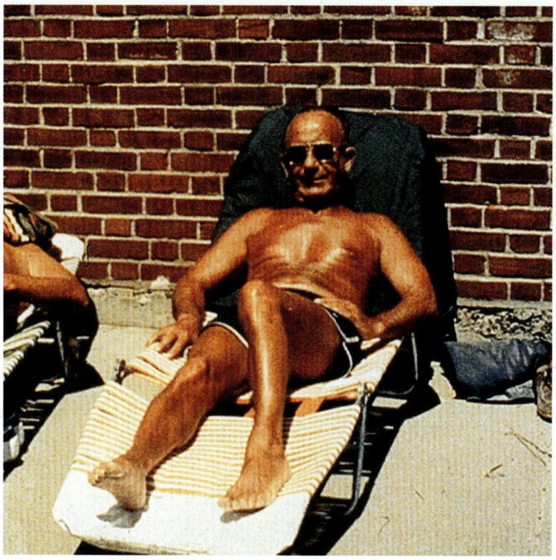

A. 1도화상

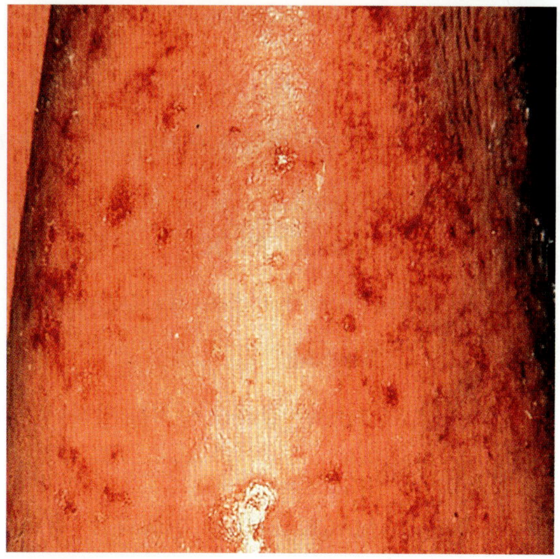

B. 2도화상

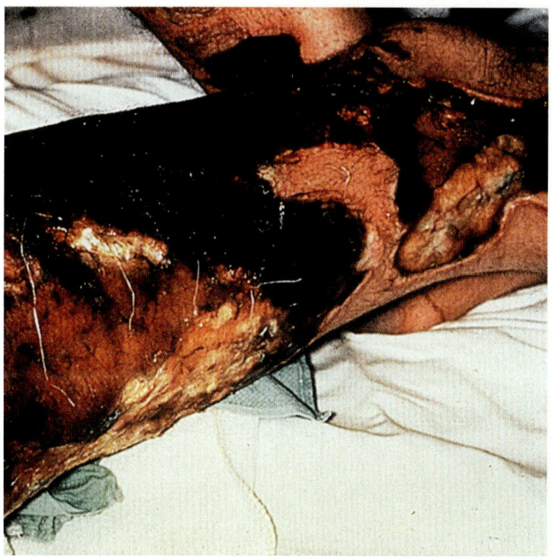

C. 3도화상

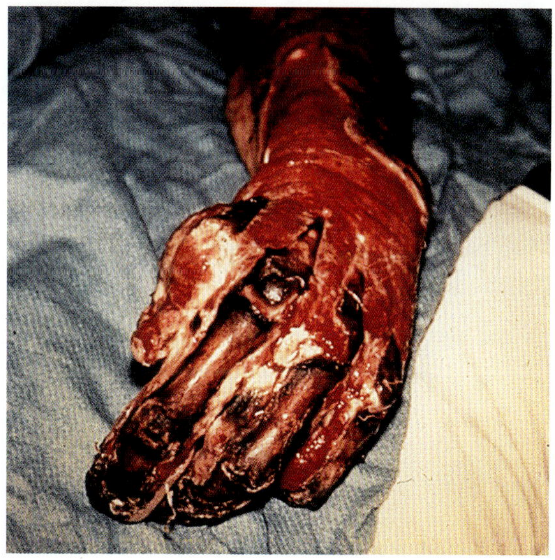

D. 4도화상

그림 6-6 화상(burns). A. 1도 화상. B. 2도 화상 C. 3도 화상. D. 4도 화상.

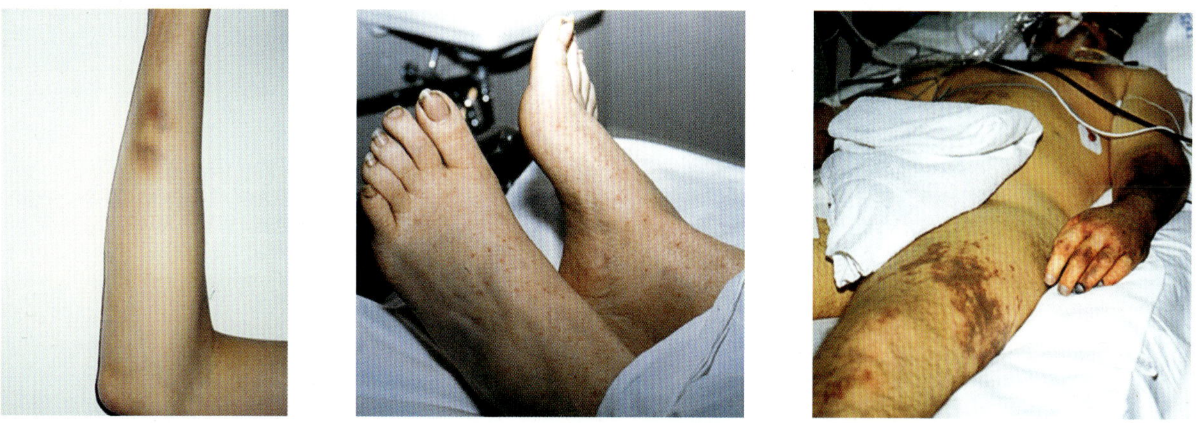

그림 6-7 A. 반상출혈. B. 점상출혈. C. 자반증; 피부의 검푸른 변색. 반상출혈과 점상출혈이 자반증의 예시이다.

피부 병변

피부 병변은 질병이나 상처(손상)에 의한 이상(기형)을 말한다. 피부가 정상모양에서 달라질 때 병변(lesion)이라 하며, 다양한 유형의 피부병변을 구별하는 것이 중요한데, 특정 질병의 특성이 이러한 피부 병변으로 나타나기 때문이다(그림 6-9A-G).

- 흉터(**Cicatrix**[**sick**-ah-**TRICKS**])는 상처의 정상 치유의 결과로 남은 정상 흉터조직이다.
- 물혹(**Cyst**[**SIST**])은 작은 주머니나 공간에 액체나 반유동액이 차 있는 것을 말한다. 예: 난소물혹(난소낭, 난소낭종, 그림 6-8A).
- 틈새(열창, **Fissure**)는 갈라진 상처를 말하며 피부가 매우 건조할 때 뒤꿈치나 발가락사이에서 흔히 생긴다(그림 6-8B).
- 반점(**Macule**[**MACK**-yool])은 변색되고, 융기가 없는 피부 부위를 말한다. 예: 모반(birthmarks)(그림 6-8C)
- 구진(**Papule**[**PAP**-yool])은 단단하고 부푼 피부 부위를 말한다. 예: 여드름(그림 6-8D)
- 고름물집(농포)(**Pustule**[**PUS**-tyool])은 피부에 고름이 차서 작게 부푼 것을 말한다. 예: 여드름, 고름집(농양)(그림 6-8E).
- 소수포(**Vesicle**)는 맑은 체액이 차서 피부가 부푼 것을 말한다. 예: 물집(blister, 그림 6-8F). 물집이 0.5cm 이상일 때 대수포(**bulla**[**BOO**-lah])라고 한다.

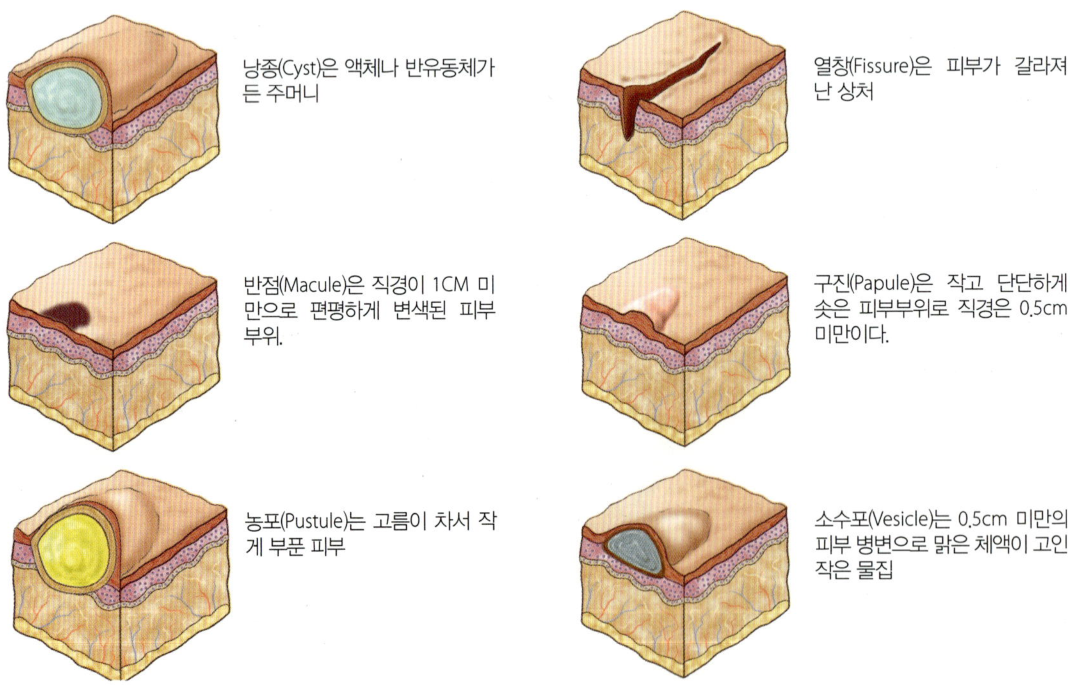

그림 6-8 피부 병변.

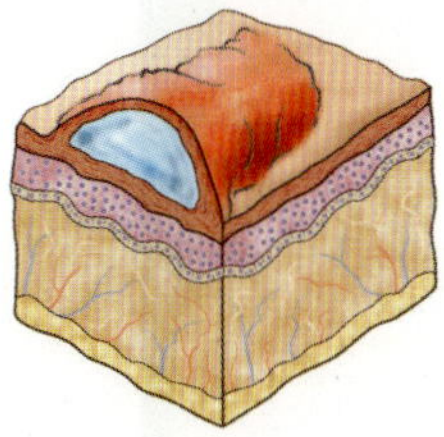

그림 6-8 G. 두드러기

- 팽진[두드러기, **Wheal**(**WHEEL**)]은 부풀고 둥글며 보통 중심부가 창백하고 주위가 붉다. 둥글고 붉게 부푼 피부로 창백한 중심을 붉은 피부가 둘러싸고 있다. 예: 모기에 물린 부위, 두드러기(**urticaria**[yoo-tih-**KEHR**-ee-ah], 그림 6-8G)

피진(발진)

피진(**Exanthem**[egg-**ZAN**-thum])은 광범위하게 발생한 발진(rash)이다.

감염성 피부질환

세균성 감염

- 종기(**Furuncle**[**FYOO**-run-kull])는 boil로 알려져 있기도 하다. 모공이나 피지신 주위가 부드럽고 크게 부어오른 것. 종기가 군집으로 있으면 큰종기(**carbuncle**[**KAR**-bun-kul])라 한다. 종기는 포도알균 감염이 원인이다.
- 연조직염(**Cellulitis**[**sell**-yoo-**LYE**-tis])은 표피 아래 결합 조직의 염증으로 포도알균이나 사슬알균이 원인이다.
- 고름딱지증(농가진, **Impetigo**[**im**-peh-**TYE**-go])은 피부 표면에 발생하지만 매우 전염성이 높은 피부감염으로 흔히 영아나 소아에게 흔하다. 특징적인 붉은 궤양이 얼굴에 나타난다.
- 괴사성 근막염(**Necrotizing fascitis**[**NEK**-roh-tye-zing fah-**SIGH**-tis])은 사슬알균으로 인한 근막 염증으로 매우 심한 감염이며 이로 인해 조직 괴사에 이른다. 치료하지 않으면 감염된 인체 조직은 썩게 되어 매우 치명적이다. 그래서 살을 파먹는 질환(flesh-eating disease)으로도 잘 알려져 있다.

곰팡이(진균) 감염

- 칸디다증(**Candidiasis**[**kan**-dih-**DYE**-ah-sis])은 피부와 점막에 효모균 감염이 발생한 것으로 모닐리아증(**moniliasis**[**mon**-ih-**LYE**-eh-sis])라고도 한다. 입안에 곰팡이(fungus)감염이 나타나면 그 상태를 아구창(**thrush**)이라 한다. 질 점막에도 발생해 질염을 일으킨다.
- 백선(**Tinea**[**TIN**-ee-ah])은 곰팡이(사상균) 감염으로 피부, 모발, 손발톱에 주로 발생한다.

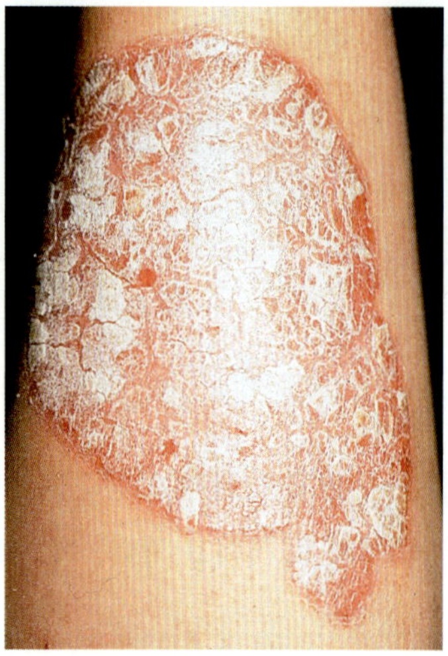

그림 6-9 건선

바이러스 감염

- 사마귀(**Verrucae**[veh-**ROO**-see])는 인간유두종 바이러스(HPV)로 인해 발생하는 작고 단단한 피부병변으로 흔히 사마귀(warts)로 알려져 있다.

건선

건선은 피부 만성염증으로 피부가 은색비늘모양으로 붉은 홍반을 띤다(그림 6-9). 증상으로 피부건조증과 가려움증(**pruritus**[proo-**EYE**-tus])이 있으며, 전염되지는 않는다.

피부의 종양, 신생물

피부 조직 세포가 비정상적으로 자라는 것. 종양은 양성(**benign**)과 악성(**malignant**)이 있다. 양성종양은 비암성이며 보통 해롭지 않으며 한 곳에서 다른 곳으로 퍼지지 않는다. 반면에 악성종양은 암의 특성이 있고 해로우면서 보통 퍼져 나가거나 전이(**metastasize**[meh-**TAS**-tah-size])된다. 일반적인 양성과 악성 종양의 종류와 특성에 대해 아래 설명하였다. 치료는 수술, 레이저, 방사선 또는 화학요법으로 종양을 제거하는 것이다.

양성 종양

- 유두종(**Papilloma**[**pap**-ih-**LOH**-mah])은 상피 조직에서 젖꼭지 모양으로 돌출되며 양성이다. 예: 사마귀(wart)
- 지방종(**Lipoma**[lih-**POH**-mah])은 지방조직의 양성 종양

악성 종양

- 암종(**Carcinoma**[**kar**-sih-**NOH**-mah])은 상피세포의 악성 종양으로 바닥세포암종(기저세포암, basal[**BAY**-sal] cell carcinoma)과 편평세포암종(squamous[**SKWAY**-mus] cell carcinoma) 2종류가 있다.

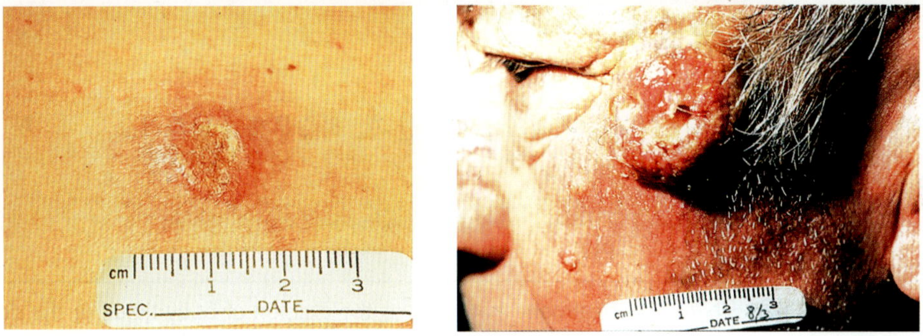

그림 6-10 피부의 암. A. 바닥세포암. B. 편평세포암

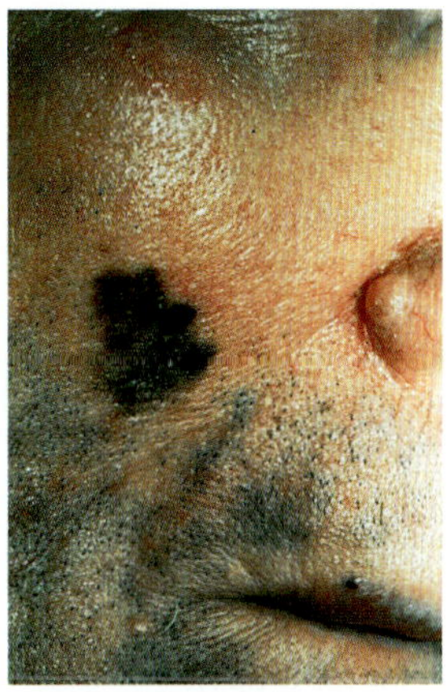

그림 6-11 흑색종

- 바닥세포암종(기저세포암, **Basal cell carcinoma**)은 표피의 악성종양으로 피부의 다른 악성 암과 달리 다른 곳으로 거의 퍼지지 않는다(그림 6-10A).
- 편평세포암종(**Squamous cell carcinoma**)은 표피의 악성종양으로 다른 기관으로 퍼지는 경향이 있다(그림 6-10B).
- 흑색종(**Melanoma**[**mel**-ah-**NOH**-mah])은 표피의 멜라닌세포에서 발생하는 악성 종양이다(그림 6-11).
- 육종(**Sarcoma**[sar-**KOH**-mah])은 피부 결합조직에 생기는 악성 종양으로, 카포시 육종(Kaposi sarcoma)은 AIDS 합병증 중 하나로 피부암의 전형적인 예이다.

바닥세포암종, 편평세포암종과 흑색종은 모두 공통적으로 모스(Mohs[**MOHZ**]) 수술로 치료하는데, 이는 외과적으로 피부층의 암세포를 제거하는 것으로 치유율이 높고 정상 조직의 손실도 적다.

기억 요령

Mohs 수술은 사람 이름에서 유래한 것이다. 처음으로 질병을 발견하거나 설명한 사람의 이름을 따서 질병에 이름을 붙인다. 이는 기구이나 수술, 시술에도 적용될 수 있다.

6.6 유사어와 유음어

다음은 유사어와 유음어 이다. 각 단어들의 정의를 학습한 후, 복습문제에 답하시오.

표 6-1 유사어와 유음어

용어	우리말	의미
ablation	절제, 차단	treatment that involves the excision of body tissue or the destruction of its function through surgery, hormones, drugs, heat, chemicals, or electricity
abrasion	찰과상	an injury caused by scraping
glands	샘	organs that secrete chemicals
glans	귀두	the tip of the penis (glans penis)
patience	인내	showing self-control
patients	환자	persons under medical care
vesical	방광의	pertaining to the bladder
vesicle	수포	blister
plantar	발바닥의	the sole of the foot
planter	화분	container for a plant
cirrhosis	경화	any chronic disease of the liver
psoriasis	건선	skin condition characterized by silvery scales
Mohs	모스	surgery for melanoma
mow	깍다	to mow (cut) the lawn with a lawnmower
wheal	발진	a raised, circular area of skin, usually pale in the center, and surrounded by redness
wheel	바퀴	round object that turns, such as the wheel on a bicycle

6.7 복습문제

연습문제 6-1 유사어와 유음어

다음 문장을 읽고 올바르게 완성할 수 있도록 괄호 안의 단어 중 알맞은 것에 동그라미 하시오(표 6-1 참조).

1. Genital warts are sexually transmitted. They often appear on the (**glands/glans**) penis.

2. After swallowing the medication, the patient broke out in (**vesicals/vesicles**).

3. Cryotherapy was used to treat the (**plantar/planter**) warts on the bottom of the foot.

4. All of the (**patients/patience**) showed up at the medical clinic at the same time. It took a lot of (**patients/ patience**) to look after them.
5. The patient has been given a cream to treat his (**cirrhosis/psoriasis**).
6. After he (**mohs/mows**) the lawn, Juan will travel to the hospital for treatment of his melanoma. (**Mohs/Mows**) surgery will be performed.
7. During the bike race, rider number 82 fell off the bike and slid on the pavement. There was a large (**abrasion/ ablation**) extending the length of the thigh.
8. Following antibiotic treatment for a urinary tract infection, Georgia broke out in (**wheals/wheels**) on 80 percent of her body.

연습문제 6-2 의학용어요소와 의미 연결하기.

A열의 용어요소와 B열의 의미를 맞게 연결하시오.

	A	B
______	1. adip/o	A. blue
______	2. cry/o	B. scrape
______	3. bi/o	C. nail
______	4. cyan/o	D. life
______	5. necr/o	E. tumor
______	6. erythem/o	F. fungus
______	7. radi/o	G. fat
______	8. myc/o	H. pertaining to
______	9. ras/o	I. away from
______	10. -opsy	J. skin
______	11. -tic	K. cold
______	12. ab-	L. death
______	13. onych/o	M. x-rays
______	14. derm/o	N. red
______	15. -oma	O. to view

연습문제 6-3 의학용어의 의미 연결하기

A열의 의학용어와 B열의 의미를 맞게 연결하시오.

	A	B
______	1. epidermis	A. tissue making up the dermis
______	2. sebum	B. bald
______	3. alopecia	C. pertaining to fat
______	4. epithelium	D. treatment with drugs
______	5. adipose	E. top layer of skin
______	6. erythema	F. scraping away of skin
______	7. connective	G. keeps hair soft
______	8. chemotherapy	H. death of tissue
______	9. abrasion	I. red discoloration
______	10. necrotic	J. tissue making up the epidermis

연습문제 6-4 용어 완성하기

가장 적합한 의학용어 구성요소를 추가하여 의학용어를 완성하시오(1번문제 참조).

1. A specialist in the study of the skin is a dermato**logist**.
2. Pertaining to fat is ______ose.
3. Under the skin is ______cutaneous.
4. Under the skin is ______dermic.
5. Pertaining to the death of tissues is ______tic.
6. A tumor or mass containing fat is ______oma.
7. Cell producing melanin is called melano______.
8. Treatment with drugs ______therapy.

연습문제 6-5 철자

다음에서 철자가 틀린 부분에 동그라미하고, 빈칸에 바르게 쓰시오.

1. **subqutaneous** ______
2. **sebaceous** ______
3. **malanin** ______

4. **sweet glands** ______________________

5. **epithelial** ______________________

6. **airythemia** ______________________

7. **soriasis** ______________________

8. **metastasize** ______________________

9. **subungwal** ______________________

10. **ecchymosis** ______________________

연습문제 6-6 피부 질환

맞는 답을 골라 빈칸에 쓰시오.

1. A term describing a group of boils is ______________

   carbuncle ecchymoses furuncle petechiae

2. A contusion is another name for ______________

   boil bruise crushed furuncle

3. A partial-thickness burn is a ______________ burn

   first-degree second-degree third-degree

4. A chronic skin condition characterized by redness and silvery scales is ______________

   cellulitis impetigo psoriasis xeroderma

5. The term used to describe the spreading of a tumor from one location to another is ______________

   abrasion cyanosis metastasis necrosis

6. A malignant tumor of connective tissue is called a ______________

   carcinoma hematoma papilloma sarcoma

7. Staphylococci are ______________

   bacteria fungus parasite virus

8. Tumors that are noncancerous are said to be ______________

   benign malignant metastatic

9. A wart is an example of a(n) ______________

   adipoma carcinoma lipoma papilloma

10. A melanoma is generally considered a ______________ tumor

    benign malignant

11. The term *excoriation* is also known as ________________

abrasion erythema keratosis pruritus

12. A patient complains of red and itchy skin. The medical term for itchy is ________________

abrasive erythematous necrotic pruritus

13. A discolored, unelevated area of skin is a ________________

vesicle macule papule wheal

14. A blister is also known as a ________________

vesicle macule papule wheal

15. A raised, circular area of skin usually pale in the center, surrounded by redness is a ________________

vesicle macule papule wheal

6.8 발음과 철자

듣고, 읽고, 학습하면 말하고 쓸 수 있다.

1. 웹사이트에서 제공된 오디오 파일로 각 용어를 듣는다.
2. 각 용어를 주의하여 따라 발음한다.
3. 각 용어의 철자를 빈칸에 적는다.

용어	발음	철자
abrasion	ab-**RAY**-zhun	
adipose	**AD**-ih-pohs	
biopsy	**BYE**-op-see	
carcinoma	**kar**-sih-**NOH**-mah	
cryotherapy	**krye**-oh-**THER**-ah-pee	
cyanosis	**sigh**-ah-**NOH**-sis	
dermatitis	**der**-mah-**TYE**-tis	
dermatologist	**der**-mah-**TOL**-oh-jist	
dermis	**DER**-mis	
epidermis	**ep**-ih-**DER**-mis	
epithelial	**ep**-ih-**THEE**-lee-al	
epithelium	**ep**-ih-**THEE**-lee-um	

용어	발음	철자
eponychium	**ep**-oh-**NICK**-ee-um	
erythematous	**er**-ih-**THEM**-ah-tus	
hypodermic	**high**-poh-**DER**-mick	
keratosis	**ker**-ah-**TOH**-sis	
laser therapy	**LAY**-zer **THER**-ah-pee	
lipedema	**lip**-eh-**DEE**-mah	
lipoma	lih-**POH**-mah	
liposuction	**lip**-oh-**SUCK**-shun	
melanin	**MEL**-ah-nin	
melanocytes	meh-**LAN**-oh-sights	
melanoma	**mel**-ah-**NOH**-mah	
necrotic	neh-**KROT**-ick	
onychocryptosis	**on**-ih-koh-krip-**TOH**-sis	
onychomycosis	**on**-ih-koh-my-**KOH**-sis	
papilloma	**pap**-ih-**LOH**-mah	
pruritus	proo-**EYE**-tus	
psoriasis	sor-**EYE**-ah-sis	
sebaceous	seh-**BAY**-shus	
staphylococcus	**staf**-ih-loh-**KOCK**-us	
streptococcus	**strep**-toh-**KOCK**-us	
subcutaneous	**sub**-kyoo-**TAY**-nee-us	
subungual	sub-**UNG**-gwal	
vesicle	**VES**-ih-kul	
xeroderma	**zer**-oh-**DER**-mah	

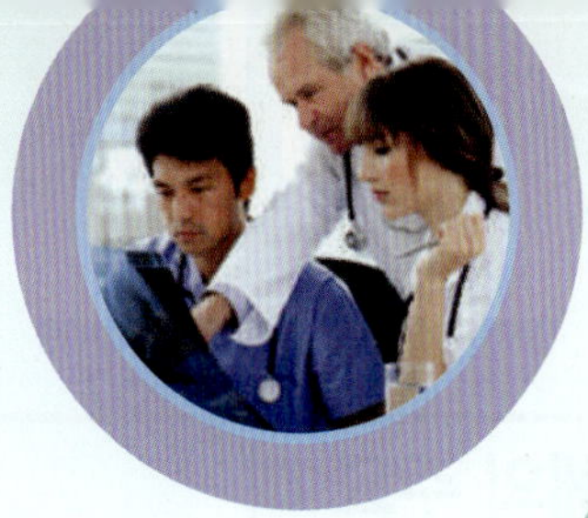

CHAPTER 7

골격계

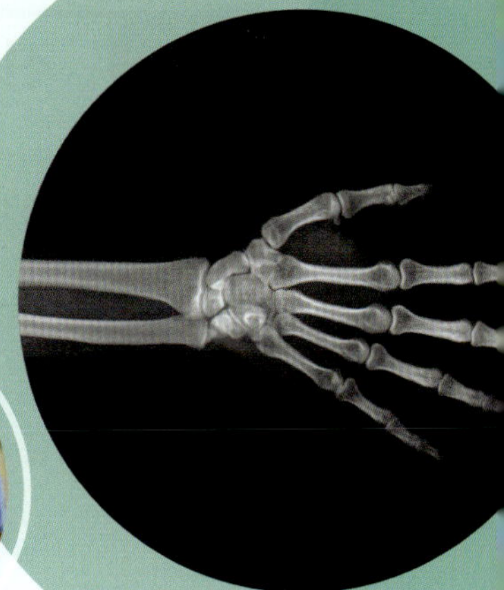

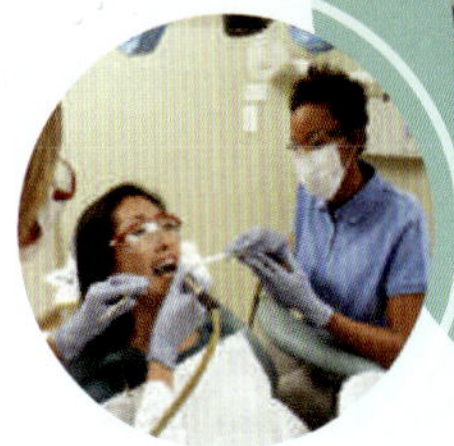

이 장의 구성

7.1 신체의 주요 뼈
7.2 뼈의 구조와 기능
7.3 척주
7.4 관절
7.5 새로운 어근, 접미사, 접두사
7.6 용어 학습
7.7 골격계 질환
7.8 유사어와 유음어
7.9 복습문제
7.10 발음과 철자

학습 목표

이 장을 학습하고 복습문제를 푼 후, 다음을 할 수 있어야 한다.

1. 신체의 주요 뼈들의 이름과 위치를 설명할 수 있다.
2. 뼈와 관절의 구조와 기능을 설명할 수 있다.
3. 뼈대계통과 관련된 의학용어를 발음하고, 철자를 알고, 뜻을 알 수 있다.
4. 뼈대계통과 관련된 일반적 질환을 설명할 수 있다.
5. 듣고, 읽고, 학습하면 말하고 쓸 수 있다.

소개

골격계통은 206개의 뼈로 구성되어 있고, 뼈와 뼈 사이에는 관절이 있다. 이 장에서는 뼈의 구조, 주요 뼈들의 위치, 그리고 어떻게 뼈들이 신체 기능에 관여하는지, 또한, 관절의 구조와 움직임을 만들기 위해 어떻게 작용하는지에 관해 배울 것이다.

7.1 신체의 주요 뼈

학습문제: 신체의 주요 뼈

다음 단어들을 그림 7-1의 빈칸에 쓰시오. 이해를 돕기 위해, 단어 옆의 숫자는 그림의 위치를 알려주고 있으며, 각 명칭을 적을 때는 반드시 발음을 하고, 만약 발음이 어려운 단어라면 여러 번 반복해서 연습한다. 일반적인 이름과 형용사형은 표 7-1에 나와있다.

1. 머리뼈(두개골)(cranium[**KRAY**-nee-um])
2. 얼굴뼈(facial bones[**FAY**-shal])
3. 가슴우리(흉곽)(thorax[**THOH**-acks])
4. 손목뼈(carpals[**KAR**-palz]
5. 손허리뼈(중수골)(metacarpals[**met**-ah-**KAR**-palz])
6. 마디뼈(손/발가락 뼈)(phalanges[fah-**LAN**-jeez])
7. 발목뼈(tarsals[**TAR**-salz])
8. 발허리뼈(중족골)(metatarsals[**met**-ah-**TAR**-salz])
9. 종아리뼈(비골)(fibula[**FIB**-yoo-lah])
10. 정강뼈(경골)(tibia[**TIB**-ee-ah])
11. 무릎뼈(슬개골)(patella[pah-**TEL**-ah])
12. 넙다리뼈(대퇴골)(femur[**FEE**-mur])
13. 골반(pelvis[**PEL**-vis])
14. 자뼈(척골)(ulna[**ULL**-nah])
15. 노뼈(요골)(radius[**RAY**-dee-us])
16. 위팔뼈(상완골)(humerus[**HEW**-mer-us])
17. 척추뼈(vertebra[**VER**-teh-brah])
18. 어깨뼈(견갑골)(scapula[**SKAP**-yoo-lah])
19. 빗장뼈(쇄골)(clavicle[**KLAV**-ih-kul])

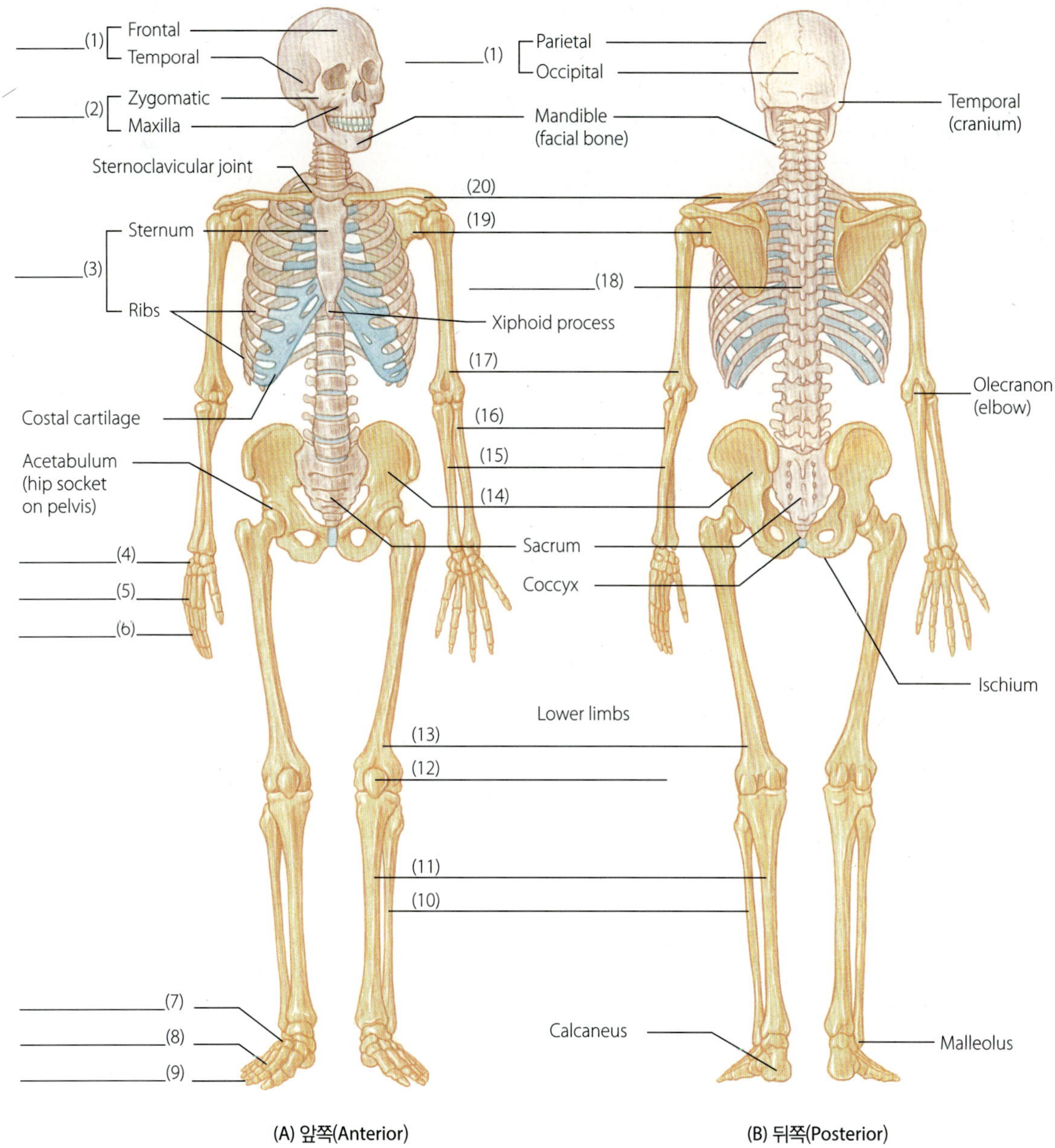

그림 7-1 신체의 주요 뼈들

학습문제: 뼈와 머리뼈의 구조

다음 단어들을 그림 7-2의 빈칸에 쓰시오. 이해를 돕기 위해, 단어 옆의 숫자는 그림의 위치를 알려주고 있으며, 각 명칭을 적을 때는 반드시 발음을 하고, 만약 발음이 어려운 단어라면 여러 번 반복해서 연습한다.

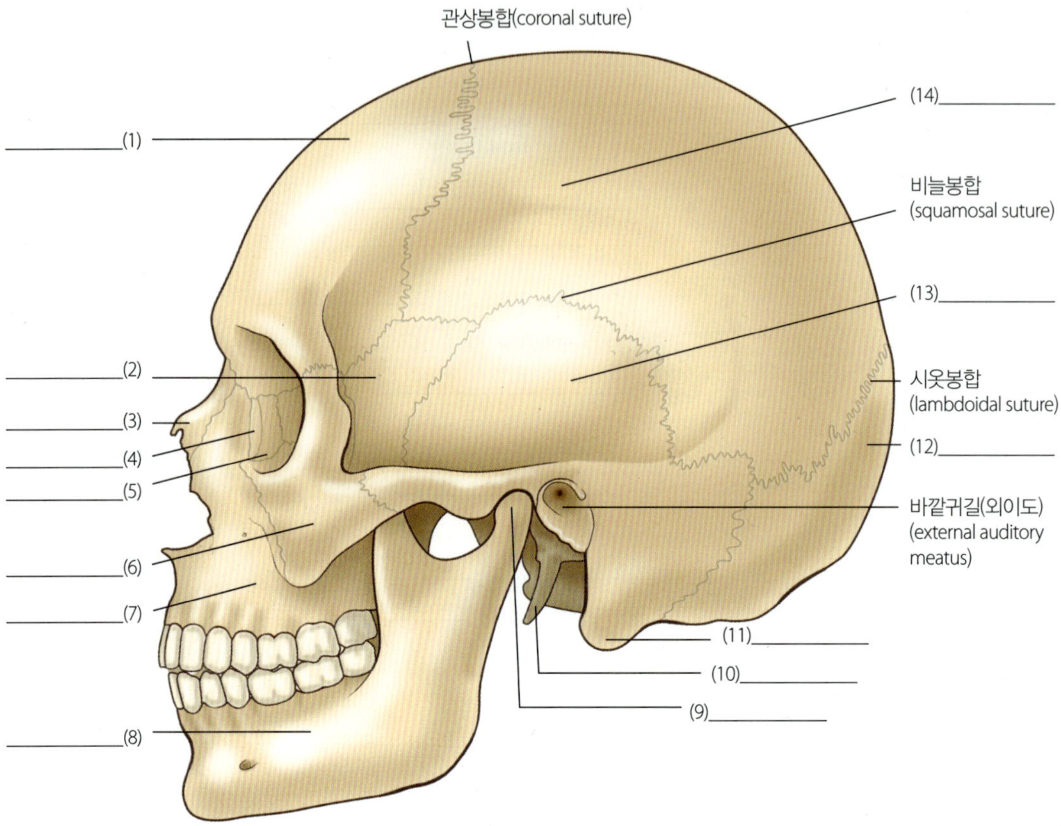

그림 7-2 두개골의 옆모습. 봉합(suture)은 고정관절이며, 꼭지돌기(mastoid process)와 붓돌기(styloid process)는 근육이 붙는 곳이다.

1. 이마뼈(전두골)(frontal[**FRUN**-tal] bone)
2. 나비뼈(접형골)(sphenoid[**SFEE**-noyd] bone)
3. 코뼈(비골)(nasal[**NAY**-zal] bone)
4. 눈물뼈(lacrimal[**LACK**-rih-mal] bone)
5. 벌집뼈(사고)(ethmoid[**ETH**-moyd] bone)
6. 광대뼈(관골, 협골)(zygoma[zye-**GOH**-mah])
7. 위턱뼈(상악골)(maxilla[**MACK**-sil-ah])
8. 아래턱(하악골)(mandible[**MAN**-dih-bull])
9. 턱관절(temporomandibular[**tem**-por-oh-man-**DIB**-you-lar] joint)
10. 붓돌기(경상돌기)(styloid[**STIGH**-loyd] process)
11. 꼭지돌기(유양돌기)(mastoid[**MASS**-toyd] process)
12. 뒤통수뼈(후두골)(occipital[ock-**SIP**-ih-tal] bone)
13. 관자뼈(측두골)(temporal[**TEM**-por-al] bone)
14. 마루뼈(두정골)(parietal[pah-**RYE**-eh-tal] bone)

표 7-1 주요 뼈의 통상명칭과 형용사형

뼈	통상명칭	형용사형
calcaneus	heel(발꿈치뼈, 종골)	calcaneal
carpus	wrist(손목뼈)	carpal
clavicle	collarbone(빗장뼈, 쇄골)	clavicular
coccyx	tailbone(꼬리뼈, 미골)	coccygeal
cranium	skull(머리뼈, 두개골)	cranial
femur	thigh bone(넙다리뼈, 대퇴골)	femoral
humerus	upper arm(위팔뼈, 상완골)	humeral
ilium	hip or pelvis(엉덩이 또는 골반)	iliac
mandible	lower jaw(아래턱뼈, 하악골)	mandibular
maxilla	upper jaw(위턱뼈, 상악골)	maxillary
metacarpus	bones of hand(손허리, 중수골)	metacarpals
metatarsus	bones of foot(발허리, 중족골)	metatarsals
olecranon	elbow(팔꿈치)	olecranal
patella	kneecap(무릎뼈, 슬개골)	patellar
phalanges	finges or toes(손가락 또는 발가락뼈, 지골)	phalangeal
scapula	shoulder blade(어깨뼈, 견갑골)	scapular
sternum	breast bone(복장뼈, 흉골)	sternal
tarsus	ankle bones(발목뼈)	tarsals
thorax	chest(가슴, 흉추)	thoracic
tibia	shin(정강뼈, 경골)	tibial
vertebra	back bone(척추뼈)	vertebral
zygoma	cheek bone(광대뼈, 협골, 관골)	zygomatic

학습문제: 인체의 주요 뼈

Ⅰ. 그림 7-1을 보고 다음에 답하시오.

a. The parietal and temporal bones are bones of the ____________________

b. The tibia is also known as the ____________________

c. Where is the occipital bone located on the cranium? ____________________

d. Where is the parietal bone located on the cranium? ____________________

e. Name two bones of the thorax. ________________

f. On which bone is the acetabulum located? ________________

g. Name two bones making up the forearm. ________________

h. Name two bones making up the lower leg. ________________

Ⅱ. 표 7-1을 학습한 후 다음 빈칸에 적합한 의학용어를 쓰시오.

일반용어	의학용어
a. kneecap	
b. finger or toes	
c. cheek bone	
d. elbow	
e. hip or pelvis	
f. breastbone	
g. collarbone	
h. shoulder blade	
i. wrist	
j. tailbone	

정답: 1. a. cranium or skull. b. shin. c. back of cranium. d. crown or top of cranium. e. sternum and ribs. f. ilium or pelvic bone. g. radius; ulna. h. tibia; fibula. 2. a. patella. b. phalanges. c. zygomatic bone or zygoma. d. olecranon. e. ilium. f. sternum. g. clavicle. h. scapula. i. carpals. j. coccyx.

7.2 뼈의 구조와 기능

뼈의 구조

세포와 무기질

다른 기관과 마찬가지로, 뼈는 세포와 조직으로 이루어져 있다. 뼈는 성장하고 스스로 재생된다. 미성숙 뼈세포를 뼈모세포(조골세포, **osteoblasts**[**OS**-tee-oh-blasts])라 하고, 뼈모세포가 성장하여 성숙된 세포를 뼈세포(**osteocytes**[**OS**-tee-oh-sights])라 한다. 뼈세포들이 모여 뼈조직(**osseous**[**OS**-ee-us] tissue)을 형성한다.

요 약

뼈모세포(osteoblasts)는 미성숙 뼈세포들이다.
뼈세포(osteocytes)은 성숙한 뼈세포들이다.
뼈세포는 **뼈조직(osseous** tissue**)**을 형성한다.
칼슘(calcium)과 **인(phosphorus)**은 뼈를 단단하게 하는 무기질이다.

뼈가 적절한 형태로 형성되고 단단하고 강해지게 하기 위해 칼슘(**calcium**[**KAL**-see-um])과 인(**phosphorus**[**FOS**-for-us])이 함유된 음식을 섭취해야 하며 또한 칼슘의 흡수를 돕기 위해서는 충분한 비타민 D를 필요로 한다.

연골은 뼈와 유사하지만 뼈를 단단하게 하는 칼슘저장이 적기 때문에 부드럽다. 연골은 모든 관절, 척주(spinal column), 갈비뼈우리(흉곽, rib cage)에서 볼 수 있다.

뼈의 기능

뼈는 많은 기능을 한다. 뼈는 보호 및 지지와 근육이 당겨지도록 견고한 구조를 제공하기 때문에 움직임을 만든다. 뼈는 또한 칼슘과 인의 지장소 역할을 하며, 필요에 따라 혈류로 방출하기도 한다. 뼈의 안쪽 부분을 골수라 하며 생명에 필요한 혈액 세포를 생산하는데, 혈액 형성 과정을 조혈(**hematopoiesis**[**he**-mah-toh-poy-**EE**-sis])이라 한다.

학습문제: 뼈의 구조와 기능

다음 문장이 맞으면 참(T), 틀리면 거짓(F)에 동그라미 하시오.

1. Calcium is a mineral found in bone. T / F

2. Bone marrow produces blood cells. T / F

3. Osseous is a type of bone cell. T / F

4. Osteoblasts are a type of bone cell. T / F

정답: 1. 참 2. 참 3. 거짓 4. 참

7.3 척주

학습문제: 척주

다음 단어들을 그림 7-3의 알맞은 곳에 척주뼈를 써 넣으시오. 단어 옆의 숫자는 그림의 위치를 알려주고 있으며, 각 명칭을 적을 때는 반드시 발음을 하고, 만약 발음이 어려운 단어라면 여러 번 반복해서 연습하도록 한다.

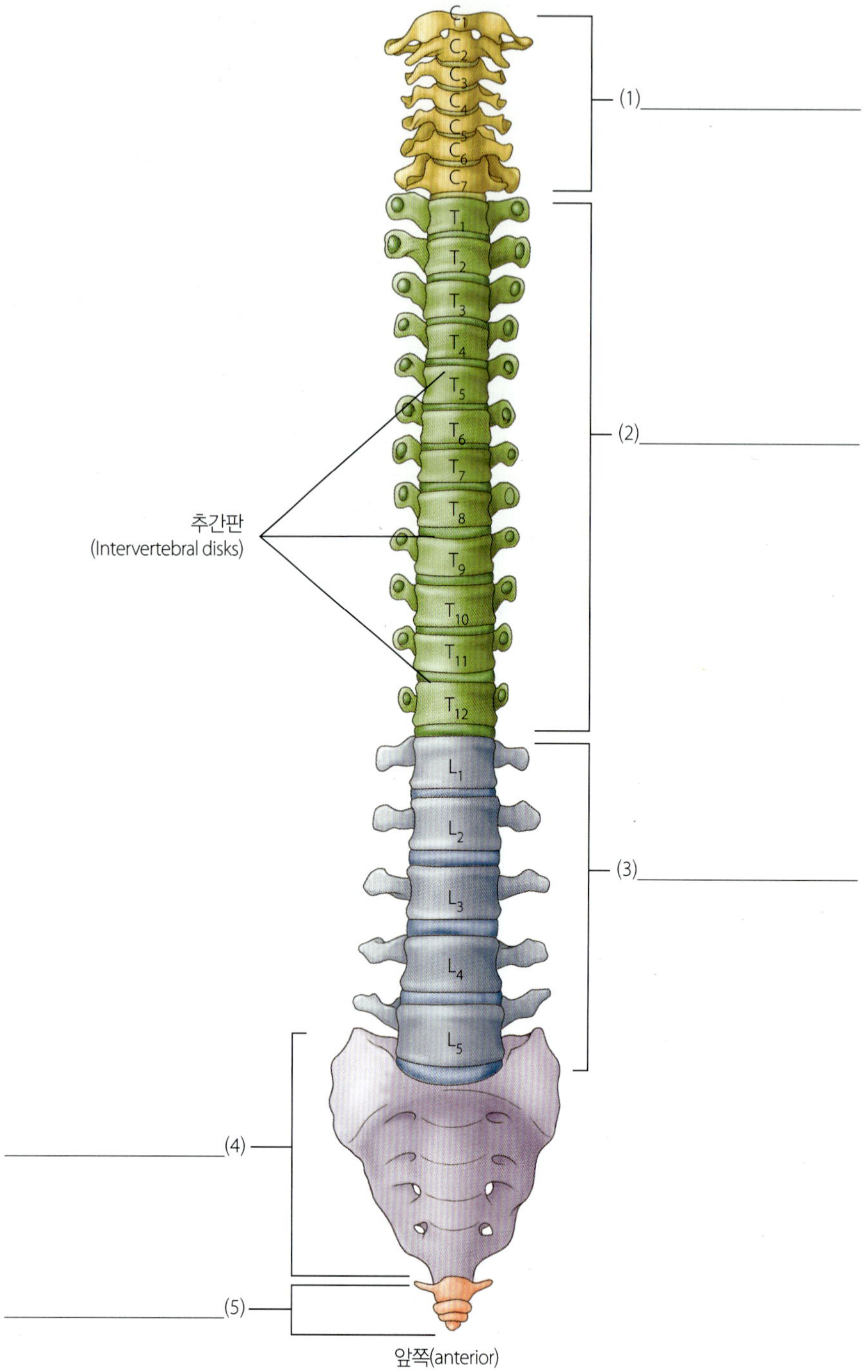

그림 7-3 척주 앞쪽

1. 목뼈(경추, cervical vertebrae[**SER**-vih-kal **VER**-teh-bree])

2. 등뼈(흉추, thoracic[thoh-**RAS**-ick])

3. 허리뼈(요추, lumbar[**LUM**-bar])

4. 엉치뼈(천추, sacrum[**SAY**-krum])

5. 꼬리뼈(미추, coccyx[**KOCK**-sicks])

척주(**vertebral**[**VER**-teh-brahl] **column**)의 뼈는 다섯 개의 그룹으로 이루어져 있다. 그림 7-3에 그려져 있으며, 척주를 척추(spinal column, spine) 또는 등뼈(backbone)라고도 한다. 척주는 33개의 뼈가 정렬하여 기둥을 이루며, 머리뼈(skull)의 바닥(base)부터 허리(lower back)까지 뻗어 있는데 각각의 뼈를 척추(**vertebra**[**VER**-teh-brah])라 한다(복수형 = vertebrae[**VER**-teh-bree]). 7개의 목뼈(경추, **cervical** vertebrae, C1~C7), 12개의 등뼈(흉추, **thoracic** vertebrae, T1~T12), 5개의 허리뼈(요추, **lumbar** vertebrae, L1~L5), 5개의 뼈가 뭉친 엉치뼈(천추, **sacrum**, S1~S5), 4개의 뼈가 뭉친 꼬리뼈(미추, coccyx, tailbone)가 있다. 각 척추는 가운데에 둥근 구멍이 있으며, 이 구멍은 관의 형태로 정렬해있고, 척수(spinal cord)가 이 관 내에 위치한다. 단단한 척추뼈는 중추신경인 척수를 보호한다.

요 약

척주(vertebral column)는 척추(spinal column, spine) 또는 등뼈(backbone)로 불린다.
척주(vertebral column)는 여러개의 척추뼈로 이루어져 있다.
척수(spinal cord)는 신경으로 이루어져 있다.

그림 7-3에 보면 추간판(**intervertebral**[**in**-ter-**VER**-teh-bral] disc)이라고 불리는 연골이 있으며, 이는 척추와 척추사이에 있으면서 쿠션과 같은 완충 기능을 한다. 이들 추간판은 각각의 척추 사이를 매끄럽게 하여 부드럽고 통증없이 움직이게 한다.

기억 요령

척주는 구멍을 통해 척수가 지나가는 도넛을 쌓아놓은 모양의 상태를 생각하라.
추간판은 척주와 척추가 서로 달라붙지 않도록 방지하는 도넛 사이의 두꺼운 왁스 종이와 같다.

7.4 관절

관절은 두 개의 뼈가 합쳐지는 곳으로 이 관절에서 움직임이 발생한다. 관절은 일반적으로 연결되어지는 뼈의 이름을 따라 명칭이 붙여진다. 예를 들어, 복장빗장관절(흉쇄관절, sternoclavicular[**ster**-noh-klah-**VICK**-yoo-lar])은 복장뼈(흉골, sternum[stern/o])와 빗장뼈(쇄골, clavicle[claviul/o])가 합쳐진 것이다(그림 7-1).

관절이 통증 없이 제대로 움직이려면 두 뼈가 서로 부드럽게 움직이는 것이 중요한데,(그림 7-4) 이 역할은 관절 안에 있는 관절연골(**articular**[ar-**TIK**-yoo-lar] **cartilage**)과 윤활액(**synovial**[sih-**NOH**-vee-al] fluid)이 담당한다. 윤활액은 관절을 싸고 있는 윤활액막(**synovial membrane**)에 의해서 생성된다.

우리 몸에서 대부분의 관절은 움직일 수 없으며, 특히 머리뼈에는 움직일 수 없는 관절들이 있는데 이를 봉합(**sutures**)이라 한다. 또한 관절에는(내부구조는 아님) 힘줄(**tendons**[**TEN**-donz]), 인대(**ligaments**[**LIG**-ah-ments]), 윤활주머니(**bursae**[**BUR**-see])가 있는데(그림 7-5), 이 중 힘줄은 근육을 뼈에 붙게 하고 인대는 뼈와 뼈를 연결한다. 그리고 윤활주머니(윤활낭)는 작고 지갑 같은 주머니형태로 활액막에서 분비하는 활액으로 차 있다. 각 윤활낭(**bursa**[**BUR**-sah])은 움직임 동안 서로 미끄러져서 두 구조 간의 마찰을 줄여준다. 과도하게 윤활낭을 사용하게 되면 염증이 발생하고 결국 윤활낭염(**bursitis**[bur-**SIGH**-tis])을 초래한다. 야구의 투수들은 어깨 관절에, 테니스 선수는 팔꿈치 관절에 종종 윤활낭염이 발생한다.

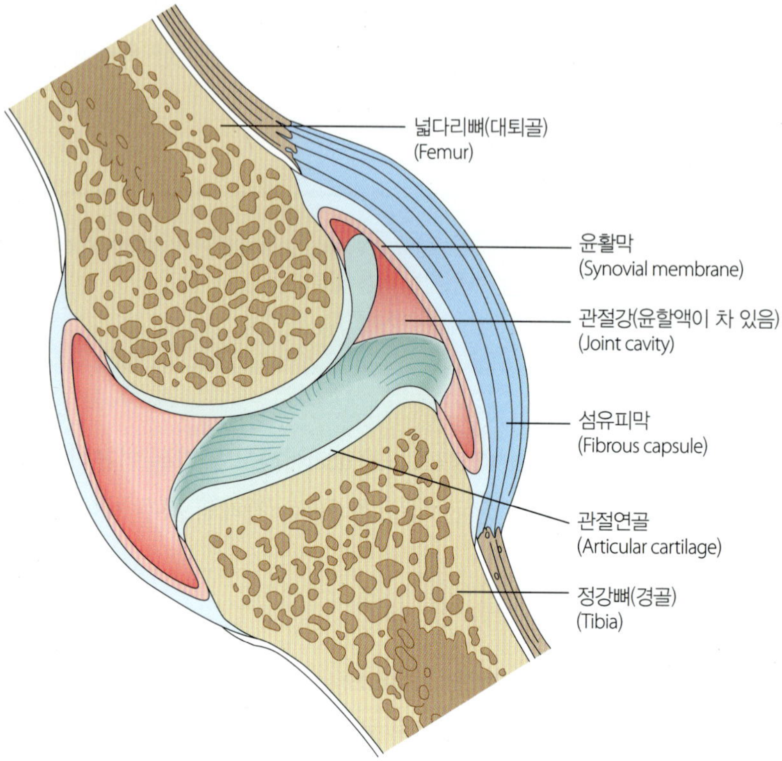

그림 7-4 관절강

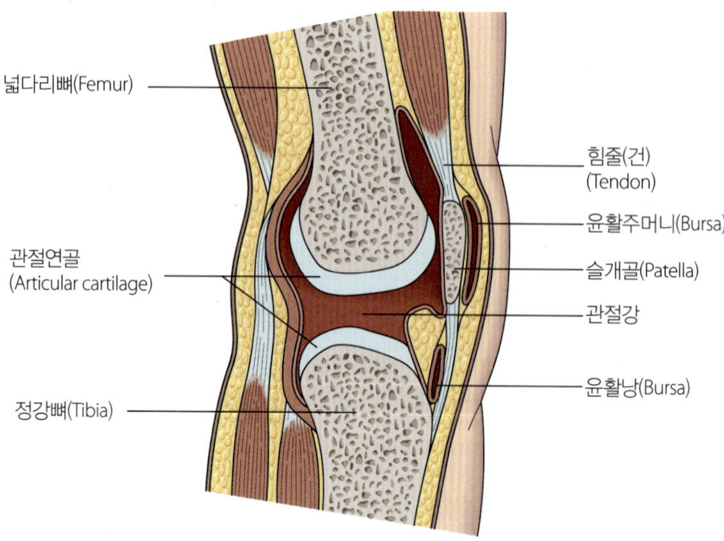

그림 7-5 관절주변의 윤활낭들

학습문제: 척주와 관절

빈칸에 알맞은 답을 쓰시오.

1. Name the bones of the vertebral column. Write the number of bones in each segment.

____

____

2. Define a joint. _________________________

3. Where is articular cartilage located? _________________________

정답: 1. 7개 목뼈, 12개 등뼈, 5개 허리뼈, 5개가 융합된 엉치뼈들, 4개가 융합된 꼬리뼈. 2. 관절은 두개의 뼈들이 함께 마주하는 곳이다. 3. 관절연골은 뼈의 끝을 덮고 있고 뼈를 보호한다.

7.5 새로운 어근, 접미사, 접두사

이 장의 용어를 학습할 때 다음의 추가된 어근, 접미사 및 접두사를 사용한다.

어근	의미
ankyl/o	부분의 융합(fusion of parts); 뻣뻣한(stiffening)
faci/o	안면, 얼굴(face), 근막
kyph/o	척주뒤굽음; 척추후만증(humpback)
lord/o	척주앞굽음(swayback): 척추전만증
ped/o	어린이(child), 소아
sacr/o	엉치뼈(sacrum)
sarc/o	살(flesh)
scoli/o	굽은, 구부러진(crooked): 척추측만증

접미사	의미
–desis	외과적 융합, 융해(surgical fusion)
–immune	면역(immunity); 보호(면역계는 인체를 질병으로부터, safe)
–listhesis	미끄럼(slipping)
–luxation	탈구(dislocation)
–malacia	연화, 부드러워짐(softening)

7.6 용어 학습

다음 순서에 따르면 의학용어 학습을 더 쉽게 할 수 있다.

1. 용어가 익숙할 때까지 반복하여 발음한다.
2. 용어를 쓰고, 철자가 올바른지 확인한다.
3. 뜻과 의미도 함께 쓴다. 가능하면 그 용어를 기억하는 데 도움이 될 단어, 생각 또는 그림과 연관시킨다.
4. 이 교재에서 배운 방법으로 용어의 구조를 분석한다.

어근

어근 **acetabul/o** — 의미 **절구(acetabulum); hip socket**

용어	용어분석	정의
acetabular(절구, 비구) [**ass**-eh-**TAB**-yoo-lar]	-ar = ~에 관련된(pertaining to)	hip socket에 관한; 절구의 (골반뼈의 함몰부위를 말함)

어근 **arthr/o** — 의미 **관절(joint)**

용어	용어분석	정의
arthralgia [ar-**THRAL**-jah]	-algia = 통증(pain)	관절통
arthritis [ar-**THRIGH**-tis]	-itis = 염증(inflammation)	관절염
arthrocentesis [**ar**-throh-sen-**TEE**-sis]	-centesis = 천공(surgical puncture)	관절천자
arthrodesis [**ar**-throh-**DEE**-sis]	-desis = 외과적 융합(surgical fusion)	관절고정술
arthropathy [ar-**THROP**-ah-thee]	-pathy = 질환(disease)	관절병(증)
arthroplasty [**ar**-throh-**plas**-tee]	-plasty = 성형 외과적 복구나 재구성(surgical repair or reconstruction)	관절성형술

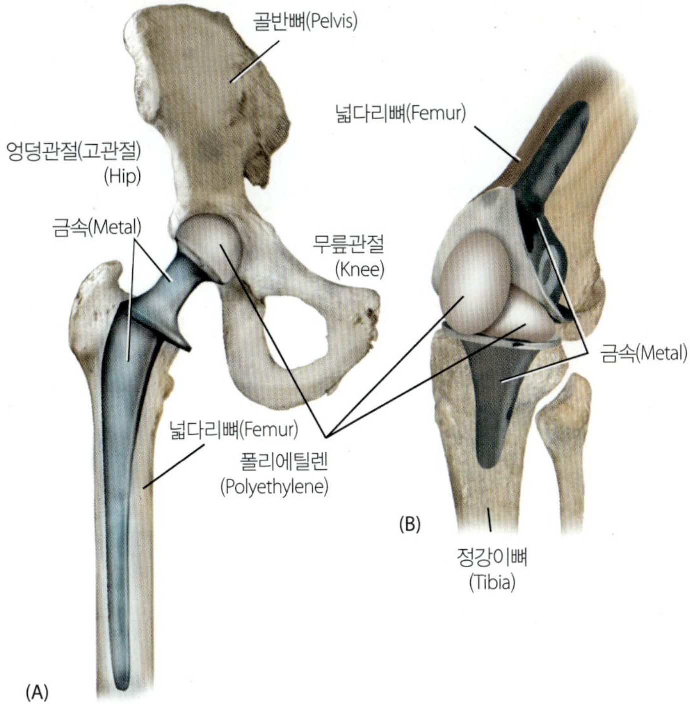

그림 7-6 관절성형술(인공관절). A. 엉덩관절 치환술. B. 무릎관절 치환술.

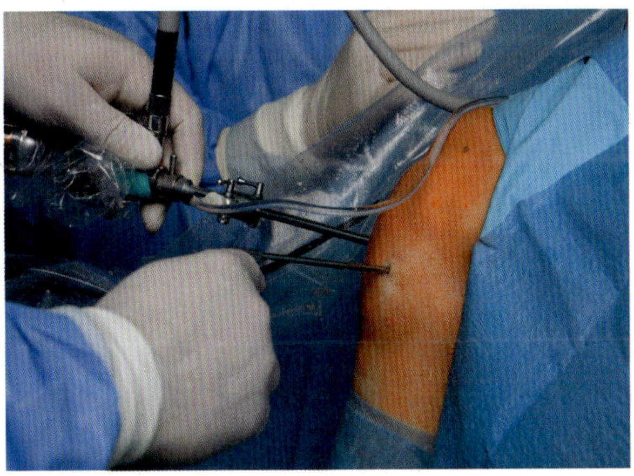

(A)

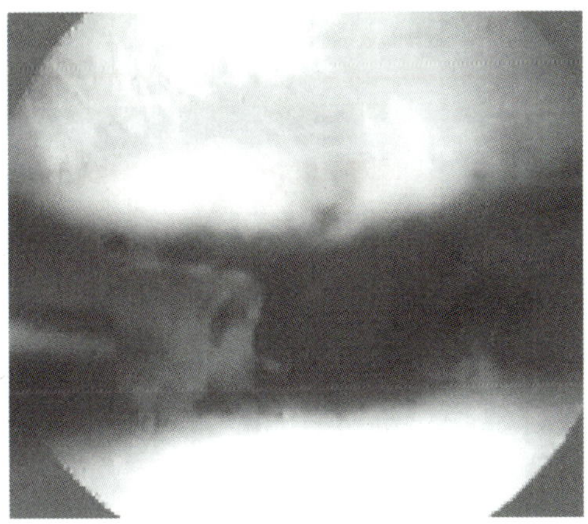

(B)

그림 7-7 A. 관절경 수술. B. 관절경으로 본 무릎관절 사진

arthroscopy [ar-**THROS**-koh-pee]	-scopy = 관찰, 검사(process of visual examination)	관절경검사(법) (그림 7-7 A와 B)

어근 brachi/o — 의미 팔(arm)

용어	용어분석	정의
brachiocephalic(팔머리의) [**bray**-kee-oh-seh-**FAL**-ik]	-ar = ~에 관련된(pertaining to) cephal/o = 머리(head)	팔과 머리의, 팔머리의

어근 calcane/o — 의미 발꿈치(heel)

용어	용어분석	정의
calcaneal [kal-**KAY**-nee-al]	-eal = ~에 관련된(pertaining to)	발꿈치뼈(종골)의

어근 cervic/o — 의미 목(neck)

용어	용어분석	정의
cervical [**SER**-vih-kal]	-ar = ~에 관련된(pertaining to)	목의, 경추

어근 chondr/o — 의미 연골(cartilage)

용어	용어분석	정의
chondromalacia [**kon**-dro-mah-**LAY**-she-ah]	-malacia = 부드러워짐(soft)	연골연화(증)
chondrocyte [**kon**-droh-sight]	-cyte = 세포(cell)	연골세포

어근 clavicul/o — 의미 빗장뼈(clavicle; collarbone)

용어	용어분석	정의
infraclavicular [**in**-frah-klah-**VICK**-yoo-lar]	-ar = ~에 관련된(pertaining to) infra = 아래(below, under)	빗장아래의(subclavicular와 subclavian으로도 부름), 쇄골하

어근 coccyg/o		의미 꼬리뼈(coccyx; tail bone)
용어	용어분석	정의
coccygeal [kock-**SIJ**-ee-al]	-eal = ~에 관련된(pertaining to)	꼬리뼈의

어근 cost/o		의미 갈비뼈(rib)
용어	용어분석	정의
costal [**KOS**-tal]	-al = ~에 관련된(pertaining to)	갈비뼈(늑골)의
subcostal [sub-**KOS**-tal]	-al = ~에 관련된(pertaining to) sub- = ~아래(under)	갈비밑의(늑골하)
costochondritis [**kos**-toh-kon-**DRY**-tis]	-itis = 염증(inflammation) chondr/o = 연골(cartilage)	갈비연골염(늑연골염; 갈비와 연골의 염증)
costovertebral [**kos**-toh-**VER**-teh-bral]	-al = ~에 관련된(pertaining to) vertebr/o = 척추(vertebra)	갈비척추의(늑골척추갈비와 척추의)

어근 crani/o		의미 머리뼈(skull)
용어	용어분석	정의
craniofacial [**kray**-nee-oh-**FAY**-shal]	-al = ~에 관련된(pertaining to) faci/o = 얼굴(face)	머리얼굴(머리와 얼굴의)
craniotomy [**kray**-nee-**OT**-ah-mee]	-tomy = 절개(to cut; incision)	머리뼈 절개(술), 개두술

어근 femor/o		의미 넓다리뼈(femur; thigh bone)
용어	용어분석	정의
femoral [**FEM**-or-al]	-al = ~에 관련된(pertaining to)	넙다리(뼈)의, 대퇴의

어근 ili /o		의미 엉덩(hip)
용어	용어분석	정의
iliac [**ILL**-ee-ack]	-ac = ~의(pertaining to)	엉덩(뼈)의, 장골의
iliosacral joint(엉치엉덩관절, 천장관절) [**ill**-ee-oh-**SAY**-kral]	-al = ~의(pertaining to) sacr/o = 엉치뼈(sacrum)	엉덩뼈와 엉치뼈 사이의 관절; sacroiliac[**say**-kroh-**ILL**-ee-ack] 관절로도 불림.

어근 lumb/o		의미 허리(lower back; loins)
용어	용어분석	정의
lumbodynia [**lum**-boh-**DIN**-yah]	-dynia = pain(통증)	허리통증, 요통

어근 mandibul/o		의미 아래턱뼈(mandible; lower jaw)
용어	용어분석	정의
mandibular [man-**DIB**-yoo-lar]	-ar = ~의(pertaining to)	아래턱의, 하악의

어근 maxill/o		의미 위턱뼈(upper jaw)
용어	용어분석	정의
maxillary [**MACK**-sih-**lar**-ee]	-ary = ~의, ~에 관련된(pertaining to)	위턱의, 상악의

어근 myel/o		의미 골수(bone marrow)
용어	용어분석	정의
myelogenous [**my**-eh-**LOJ**-en-us]	-genous = 발생하는(produced by)	골수에서 발생한, 골수(성)

어근 olecran/o		의미 팔꿈치(elbow)
용어	용어분석	정의
olecranal [oh-**LECK**-ran-al]	-al = ~에 관련된(pertaining to)	팔꿈치의

어근 patell/o		의미 무릎(patella; kneecap)
용어	용어분석	정의
suprapatellar [**soo**-prah-pah-**TEL**-ar]	-ar = ~에 관련된(pertaining to) supra = 위(above)	무릎 위의, 슬개골위

어근 oste/o		의미 뼈(bone)
용어	용어분석	정의
osteitis [**os**-tee-**EYE**-tis]	-itis = 염증(inflammation)	뼈염(골염)
osteomalacia [**os**-tee-oh-mah-**LAY**-shee-ah]	-malacia = 부드러워짐(softening)	뼈연화증
osteomyelitis [**os**-tee-oh-**my**-eh-**LYE**-tis]	-itis = 염증(inflammation) myel/o = 골수(bone marrow)	골수염
osteonecrosis [**os**-tee-oh-neh-**KRO**-sis]	-sis = 상태(condition) necr/o = 사망, 괴사(death)	뼈괴사

어근 phalang/o		의미 손가락 또는 발가락 뼈
용어	용어분석	정의
interphalangeal joint [**in**-ter-fah-**LAN**-jee-al]	-al = ~에 관련된(pertaining to) inter = 사이의(between)	손가락뼈사이간절(지간관절, 지골간 관절)

어근 radi/o		의미 노뼈(radius)
용어	용어분석	정의
radiocarpal joint [**ray**-dee-oh-**KAR**-pal]	-al = ~에 관련된(pertaining to) carp/o = 손목(wrist)	손목관절, 노손목관절; 노뼈와 손목 사이의 관절

어근 scapul/o		의미 어깨 뼈(scapula; shoulder blade)
용어	용어분석	정의
subscapular [sub-**SKAP**-yoo-lar]	-ar = ~에 관련된(pertaining to) sub- = 아래의(under; below)	어깨뼈밑의, 견갑골하

어근 spondyl/o		의미 척추(vertebra)
용어	용어분석	정의
spondylolisthesis [**spon**-dih-loh-lis-**THEE**-sis]	-listhesis = 미끄럼(slipping)	척추전방전위증

어근 synovi/o		의미 윤활막(synovial membrane)
용어	용어분석	정의
synovectomy [**sin**-oh-**VECK**-toh-me]	-ectomy = 절제(excision)	윤활막절제술

어근 thorac/o		의미 가슴(chest)
용어	용어분석	정의
thoracolumbar [thoh-**rack**-oh-**LUM**-bar]	-al = ~에 관련된(pertaining to) lumb/o = 허리(lower back; loins)	등허리의, 흉요추

어근 uln/o		의미 자뼈(ulna)
용어	용어분석	정의
ulnar [**ULL**-nar]	-ar = ~에 관련된(pertaining to)	자뼈의, 척골

접미사

접미사 –luxation		의미 탈구(displacement; dislocation)
용어	용어분석	정의
subluxation [**sub**-leck-**SAY**-shun]	sub- = 아래(under, below)	불완전탈구, 부분탈구

접미사 –oma		의미 종양(tumor; mass)
용어	용어분석	정의
carcinoma [**kar**-sih-**NOH**-mah]	carcin/o = 암(cancer)	암종
chondroma [kon-**DROH**-mah]	chondr/o = 연골(cartilage)	연골종
chondrosarcoma [**kon**-droh-sar-**KOH**-mah]	-sarcoma = 육종(결합 조직의 악성 종양, malignant tumor of connective tissue)	연골육종(연골은 결합 조직의 일종)
osteoma [**os**-tee-**OH**-mah]	oste/o = 뼈(bone)	뼈종양, 골종(뼈의 양성종양)
osteosarcoma [**os**-tee-oh-sar-**KOH**-mah]	-sarcoma = 육종(결합 조직의 악성종양, malignant tumor of connective tissue)	골육종(골육종뼈는 결합 조직의 일종): 뼈의 악성종양
sarcoma [sar-**KOH**-mah]	sarc/o = 살(flesh)	육종(결합 조직의 악성종양)

*상피세포에서 기원한 악성종양은 암종(carcinoma), 결합조직, 뼈, 근육등에서 기원한 악성종양은 육종이라 함.

접미사 —osis		의미 비정상 상태(abnormal condition)
용어	용어분석	정의
kyphosis(척추후만증) [kye-**FOH**-sis]	kyph/o = 곱사(humpback)	척추뒤굽음증(등뼈가 밖으로 지나치게 굽어진 비정상 상태(그림 7-8A))
lordosis(척추전만증) [lor-**DOH**-sis]	lord/o = 척추만곡증(sway back)	척추앞굽음증(허리뼈가 지나치게 앞쪽으로 굽어진 상태(그림 7-8B))
scoliosis(척추측만증) [**skoh**-lee-**OH**-sis]	scoli/o = 굽은(crooked)	척추옆굽음증(비정상적으로 척추가 옆으로 휨(그림 7-8C))

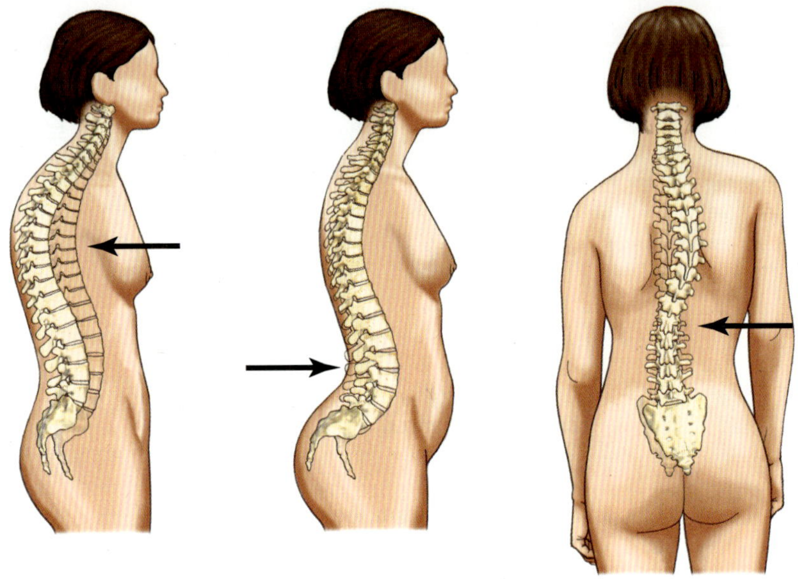

그림 7-8 척추의 비정상적인 휘어짐. A. 척추뒤굽음증. B. 척추앞굽음증. C. 척추옆굽음증

접두사

접미사 auto—		의미 스스로(self)
용어	용어분석	정의
autoimmune disease [**aw**-toh-ih-**MYOON**]	-immune = 면역(immunity); 안전(safe)	자가면역질환(면역계가 자신의 신체 조직을 파괴하는 반응; 예를 들면 류마티스 관절염이 있다.)

메모: 면역계는 유해한 물질로부터 인체를 보호한다.

접두사 ortho–		의미 똑바로(straight)
용어	용어분석	정의
orthopedics [**or**-thoh-**PEE**-dicks]	-ic = ~에 관련된(pertaining to) ped/o = 소아(child)	정형외과(뼈대계통의 변형이나 기능 장애를 고치는 외과적 전문분야)

7.7 골격계 질환

골절

골절은 뼈가 부러지거나 금이 간 것을 말한다.

골절의 종류

- 생나무골절(불완전굴곡골절, **greenstick** fracture)은 뼈가 한쪽에 부분적으로 부러지고 다른 쪽으로 구부러짐(그림 7-9A)
- 폐쇄골절(**closed fracture**)은 단순골절이라 부르며, 피부가 찢기지 않고 부러진 것(그림 7-9B)(개방상처없이 부러진것)
- 개방골절(**open fracture**)은 복합골절이라 하며, 뼈가 부러지면서 피부를 찢고 밖으로 돌출된 것(그림 7-9C)
- 분쇄골절(**comminuted**[**kom**-ih-**NOOT**-id] fracture)은 뼈가 여러 조각으로 부서진 것(그림 7-9D)
- 콜리스 골절(**Colles**[**KOHL**-eez] fracture)은 손목 쪽 노뼈 하부가 부러진 것(그림 7-9E)(요골하단의 골절)
- 병적 골절(**pathological** fracture)은 뼈의 병으로 인해 뼈가 약해져서 부러짐

치료

골절치료의 기본은 정복(reduction)과 고정(immobilization)이다. 정복은 뼈를 제자리로 되돌려놓는 것을 의미하고, 고정은 움직임을 방치하기 위해서 부러진 뼈 부위에 부목이나 석고 붕대(cast)로 고정하는 것을 말한다.

뼈를 제 자리로 돌려놓는 데 피부 절개가 필요하지 않다면, 폐쇄정복(**closed reduction**)이라하고(그림 7-9F), 뼈를 맞추는 데 피부 절개가 필요하다면 개방정복(**open reduction**)이라 한다. 골절상태가 심각하여 절개해서 나사, 못, 핀 등을 이용하여 뼈를 고정할 필요가 있다면 이 과정을 개방정복 내부고정술(**open reduction internal fixation**, **ORIF**)이라 한다(그림 7-9G).

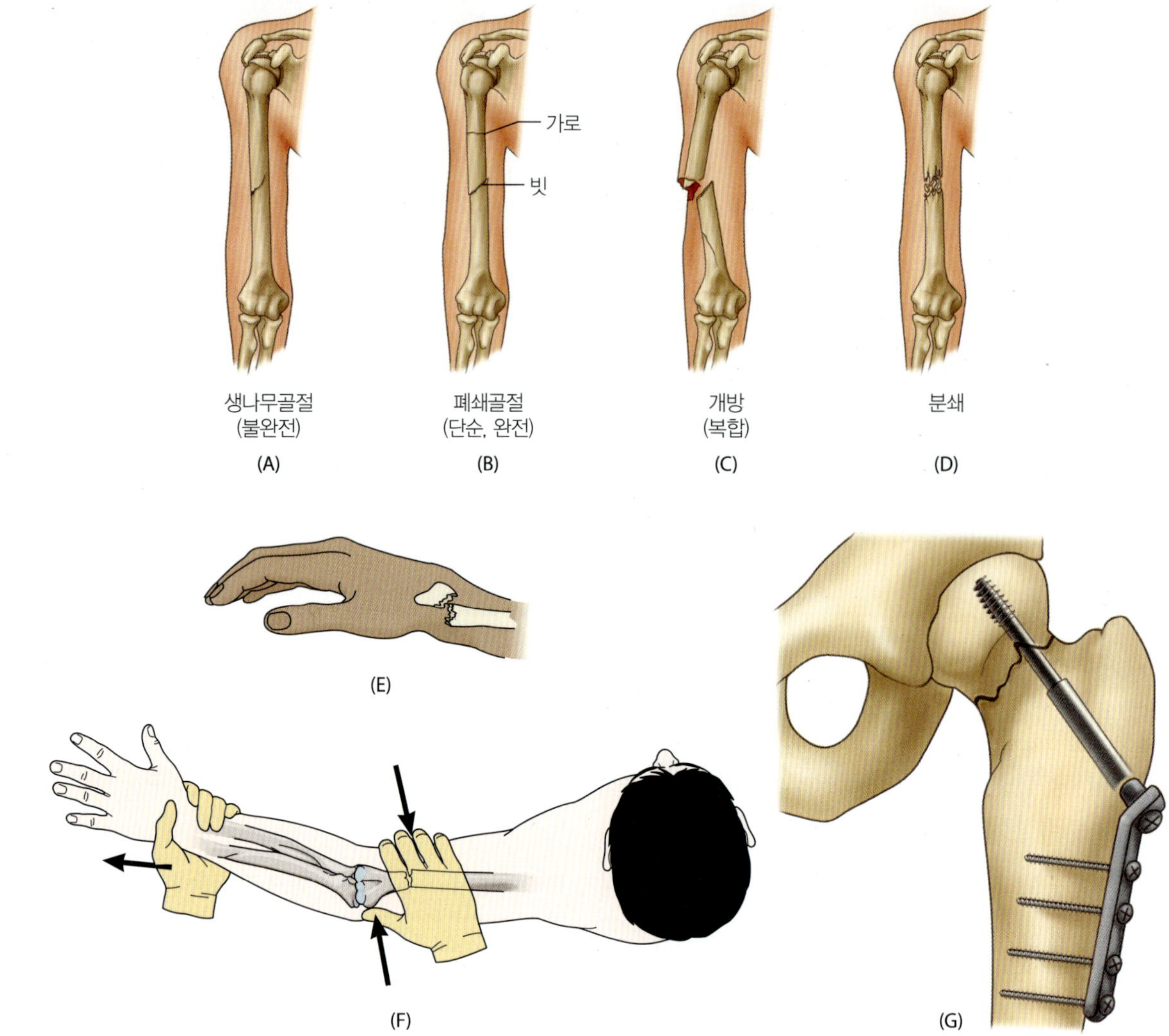

그림 7-9 골절. A. 생나무골절(불완전). B. 폐쇄골절(단순, 완전). C. 복합. D. 분쇄. E. 콜레스 골절. F. 폐쇄정복. G. 개방정복 금속고정

추간판 탈출

추간판이 원위치에서 밖으로 이탈한 것으로, 그 결과 신경이 눌리게 되고 통증의 원인이 된다(그림 7-10). 척주를 따라 어느 지점에서도 발생할 수 있으나 체중을 지지하는 허리뼈(요추)에서 가장 많이 발생한다.

골관절염

관절연골의 만성적 진행성 퇴행(chronic progressive degeneration)으로 관절염의 가장 흔한 형태이다(그림 7-11). 정확한 원인은 아직 모르며, 관절 손상과 연골 퇴행을 동반한다. 관절연골의 마모로 움직일 때 뼈와 뼈가 직접 맞닿기 때문에 통증이 있다.

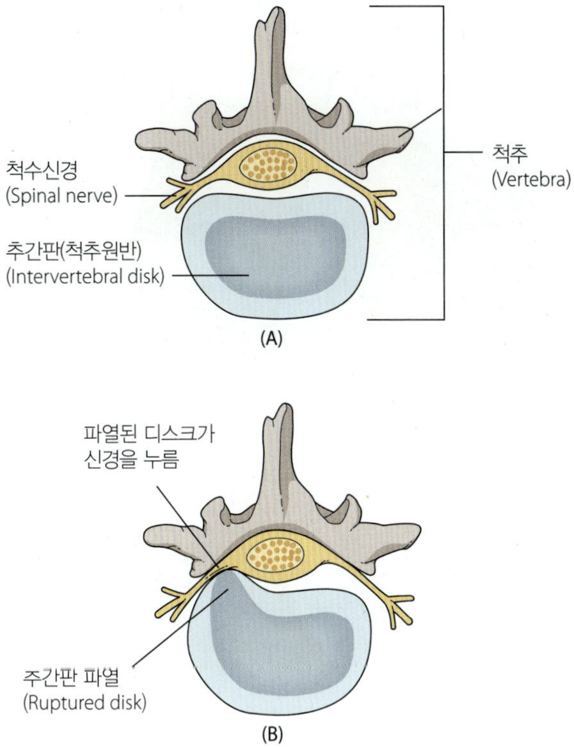

그림 7-10 A. 정상 추간판. B. 파열된 척추원반이 척수를 누름

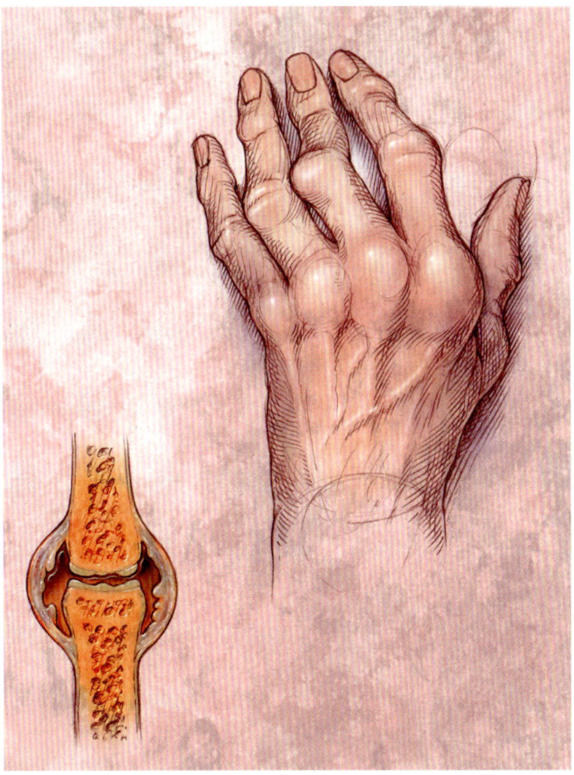

그림 7-11 뼈관절염(골관절염)

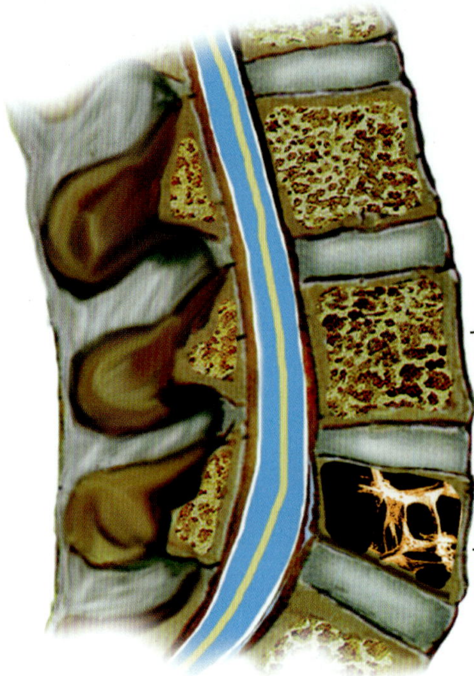

그림 7-12 골다공증

골다공증

골밀도(bone mass)의 손실로 특히 척추뼈에서 잘 발생하며(그림 7-12). 뼈는 얇아지고 구멍이 생기며(porous) 약해진다. 뼈가 약하기 때문에 병적골절이 흔하게 발생한다.

류마티스 관절염

만성 자가면역질환으로 관절에 일차적으로 발생하며 피부, 혈관, 폐를 포함한 다른 신체 장기로 진행될 수 있다. 자가면역질환은 신체 면역계가 손상되어 자신의 정상세포를 외부 침입자로 인식함으로써 자신의 신체 조직을 공격하는 것이다. 류마티스 관절염의 경우 자가항체(면역복합체)가 관절의 윤활막을 공격해서 염증을 일으키고, 파괴함으로써 관절 움직임을 어렵게 만든다.

7.8 유사어와 유음어

다음은 유사어와 유음어이다. 각 단어의 철자와 정의를 학습한 후 복습문제에 답하시오.

표 7-2 유사어와 유음어

용어	우리말	의미
hypercalcemia	고칼슘혈증	increased amounts of calcium in the blood
hyperkalemia	고칼륨혈증	increased amounts of potassium in the blood
humeral	위팔뼈의(상완의)	pertaining to the humerus
humoral	체액의	pertaining to body fluids
humerus	위팔뼈	the arm bone
humorous	익살스러운	funny
ilium	엉덩뼈	hip bone
ileum	돌창자(회장)	third portion of the small intestine
malleolus	복사뼈(복숭아뼈)	bony bump on the distal end of the tibia and fibula
malleus	망치뼈(귀의 추골)	bone of the middle ear
sprain	염좌	stretching or tearing of a ligament
strain	긴장	stretching or tearing of a tendon or muscle

7.9 복습문제

연습문제 7-1 유사어와 유용어

다음 문장을 읽고 올바르게 완성할 수 있도록 괄호 안의 단어 중 알맞은 것에 동그라미 하시오(표 7-2를 참조).

1. In (**humoral/humeral**) immunity, antibodies are released into the blood.
2. While bouncing on the bed, Julio fell off and broke his (**humorous/humerus**).
   This was not (**humorous/humerus**).
3. José slipped on the rocks and broke the distal tibia at the (**malleus/malleolus**).
4. Jack had a difficult time hearing. The MRI showed degeneration of the (**malleolus/malleus**).
5. While skiing, Anastasia tore her shoulder ligaments. The diagnosis was a (**sprain/strain**) of the shoulder.
6. (**Hypercalcemia/Hyperkalemia**) is due to kidney dysfunction resulting in abnormal potassium levels.

연습문제 7-2 의학용어 구성요소와 의미 연결하기

A열의 용어요소와 B열의 의미를 맞게 연결하시오.

	A	B
______	1. arthr/o	A. cartilage
______	2. -pathy	B. inflammation
______	3. -plasty	C. softening
______	4. -scopy	D. tumor
______	5. chondr/o	E. under
______	6. cost/o	F. joint
______	7. oste/o	G. rib
______	8. myel/o	H. straight
______	9. -itis	I. malignant tumor of connective tissue
______	10. orth/o	J. self
______	11. -malacia	K. child
______	12. -cyte	L. safe
______	13. -oma	M. disease
______	14. -al	N. bone
______	15. sub-	O. cell
______	16. -sarcoma	P. process of viewing
______	17. -centesis	Q. bone marrow
______	18. auto-	R. surgical puncture
______	19. -immune	S. pertaining to
______	20. ped/o	T. surgical reconstruction

연습문제 7-3 짧은 답하기-구조

빈칸에 알맞은 답을 쓰시오.

1. Name two cells found in osseous tissue. ______

2. Bones come together to form ______.

3. How are joints named? ______

4. Name two mineral substances found in bone. ______.

5. The tailbone is also known as the____________________.

6. The bones of the skull are called the ____________________. The bones of the chest are called the ____________________.

7. Tendons attach ____________________. Ligaments attach ________________________________.

8. What type of tissue is the spinal column made up of? What type of tissue is the spinal cord made up of?

____

9. Name the five divisions of the vertebral column. State the number of bones in each division.

____

____

____

10. Name five functions of bone. ____________________

연습문제 7-4 뼈의 위치

각 뼈와 그 뼈가 위치하고 있는 부위를 맞게 연결하시오. 두 번 이상 같은 부위를 적용할 수 있다.

위치

arm

cranium

face

foot

hand

leg

pelvis

thorax

vertebral column

wrist

뼈

1. calcaneus ____________________

2. fibula ____________________

3. carpals ____________________

c. Abnormal lateral curvature of the spine ____________________

V. 접미사 -al을 사용하여 아래 뜻을 가진 의학용어를 작성하시오.

a. pertaining to the head and face ____________________

b. pertaining to the lower jaw ____________________

c. pertaining to the neck ____________________

d. pertaining to under the collarbone ____________________

e. pertaining to the elbow ____________________

연습문제 7-10 철자

다음 단어에서 철자가 틀린 부분에 동그라미하고, 빈칸에 바르게 쓰시오.

1. calcaneus ____________________
2. osseous ____________________
3. mylogenus ____________________
4. cocyxx ____________________
5. humeral ____________________
6. vertabral ____________________
7. phalanges ____________________
8. reumatoid ____________________
9. imobilization ____________________
10. cartalage ____________________

연습문제 7-11 뼈 이름 표시하기

아래 의학용어를 그림 7-13의 빈칸 번호에 알맞은 용어를 쓰시오.

carpals	humerus	scapula
clavicle	metacarpals	tarsals
cranium	metatarsals	thorax
facial bones	patella	tibia
femur	phalanges	ulna
fibula	radius	vertebra
hip bones		

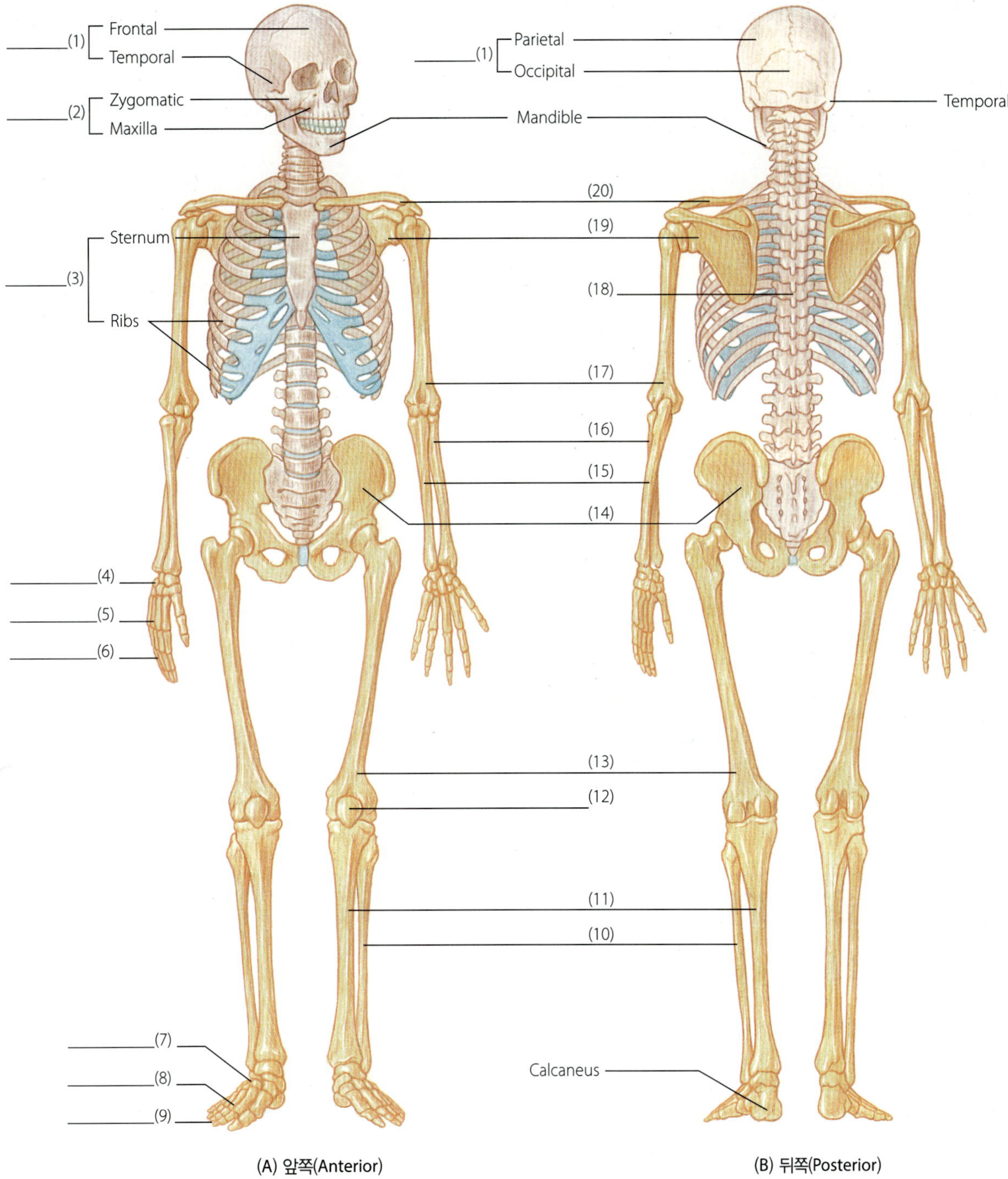

그림 7-13 인체의 주요 뼈

예시

1. cranium ____________

2. ____________

3. ____________

4. ______________________

5. ______________________

6. ______________________

7. ______________________

8. ______________________

9. ______________________

10. ______________________

11. ______________________

12. ______________________

13. ______________________

14. ______________________

15. ______________________

16. ______________________

17. ______________________

18. ______________________

19. ______________________

20. ______________________

7.10 발음과 철자

1. 웹사이트에서 제공된 오디오 파일로 각 용어를 듣는다.
2. 각 용어를 주의하여 따라 발음한다.
3. 각 용어의 철자를 빈칸에 적는다.

용어	발음	철자
acetabular	**ass**-eh-**TAB**-yoo-lar	
arthralgia	ar-**THRAL**-jee-ah	
arthritis	ar-**THRIGH**-tis	
arthrocentesis	**ar**-throh-sen-**TEE**-sis	
arthrodesis	**ar**-throh-**DEE**-sis	
arthroplasty	**AR**-throh-**plas**-tee	

용어	발음	철자
arthroscopy	ar-**THROS**-koh-pee	
carpals	**KAR**-palz	
chondrocyte	**KON**-droh-sight	
chondroma	kon-**DROH**-mah	
chondromalacia	**kon**-droh-mah-**LAY**-she-ah	
chondrosarcoma	**kon**-droh-sar-**KOH**-mah	
clavicle	**KLAV**-ih-kul	
coccyx	**KOCK**-sicks	
cranium	**KRAY**-nee-um	
ethmoid	**ETH**-moyed	
facial	**FAY**-shal	
femur	**FEE**-mur	
fibula	**FIB**-yoo-lar	
frontal	**FRON**-tal	
humerus	**HEW**-mer-us	
kyphosis	kye-**FOH**-sis	
lacrimal	**LACK**-rih-mal	
lordosis	lor-**DOH**-sis	
mandible	**MAN**-dih-bull	
maxilla	**MACK**-sil-ah	
metacarpals	**met**-ah-**KAR**-palz	
metatarsals	**met**-ah-**TAHR**-salz	
myelogenous	**my**-eh-**LOJ**-en-us	
occipital	ock-**SIP**-ih-tal	
orthopedics	**or**-thoh-**PEE**-dicks	
osseous	**OS**-ee-us	
osteitis	**os**-tee-**EYE**-tis	
osteoma	**os**-tee-**OH**-ma	
osteomalacia	**os**-tee-oh-mah-**LAY**-shee-ah	
osteomyelitis	**os**-tee-oh-**my**-eh-**LYE**-tis	

용어	발음	철자
osteoporosis	**os**-tee-oh-por-**OH**-sis	
osteosarcoma	**os**-tee-oh-sar-**KOH**-mah	
patella	pah-**TEL**-ah	
phalanges	fah-**LAN**-jeez	
radius	**RAY**-dee-us	
sacrum	**SAY**-krum	
scapula	**SKAP**-yoo-lah	
scoliosis	**skoh**-lee-**OH**-sis	
sphenoid	**SFEE**-noyd	
sternum	**STER**-num	
subcostal	sub-**KOS**-tal	
tarsals	**TAHR**-salz	
temporal	**TEM**-por-al	
temporomandibular	**tem**-por-oh-man-**DIB**-you-lar	
thorax	**THOR**-arcks	
tibia	**TIB**-ee-ah	
ulna	**ULL**-nah	
vertebral column	**VER**-teh-bral **KOL**-um	
zygomatic	zye-goh-**MAT**-ick	

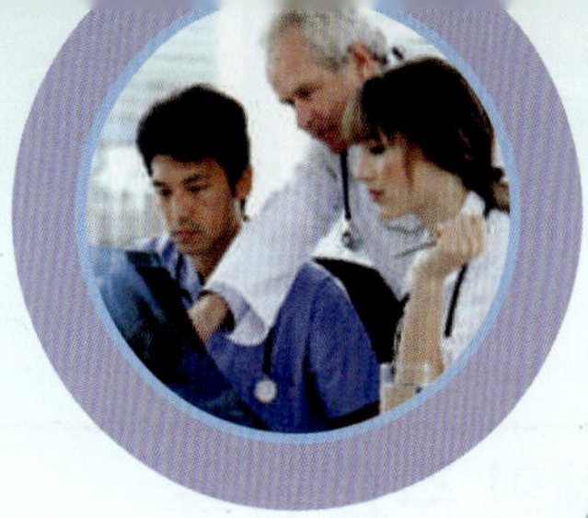

CHAPTER 8

근육계

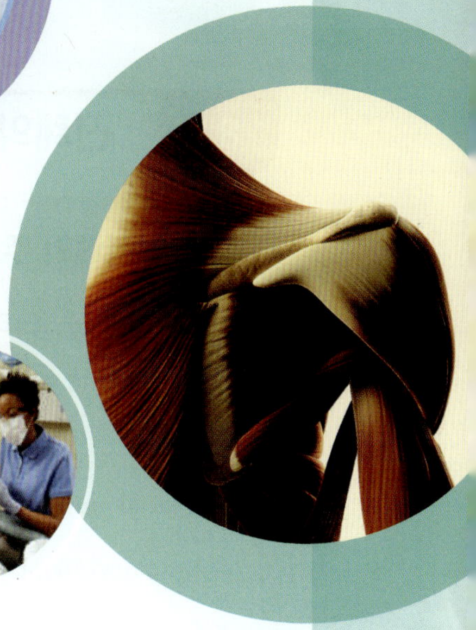

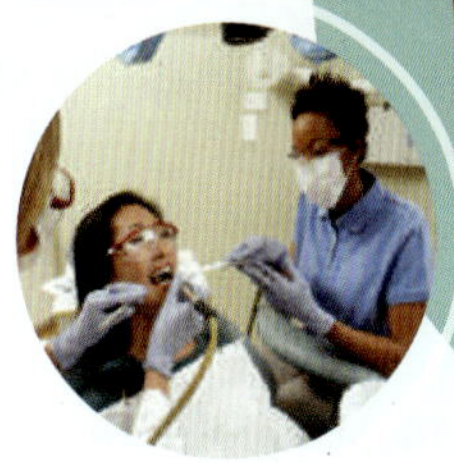

이 장의 구성

학습 목표

이 장을 학습하고 복습문제를 푼 후, 다음을 할 수 있어야 한다.

1. 3가지 근육 조직의 종류와 위치를 말할 수 있다.
2. 근육운동의 종류를 정의하고 말할 수 있다.
3. 일반적인 골격근의 기능과 위치를 말할 수 있다.
4. 근육계와 관련된 의학용어를 발음하고, 철자를 알고, 뜻과 의미를 설명할수 있다.
5. 근육계의 일반적인 질병을 기술할 수 있다.
6. 듣고, 읽고, 학습하면 말하고 쓸 수 있다.

소개

모든 신체의 움직임은 근육에 의한다. 자신의 팔을 구부리고 손을 어깨 위로 움직여 보라. 위팔과 아래팔의 근육들이 움직일 것이다. 자신이 원할 때 그 근육을 움직일 수 있다면 이것을 수의근(**voluntary** muscle)이라 하고, 동시에 심장 근육처럼 의지와 상관없이 심장 박동이 지속된다면 이를 명령 없이도 움직이는 불수의근(**involuntary** muscle)이라 한다.

8.1 신체의 주요 근육

학습문제: 신체의 주요 근육

다음에 적힌 근육들을 그림 8-1 A, B의 빈칸에 쓰시오. 이해를 돕기 위해, 단어 옆의 숫자는 그림의 위치를 알려주고 있으며, 각 명칭을 적을 때는 반드시 발음을 하고, 만약 발음이 어려운 단어라면 여러 번 반복해서 연습한다.

정면

1. facial muscles[**FAY**-shul **MUSS**-elz]

2. sternocleidomastoid[**stern**-oh-**kleye**-doh-**MASS**-toyd]

3. pectoralis major[**peck**-tor-**AL**-iss **MAY**-jor]

4. serratus anterior[seh-**RAY**-tuss an-**TEER**-ee-or]

5. abdominal muscles[ab-**DOM**-ih-nul]

6. adductors of thigh[ah-**DUCK**-terz]

7. sartorius[sar-**TOR**-ee-us]

8. quadriceps femoris[**KWAH**-drih-seps **FEM**-or-iss]

9. biceps brachii[**BYE**-seps **BRAY**-kee]

뒷면

10. trapezius[trah-**PEE**-zee-us]

11. triceps brachii[**TRIGH**-seps **BRAY**-kee]

12. latissimus dorsi[lah-**TIS**-ih-mus]

13. gluteus maximus[**GLOO**-tee-us **MAX**-ih-muss]

14. gastrocnemius[**gas**-troh-**NEE**-mee-us]

15. Achilles tendon[ah-**KILL**-eez **TEN**-don]

16. hamstrings[**HAM**-stringz]

17. deltoid[**DEL**-toyd]

기억 요령

"biceps"와 "triceps" 단어는 근육이 1개 또는 그 이상 일 때라도 항상 "s"로 끝난다.

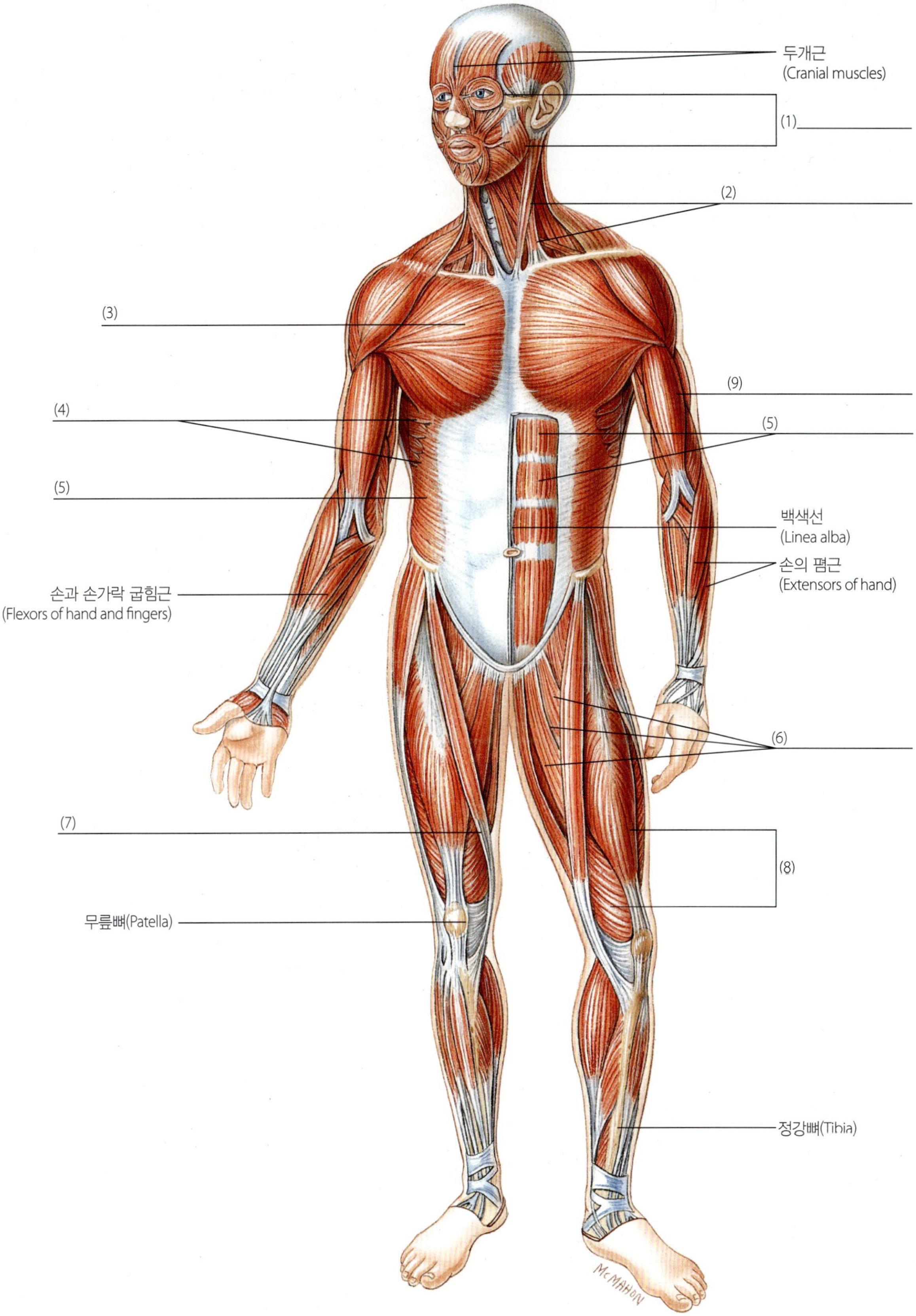
두개근
(Cranial muscles)
(1)
(2)
(3)
(9)
(4)
(5)
(5)
백색선
(Linea alba)
손의 폄근
(Extensors of hand)
손과 손가락 굽힘근
(Flexors of hand and fingers)
(6)
(7)
(8)
무릎뼈(Patella)
정강뼈(Tibia)
McMAHON

그림 8-1 A. 골격근, 앞쪽

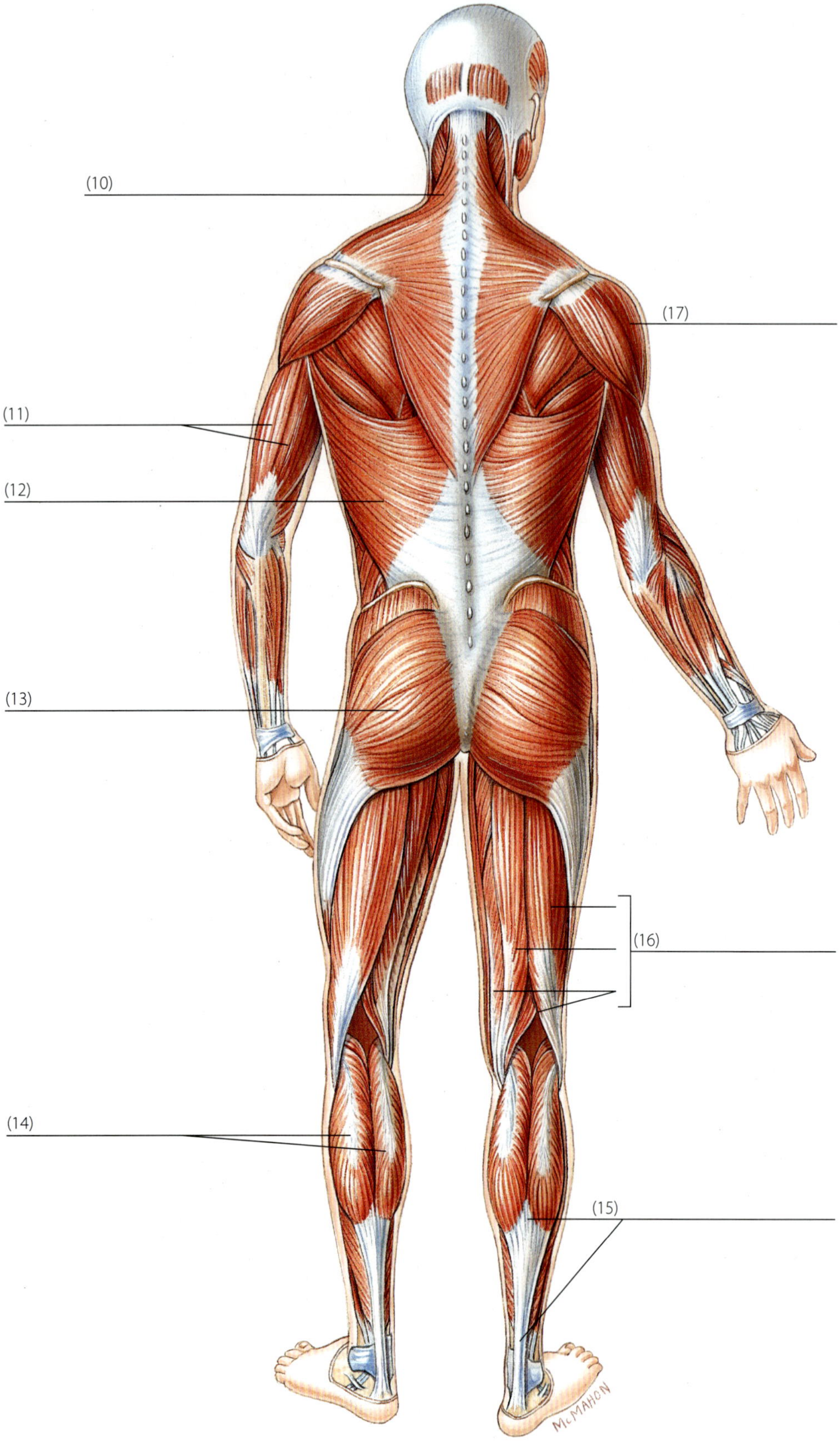

그림 8-1 B. 골격근, 뒤쪽

8.2 근육 조직의 종류

근육에서 발견되는 세포를 근섬유라 하며, 실같이 길고 가늘다. 근섬유는 수축(**contract**[kon-**TRAKT**])할 수 있는데, 길이가 짧아지는 것을 의미하며 이것이 움직임을 가능하게 해준다. 근섬유는 세 가지 종류의 근육 조직을 이루는데, 각각 심장근육(**cardiac**[**KAR**-dee-ack]), 내장근육(**visceral**[**VISS**-er-al]), 골격근육(**skeletal**[**SKEL**-eh-tal])이라 한다. 심장근육(심근)은 심장에 있으며 심근의 수축으로 각 조직에 혈액을 공급하는 기능을 담당하고, 내장근육은 기도, 소화관, 혈관과 같은 내장기관을 움직이게 하며, 골격근육은 뼈에 부착해서 수축시켜 뼈가 움직이게 만든다.

요 약 근육 조직은 세 가지 종류로 심장(cardiac)근육, 내장(visceral)근육, 뼈대(skeletal) 근육이 있다.

모든 근육은 그림 8-2에 설명된 것과 같이 근막(**fascia**[**FASH**-ee-ah])이라고 부르는 결합 조직으로 쌓여져 있다. 이 장에서는 골격근만 학습할 것이다.

학습문제: 근육의 종류

빈칸에 알맞은 답을 쓰시오.

1. Muscle cells are also called ____________________

2. Name three types of muscle tissue: ________________,

________________, and ________________.

3. What is the main function of muscle tissue? ____________________

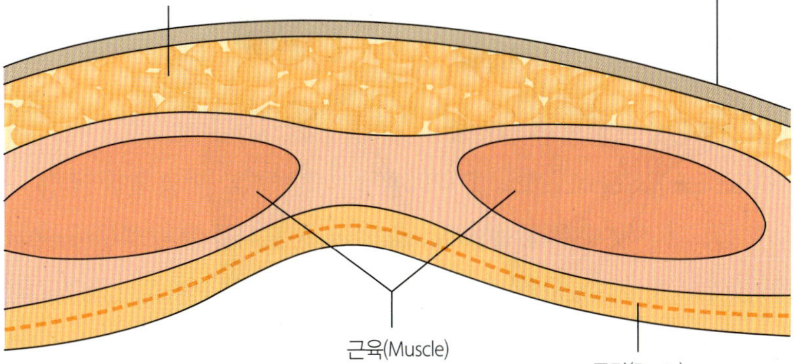

그림 8-2 근육을 싸고 있는 근막

4. Where are visceral muscle located? ____________________

5. Where are skeletal muscles located? ____________________

6. Define deep fascia. ____________________

정답: 1. muscle fibers. 2. cardiac, skeletal, and visceral. 3. movement; contraction. 4. internal organs. 5. 뼈 위에. 6. 근육 주위의 결합조직들.

8.3 골격근의 움직임

모든 골격근은 두 개의 뼈와 연결되어 움직임을 가능하게 해준다. 근육이 수축할 때 두 개 중 연결된 하나의 뼈가 움직이게 되며 그림 8-3에 설명되어 있다.

또한 근육은 결합 조직에 의해 뼈와 연결되어 있는데 얇은 끈모양의 힘줄(건, tendon)이다(그림 8-3). 그리고 넓게 펴진 결합 조직을 건막(**aponeuroses**[**ah**-poh-new-**ROH**-seez])이라고 부른다.

근육 움직임의 유형

근육은 서로 다른 방법으로 뼈를 움직인다. 일반적인 움직임은 아래와 같고 그림 8-3에서 8-8까지 설명되어 있다.

- **Flexion**(굽힘, 굴곡): 목이 앞으로 굽혀지거나 팔다리가 굽혀지는 것처럼 두 뼈 사이의 각도가 감소되는 것
- **Extension**(폄, 신전): 굽힘으로부터 제자리로 돌아오는 것; 두 뼈 사이의 각도가 증가되는 것
- **Hyperextension**(젖힘, 과신전)은 해부학적 자세의 범위를 넘어 관절을 과도하게 펴는 것

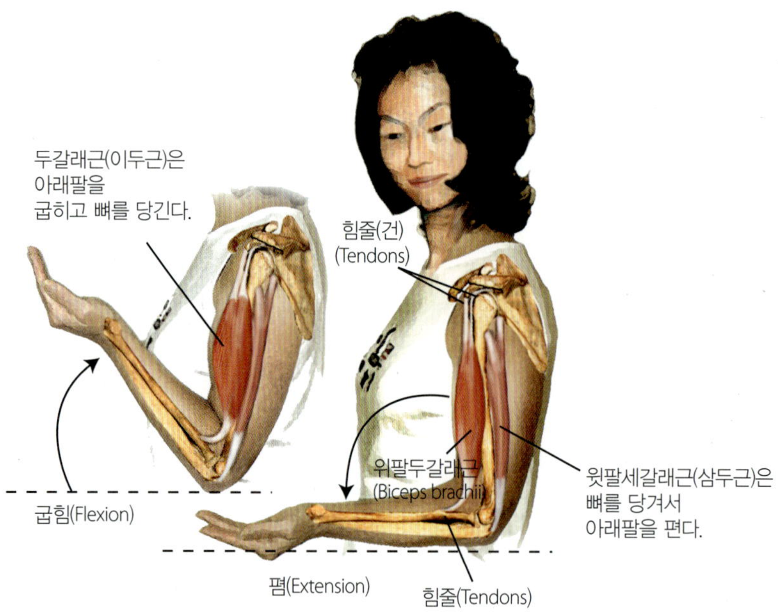

그림 8-3 두갈래근과 윗팔세갈래근에 의한 아래팔의 움직임. 모든 뼈대근육은 힘줄에 의해 뼈에 부착되어 있다. 뼈의 움직임은 근육이 뼈를 당길 때 일어난다.

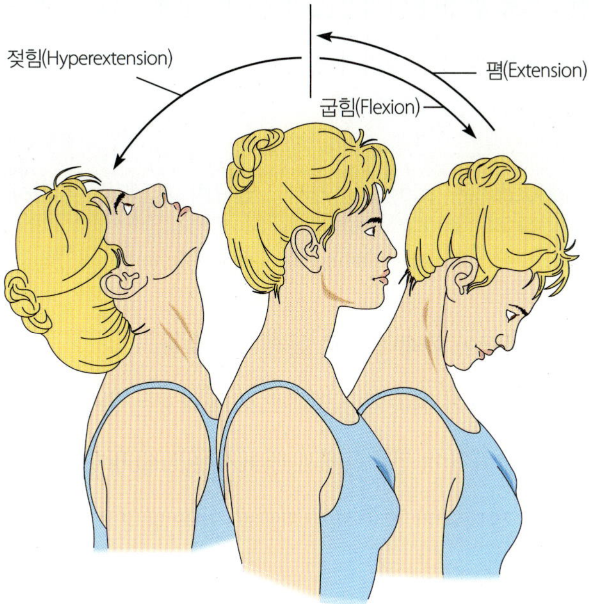

그림 8-4 근육 운동: 굽힘, 폄, 젖힘

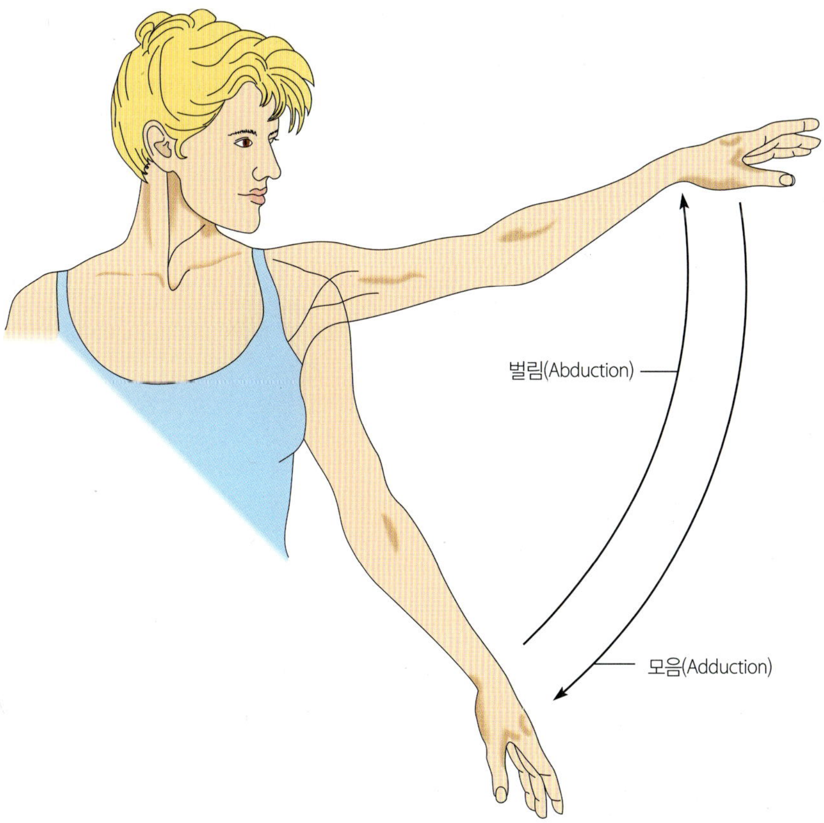

그림 8-5 근육운동: 벌림, 모음

- **Abduction**(벌림, 외전): 보통 팔이나 다리가 신체의 정중선에서 멀어지는 운동(away)
- **Adduction**(모음, 내전): 보통 팔이나 다리가 신체의 정중선에서 가까워지는 운동(toward)

기억 요령 Adduction은 "add' 뜻을 가지고 있으며 이 의미는 추가하는 것임에 주의한다.

- **Pronation**(엎침, 회내): 손바닥이 아래나 뒤로 돌려지는 운동
- **Supination**(뒤침, 회외): 손바닥이 위쪽이나 앞쪽으로 돌려지는 운동
- **Eversion**(가쪽들림, 외번): 발바닥이 정중선에서 멀어지는 바깥 방향으로 향하는 운동
- **Inversion**(안쪽들림, 내번): 발바닥이 정중선에 가까운 안쪽 방향으로 향하는 운동

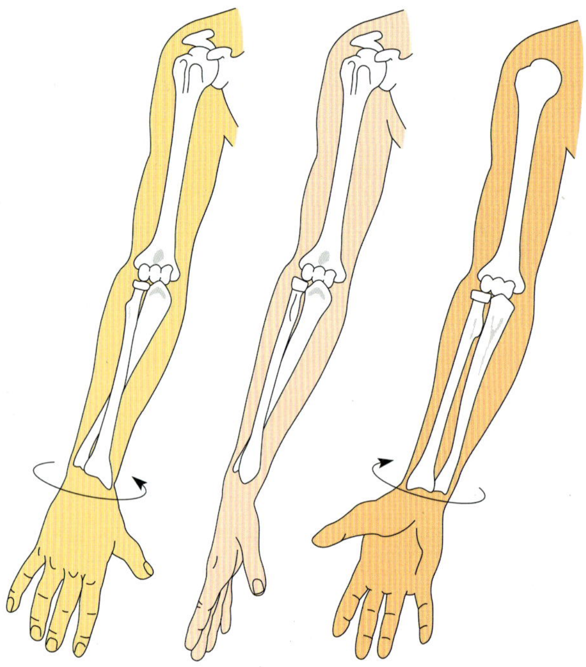

그림 8-6 근육의 움직임: 엎침과 뒤침

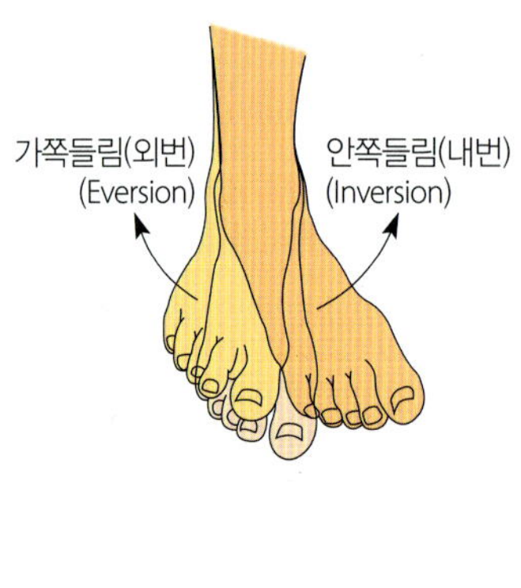

그림 8-7 근육움직임: 가쪽들림과 안쪽들림

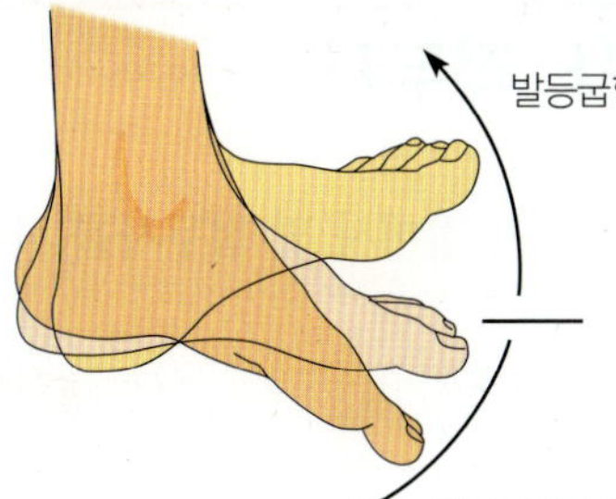

그림 8-8 근육움직임: 발등굽힘과 발바닥쪽굽힘.

- **Dorsiflexion**(발등굽힘, 배측굴곡): 발을 위쪽으로 움직여 발목이 굴곡한 운동
- **Plantar flexion**(발바닥쪽 굽힘, 저측굴곡): 발가락이 지면을 향해서 뾰족하게 굴곡한 운동

학습문제: 근육운동

빈칸에 올바른 근육 운동을 쓰시오.

1. Overextending the joint beyond the anatomical position.

____

2. Movement of the sole inward toward the midline.

____

3. Turning the palm down or backward.

____

4. Movement toward the midline of the body.

____

5. Decreasing the angle between two bones.

____

6. Turning the palm up or toward the front.

____

7. Flexion at the ankle pointing the toes toward the ground.

____

8. Movement away from the midline of the body.

____

정답: **1. hyperextension. 2. inversion. 3. pronation. 4. adduction. 5. flexion. 6. supination. 7. plantar flexion. 8. abduction.**

8.4 새로운 어근, 접미사, 접두사

이 장의 용어를 학습할 때 다음의 추가된 어근, 접미사 및 접두사를 사용한다.

어근	의미
fibr/o	섬유(fiber)
skelet/o	뼈대(skeleton), 골격

접미사	의미
-asthenia	힘이 없음(no strength), 무력증
-cele	탈장(hernia)
-clonus	난폭행동(violent action); 소란(turmoil)
-ia	상태(condition)

접두사	의미
brady-	느린(slow)
hemi-	반(half)
para-	비정상(abnormal); 옆(beside); 가까이(near), 하지
quadri-; tetra-	넷(four), 사지

8.5 용어 학습

다음 순서에 따르면 의학용어 학습을 더 쉽게 할 수 있다.

1. 용어가 익숙할 때까지 반복하여 발음한다.
2. 용어를 쓰고, 철자가 올바른지 확인한다.
3. 뜻과 의미도 함께 쓴다. 가능하면 그 용어를 기억하는 데 도움이 될 단어, 생각 또는 그림과 연관시킨다.
4. 이 교재에서 배운 방법으로 용어의 구조를 분석한다.

어근

어근 condyl/o	의미 둥글고 작은 뼈의 돌출 또는 팔꿈치처럼 튀어나옴;(condyle[KON–dil])	
용어	용어분석	정의
epicondylitis [**ep**-ih-**kon**-dih-**LYE**-tis]	epi- = 위(above; on; upon) -itis = 염증(inflammation)	위관절융기염(상과염, 팔꿈치 주변 조직의 염증)

어근 fasci/o	의미 근막(fascia)(근육을 둘러싼 결합 조직)	
용어	용어분석	정의
fascial [**FASH**-ee-al]	-al = ~에 관련된, ~의(pertaining to)	근막의
fascitis [fah-**SIGH**-tis] Also, **fasciitis** [**fas**-ee-**EYE**-tis]	-itis = 염증(inflammation)	근막염

어근 kinesi/o	의미 운동(movement)	
용어	용어분석	정의
kinesiology [kih-**nee**-see-**OL**-oh-jee]	-logy = 학문(study of)	운동학

어근 muscul/o(my/o 참조)	의미 근육(muscle)	
용어	용어분석	정의
muscular [**MUS**-kyoo-lar]	-ar = ~에 관련된, ~의(pertaining to)	근육의
musculoskeletal [**mus**-kyoo-loh-**SKEL**-eh-tal]	-al = ~에 관련된, ~의(pertaining to) skelet/o = 뼈대의(skeleton)	근육뼈대의(근골격의)

어근 my/o		의미 근육(muscle)
용어	**용어분석**	**정의**
electromyography [ee-**leck**-troh-my-**OG**-rah-fee]	-graphy = 기록절차(process of recording) electr/o = 전기(electricity)	근전도 검사; (근육의 전기활동을 기록하는 절차)
fibromyalgia [**figh**-broh-my-**AL**-gee-ah]	-algia = 통증(pain) fibr/o = 섬유(fiber)	섬유근육통: (만성적인 근육통증)
myasthenia gravis(MG) [**mye**-as-**THEE**-nee-ah **GRAH**-vis]	-asthenia = 힘없는(no strength), 근허약(muscle weakness) gravis = 심각한(grave or severe)	중증 근무력증: (골격근이 약해짐. 신경근육접합부의 이상으로 오는 질병)
myocele [**MY**-oh-seel]	-cele = 탈장, 탈출(hernia; protrusion or displacement of an organ through a structure that normally contains it)	근육탈출(증)
myoclonus [**my**-oh-**KLOH**-nus]	-clonus = 난폭행동(violent action); 소란함(turmoil)	근육간대경련: (근육이 갑자기 확 수축해서 움직임)

어근 tendin/o; ten/o		의미 힘줄, 건(tendon)
용어	**용어분석**	**정의**
tendinitis [**ten**-dih-**NIGH**-tis]	-itis = 염증(inflammation)	힘줄염, 건염
tendinous [**TEN**-dih-nus]	-ous = ~에 관련된, ~의(pertaining to)	힘줄의
tenotomy [teh-**NOT**-eh-me]	-tomy = 절개(to cut)	힘줄절단(술), 건절단술

어근 ton/o		의미 긴장(tone; tension)
용어	**용어분석**	**정의**
atonic [ah-**TOH**-ick]	-ic = ~에 관련된(pertaining to) a = 없음(no), 아님(not), 부족(lack of)	무긴장(성)의
dystonia [dis-**TOH**-nee-ah]	-ia = 상태(condition) dys- = 비정상(abnormal); 나쁜(bad); 어려운(difficult); 아픈(painful)	근육긴장이상(증)
myotonia [**my**-oh-**TOH**-nee-ah]	-ia = 상태(condition) my/o = 근육(muscle)	근육긴장증; (근육이 이완되지 않음; 근육긴장이상증의 일종)
tonic [**TON**-ick]	-ic = ~에 관련된(pertaining to)	긴장(성)의

접미사

접미사 −kinesia; −kinesis		의미 운동(movement)
용어	**용어분석**	**정의**
bradykinesia [**brad**-ee-kih-**NEE**-zee-ah]	brady = 느린(slow)	운동 느림증(운동완만증)
dyskinesia [**dis**-kih-**NEE**-zee-ah]	dys- = 비정상(poor); 나쁜(bad); 어려운(difficult); 아픈(painful; abnormal)	운동이상(증)
hyperkinesis [**high**-per-kih-**NEE**-sis]	hyper- = 과도한(excessive); 정상 이상의(above normal)	운동과다(증)

접미사 −paresis		의미 약함; 불완전함 (weakness or incomplete paralysis)
용어	**용어분석**	**정의**
hemiparesis [**hem**-ee-pah-**REE**-sis]	hemi = 반(half)	반신불완전마비
myoparesis [**my**-oh-pah-**REE**-sis]	my/o = 근육(muscle)	근(부전)마비; (경미한 근육 마비)

접미사 −plegia		의미 마비(paralysis)
용어	**용어분석**	**정의**
paraplegia [**par**-ah-**PLEE**-jee-ah]	para- = 비정상(abnormal)	하반신마비: (하체와 두 다리의 마비)
quadriplegia [**kwad**-rih-**PLEE**-jee-ah]	quadri- = 넷(four)	팔다리마비; (tetraplegia로도 불림), 사지마비, 전신마비

접미사 −penia		의미 감소; 부족(decrease; deficiency)
용어	**용어분석**	**정의**
sarcopenia [**sar**-koh-**PEE**-nee-ah]	sarc/o = 살(flesh)	근육감소증: (노화로 인해 근육의 양과 힘, 기능이 소실됨.)

접미사 –taxia		의미 순서; 질서(order)
용어	용어분석	정의
ataxia [ah-**TACKS**-ee-ah]	a- = 아닌(no); 없는(not); 부족(lack of)	운동실조

8.6 근육계 질환

손목터널 증후군(Carpal Tunnel Syndrome, CTS): 수근관 증후근

어떤 특정 질병을 암시하는 것은 환자에게 나타내는 증상과 징후이다. 의사가 부종과 같은 증상을 관찰할 수 있으며 환자가 통증을 호소하기도 하다.

손목터널(carpal tunnel)은 아래팔 손바닥쪽 손목의 작은 통로이다(그림 8-9). 이 통로는 인대로 되어 있는데 손목의 손바닥쪽 정중 신경과 힘줄을 보호한다. 그러나 반복동작등으로 힘줄과 인대를 지나치게 사용하면 염증이 생기며 늘어난 인대가 정중신경을 누르게 되어 이로 인해 저린 감각과 통증, 그리고 악력의 약화가 나타난다.

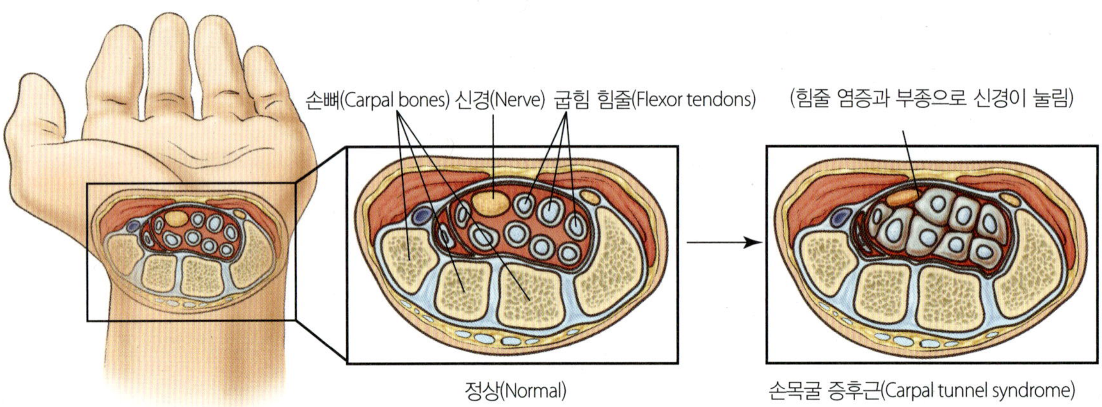

그림 8-9 손목터널증후군. 수근관은 손목에 있는데 인대가 이 터널을 통과한다. 힘줄에 염증이 생기면 정중신경이 눌려서 아프고 저리며 힘이 약해진다.

근육퇴행위축(Muscular Dystrophy, MD)

근육퇴행위축은 폭넓은 용어로, 대부분 유전질환으로 이 질환의 주요 특징은 근육의 약화와 근조직의 퇴화이다. 대표적인 질환으로 뒤시엔느 근육위축(**Duchenne**[doo-**SHEN**] muscular dystrophy)이 있는데 아직까지 뚜렷한 치료 방법은 없다.

회전근개 건염(돌림근띠 힘줄염, Rotator Cuff Tendinitis)

회전근개(rotator cuff)는 어깨 관절을 고정하고 있는 4개의 힘줄과 근육을 말한다(그림 8-10A). 회전근개 건염(rotator cuff tendinitis)은 이러한 힘줄에 염증이 있는 것으로(그림 8-10B). 주요 원인은 야구, 투구, 테니스, 수영과 같은 스포츠에서 어깨힘줄의 과도한 사용이다.

긴장(Strain)

긴장(Strain)은 근육이 지나치게 늘어나거나 찢어지는 상태를 말하며 보통 근육결림이라고 불린다. 삠(염좌, Sprain)과 혼동하지 않도록 해야 하는데 삠은 인대가 늘어나거나 찢어진 것이다.

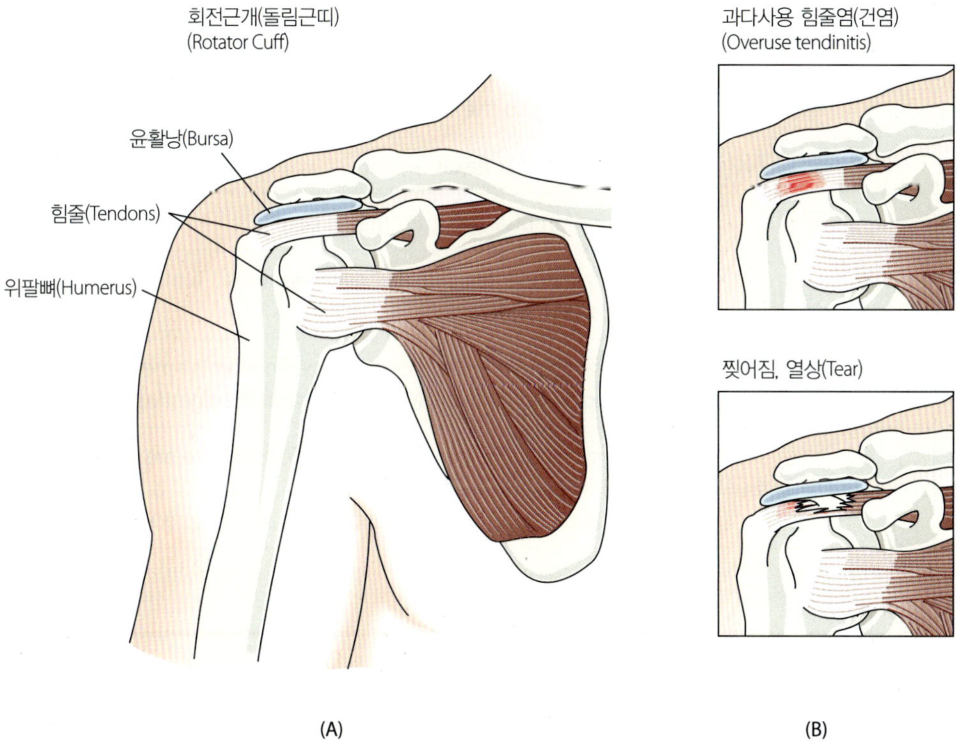

그림 8-10 회전근개(Rotator Cuff). A. 정상 회전근개(A. Healthy rotator cuff). B. 손상된 회전근개(과다사용 힘줄염과 열상)(B. Injured rotator cuff(overuse tendinitis and tear).

8.7 유사어와 유음어

다음은 유사어와 유음어이다. 각 단어의 철자와 정의를 학습한 후 복습문제에 답하시오.

표 8-1 유사어와 유음어

용어	우리말	의미
abduction	벌림(외전)	to draw away from the midline of the body
adduction	모음(내전)	to draw toward the midline of the body
myelography	척수조영(술)	process of recording the spinal cord
myography	근전도	process of recording a muscle
fascial	근막의	pertaining to the fascia
facial	얼굴의	pertaining to the face
flexor	굽힘근육(굴근)	a muscle that flexes a joint
flexure	굽힘	a portion of a structure that is bent
peroneal	종아리의	pertaining to the muscles over the fibula. Term of the muscular system
peritoneal	복막의	pertaining to the peritoneum. The peritoneum is a membrane lining the abdominopelvic cavity. Term of the digestive system
perineal	샅의(회음의)	pertaining to the perineum. The perineum is the area between the vagina and anus in the female. In the male, it is the area between the scrotum and anus. Term of the reproductive system.

8.8 복습문제

연습문제 8-1 유사어와 유음어

다음 문장을 읽고 올바르게 완성할 수 있도록 괄호 안의 단어 중 알맞은 것에 동그라미 하시오(표 8-1 참조).

1. Move your leg away from the midline of your body. This motion is(**abduction/adduction**)
2. Muscle disease may be assessed by(**myelography/myography**)
3. Plantar(**fascial/facial**) pain can be caused by flat feet.
4. The(**fascial/facial**) muscles can wrinkle the forehead and pucker the lips.
5. Bob cannot bend his wrist because the(**flexor/flexure**) muscles were damaged in a motorcycle accident.
6. Debra tore the(**peroneal/peritoneal/perineal**) area when she delivered her baby.
7. The(**peroneal/peritoneal/perineal**) cavity in the abdomen was filled with fluid.

8. The(**peroneal/peritoneal/perineal**) muscle is responsible for abduction of the foot.

연습문제 8-2 의학용어 구성요소와 의미 연결하기

A열의 용어요소와 B열의 의미를 맞게 연결하시오.

	A	B
______	1. fasci/o	A. order
______	2. -ia	B. pertaining to
______	3. kinesi/o	C. pain
______	4. my/o	D. to cut
______	5. -taxia	E. tendon
______	6. -ous	F. muscle
______	7. -tomy	G. band of tissue surrounding muscle
______	8. -algia	H. tension
______	9. ton/o	I. movement
______	10. ten/o	J. condition

연습문제 8-3 짧게 답하기-구조와 기능

빈칸에 알맞은 답을 쓰시오.

1. Name three types of muscle tissue.

____

____

2. What is the primary function of muscle?

____

3. State the difference between:

a. pronation and supination ______________________

b. dorsiflexion and plantar flexion ______________________

c. hyperextension and extension ______________________

연습문제 8-4 근육의 위치

다음부위와 1~14번 근육들의 위치를 바르게 연결하시오.

arm ______

back ______

chest ______

leg ______

neck ______

shoulder ______

trunk ______

1. quadriceps ______

2. serratus anterior ______

3. pectoralis major ______

4. adductors ______

5. gastrocnemius ______

6. triceps brachii ______

7. hamstrings ______

8. Achilles tendon ______

9. biceps brachii ______

10. trapezius ______

11. latissimus dorsi ______

12. deltoid ______

13. sartorius ______

14. sternocleidomastoid ______

연습문제 8-5 정의-근육계의 구조와 기능, 질병

다음 빈칸에 우리말과 그 의미를 쓰시오.

1. muscle fibers ______

2. tendons ______

3. fascia ______

4. adduction ______

5. **eversion** ______________________________

6. **ataxia** ______________________________

7. **rotator cuff tendinitis** ______________________________

8. **fibromyalgia** ______________________________

9. **dystonia** ______________________________

10. **tenotomy** ______________________________

연습문제 8-6 의무기록에 적힌 의학용어 이해하기

필요한 경우 의학사전을 이용하여 지문에서 굵은 글씨체로 표시한 용어의 우리말과 그 뜻을 쓰시오.

퇴원 요약

현병력: 환자는 7세 남자 어린이로 3~4세 쯤에 근육 약화 증상(근무력증)을 보였다. 근생검(**biopsy**)을 통한 근섬유 변성(**degeneration**)을 확인하고 근육퇴행위축(**muscular dystrophy**)진단을 받았다. 그는 아직 걸을 수 있으며 4개월 전부터 약물치료(**therapy**)를 받아 오고 있다.
신체검진(Physical examination): 검사 시 환자는 명랑한 어린 소년이었다. 그는 몸쪽(**proximal**) 근육의 약화 증세를 가지고 있으며 또 비대(**hypertrophy**)와 아킬레스 힘줄(**Achilles tendon**)이 일부 짧아진 소견을 보였다. 그외 전반적인 신체검사는 정상 범주에 있다.
병원 치료 과정(Course in Hospital): 입원 기간 동안, 정맥주사(**intravenous**)를 시작했고 검사를 위해 하루에 1번 체혈했다. 입원 과정 동안 특별한 문제는 없었다.

추정 진단; 근육퇴행위축(Muscular dystrophy)

a. muscular dystrophy ______________________

b. biopsy ______________________

c. degeneration ______________________

d. therapy ______________________

e. proximal ______________________

f. hypertrophy ______________________

g. Achilles tendons ______________________

h. intravenous ______________________

연습문제 8-7 의학용어 만들기

Ⅰ. 어근 ton/o을 사용하여 다음 뜻을 가진 의학용어를 작성하시오.

a. pertaining to no tone or tension ____________________

b. abnormal muscle tone ____________________

c. muscle is unable to relax ____________________

d. pertaining to tone ____________________

Ⅱ. 접미사 -kinesia를 사용하여 다음 뜻을 가진 의학용어를 작성하시오.

a. slow movement ____________________

b. impaired movement ____________________

c. excessive movement ____________________

Ⅲ. 접미사 -plegia 또는 -paresis 를 적절하게 사용하여 다음 뜻을 가진 의학용어를 작성하시오.

a. slight muscular paralysis ____________________

b. paralysis of both legs and the lower part of the body ____________________

c. paralysis of all four extremities ____________________

d. slight paralysis or weakness affecting half of the body ____________________

연습문제 8-8 철자

다음 단어에서 철자가 틀린 부분을 동그라미하고, 빈칸에 바르게 쓰시오.

1. quadraceps ____________________
2. sternocliedomastoid ____________________
3. serratus ____________________
4. adducter muscles ____________________
5. plantar ____________________
6. trapezious ____________________
7. latisimus dorsi ____________________
8. gastrocnemius ____________________
9. Achilles ____________________
10. biceps brachii ____________________

연습문제 8-9 명칭 표시하기

Ⅰ. 골격근, 앞쪽

다음의 신체구조 용어를 사용하여 그림 8-11의 빈칸과 다음 번호의 빈칸에 각각 명칭을 쓰시오.

abdominal muscles

adductors

biceps brachii

facial muscles

pectoralis major

quadriceps femoris

sartorius

serratus major

sternocleidomastoid

1. ____________________

2. ____________________

3. ____________________

4. ____________________

5. ____________________

6. ____________________

7. ____________________

8. ____________________

9. ____________________

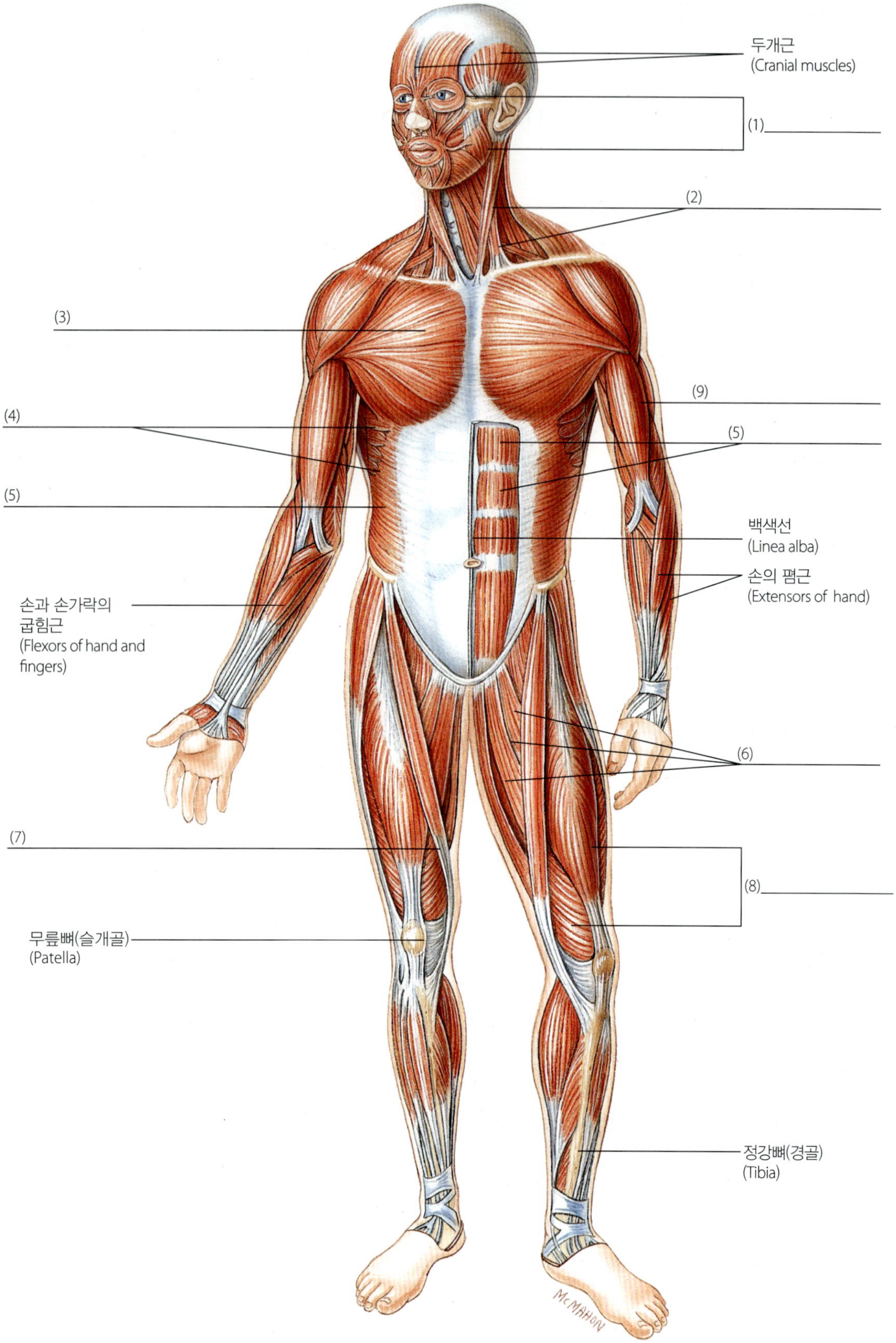
두개근
(Cranial muscles)
(1)
(2)
(3)
(9)
(4)
(5)
(5)
백색선
(Linea alba)
손의 폄근
(Extensors of hand)
손과 손가락의
굽힘근
(Flexors of hand and
fingers)
(6)
(7)
(8)
무릎뼈(슬개골)
(Patella)
정강뼈(경골)
(Tibia)
McMAHON

그림 8-11 골격근, 앞쪽.

Ⅱ. 골격근, 뒤쪽

다음의 신체구조 용어를 사용하여 그림 8-12의 빈칸과 다음 번호의 빈칸에 각각 명칭을 쓰시오.

Achilles tendon

deltoid

gastrocnemius

gluteus maximus

hamstrings

latissimus dorsi

trapezius

triceps brachii

10. ______________________

11. ______________________

12. ______________________

13. ______________________

14. ______________________

15. ______________________

16. ______________________

17. ______________________

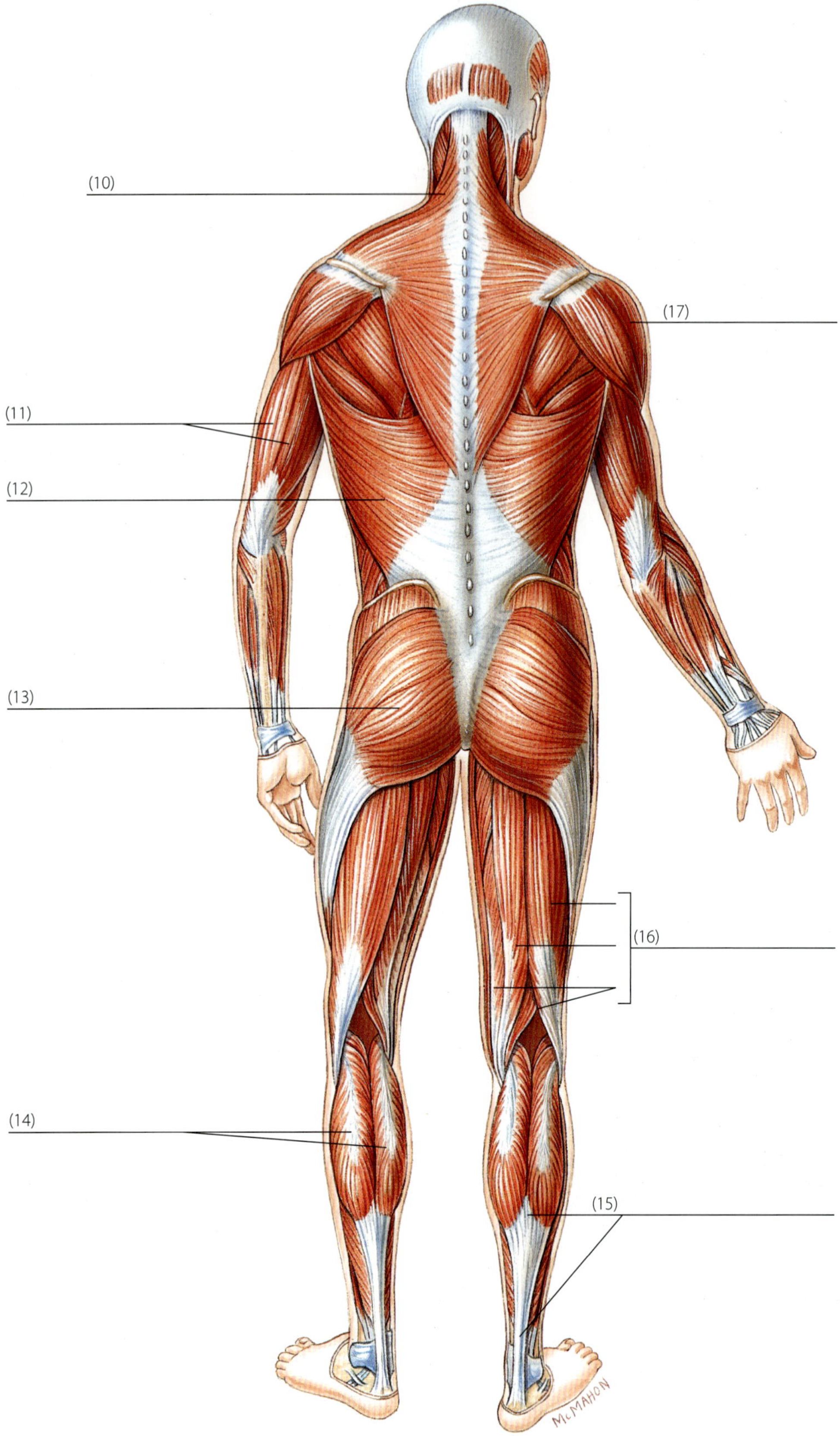

그림 8-12 골격근, 뒤쪽.

8.9 발음과 철자

듣고, 읽고, 학습하면 말하고 쓸 수 있다.

1. 웹사이트에서 제공된 오디오 파일로 각 용어를 듣는다.
2. 각 용어를 주의하여 따라 발음한다.
3. 각 용어의 철자를 빈칸에 적는다.

용어	발음	철자
atonic	ah-**TON**-ick	
biceps brachii	**BYE**-seps **BRAY**-kee	
deltoid	**DEL**-toyd	
dorsiflexion	**dor**-sih-**FLECK**-shun	
dyskinesia	**dis**-kih-**NEE**-zee-ah	
dystonia	dis-**TOH**-nee-ah	
electromyography	ee-**leck**-troh-my-**OG**-rah-fee	
fascia	**FASH**-ee-ah	
fascitis	fah-**SIGH**-tis	
fibromyalgia	**figh**-broh-my-**AL**-jee-ah	
gastrocnemius	**gas**-troh-**NEE**-mee-us	
hemiparesis	**hem**-ee-pah-**REE**-sis	
inversion	in-**VER**-zhun	
kinesiology	kih-**nee**-see-**OL**-oh-jee	
latissimus dorsi	lah-**TISS**-ih-mus **DOR**-see	
muscular	**MUS**-kyoo-lar	
muscular dystrophy	**MUS**-kyoo-lar **DISS**-troh-fee	
musculoskeletal	**mus**-kyoo-loh-**SKEL**-eh-tal	
myasthenia gravis	mye-as-**THEE**-nee-ah **GRAH**-vis	
myocele	**MY**-oh-seel	
myoclonus	**my**-oh-**KLOH**-nus	
myoparesis	**my**-oh-pah-**REE**-sis	
myopathy	my-**OP**-ah-thee	
paraplegia	**par**-ah-**PLEE**-jee-ah	

용어	발음	철자
pectoralis major	**peck**-tor-**AL**-iss **MAY**-jor	
plantar flexion	**PLAN**-tar **FLECK**-shun	
pronation	proh-**NAY**-shun	
quadriplegia	**kwad**-rih-**PLEE**-jee-ah	
sarcopenia	**sar**-koh-**PEE**-nee-ah	
serratus anterior	seh-**RAY**-tuss an-**TEER**-ee-or	
sternocleidomastoid	**stern**-oh-**kleye**-doh-**MASS**-toyd	
supination	**soo**-pih-**NAY**-shun	
tendinous	**TEN**-dih-nus	
tenotomy	teh-**NOT**-oh-me	
trapezius	trah-**PEE**-zee-us	
triceps brachii	**TRIGH**-seps **BRAY**-kee	

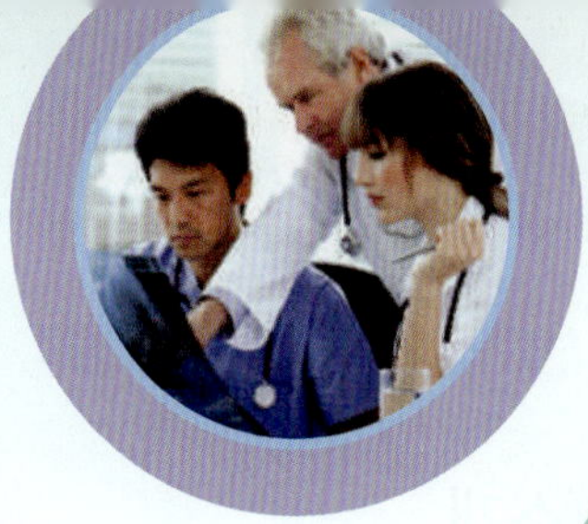

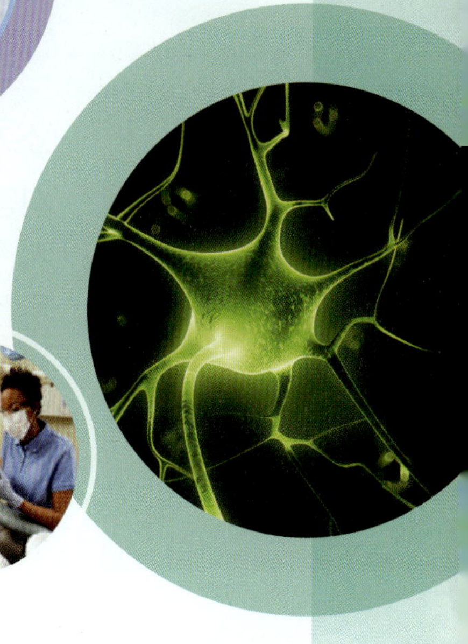

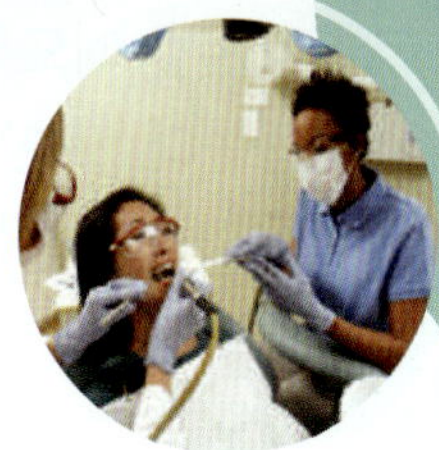

CHAPTER 9

신경계

이 장의 구성

학습 목표

이 장을 학습하고 복습문제를 푼 후, 다음을 할 수 있어야 한다.

1. 신경세포를 분류하고 설명할 수 있다.
2. 신경세포의 기능을 설명할 수 있다.
3. 뇌와 척수의 구조와 기능을 설명할 수 있다.
4. 말초신경을 설명할 수 있다.
5. 신경계 관련 의학용어를 발음하고, 철자를 알고 정의하고 쓸 수 있다.
6. 신경계의 일반적 질병들을 서술할 수 있다.
7. 듣고, 읽고, 학습하면 말하고 쓸 수 있다.

소개

신경계는 의식, 기억, 판단, 감각, 운동, 언어, 행동과 인격을 관장하는 중추로서 환경의 변화를 수용하여 해석해서 인체가 적절한 반응을 하도록 한다. 즉 뜨거운 것에 손이 닿았을때 우리의 신경계는 뇌로 신호를 보내 뜨거운 것에서 빨리 손을 떼도록 하고, 어두운 환경에 있을 때는 동공을 확대시켜 적응하도록 돕는다. 또한 신경계는 탈수시에 갈증중추를 자극해 물을 마시도록 한다. 이런 자극과 흥분을 전달하는 기관을 신경이라 하는데, 이 장에서는 이러한 매우 복잡한 신경계에 관한 용어를 학습하게 될 것이다.

9.1 신경계 주요 기관

학습문제: 주요 기관과 분류

다음 단어들을 그림 9-1의 빈칸에 쓰시오. 이해를 돕기 위해, 단어 옆의 숫자는 그림의 위치를 알려주고 있으며, 각 명칭을 적을 때는 반드시 발음을 하고, 만약 발음이 어려운 단어라면 여러 번 반복해서 연습한다.

1. brain[**BRAYN**]
2. spinal cord[**SPYE**-nal **KORD**]
3. central nervous system(CNS)[**SEN**-tral **NERV**-us **SIS**-tem]
4. peripheral nerves[per-**IF**-er-al **NERVZ**]
5. peripheral nervous system(PNS)

9.2 신경계 분류

중추신경계(CNS)와 말초신경계(PNS)로 분류되는데(그림 9-1 참조), 중추신경계는 뇌와 척수로 이루어져있고, 말초신경계는 3개의 신경들이 포함된다. 1) 뇌신경(cranial nerve)은 12쌍으로, 뇌(**cranial**)로부터 뻗어나와 있고, 2) 척수신경(spinal nerve)은 31쌍으로 척수로부터 뻗어나와 있다. 이들 신경은 중추신경계로부터 신체의 여러 부위로 전기적 자극을 전달하기도 하고 또한 신체 여러 부위의 자극을 중추신경으로 보내기도 한다. 마지막으로 3) 자율신경계는 교감과 부교감 신경으로 나누며, 서로 갈항작용을 하여 인체의 항상성유지에 중요한 역할을 한다.

9.3 신경세포와 신경

신경원(뉴런, **Neurons**[**NOO**-ronz])은 신경세포로 아주 작고 가늘며 길다(그림 9-2). 이들이 신경이라고 하는 조직을 만든다. 뉴런은 전기적 자극(메세지)을 뇌와 척수로부터 전달하고, 어떤 것은 91cm가 될 정도로 크기도 다양하다. 일부 뉴런은 말이집(수초 **myelin sheath**[**MY**-eh-lin **SHEETH**])이라고 하는 흰색지방 물질로 덮여 있다. 말이집은 절연체로 축삭을 보호하는 역할을 한다(그림 9-2). 말이집으로 싸여있는 뉴런(**myelinated**[**MY**-eh-lih-**nayt**-ed])을 유수신경이라 하고 또한 백질이라고도 하며, 수초에 싸여있지 않은(**unmyelinated**[**UN**-**my**-eh-lih-**nayt**-ed]) 신경세포를 무수신경이라하고 또한 회백질(gray matter)로 부르기도 한다.

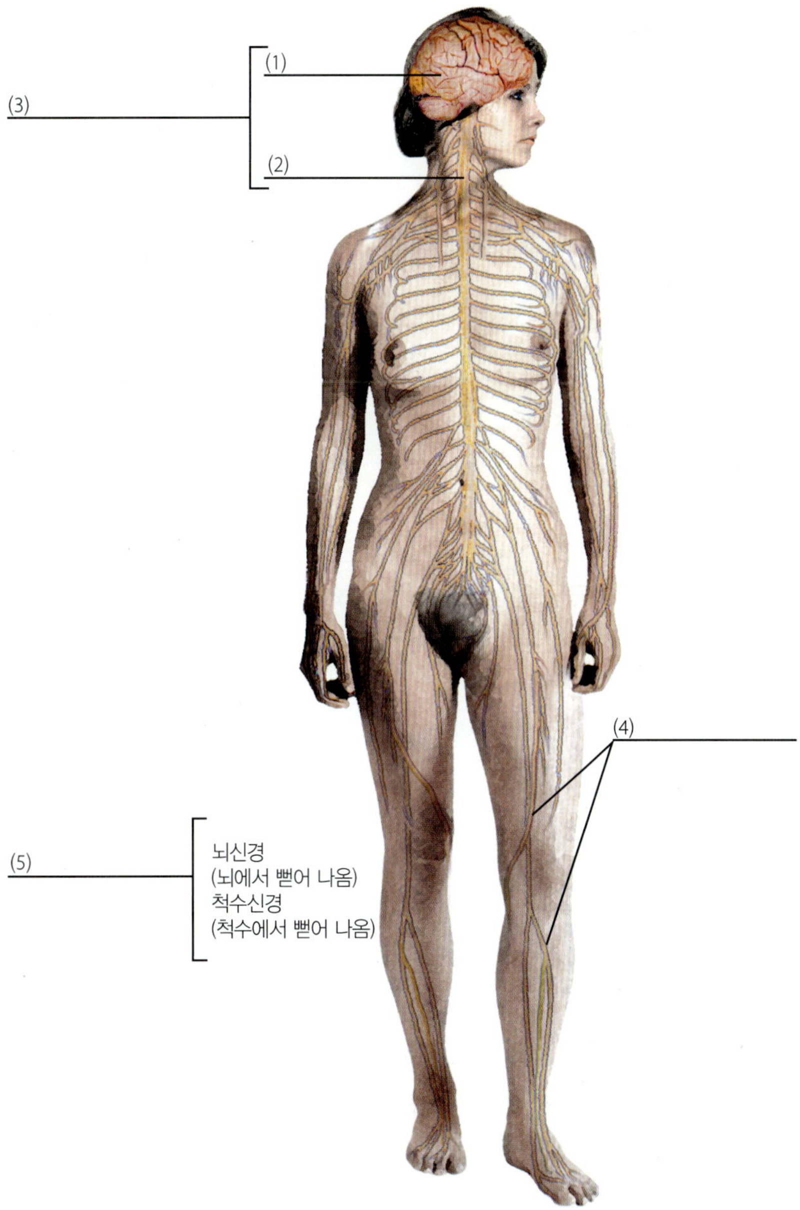

그림 9-1 신경계

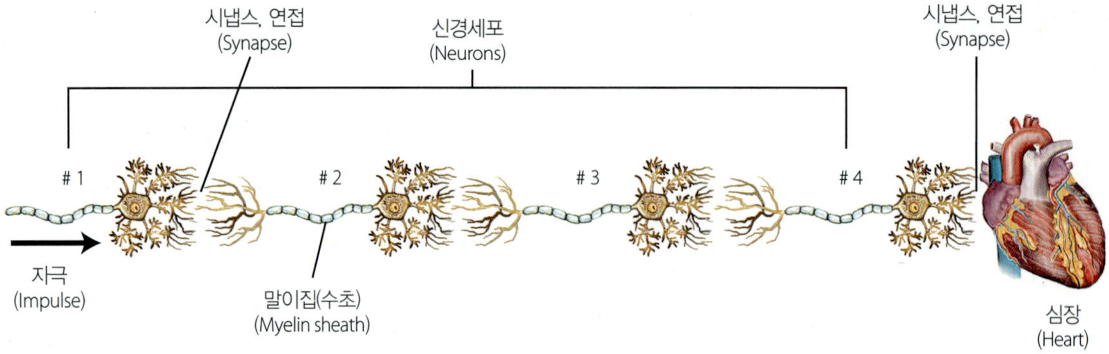

그림 9-2 신경세포는 신경연접으로 연결되어 있으며, 표적에 도달할 때까지 전기적 자극이 한 뉴런에서 다른 뉴런으로 전달된다. 그림은 심장의 경우이다.

신경(아)교(**neuroglia**[noo-**ROG**-glee-ah])는 뉴런과 뉴런 사이에 있으면서, 신경원을 연결하고 지지하며 보호한다. 신경(아)교는 뉴런과 달리 전기적 자극을 전달하지 않으며, 종류로는 별아교세포(astrocytes)와 미세아교세포(microglia)등이 있다.

요 약

신경원(neurons)과 **신경(아)교(neuroglia)**는 신경세포이다. 일부 뉴런은 말이집으로 싸여있고 어떤 것은 싸여있지 않다. 뉴런은 전기적 자극을 전달하고 신경(아)교는 뉴런을 지지하고 보호한다.

기억 요령

뉴런은 전선과 같다. 말이집은 전선을 감싸고 있는 플라스틱 피복과 같으며, 전기 자극은 전선을 따라 이동하고, 신경 자극은 뉴런에서 뉴런으로 이동한다. 전선이 끊어지면 전기가 전달되지 않듯이 신경이 끊어지면 신경 자극 역시 전달되지 않는다.

신경(Nerves)

신경은 신경세포 다발로 구성되어 있다. 신경은 육안으로도 볼 수 있으며 두 종류가 있다. 하나는 감각신경(구심성신경: 상행신경)으로 말초에서 뇌와 척수로 자극을 전달하는 것이다. 예를 들어, 등이 가려우면 신경을 통해 피부로부터 나온 메시지가 척수로 전달되고 그런 다음 뇌로 전달된다. 가려움에 관한 메시지가 뇌에 전달되면 뇌의 감각중추는 그 정보를 분석한다. 가려움에 대한 적절한 반응이 두 번째 종류의 신경(운동신경, 원심성신경, 하행신경)을 통해 뇌로부터 등으로 보내지는데, 이는 뇌와 척수로부터 메시지가 전달되는 것이다. 이들 메시지는 척수로 이동하여 손과 팔의 근육을 자극시키고, 그 근육은 피부를 긁음으로써 가려움이라는 자극에 적절하게 반응한다. 신경들이 집단을 이뤄 뇌나 척수 안에 다발로 있을 때 이를 신경 경로(**tract**)라 한다.

신경연접(시냅스, Synapse)

시냅스(**synapse**[**SIN**-apps])는 2개의 뉴런 사이 또는 뉴런과 기관사이에 있다(그림 9-2). 전기 자극(electrical impulse)이 뉴런말단에 도달하면 신경전달물질(neurotransmitter)이 방출되는데, 신경전달물질은 전기적 충동(impulse)이 시냅스공간을 지나 다음 뉴런이나 기관으로 전달되는데 이를 자극(stimulate)이라 한다. 신경전달물질에는 아세틸콜린(**acetylcholine**[ah-**see**-tul-**KOL**-een]), 도파민(**dopamine**[**DOH**-pah-meen]), 엔돌핀(**endorphins**[**EN**-dor-fins]), 세로토닌(**serotonin**[**ser**-oh-**TOH**-nin]), 노에피네프린(**norepinephrine**[**nor**-ep-ih-**NEF**-rin])등이 있는데, 주로 근육 운동을 비롯한 기분, 스트레스 이완 등 여러 다양한 기능을 하고 있다.

학습문제: 신경세포와 신경

다음 문장이 맞으면 참(T), 틀리면 거짓(F)에 동그라미 하시오.

1. The myelin sheath acts as an insulator, keeping the nerve impulse on track. T / F

2. Neurons carry electrical impulses. T / F

3. Neurons wrapped with myelin sheath are said to be myelinated. T / F

4. Myelinated neurons are also called white matter. T / F

5. Electrical impulses travel to and away from the brain and spinal cord. T / F

6. Neurons are organs made up of nerves. T / F

7. Dopamine is a neurotransmitter. T / F

8. The synapse carries serotonin to another neuron. T / F

9. A synapse is the gap between two neurons. T / F

정답: 1. 참 2.참 3. 참 4. 참 5. 참 6. 거짓 7. 참 8. 거짓. 9. 참

9.4 중추신경계(Central Nervous System)

뇌(Brain)

학습문제: 뇌의 구조

뇌의 각 부분을 그림 9-3의 빈칸에 쓰시오. 이해를 돕기 위해, 단어 옆의 숫자는 그림의 위치를 알려주고 있으며, 각 명칭을 적을 때는 반드시 발음을 하고, 만약 발음이 어려운 단어라면 여러 번 반복해서 연습해야한다.

1. cerebrum[seh-**REE**-brum]

2. thalamus[**THAL**-ah-mus]

3. hypothalamus[**high**-poh-**THAL**-ah-mus]

4. midbrain[**MID**-brayn]

5. pons[**PONZ**]

6. medulla oblongata[meh-**DULL**-ah **ob**-long-**GAH**-tah]

7. cerebellum[**ser**-eh-**BELL**-um]

뇌(brain)는 머리뼈(cranium)인 두개골(skull)이 보호하고 있다. 뇌는 수십억개의 신경세포로 이루어져 있으며 몇개의 부분들로 나뉘어지는데, 각 부분은 고유의 기능을 가지고 있다.

뇌의 구조

대뇌(cerebrum)는 뇌의 가장 큰 부분으로 우반구(right hemisphere)와 좌반구(left hemisphere) 2개로 나누어져 있다. 이 두 반구는 대뇌 중앙에 있는 뇌들보(뇌량, **corpus callosum**[**KOR**-pus kah-**LOH**-sum])에 의해 연결되는데, 왼쪽 반구는 인체의 오른쪽을, 오른쪽 반구는 인체의 왼쪽을 통제한다. 각 반구는 엽(lobe)으로 나누어 지는데, 각 엽(lobe)은 엽을 덮고 있는 머리뼈의 이름을 따라 이마엽(전두엽, **frontal** lobe), 마루엽(두정엽, **parietal** lobe), 관자엽(측두엽, **temporal** lobe), 뒤통수엽(후두엽, **occipital** lobe)이라 한다.

대뇌는 대뇌겉질(피질, **cerebral cortex**[seh-**REE**-bral-**KOR**-tecks])이라고 하는 회백질(gray matter)로 덮여있으며 운동, 감각, 추론, 판단을 담당한다.

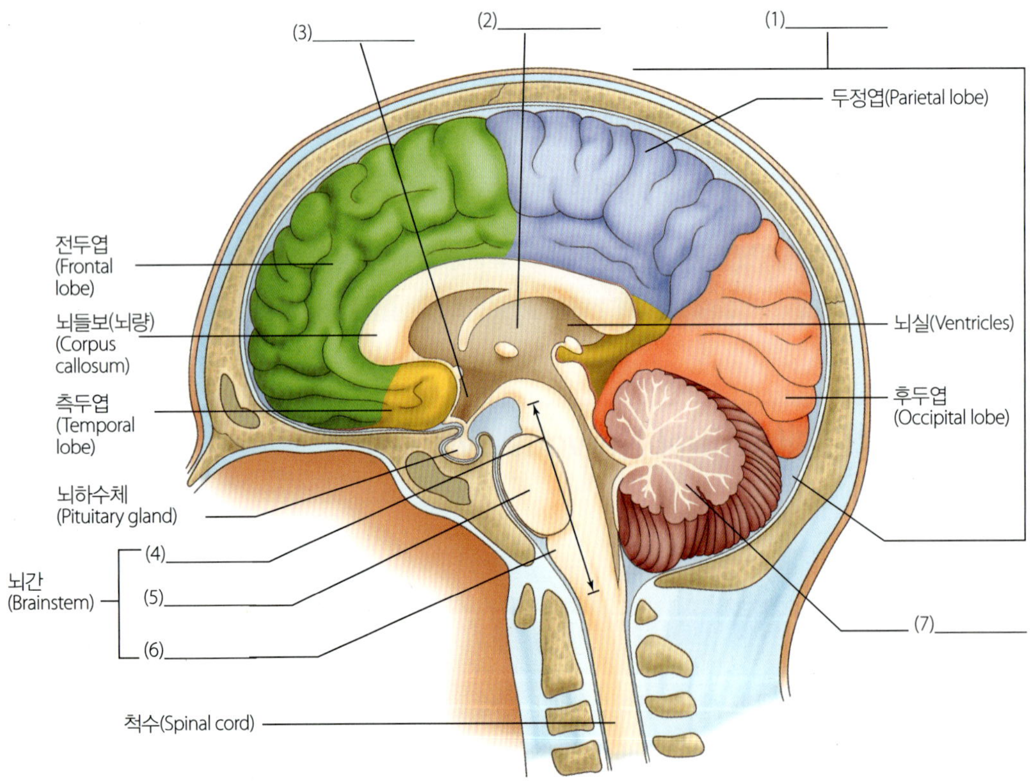

그림 9-3 뇌의 구조

시상(thalamus)과 시상하부(hypothalamus)는 뇌의 또 다른 두 가지 중요한 구조로, 시상은 뇌의 안쪽 깊숙이 있으며 통증, 촉감, 온도와 같은 자극을 수용한다. 그리고 이러한 정보의 해석과 분석을 위해 정보를 대뇌겉질로 전달한다. 뜨거운 온도와 같은 자극을 인체가 처음 인지하는 곳이 시상(thalamus)이다. 하지만 비정상적인 온도에 적절히 반응하기 전에 그 감각이 반드시 대뇌겉질로 전달되어야 한다.

시상하부는 시상 아래에 위치하며, 식욕, 갈증, 체온을 조절하고 감정 및 행동과 연관되어 있다. 중뇌(midbrain), 뇌교(pons), 연수(medulla oblongata)를 합쳐 뇌간(**brainstem**)이라하고, 뇌간(brainstem)은 각성, 호흡, 심박동수, 혈압과 같은 기본 생명 기능을 조절한다. 또한, 뇌간은 뇌와 척수로부터 나오거나 뇌와 척수로 가는 자극을 전달하는 통로의 역할을 하기도 한다.

소뇌(cerebellum)는 대뇌 아래에 위치해 있으며 균형을 유지하고 근육 운동을 조절한다. 소뇌의 기능상실은 비정상적인 보행(abnormal gait)을 야기한다.

요 약

뇌의 구조

대뇌(cerebrum), 대뇌겉질(cerebral cortex), 시상(thalamus), 시상하부(hypothalamus), 소뇌(cerebellum), 뇌간(brainstem: 중뇌(midbrain), 뇌교(pons), 연수(medulla oblongata))

학습문제: 뇌

다음에 설명된 뇌 부위의 명칭을 쓰시오.

1. outer gray matter covering the cerebrum

____

2. sends information to the cerebral cortex for analysis and interpretation

____

3. maintains balance and muscle coordination

____

4. includes pons, midbrain, and medulla______________________

5. regulates appetite and thirst ______________________

정답: 1. cerebral cortex. 2. thalamus. 3. cerebellum. 4. brainstem. 5. hypothalamus.

CNS 보호막(Protective Coverings)

학습문제: 보호막

다음 단어들을 그림 9-3의 빈칸에 쓰시오. 이해를 돕기 위해, 단어 옆의 숫자는 그림의 위치를 알려주고 있으며, 각 명칭을 적을 때는 반드시 발음을 하고, 만약 발음이 어려운 단어라면 여러 번 반복해서 연습해야 한다.

1. 경질막(경막, dura mater[**DOO**-rah-**MAH**-ter])
2. 거미막(지주막, arachnoid membrane[ah-**RACK**-noid-**MEM**-brayn])
3. 연질막(연막, pia mater[**PEE**-yah-**MAY**-ter])
4. 뇌척수액(cerebrospinal[**ser**-eh-broh-**SPYE**-nal] fluid)
5. 뇌실(ventricles[**VEN**-trih-kulz])

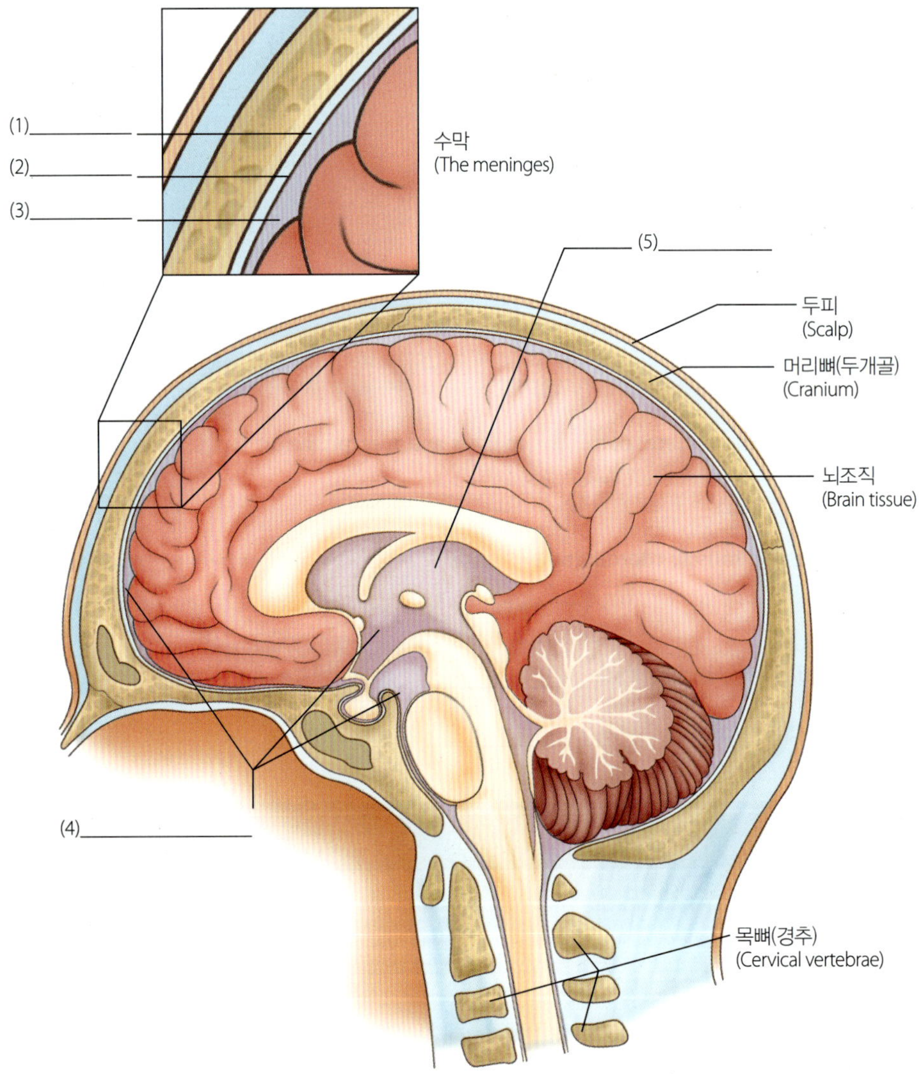

그림 9-4 뇌와 척수의 보호막

뇌와 척수를 가장 확실하게 보호하는 것은 단단한 두개골(skull)과 척추뼈(vertebrae)이지만, 뇌막(**meninges**[meh-**NIN**-jeez])이라는 세 개의 막 또한 보호 덮개 역할을 한다(그림 9-4).

가장 바깥쪽에 있는 막이 경막(**dura mater**[**DOO**-rah **MAY**-ter])으로 질기고 두껍다. 중간층은 거미막(**arachnoid membrane**[ah-**RACK**-noid **MEM**-brayn])이고, 가장 안쪽이 연막(**pia matter**[**PEE**-yah- **MAY**-ter])이다. 경막 아래에는 경막밑공간(subdural space)이, 거미막 아래에는 거미막밑공간(subarachnoid space)이 있다.

또 다른 형태의 CNS 보호 장치가 뇌척수액(**cerebrospinal fluid**, CSF)인데 무색의 액체로 뇌와 척수 주변의 지주막하공간(subarachnoid space), 척수(spinal cord) 안과 뇌실(**ventricles**)을 끊임없이 순환한다. 뇌척수액은 충격을 흡수하여 충격으로부터 중추신경계(뇌의 척수)를 보호하는 역할을 한다.

척수(Spinal Cord)

척수(**spinal cord**)는 그림 9-1에 잘 나와 있으며, 신경 다발로 뭉쳐진 1/2인치(1.27cm) 두께의 케이블이라 할수 있다. 부드러운 신경조직은 단단한 척주뼈에 의해 보호된다. 척수 양쪽으로부터 나온 척수신경 가지는 전신으로 뻗어나가 있다.

요 약

척수(spinal cord)는 경수, 흉수, 요수, 천수 등의 신경으로 되어 있다.
척수에서 나온 **신경(nerves)**은 전신으로 뻗어 나간다.
척주(vertebral column)는 척수를 보호하는 뼈이다.

기억 요령

척수와 척주는 같은 구조가 아니다. 척수는 신경, 척주는 뼈로 이루어져있다. 척주(spinal column)는 척추뼈(vertebral column), 척추(spine), 등뼈(backbone)라고도 한다.

9.5 말초신경계(Peripheral Nervous System, PNS)

신경은 뇌와 척수에서 뻗어나와 거의 모든 신체구조로 확장되는데, 여기에는 말초라고 하는 신체 중심에서 떨어져 있는 구조를 포함한다. 이런 경우, 말초라는 말은 뇌와 척수로부터 멀리 떨어져 있다는 것을 의미한다. 그림 9-5는 척수로부터 말초부위로 뻗어 나간 척수신경을 보여주고 있는데, 이들 신경의 명칭은 신경이 전달되는 조직 혹은 구조와 관련이 있다. 예를 들어, 척골신경(ulnar nerve)은 팔의 척골에 붙어있는 근육들을 자극하고, 정강신경(tibial nerve)은 정강뼈 혹은 정강이를 덮고있는 근육을 자극한다. 좌골신경(sciatic nerve)은 허리(lower back), 엉덩이(buttocks), 넓적다리(thigh)와 아래 다리(lower leg)를 자극한다.

요 약 **말초신경계(PNS)**는 뇌와 척수에서 여러 신체기관까지 뻗어나간 신경을 말한다.

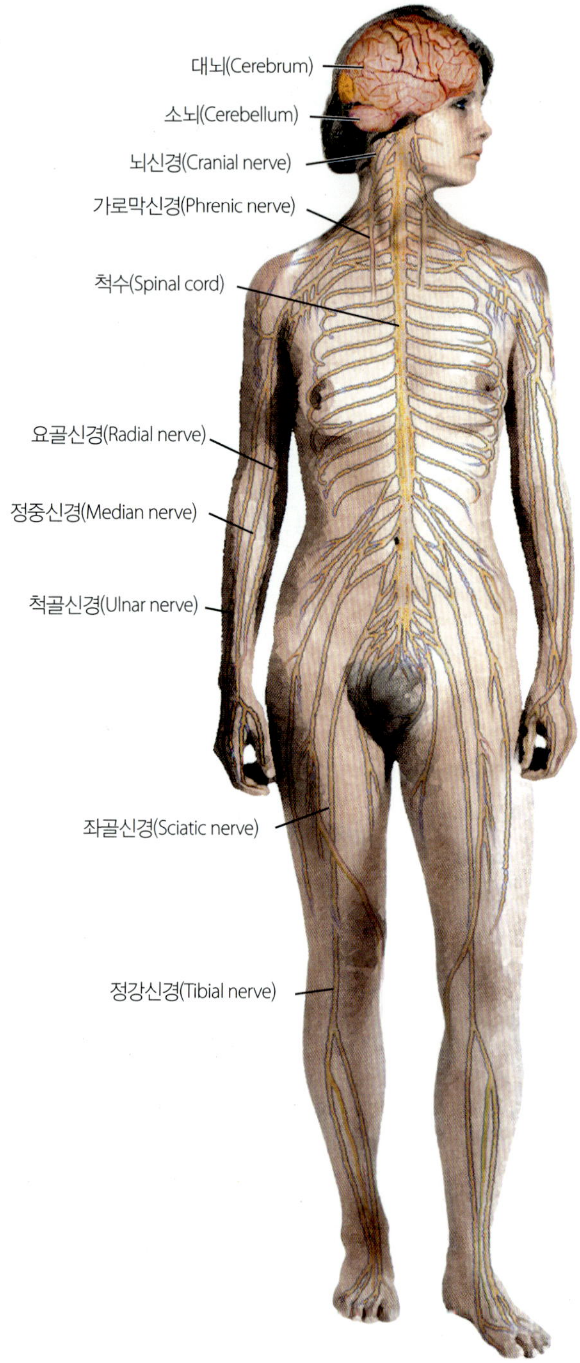

그림 9-5 뇌와 척수에서 기시한 말초신경 가지

9.6 새로운 어근, 접미사, 접두사

이장의 용어를 학습할 때 다음의 추가된 어근, 접미사, 접두사를 사용한다.

어근	의미
ech/o	소리(sound)
ment/o	마음, 정신(mind)
myelin/o	말이집(myelin sheath)
narc/o	멍한, 혼미(stupor)
poli/o	회백질(gray matter)
spin/o	척수(spinal cord), 골격계를 말할 때 **spin/o** 는 척추(spine); 등뼈(backbone), 척주(spinal column, vertebral column)를 의미한다.

접미사	의미
-us	것(thing)

9.7 용어 학습

다음 순서에 따르면 의학용어 학습을 더 쉽게 할 수 있다.

1. 용어가 익숙할 때까지 반복하여 발음한다.
2. 용어를 쓰고, 철자가 올바른지 확인한다.
3. 뜻과 의미도 함께 쓴다. 가능하면 그 용어를 기억하는 데 도움이 될 단어, 생각 또는 그림과 연관시킨다.
4. 이 교재에서 배운 방법으로 용어의 구조를 분석한다.

어근

어근 caus/o		의미 불타는(burning)
용어	용어분석	정의
causalgia [kaw-**ZAL**-jah]	-algia = 통증(pain)	작열통: 타는 듯한 통증

어근 cerebr/o(encephal/o 참조)		의미 뇌(brain)
용어	**용어분석**	**정의**
cerebral angiography [seh-**REE**-bral **an**-jee-**OG**-rah-fee]	-al = ~에 관련된(pertaining to) -graphy = 기록 과정: 이미지를 만드는 과정(process of recording; process of producing images) angi/0 = 혈관(vessel)	뇌혈관조영(술); 뇌혈관 영상 검사
cerebrovascular [**ser**-eh-broh-**VAS**-kyoo-lar]	-ar = ~에 관련된(pertaining to) vascul/o = 혈관(vessel)	뇌혈관
cerebrospinal fluid(CSF) [**ser**-eh-broh-**SPYE**-nal]	-al = ~에 관련된(pertaining to) spin/o = 척수(spinal cord)	뇌척수액

어근 encephal/o		의미 뇌(brain)
용어	**용어분석**	**정의**
echoencephalography(EEG) [**eck**-oh-en-**sef**-ah-**LOG**-rah-fee]	-graphy = 기록 과정: 이미지를 만드는 과정(process of recording; process of producing images) echo = 소리(sound)	뇌초음파검사
encephalitis [en-**sef**-ah-**LYE**-tis]	-itis = 염증(inflammation)	뇌염
electroencephalography [ee-**leck**-troh-en-**sef**-ah-**LOG**-rah-fee]	-graphy = 기록 과정: 이미지를 만드는 과정(process of recording; process of producing images) electr/o = 전기의(electric)	뇌파검사(EEG), 뇌전도검사
encephalopathy [en-**sef**-ah-**LOP**-ah-thee]	-pathy = 질병(disease)	뇌병(증)

어근 hydr/o		의미 물(water)
용어	**용어분석**	**정의**
hydrocephalus [**high**-droh-**SEF**-ah-lus]	-us = 상태(condition; thing) cephal/o = 머리(head)	수두증(그림 9-6)

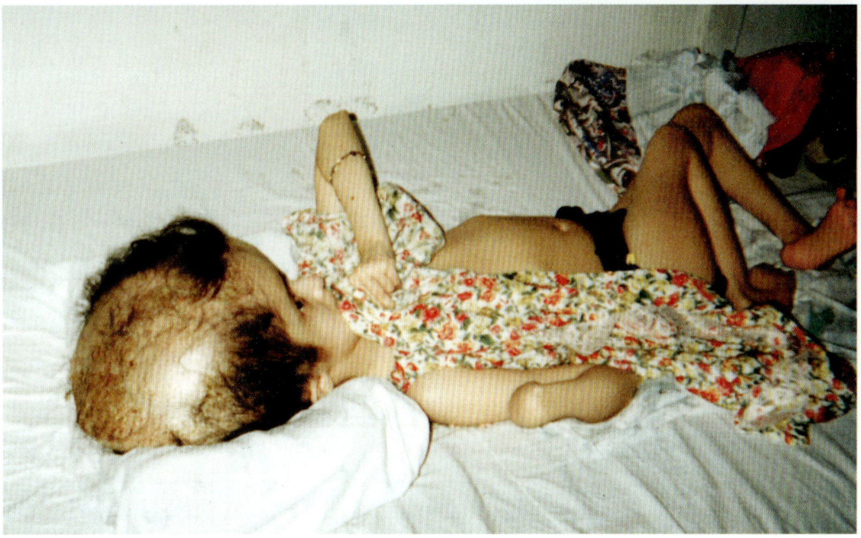

그림 9-6 수두증(Hydrocephalus)

어근	의미
magnet/o	자석(magnet)

용어	용어분석	정의
magnetic resonance imaging(MRI) [mag-**NET**-ik **RES**-oh-nance **IM**-ah-jing]	-ic = ~에 관련된(pertaining to) resonance = 확대(magnification) imaging = 그림(picture)	자기공명영상; 자석 파장을 이용하여 생성한 뇌영상(그림 9-7)

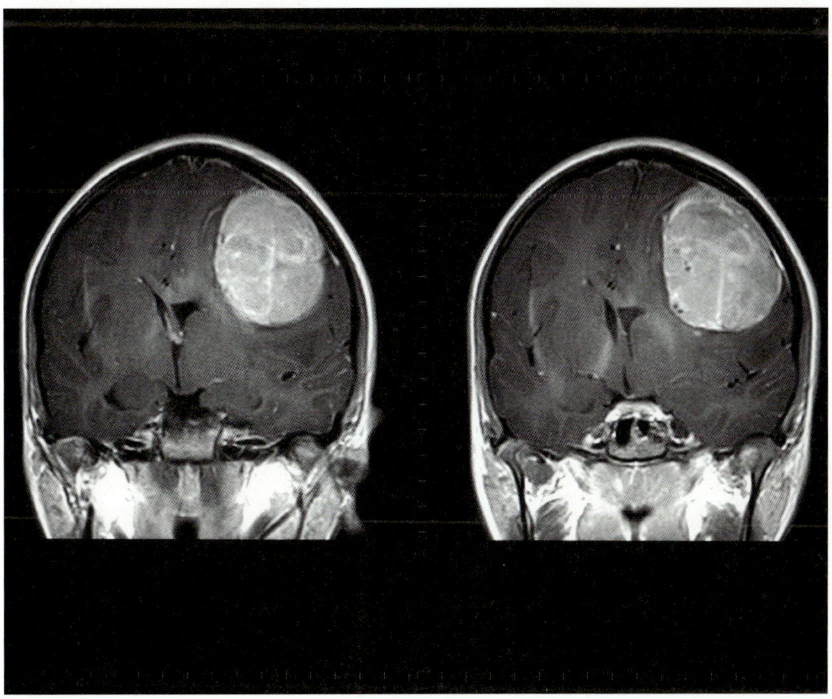

그림 9-7 뇌 우상측면의 종양 MRI

어근 mening/o		의미 막(membrane; meninges) (뇌와 척수 주위의 막)
용어	용어분석	정의
meningitis [**men**-in-**JIGH**-tis]	-itis = 염증(inflammation)	수막염(뇌수막염, 뇌막염)

어근 myel/o		의미 척수(spinal cord)
용어	용어분석	정의
poliomyelitis [**poh**-lee-oh-**my**-eh-**LYE**-tis]	-itis = 염증(inflammation) poli/o = 회백질(gray matter)	회색질 척수염, 소아마비(polio)로도 불린다.

기억 요령

골격계에서 myel/o는 골수(bone marrow)를, 신경계에서 myel/o는 척수(spinal cord)를 뜻한다.

어근 neur/o		의미 신경(nerve)
용어	용어분석	정의
neuromuscular [**noo**-row-**MUS**-kyoo-lar]	-ar = ~에 관련된(pertaining to) muscul/o= 근육(muscle)	신경근(육)의
neurology [noo-**ROL**-oh-jee]	-logy = 학문(study of)	신경학
neurologist (noo-**ROL**-oh-jist)	-logist = 전문가, 학자(specialist; one who studies)	신경과전문의, 신경학자

접미사 –cele		의미 탈출(hernia)
용어	용어분석	정의
meningocele [meh-**NIN**-goh-**seel**]	mening/o = 뇌척수막(meninges; membrane)	수막탈출(증), 수막류 (그림 9-8 척추갈림증, spina bifida)

어근 radicul/o		의미 신경 뿌리(nerve roots) (척추 신경을 척수에 붙임)
용어	용어분석	정의
cervical radiculopathy [**SER**-vih-kal reh-**dick**-you-**LOP**-eh-thee]	-al = ~에 관련된(pertaining to) cervic/o = 목(neck) -pathy = 질병(disease)	목신경근 병증(경추 신경근 병증)

접미사

접미사 –esthesia		의미 감각(sensation)
용어	용어분석	정의
anesthesia [**an**-es-**THEE**-zee-ah]	an- = 아니오; 부정(no; not)	마취, 무감각, 마비
anesthesiologist [**an**-es-**thee**-zee-**OL**-oh-jist]	-logist = 전문가(specialist; one who studies)	마취과전문의
anesthetist [an-**EES**-the-tist]	-ist = 전문가(specialist)	마취사, 마취전문의사
dysesthesia [**dis**-es-**THEE**-zee-ah]	dys- = 나쁜; 통증이 심한; 어려운(bad; painful; difficult; poor; abnormal)	이상감각, 감각장애
paresthesia [**par**-es-**THEE**-zee-ah]	para- = 비정상(abnormal)	감각이상

접미사 –lepsy		의미 간질, 발작(seizure)
용어	용어분석	정의
narcolepsy [**NAR**-koh-lep-see]	narc/o = 혼미(stupor)	기면증, 수면발작

접미사 –phasia		의미 말하다(speech)
용어	용어분석	정의
aphasia [ah-**FAY**-zee-ah]	a- = 아닌, 없는, 부족(no; not; lack of)	언어상실증, 실어증
dysphasia [dis-**FAY**-zee-ah]	dys- = 나쁜; 불량한; 어려운; 고통스러운; 비정상(bad; poor; difficult; painful; abnormal)	언어장애(poor speech)

접미사 –plegia		의미 마비(paralysis)
용어	용어분석	정의
hemiplegia [**hem**-ee-**PLEE**-jee-ah]	hemi- = 반(half)	반신마비, 편마비
paraplegia [**par**-ah-**PLEE**-jee-ah]	para- = 옆에;가까이(beside; near; abnormal)	하반신마비
tetraplegia [**TET**-rah-**PLEE**-jee-ah]	tetra- = 넷(four)	팔다리마비; quadriplegia(사지마비)로도 불림

접두사

접두사 de–		의미 부족; 제거(lack of; removal)
용어	용어분석	정의
dementia [deh-**MEN**-she-ah]	-ia = 상태(condition) ment/o = 정신, 마음(mind)	치매

9.8 신경계 질환(Pathology)

알츠하이머병(Alzheimer[ALZ–high–mer] Disease)

치매의 한 형태로, 뇌세포의 퇴행 때문에 발생하며, 대단히 진행성 질환이다. 이 질병은 기억, 판단 그리고 논리적 사고의 상실이 나타나는데, 시간이 지남에 따라 더욱 악화되며, 후기에는 인격과 행동에도 문제가 발생한다.

근위축성 측삭 경화증(루게릭병)(Amyotrophic[ah–mye–oh–TROH–fick]Lateral Sclerosis)

루게릭병(amyotrophic lateral sclerosis, **ALS**)으로 잘 알려져 있으며 진행성 질환으로 수의운동을 담당하는 뇌와 척수 신경에 영향을 미쳐 그 결과 근육이 퇴화한다. 팔다리의 허약과 뒤틀림으로 시작되고 결국엔 숨 쉬며 먹고 말하는 데 필요한 모든 근육을 통제하는 능력에 영향을 끼쳐 마비를 초래한다.

뇌종양(Brain Tumors; Intracranial Tumors)

두개골 내부의 종양에는 두 가지 형태가 있는데, 신경(아)교종(**gliomas**[gligh-**OH**-mahz])과 수막종(**meningiomas**[meh-**nin**-jee-**OH**-mahz])있다.

- 신경(아)교종(gliomas)은 뇌 조직의 악성종양으로 빠르게 혹은 느리게 성장한다(그림 9-8).

- 수막종(meningiomas)은 양성 종양으로, 뇌 조직 외부에 존재하지만 여전히 두개골 안에 있으며 천천히 성장하는 특징이 있다.

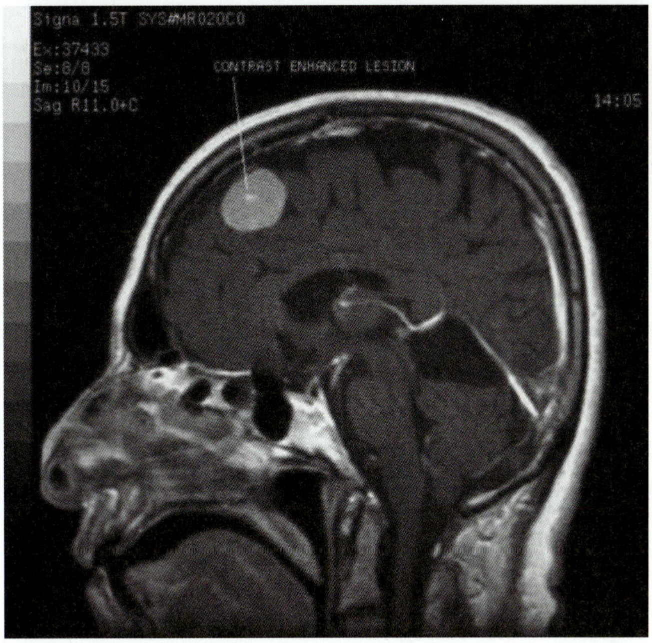

그림 9-8 뇌종양. MRI에서 전두엽의 뇌종양이 보인다.

의식 수준(Levels of Consciousness, LOC)

의식은 자신과 환경을 지각하는 상태이며, 질병, 부상과 약물 복용, 알코올 또는 처방 약이 의식 수준을 변화시킬 수 있다. 의식 수준의 단계는 아래와 같다.

- 각성, 명료(**Alert**): 또렷한 의식 상태. 지남력이 있음
- 기면(**Drowsy**): 졸리지만 쉽게 깨어남
- 혼미(**Stupor**[**STOO**-por]) : 강한 자극에만 반응하는 특성을 보이는 낮은 수준의 의식. 보통 식물인간 상태에서 나타남
- 실신(**Syncope**[**SING**-koh-pee]) : 기절이라 하며 뇌 혈류가 감소하여 잠깐 의식을 잃은 것
- 혼수(**Coma**[**KOH**-mah]) : 각성이 불가능한 무의식 상태

다발 경화증(Multiple Sclerosis[MUL–tih–pul Skler–OH–sis])

뇌와 척수 뉴런의 축삭을 덮고 있는 말이집이 파괴된 상태로 이를 탈수초(수초탈락)라 하는데, 그 결과 축삭을 통한 신경자극의 전달되이 느려지거나 아예 전달되지 않게 된다. 그로인해 근육이 약해지고, 마비, 또는 다른 신체 장애가 발생하게 된다.

파킨슨 질병(Parkinson [PAR–kin–son] Disease, PD)

이 질병은 느린 행동, 근육 강직, 휴식시 떨림(shaking)과 약 알을 굴리는 진전(pill-rolling tremor)을 보인다. 엄지와 다른 손가락의 안정 떨림(resting tremor)은 주로 휴식시 나타나며, 그 부위를 의식해서 움직일 때는 사라진다. 파킨슨병은 만성적으로 진행되며 정확한 원인은 아직 모른다. 그러나 뇌에 도파민과 같은 신경전달물질의 감소로 비정상적인 동작을 보인다. 도파민의 수준을 올려주는 약물이 주된 치료이지만 대증적 치료로, 질병의 증상을 완화하지만 근본적인 치료는 아니다.

소아마비(Poliomyelitis)

바이러스 감염으로 발생하며, 매우 전염성이 높다. 폴리오 바이러스가 신경계를 침범하여 마비를 일으키며 치료 방법은 없고, 약독화한 폴리오 백신의 접종으로만 예방할 수 있다. 전 세계적으로 백신접종으로 대부분의 소아마비 질병이 사라지고 있다.

소아마비후 증후군(**Postpoliomyelitis**)은 소아마비 환자에서 나타나는데 소아마비에서 회복된 지 15년 이상 지난 후에 근육 약화와 근육 피로의 특징을 보이는 상태를 말한다.

좌골신경통(Sciatica[sigh–AT–ih–kah])

좌골신경통(sciatica[sigh-AT-ih-kah])은 좌골 신경의 염증으로, 등에서 시작된 통증이 엉덩이와 다리로 내려간다. 흔히 허리(lumbar)부근의 추간판이 빠져 나와 발생한다.

발작 장애(Seizure Disorder): 뇌전증(Epilepsy[EP–ih–lep–see])

뇌의 신경원에서 전기에너지가 갑자기 불수의적이고 비정상적으로 과다하게 방전되는 것이 원인이 되어 발생하는 현상으로, 그 결과 뇌의 기능부전이 생겨 비정상적인 움직임과 감각의 원인이 되는데, 이러한 비정상적인 상태를 발작(seizure)이라 한다.

뇌파검사(법)(**Electroencephalography**[ee-leck-troh-en-sef-ah-LOG-rah-fee])는 뇌의 전기적 자극을 찾아내고 그것을 파동(wave)으로 기록하는데, **EEG**로 잘 알려져 있다. 그림 9-9에 정상과 비정상 뇌파 그림이 있다. 정상뇌파는 높이와 넓이가 일관적인 반면 비정상 뇌파는 발작장애에서 보여주는 것처럼 높이와 넓이가 일관적이지 않다.

발작의 종류

무동성 발작(**Absence**[**AB**-senz] seizures)은 주로 소발작(**petit mal**[pe-**TEE**-**MAHL**] seizures)으로 알려져 있으며 1~30초 정도 발생하는 발작으로 발작 동안에 멍해지거나 눈이 비정상적이며 의식 수준의 변화가 있다.

긴장성간대성 발작(**Tonic-clonic** seizure)은 일명 대발작(**grand mal** seizure)이라고도 하며 긴장기에는 근육이 경직되며 간대기에는 근육이 율동적으로 경련을 일으켜 통제할 수 없는 움직임이 나타난다.

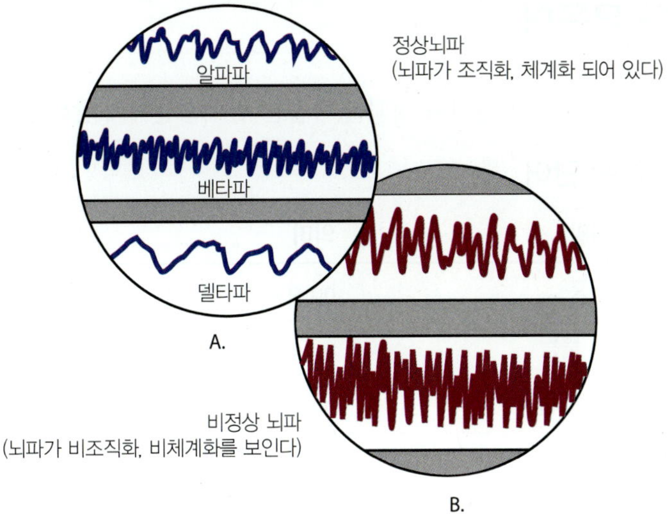

그림 9-9 뇌파. A. 정상 뇌파는 대개 높이와 넓이가 일정하다. alpha파는 휴식상태에서 각성되어 있는 정상인에서 흔히 나타난다. Beta 파는 뇌가 강렬한 활동을 할 때 나타나며, Delta 파는 깊이 잠들어 있는 정상인에서 주로 나타난다. B. 비정상적인 뇌파. 간질 장애가 있는 환자의 뇌파는 높이와 넓이의 불규칙함에 주목해야 한다.

이분척추증(척추갈림증, Spina Bifida[**SPYE**–nah **Bif**–ih–da])

태아 성장의 결함으로 척추뼈가 척수 주위를 완벽하게 둘러싸지 못한 형태를 말한다. 이분척추증은 선천성 기형의 하나로 척추가 완전히 만들어 지지 못하고 갈라져서 생기며 척추에 구멍이나 있는 경우는 심한 경우이고, 뇌막과 척수가 척추 바깥으로 튀어나올 수 있다. 그 모양이 주머니 같은 형태를 하고 있는데 단지 그 주머니 안에 뇌수막만 포함하고 있다면 수막탈출증(**meningocele**[meh-**NIN**-goh-seel])(그림 9-10A), 낭 내용물이 뇌척수막과 척수를 포함하고 있다면 수막척수탈출증(**meningomyelocele**[meh-**ning**-goh-**MY**-eh-loh-**seel**])이라 한다(그림 9-10B).

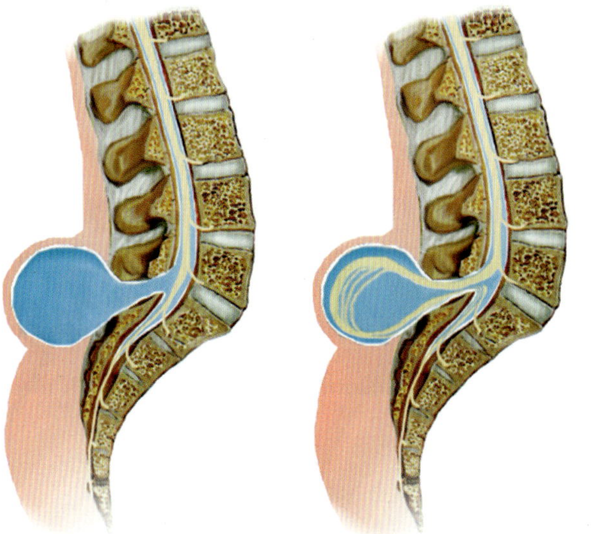

A. 수막탈출증(Meningocele) B. 수막척수탈출증(Meningomyelocele)

그림 9-10 이분척추증으로 인한 수막 탈출과 수막척수탈출

9.9 유사어와 유음어

다음은 유사어와 유음어 이다. 각 단어의 철자와 정의를 학습한 후 복습문제에 답하시오.

표 9-1 모양과 소리가 같은 단어

용어	우리말	의미
aphasia	실어증	no speech
aphagia	연하 불능	no eating
aphakia	무수정체증	no lens (anatomical structure of the eye)
ataxia	운동실조	no coordination
attacks	폭행, 공격	to become sick
clonus	간대성 경련	twitching of a muscle
conus	원추, 원뿔	resembling a cone shape
CNS	중추신경계	central nervous system
C&S	배양과 항생제 감수성검사	culture and sensitivity (a laboratory test)
elicit	끌어내다	to bring on; to elicit a response
illicit	불법의	illegal
gait	걸음걸이	style of walking or running
gate	문	entrance or opening

9.10 복습문제

연습문제 9-1 유사어와 유용어

다음 문장을 읽고 올바르게 완성할 수 있도록 괄호 안의 단어 중 알맞은 것에 동그라미 하시오(표 9-1 참조).

1. Jacob was admitted to the hospital with loss of blood to the speech centers in the brain due to a motor vehicle accident. On physical examination, at the time of admission, there was noted(**aphakia/aphagia/aphasia**).
2. Expect (**attacks/ataxia**) of delirium tremens following alcohol withdrawal. If there is cerebellar dysfunction, expect(**attacks/ataxia**).
3. The (**clonus/conus**) medullaris is the end portion of the spinal cord.
4. Continual (**clonus/conus**) indicates disruption of nerve impulses to the muscle.
5. To confirm inflammation of the (**CNS/C&S**), Dr. Lorenco withdrew CSF for(**CNS/C&S**).

6. To (**elicit/illicit**) a Babinski reflex on a newborn, stimulate the sole of the foot. The big toe should fan out.

7. Maria was caught with (**elicit/illicit**) drugs in the hospital.

8. Observe the patient carefully. Abnormal (**gate/gait**) may be the result of cerebellar damage.

9. A (**gait/gate**) was required to prevent the Alzheimer patient from wandering.

연습문제 9-2 의학용어 구성요소와 의미 연결하기

A열의 용어요소와 B열의 의미를 맞게 연결하시오.

	A	B
________	1. poli/o	A. brain
________	2. para-	B. hernia
________	3. tetra-	C. painful
________	4. cerebr/o	D. mind
________	5. ment/o	E. gray matter
________	6. -cele	F. vessel
________	7. -ar	G. four
________	8. dys-	H. membrane
________	9. -esthesia	I. abnormal
________	10. mening/o	J. pertaining to
________	11. hemi-	K. speech
________	12. -phasia	L. half
________	13. vascul/o	M. sensation
________	14. de-	N. condition
________	15. -ia	O. lack of

연습문제 9-3 짧게 답하기-구조

다음 질문에 대한 답을 빈칸에 쓰시오.

1. (A) Name the organs that make up the central nervous system. (B) The peripheral nervous system.

____

____

2. Write one function for the following structures:

   a. cerebrum ________________

   b. thalamus ________________

   c. hypothalamus ____________

   d. brainstem _______________

3. What type of tissue makes up the spinal cord?

   ____

4. What type of tissue protects the spinal cord?

   ____

5. Name three portions of the brainstem.

   ____

연습문제 9-4 명칭 표시하기-뇌의 구조

다음의 신체구조 명칭을 사용하여 그림 9-11의 빈칸과 다음 번호의 빈칸에 각각 쓰시오.

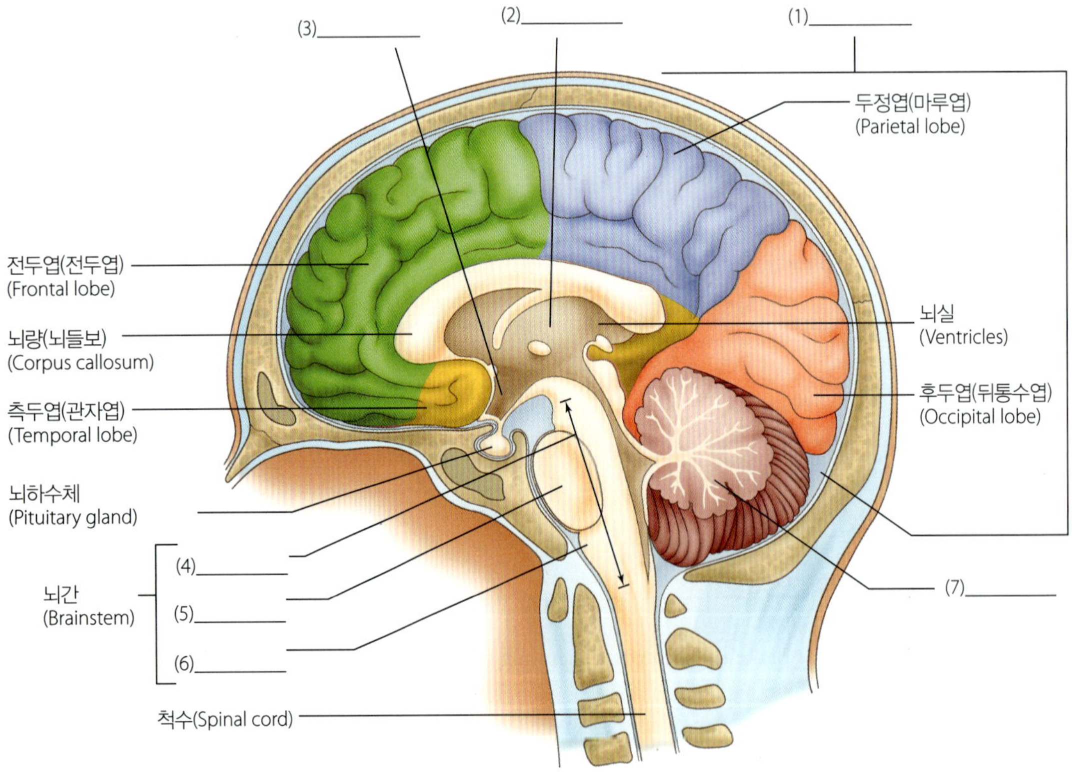

그림 9-11 뇌의 구조

cerebellum ______________________

cerebrum ______________________

hypothalamus ______________________

medulla oblongata ______________________

midbrain ______________________

pons ______________________

thalamus ______________________

1. ____________

2. ____________

3. ____________

4. ____________

5. ____________

6. ____________

7. ____________

연습문제 9-5 정의-신경계구조

필요한 경우 사전을 이용하여 다음 용어의 우리말과 그 뜻을 쓰시오

1. **neurons** ______________________
2. **nerves** ______________________
3. **myelin sheath** ______________________
4. **gray matter** ______________________
5. **pons** ______________________
6. **cerebral cortex** ______________________
7. **cerebellum** ______________________
8. **spinal cord** ______________________
9. **vertebral column** ______________________
10. **peripheral nerves** ______________________

연습문제 9-6 연결하기-신경계질환

A열의 질병에 해당하는 설명을 B열에서 찾아 맞게 연결하시오.

	A	B
______	1. Alzheimer disease	A. may result in displaced meninges and/or spinal cord
______	2. multiple sclerosis	B. characterized by resting tremors and muscle rigidity
______	3. Parkinson disease	C. disorganized, uncoordinated, and excessive electrical impulses in the brain
______	4. spina bifida	D. type of dementia
______	5. seizure disorder	E. a complication of spina bifida
______	6. meningomyelocele	F. characterized by demyelination of brain and spinal cord
______	7. hydrocephalus	G. accumulation of cerebrospinal fluid in the brain
______	8. lethargy	H. contagious disease caused by a virus
______	9. sciatica	I. uncoordinated movement alternating between muscular rigidity and jerky movement
______	10. tonic-clonic seizure	J. uncoordinated electrical impulses in the brain of a short duration, 1–30 seconds
______	11. absence seizure	K. fainting
______	12. poliomyelitis	L. sluggish, drowsy, listless
______	13. syncope	M. usually caused by a slip disc in the lumbar vertebrae

연습문제 9-7 정의-용어 학습

다음 용어의 우리말과 그 뜻을 쓰시오.

1. cerebrovascular ______________________________

2. poliomyelitis ______________________________

3. neurology ______________________________

4. anesthesia ______________________________

5. dysesthesia ______________________________

6. paresthesia ______________________________

7. dysphasia ______________________________

8. tetraplegia ______________________________

9. paraplegia ______________________

10. cerebrospinal fluid ______________________

연습문제 9-8 의학용어 만들기

Ⅰ. encephal/o를 사용하여 다음 의미에 맞는 의학용어를 작성하시오.

a. inflammation of the brain ______________________

b. any disease of the brain ______________________

Ⅱ. neur/o를 사용하여 다음 의미에 맞는 의학용어를 작성하시오.

a. pertaining to the nerve and muscle ______________________

b. study of the nervous system ______________________

Ⅲ. -esthesia를 사용하여 다음 의미에 맞는 의학용어를 작성하시오.

a. loss of sensation ______________________

b. painful sensations in response to normal stimulation ______________________

c. abnormal sensations such as numbness and tingling ______________________

Ⅳ. -plegia를 사용하여 다음 의미에 맞는 의학용어를 작성하시오.

a. paralysis affecting either the right or left side of the body ______________________

b. paralysis of the lower part of the body and legs ______________________

c. paralysis of all four limbs ______________________

연습문제 9-9 의무기록에 적힌 의학용어 이해하기

필요한 경우 의학사전을 이용하여 지문에서 굵은 글씨체로 표시한 용어의 우리말과 그 뜻을 쓰시오.

62세의 로페즈는 입원 두 달 전에 뇌종양 진단을 받았다. 그녀는 입원 전에 삼킴곤란(**dysphasia**), 비정상적인 걸음걸이(**gait**), 편두통(**migraines**)으로 고통을 받았다. **MRI**상 왼쪽 뇌실에 뇌척수액(**cerebrospinal fluid**)이 증가되고 있었다. 로페즈씨는 종양으로 증가한 두개내압(**intracranial pressure**)을 완화하고자 신경외과(**neurosurgery**) 치료를 받았고, 그런 다음에 화학요법(**chemotherapy**)과 방사선치료(**radiotherapy**)를 받았다.

a. dysphasia ______________________

b. gait ______________________

c. migraines ______________________

d. MRI ______________________

e. cerebrospinal fluid__________________

f. neurosurgery__________________

g. intracranial pressure__________________

h. chemotherapy__________________

i. radiotherapy__________________

연습문제 9-10 철자

다음 단어에서 철자가 틀린 부분에 동그라미하고, 빈칸에 바르게 쓰시오.

1. disesthesia __________________
2. myelin sheath __________________
3. siezure __________________
4. Parkinsin diease __________________
5. resonence __________________
6. thalmus __________________
7. cerebellum __________________
8. conjenital __________________
9. medulla oblongata __________________
10. Alzheimer disease __________________

9.11 발음과 철자

듣고, 읽고, 학습하면 말하고 쓸 수 있다.

1. 웹사이트에서 제공된 오디오 파일로 각 용어를 듣는다.
2. 각 용어를 주의하여 따라 발음한다.
3. 각 용어의 철자를 빈칸에 적는다.

용어	발음	철자
anesthesia	an-es-**THEE**-zee-ah	
aphasia	ah-**FAY**-zee ah	
cerebellum	ser-eh-**BELL**-um	
cerebrospinal	ser-eh-broh-**SPYE**-nal	

용어	발음	철자
cerebrovascular	**ser**-eh-broh-**VAS**-kyoo-lar	
cerebrum	seh-**REE**-brum	
dementia	deh-**MEN**-she-ah	
demyelination	dee-**my**-eh-lih-**NAY**-shun	
dysesthesia	**dis**-es-**THEE**-zee-ah	
dysphasia	dis-**FAY**-zee-ah	
electroencephalography	ee-**leck**-troh-en-**sef**-ah-**LOG**-rah-fee	
encephalitis	en-**sef**-ah-**LYE**-tis	
encephalopathy	en-**sef**-ah-**LOP**-ah-thee	
hemiplegia	**hem**-ee-**PLEE**-jee-ah	
hypothalamus	**high**-poh-**THAL**-ah-mus	
medulla oblongata	meh-**DULL**-ah **ob**-long-**GAH**-tah	
meninges	meh-**NIN**-jeez	
meningocele	meh-**NIN**-goh-seel	
meningoencephalitis	meh-**NIN**-goh-en-**sef**-ah-**LYE**-tis	
myelin sheath	**MY**-eh-lin **SHEETH**	
neurology	noo-**ROL**-oh-jee	
neurons	**NOO**-ronz	
paraplegia	**par**-ah-**PLEE**-jee-ah	
paresthesia	**par**-es-**THEE**-zee-ah	
poliomyelitis	**poh**-lee-oh-**my**-eh-**LYE**-tis	
pons	**PONZ**	
thalamus	**THAL**-ah-mus	

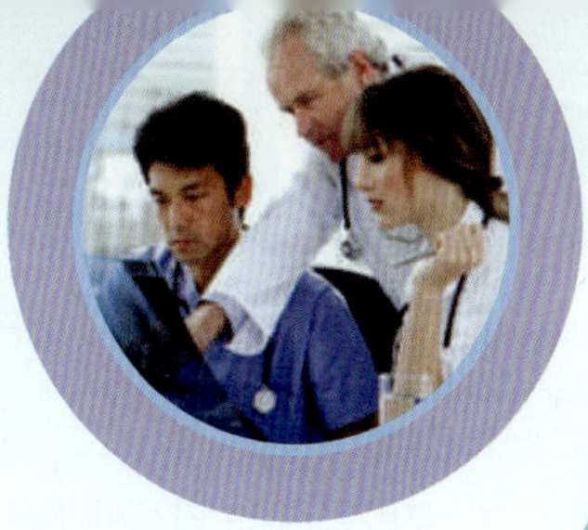

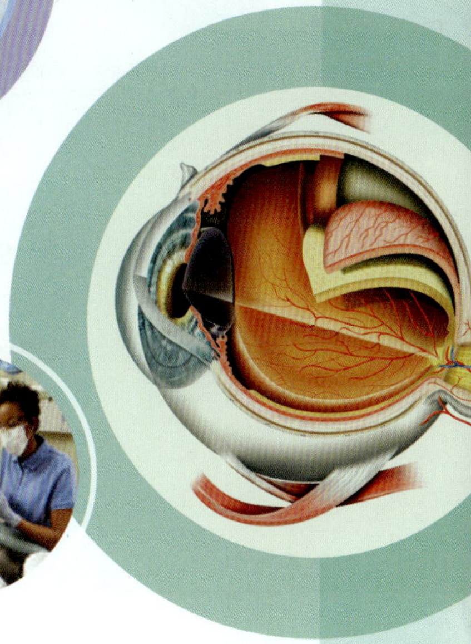

CHAPTER 10

눈과 귀

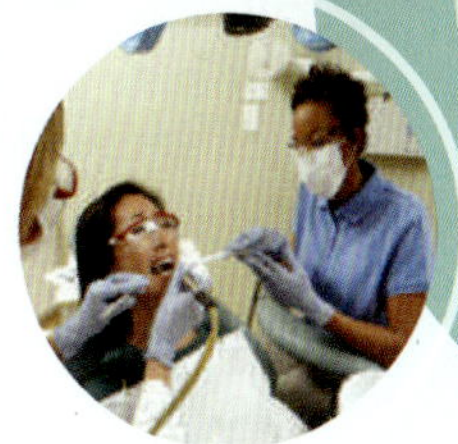

이 장의 구성

10. 1 안구의 주요 구조
10. 2 안구, 수정체, 동공
10. 3 눈의 부속기관
10. 4 굴절
10. 5 시각 경로
10. 6 눈의 새로운 어근, 접미사, 접두사
10. 7 눈의 용어 학습
10. 8 눈의 질환
10. 9 귀의 주요 구조
10.10 청각 경로
10.11 귀의 새로운 어근, 접미사, 접두사
10.12 귀의 용어 학습
10.13 귀의 질환
10.14 유사어와 유음어
10.15 복습문제
10.16 발음과 철자

학습 목표

이 장을 학습하고 복습문제를 푼 후, 다음을 할 수 있어야 한다.

1. 눈의 구조와 기능 그리고 부속구조를 명명하고 설명할 수 있다.
2. 뇌로 전달되는 시야 경로를 기술할 수 있다.
3. 눈과 관련된 의학용어를 발음하고, 철자를 알고, 정의하고 쓸 수 있다.
4. 눈과 관련된 일반적인 질병을 설명할 수 있다.
5. 귀의 구조와 기능을 명명하고 설명할 수 있다.
6. 뇌로 전달된 청각 경로를 설명할 수 있다.

7. 귀와 관련된 의학용어를 발음하고, 철자를 쓰고, 정의하고 쓸 수 있다.
8. 귀와 관련된 일반적인 질병을 설명할 수 있다.
9. 듣고, 읽고, 학습하면 말하고 쓸 수 있다.

소개

우리의 눈과 귀는 세상과 연결해 준다. 눈이 뇌의 한 부분에 신호를 보내어 우리는 보고, 귀는 뇌의 또 다른 부분에 신호를 보내서 우리는 듣는다. 이 장은 이 놀라운 감각기관들에 대해 학습할 것이다.

10.1 안구의 주요 구조

학습문제: 안구

다음 단어들을 그림 10-1의 빈칸에 쓰시오. 이해를 돕기 위해, 단어 옆의 숫자는 그림의 위치를 알려주고 있으며, 각 명칭을 적을 때는 반드시 발음을 하고, 만약 발음이 어려운 단어라면 여러 번 반복해서 연습한다.

1. 모양체와 모양체근(Ciliary[**SIL**-ee-ahr-ee] body and muscle)
2. 결막(Conjunctiva[kon-**JUNK**-tih-vah])
3. 홍채(Iris[**EYE**-ris])
4. 동공(Pupil[**PYOO**-pil])
5. 각막(Cornea[**KOR**-nee-ah])
6. 수정체(Lens[**LENZ**])
7. 공막(Sclera[**SKLEHR**-ah])
8. 맥락막(Choroid[**KOH**-roid])
9. 시신경(Optic nerve[**OP**-tick **NERV**])
10. 황반(Macula lutea[**MACK**-yoo-lah **LOO**-tee-ah])
11. 망막(Retina[**RET**-ih-nah])

10.2 안구, 수정체, 동공

안구는 바깥층, 중간층, 안층으로 되어 있으며 아래에서 설명하겠다.

바깥층(Outer Layer)

안구의 바깥층은 각막과 공막으로 구성되어 있고, 각막은 투명하다. 이것은 각막이 투명해서 빛을 눈 안으로 통과할 수 있게 한다는 것을 의미한다. 공막은 눈의 하얀 부분으로 섬유성이며 투명하지 않기 때문에 빛이 통과할 수 없다. 그림 10-1에서 공막을 찾아보라. 손가락을 이용하여 공막을 따라 동그라미를 그린다. 공막이 어떻게 눈 앞에서 각막과 합쳐지는지, 그리고 동그라미가 완성되어 졌을 때 다시 공막이 되는지 확인한다.

중간층(Middle Layer)

그림 10-1은 눈의 중간층을 설명하고 있다. 중간층은 포도막(**uvea**[**Yoo**-vee-ah])이라고도 하고, 맥락막(choroid), 홍채(iris) 그리고 모양체(섬모체, ciliary body)로 구성된다. 그림 10-1에서 맥락막(choroid)을 손가락으로 그림 중간층의 외곽선을 따라간다. 맥락막은 혈관으로 되어 있어서 눈 전체에 혈액을 공급하고, 섬모체는 안방수(aqueous humor)를 생성한다. 모양체근(ciliary muscles)은 수정체를 움직여 가깝고 먼 물체의 초점을 맞춘다. 홍채(iris)는 눈의 색깔을 나타내는 부분으로, 홍채는 동공(pupil)이라고 하는 가운데의 열린 부분이 있어 눈으로 들어오는 빛의 양을 조절한다. 밝은 곳에서 동공은 수축(축동)하여 빛으로부터 눈을 보호하고, 어두운 곳에서 동공은 커진다(산동).

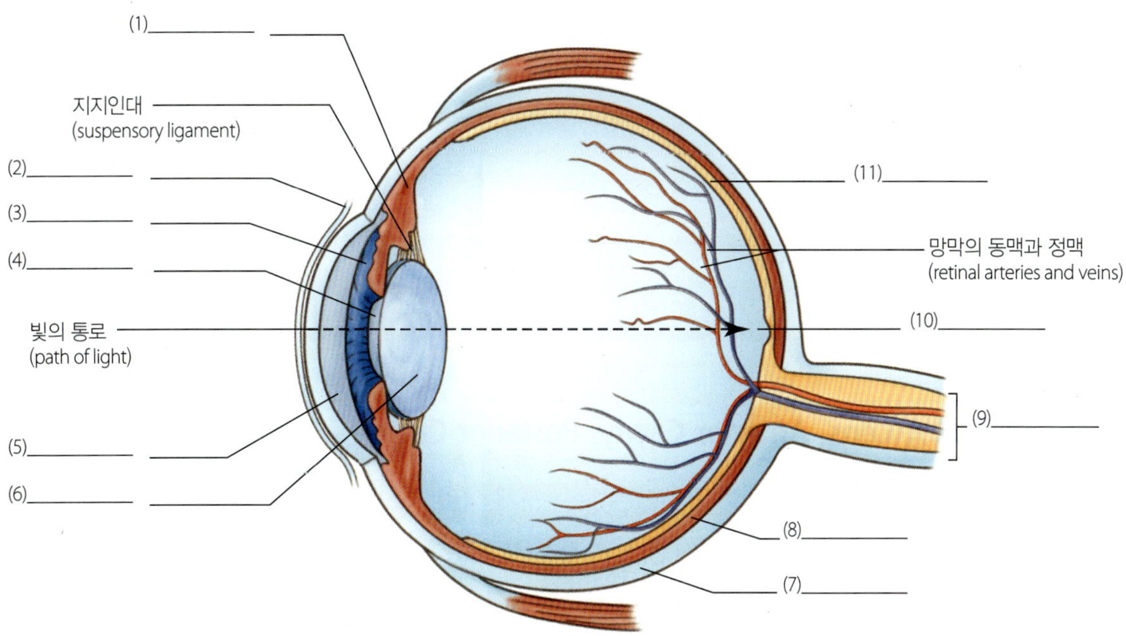

그림 10-1 눈의 주요 구조

안층(Inner Layer)

눈의 안층에는 망막(retina)이 있다(그림 10-1). 다시 한번 당신의 손가락으로 그림 속 망막의 외곽선을 따라간다. 망막은 눈세포인 막대세포(**rods**[**RODZ**] cell)와 원뿔세포(**cones**[**KOHNZ**] cell)로 구성되어 있는데 명칭은 그 모양에 따라 지어졌었다. 이들은 빛을 받아들여 전기 자극으로 변환하여 시신경(optic nerve)을 통해 뇌로 전달해서 사물을 보게 한다. 원뿔세포(cones)는 황반 가운데 움푹파인 중심오목에 위치하고, 막대세포(rods)는 황반의 가장자리에 위치한다.

요 약

바깥층(outer layer): 공막(sclera), 각막(cornea)
중간층 또는 **포도막(middle layer, or uvea)**: 맥락막(choroid), 모양체(ciliary body), 홍채(iris)
안층(inner layer): 망막(retina)

학습문제: 바깥층, 중간층, 안층

빈칸에 알맞은 답을 쓰시오.

1. Write the structures that make up the following layers of the eye:

a. outer layer :______________

b. middle layer :____________

c. inner layer :______________

2. The middle layer is also known as the______________

3. Name the location of the cones and rods.__________________

4. State a function of rods and cones.________________

정답: 1. a. cornea, sclera. b. choroid, ciliary body, iris. c. 막대세포와 원뿔세포를 포함하는 망막. 2. uvea.
3. 원뿔세포는 중앙의 다섯 곳에 위치하고, 막대세포는 황반 주변부에 위치. 4. 빛을 전기 자극으로 바꾼다.

수정체, 전방, 후방(Lens, Anterior Cavity, Posterior Cavity)

안구에는 어느 층에도 속하지 않는 구조들이 있는데, 수정체, 전방 그리고 후방으로, 그림 10-2에서 볼 수 있다. 수정체는 홍채 뒤에 있으며, 빛을 굴절시킨다. 수정체 앞과 뒤에 공간이 하나씩 있는데, 앞에 있는 것은 전방(**anterior cavity**[**KAV**-ih-tee])으로 (안)방수(**aqueous humor**[**AY**-kwee-us **HYOO**-mer])라 불리는 액체로 가득 차 있다. 방수는 눈 안에 적당한 압력을 유지하는 역할을 하는데 이를 안구 내 압력(안압, IOP)이라 한다. 섬모체(모양체)에서 방수가 생성되면 순환하다. 섬유성 구조(**trabeculae**[trah-**BECK**-yoo lee])인 섬유주(meshwork)와 슐렘관(**Schlemm**[**SHLEM**]canal)을 통해 혈류로 서서히 배출된다(그림 10-3).

후방(**posterior cavity**[pos-TEER-ee-or KAV-ih-tee])은 수정체 뒤에 있으며 유리체(**vitreous**[**VIT**-ree-us] humor)라고 하는 투명한 젤리같은 물질로 채워져 있다. 유리체는 안구의 형태를 유지하고 투명도를 유지함으로써 상이 망막에 맺히도록 하는 역할을 담당한다.

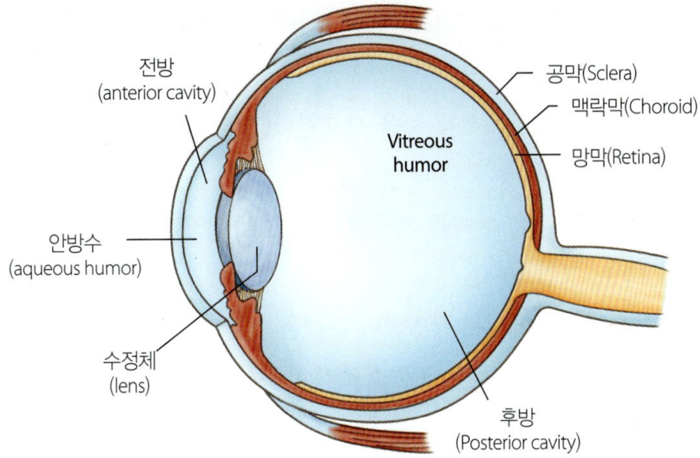

그림 10-2 수정체, 전방, 후방

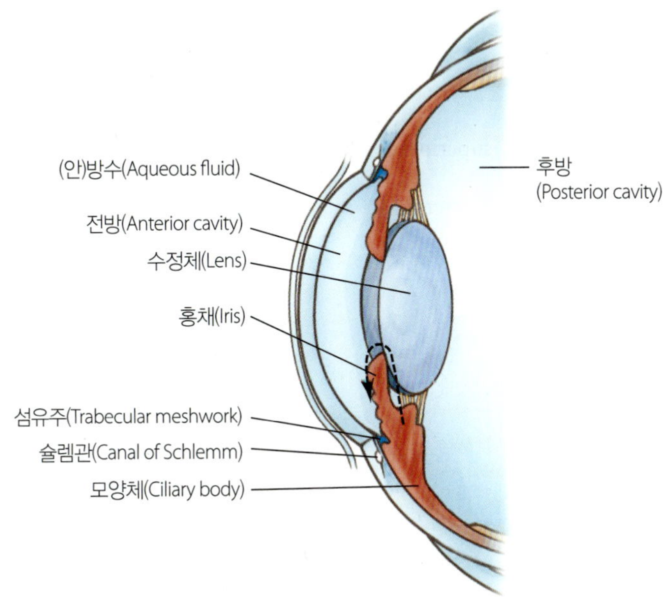

그림 10-3 전방의 (안)방수 흐름. 방수가 생성되면서 기존의 방수는 섬유주와 슐렘관을 통해 혈류로 배출한다.

요 약

수정체(lens)는 홍채 뒤에 있다.
전방(anterior cavity)은 수정체 앞에 있고 방수가 차 있다.
전방(posterior cavity)은 수정체 뒤에 있고 유리체가 있다.

10.3 눈의 부속기관

눈의 부속 기관은 안구 밖에 위치하며 안와강(**orbital cavity**), 눈꺼풀(안검, **eyelids**), 결막(**conjunctiva**), 눈물기관(**lacrimal apparatus**), 바깥눈근육(외안근, **extraocular muscles**)이 있다.

안와공간은 안구가 들어가는 빈공간 눈구멍(eye socket)이며 머리뼈에 움푹파인 곳으로 안구에 꼭 맞게 되어 있다.

위쪽과 아래쪽 눈꺼풀(eyelids)은 이물질로부터 눈을 보호한다(그림 10-4). 눈꺼풀은 눈의 양끝(안각, **canthus**)에서 만난다.

결막(conjunctiva[**kon**-junk-**TYE**-vah])은 눈꺼풀 선의 투명한 점막층으로 외부에 노출되는 눈의 앞면을 덮고 있으며 보호 역할을 한다(그림 10-1, 그림 10-4).

눈물기관은 샘과 관으로 되어 있고 샘에서는 끊임없이 눈물을 만들고(그림 10-4) 관은 눈을 씻고 부드럽게 윤활시키도록 눈물을 눈으로 보낸다. 과도한 눈물은 코로 흐르기 때문에 많이 울면 눈물 콧물이 같이 흐른다.

외안근(그림 10-5)은 안구 바깥에 있는데, 이 근육은 눈을 위, 아래, 가운데, 옆으로 움직이게 하며, 위치와 방향에 따라 이름이 붙였다. 예를 들면, 위곧은근(상직근, **superior rectus**[**RECK**-tuss])은 안구의 위쪽에 있는데, Rectus는 곧다(straight)는 뜻이다. 그 밖에 아래, 옆, 중앙, 사선(**oblique**[oh-**BLEEK**])이 있는데 이중 사선은 비스듬함을 뜻한다(그림 10-5). 외안근은 다음과 같다.

- 위와 아래 곧은근(상직근, 하직근, superior and inferior rectus muscle)
- 위와 아래 빗근(상사근, 하사근, superior and inferior oblique muscles)
- 옆과 중앙 곧은근(외직근, 내직근, lateral and medial rectus muscles)

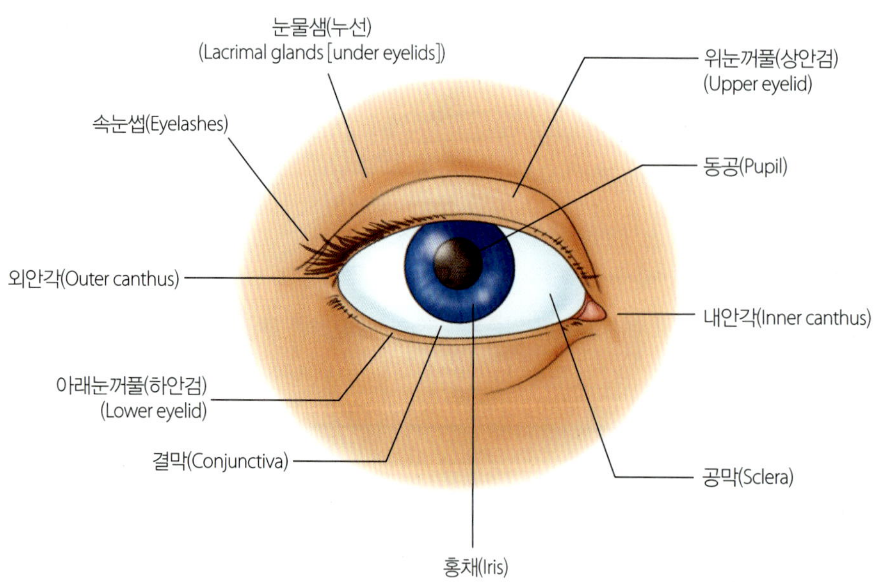

그림 10-4 눈의 부속기관

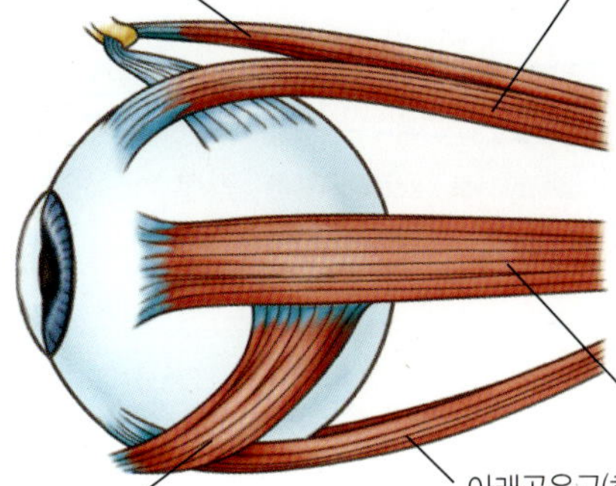

그림 10-5 바깥눈근육(외안근)

학습문제: 수정체, 전방, 후방(Lens, Anterior Cavity, Posterior Cavity)

다음 용어의 기능을 쓰시오.

1. lens ______________________
2. vitreous humor ______________________
3. vaqueous humor ______________________

정답: 1.굴절. 2. 안구의 둥근 모양 유지, 안구의 형태유지. 3. 안구 내 압력 유지.

10.4 굴절(Refraction)

눈은 빛을 굴절시키고, 동시에 망막에서 빛을 모으는데, 그림 10-6에서 잘 설명하고 있다. 빛이 굽어지는 것을 굴절(**refraction**[ree-**FRACK**-shun])이라 하는데, 굴절이 적절하지 않으면 사물이 흐리게 보인다.

시력(**visual acuity**[ah-**KYOO**-ih-tee])은 눈의 보는 능력이다. 시력검사는 환자가 차트(Snellen chart)위에 쓰인 작은 글자를 20피트(6m) 떨어진 곳에서 측정하는 것으로 20/20과 같이 두 개의 숫자로 결과를 표시한다. 첫 번째 20은 차트로부터 떨어져 있는 환자의 거리이고, 두 번째 숫자 20은 대부분 사람과 비교한 환자의 시력을 나타난다. 즉, 20/20은 정상 시력을 가진 사람이 20피트(6m) 거리에서 볼 수 있는 글자를 환자도 볼 수 있음을 의미한다. 20/40은 정상인이 40피트(12m) 거리에서 볼 수 있는 것을 환자는 20피트(6m) 거리에서 볼 수 있다는 것이다.

요 약 굴절(refraction)은 굽어짐(bending)을 의미한다.

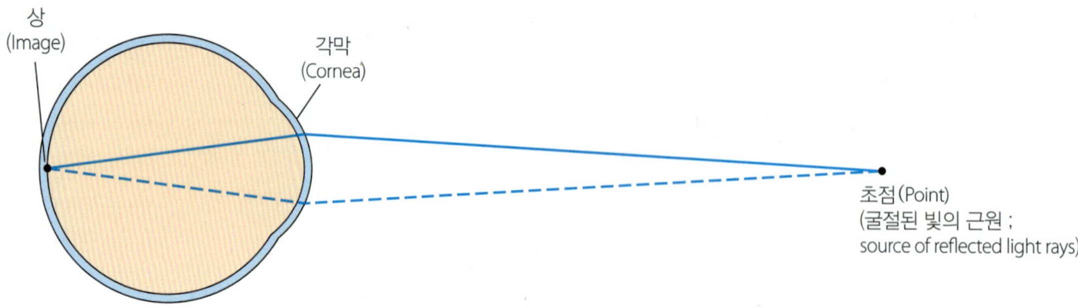

그림 10-6 굴절: 빛의 굽어짐

10.5 시각경로(Visual Pathway)

보는 것은 다양한 구조물이 함께 작동해야 가능하다. 빛은 각막, 안방수, 동공, 수정체 그리고 유리체를 통과해서 망막에 모인다. 빛자극은 각 구조 또는 액체에 의해 휘어진 다음, 망막에 초점이 맺히게된다. 빛이 망막의 정확한 위치에 초점이 맞춰져야 선명하고 깔끔한 상이 생성된다. 그 다음 막대 세포와 원뿔세포가 상(image)을 전기적 자극(신경자극)으로 바꾸는데 이 신경자극이 시신경을 거쳐 뇌로 전달된다. 그러면 뇌는 우리가 보고 있는 물체를 인식할 수 있도록 해석한다. 그림 10-7은 이러한 시각 경로에 대한 설명이다.

요 약

시각 경로

각막 → 안방수 → 동공→ 수정체 → 유리체 → 망막 → 시신경 → 뇌(시각중추)

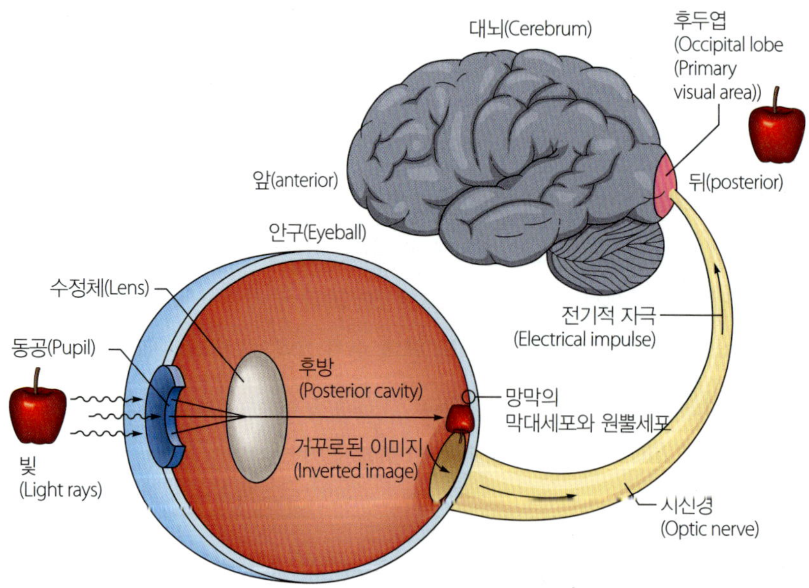

그림 10-7 시각 경로. 사과가 망막에 거꾸로 생이 맺히는 것에 주목. 뇌는 상을 바로 바꾸고 명확하게 볼 수 있게 한다.

10.6 눈의 새로운 어근, 접미사, 접두사

이 장의 용어를 학습할 때 다음의 추가된 어근, 접미사, 접두사를 사용한다.

어근	의미
ambly/o	묵직한; 희미한(dull; dim)
ametr/o	비례하지 않은(out of proportion)
anis/o	같지 않은(unequal), 부동의
dipl/o	이중의(둘)(double)
nyct/o	야간(night)

접미사	의미
-ician	전문의; 한사람(specialist; one who) 전문화; 전문가(specializes; expert)
-metrist	전문가(specialist in the measure of)
-pexy	외과적 고정(surgical fixation)
-phobia	무서움(fear), 공포증

접두사	의미
eso-	안으로(inward)
exo-	밖으로(outside)
extra-	밖으로(outside)
presby-	늙은(old age)

10.7 눈의 용어 학습

다음 순서에 따르면 의학용어 학습을 더 쉽게 할 수 있다.

1. 용어가 익숙할 때까지 반복하여 발음한다.
2. 용어를 쓰고, 철자가 올바른지 확인한다.
3. 뜻과 의미도 함께 쓴다. 가능하면 그 용어를 기억하는 데 도움이 될 단어, 생각 또는 그림과 연관시킨다.
4. 이 교재에서 배운 방법으로 용어의 구조를 분석한다.

어근

어근		의미
blephar/o(palpebr/o 참조)		눈꺼풀(eyelid)
용어	**용어분석**	**정의**
blepharoptosis [**blef**-ah-rop-**TOH**-sis]	-ptosis = 처짐(drooping; sagging)	눈꺼풀처짐, 안검하수(ptosis)

어근		의미
conjunctiv/o		결막
용어	**용어분석**	**정의**
conjunctivitis [**kon**-junk-tih-**VYE**-tiss]	-itis = 염증(inflammation)	결막염

어근		의미
core/o		동공(pupil)
용어	**용어분석**	**정의**
anisocoria [an-**iss**-oh-**KOR**-ee-ah]	-ia = 상태(condition) anis/o = 다름(unequal)	동공부등: 두 동공의 크기가 다른 경우

어근		의미
corne/o(kerat/o 참조)		각막(cornea)
용어	**용어분석**	**정의**
corneal abrasion [**KOR**-nee-al ab-**RAY**-zhun]	-eal = ~에 관련된(pertaining to) -ion = 과정(process) ab- = ~에 멀어진(away from) ras/o = 긁다(scrape)	각막 찰과상

어근		의미
irid/o; ir/o		홍체(iris)
용어	**용어분석**	**정의**
iridectomy [**ir**-ih-**DECK**-toh-mee]	-ectomy = 절제(excision; surgical removal)	홍채절제(술)
iritis [eye-**RYE**-tiss]	-itis = 염증(inflammation)	홍채염

어근 kerat/o		의미 각막(cornea)
용어	용어분석	정의
keratoplasty [ker-**AT**-oh-**plas**-tee]	-plasty = 재건, 성형(술)(surgical reconstruction; surgical repair)	각막성형술

어근 ocul/o(ophthalm/o 참조)		의미 눈(eye)
용어	용어분석	정의
extraocular muscles [**ecks**-trah-**OCK**-yoo-lar]	-ar = ~에 관련된(pertaining to) extra- = 바깥(outside)	바깥눈근육, 외안근

어근 ophthalm/o		의미 눈(eye)
용어	용어분석	정의
exophthalmia [**eck**-sof-**THAL**-mee-ah]	-ia = 상태(condition) ex- = 바깥(outward)	안구돌출증
ophthalmologist [**ahf**-thal-**MOL**-eh-jist]	-logist = 전문가(specialist)	안과전문의
ophthalmoscopy [**ahf**-thal-**MOS**-koh-pee]	-scopy = 검경(process of visually examining)	눈보개(검안경), 검안경검사(funduscopy)
메모: 안저는 눈의 뒤쪽 부분으로 망막과 황반이 포함된다.		
ophthalmology [**ahf**-thal-**MOL**-eh-jee]	-logy = 학문(study of)	안과학
xerophthalmia [**zer**-off-**THAL**-me-ah]	-ia = 상태(condition) ophthalm/o = 눈(eye)	눈마름증, 안구건조증

어근 opt/o		의미 시각(vision; sight)
용어	용어분석	정의
optician [op-**TISH**-an]	-ician = 전문가(specialist; one who specializes; expert)	안경사
메모: 안경사는 의사가 아니며 눈 상태의 의학적 및 외과 적 치료를 수행하지 않는다.		
optometrist [op-**TOM**-eh-trist]	-metrist = 측정전문가(specialist in the measurement of)	검안사

메모: 검안사는 안경과 콘택트렌즈를 처방하고 미국 일부 지역에서는 약물 처방을 허가하기도 하지만 의사 면허는 없다.

어근 palpebr/o		의미 눈꺼풀(eyelid)
용어	용어분석	정의
palpebral [**PAL**-peh-bral]	-al = ~에 관련된(pertaining to)	눈꺼풀의

어근 phac/o; phak/o		의미 수정체(lens)
용어	용어분석	정의
aphakia [ah-**FAY**-kee-ah]	a- = 무, 없음(absence; no; not; lack of;)	무수정체증

어근 phot/o		의미 빛, 광(light)
용어	용어분석	정의
photophobia [**foh**-toh-**FOH**-bee-ah]	-phobia = 공포(fear)	광선공포증, 수명증

어근 retin/o		의미 망막(retina)
용어	용어분석	정의
retinopathy [**ret**-ih-**NOP**-eh-thee]	-pathy = 질병(disease)	망막병(증)
retinopexy [**RET**-ih-noh-**peck**-see]	-pexy = 고정(술)(surgical fixation)	망막유착술: 망막 박리시 치료수술

접미사

접미사 -opia		의미 시야, 시각(visual condition; vision)
용어	용어분석	정의
amblyopia [**am**-blee-**OH**-pee-ah]	ambly/o = 흐린(dull; dim)	약시
ametropia [**am**-eh-**TROH**-pee-ah]	ametr/o = 불균형(out of proportion)	굴절이상

용어	용어분석	정의
hemianopia [**hem**-ee-an-**OH**-pee-ah]	hemi- = 반(half) an- = 무, 없음(no; not)	반맹증(hemianopsia)
nyctalopia [**nick**-tah-**LOH**-pee-ah]	nyct/o = 야간(night)	야맹증
diplopia [dih-**PLOH**-pee-ah]	dipl/o = 이중, 둘(double)	복시
presbyopia [**pres**-bee-**OH**-pee-ah]	presby- = 나이든(old age)	노안

접미사 -tropia; tropion

의미 회전(turning)

용어	용어분석	정의
entropion [en-**TROH**-pee-on]	en- = 안(in)	눈꺼풀 속말림, 안검내번
esotropia [**es**-oh-**TROH**-pee-ah]	eso- = 안쪽, 내부(inward)	내사시(그림 10-8B)
exotropia [**eck**-soh-**TROH**-pee-ah]	exo- = 바깥쪽, 외부(outward)	외사시(그림 10-8C)

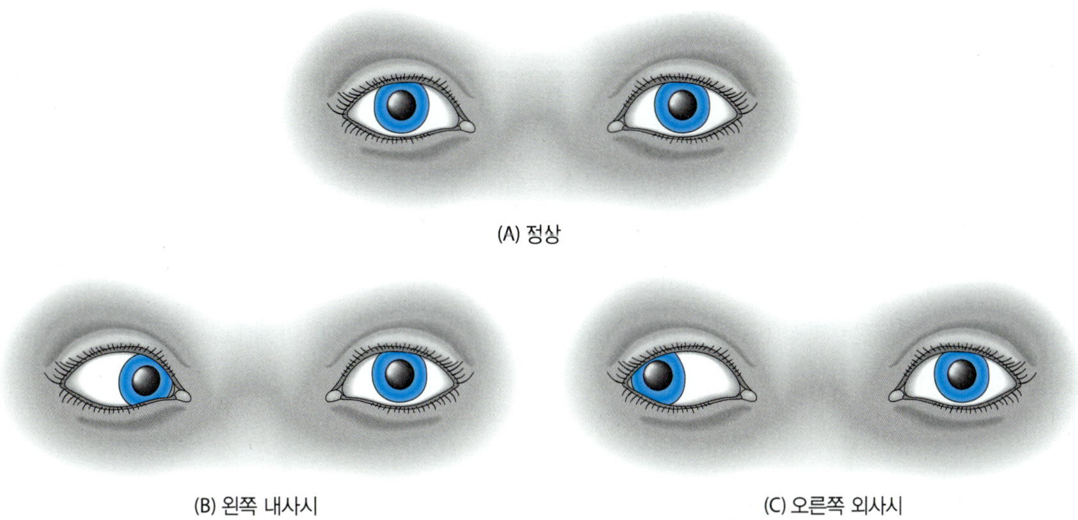

그림 10-8. 정상 시야와 사시의 유형 비교. A. 정상, B. 오른쪽 내사시, C. 오른쪽 외사시

메모: 내사시와 외사시는 사시로도 알려져 있다.

10.8 눈의 질환(Pathology of the Eye)

백내장(Cataracts[KAT–ah–rakts])

백내장은 수정체가 흐릿해진 것을 말한다(그림 10-9). 정상 수정체는 투명하고 선명하다. 수정체가 혼탁해지면 빛이 망막에 초점을 맞출 수 없어, 그 결과 시야가 흐려진다. 백내장의 치료로는 혼탁해진 수정체를 초음파를 이용해 제거 한후 인공 수정체로 교체하는 수술이 적용된다.

굴절 장애(Errors of Refraction)

눈에서 빛이 휘어지면서 장애가 발생해 시야가 흐려진다. 그 유형으로는 근시, 원시 및 난시가 있다.

근시(Myopia[my–OH–pee–ah])

근시는 가까이 있는 물체만 선명하게 보이는 것을 말하며, 빛이 너무 빨리 굴절되거나 안구가 너무 길어서 상이 망막 앞에 맺힌다. 그림 10-10 A에 설명되어 있다.

원시(Hyperopia[high–per–OH–pee–ah])

원시는 멀리 있는 물체만 선명하게 보이는 것을 말하며, 빛이 너무 느리게 굴절되거나 안구가 너무 짧아 상이 망막 뒤에 맺힌다. 그림 10-10 B에 설명되어 있다.

난시(Astigmatism[ah–STIG–mah–tiz–um])

난시는 근거리 및 원거리 시야 모두가 흐려지는 것을 말한다. 각막의 굴곡이 고르지 않기 때문에 빛이 초점에 도달하지 못한다. 그림 10-10 C에 설명되어 있다.

모든 굴절 장애는 비수술적 또는 수술적 방법으로 치료할 수 있는데, 비수술적 치료는 왜곡된 시각을 교정하기 위해 적절한 콘택트 렌즈나 안경을 사용하는 것이다(그림 10-10 A와 B).

수술적 치료는 광선이 망막에 정확히 맺히도록 각막의 곡률을 재조정하기 위해 레이저를 사용하는 것인데, 보통 레이저 수술의 종류로는 라식(Laser in-situ keratomileusis, LASIK) 수술과 라섹(Laser associated sub-epithelial keratomileusis, LASEK)이 있다.

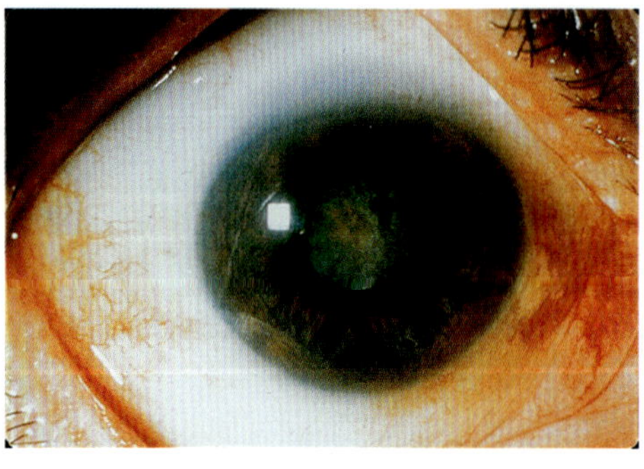

그림 10-9. 백내장

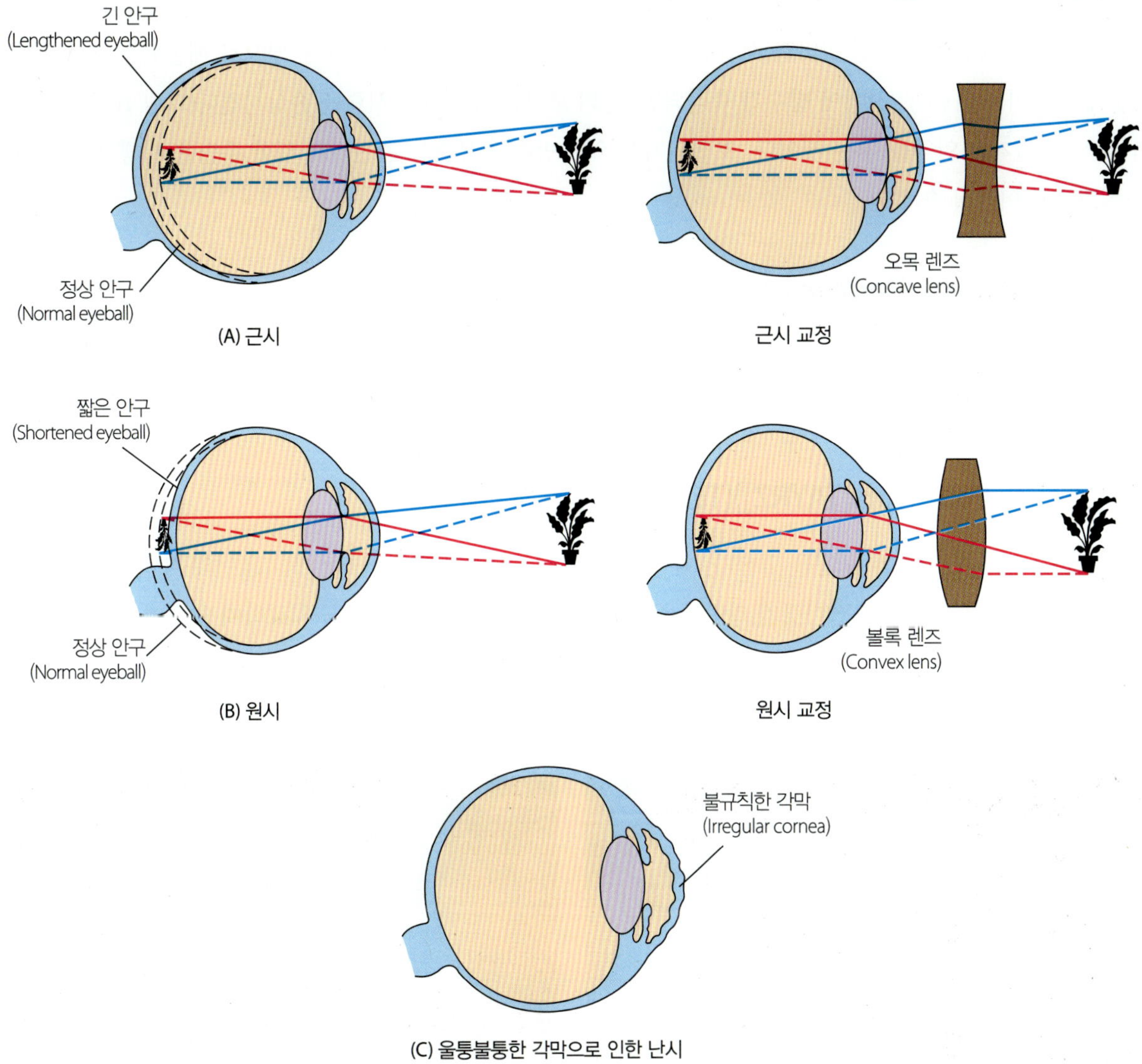

그림 10-10 굴절 장애 유형. A. 근시, B. 원시, C. 난시

기억 요령

라식(Laser in-situ keratomileusis, LASIK)과 라섹(Laser associated sub-epithelial keratomileusis, LASEK)은 각각의 영문 머리글자를 따서 만들어진 용어이다. 라식은 우리말로 각막절삭성형술을, 라섹은 상피밑 각막절제술을 의미한다.

녹내장(Glaucoma[glaw–KOH–mah])

녹내장은 안압 상승으로 인한 망막과 시신경 손상으로 발생한다. 생성된 방수가 눈 밖으로 배출되는 양보다 많기 때문에 안압이 증가한다. 전방에 방수가 축척되면, 눈의 모양을 왜곡하고 시력을 손상시킨다(그림 10-11C). 치료의 첫 번째 단계는 안약을 넣는 것이다. 호전되지 않으면 방수의 유출을 촉진하기 위한 수술을 시행한다. 녹내장은 실명으로 이어질 수 있다.

황반변성(Macular Degeneration[MAK–yoo–ler])

황반의 변성이 주로 노화 과정과 함께 발생하기 때문에 노인성 황반변성(AMD)이라고도 한다. 중심 시력이 손상되어 실명으로 이어질 수 있다(그림 10-11 D).

망막열공(Retinal Tears[TAYRZ])(TEERZ와 혼동하지 않는다)

망막 열공은 망막에 생기는 구멍을 말한다. 나이가 들수록 유리체액이 줄어드는데 그로인해 유리체가 수축되면 유리체액이 망막을 단단하게 잡아당겨 망막벽을 따라 구멍(빈틈)이 생기게 된다. 치료하지 않으면 아래층에서 망막 박리가 발생하게 되는데(그림 10-12), 실명을 초래할 수도 있다.

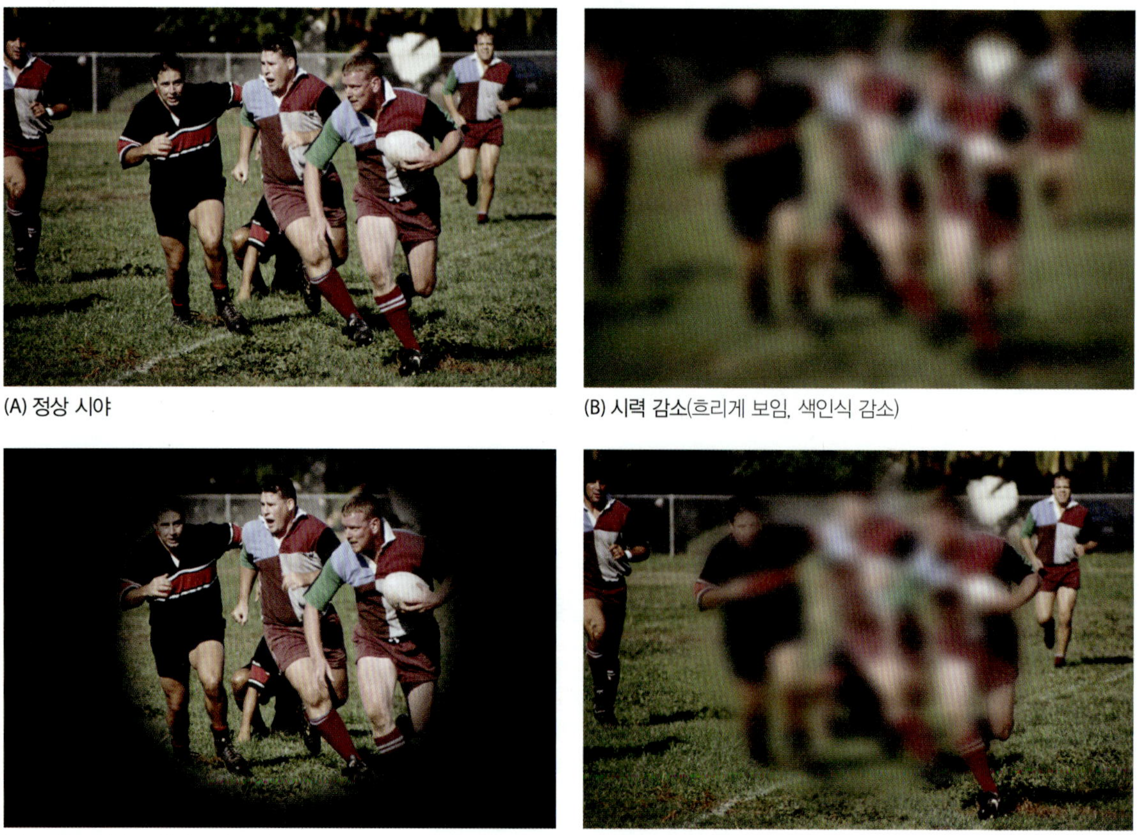

(A) 정상 시야

(B) 시력 감소(흐리게 보임, 색인식 감소)

(C) 녹내장 시력: 주변부 시야 감소

(D) 중심부 시력 감소

그림 10-11 정상적인 시력 및 병적 시력 변화. A. 정상적인 시력, B. 백내장으로 인한 시력 감소, C. 치료되지 않은 녹내장으로 인한 주변부 시력 상실, D. 황반변성으로 인한 중심부 시력 감소.

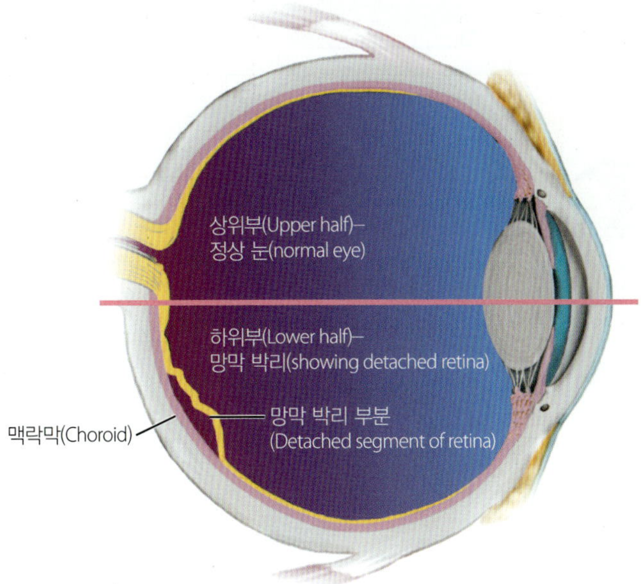

그림 10-12 망막 박리.

기억 요령

눈물(Tears[**TEERZ**])은 눈에서 떨어지는 액체 방울이다.
열공(Tears[**TAYRZ**])은 주변부 망막을 당기는 힘으로 인해 생기는 구멍이다.

10.9 귀의 주요 구조

학습문제: 귀(Ear)

다음 단어들을 그림 10-13의 빈칸에 쓰시오. 이해를 돕기 위해, 단어 옆의 숫자는 그림의 위치를 알려주고 있으며, 각 명칭을 적을 때는 반드시 발음을 하고, 만약 발음이 어려운 단어라면 여러 번 반복해서 연습한다.

1. 외이(external ear)

2. 중이(middle ear)

3. 내이(inner ear)

4. 귓바퀴(auricle[**AW**-rih-kul] or pinna[**PIN**-ah])

5. 외이도(external auditory meatus[**AW**-dih-tor-ee mee-**AY**-tus])

6. 고막(tympanic[tim-**PAN**-ick] membrane or eardrum)

7. 이소골(청소골, ossicles[**OSS**-ih-kulz])

8. 달팽이관(cochlea[**KOCK**-lee-ah])

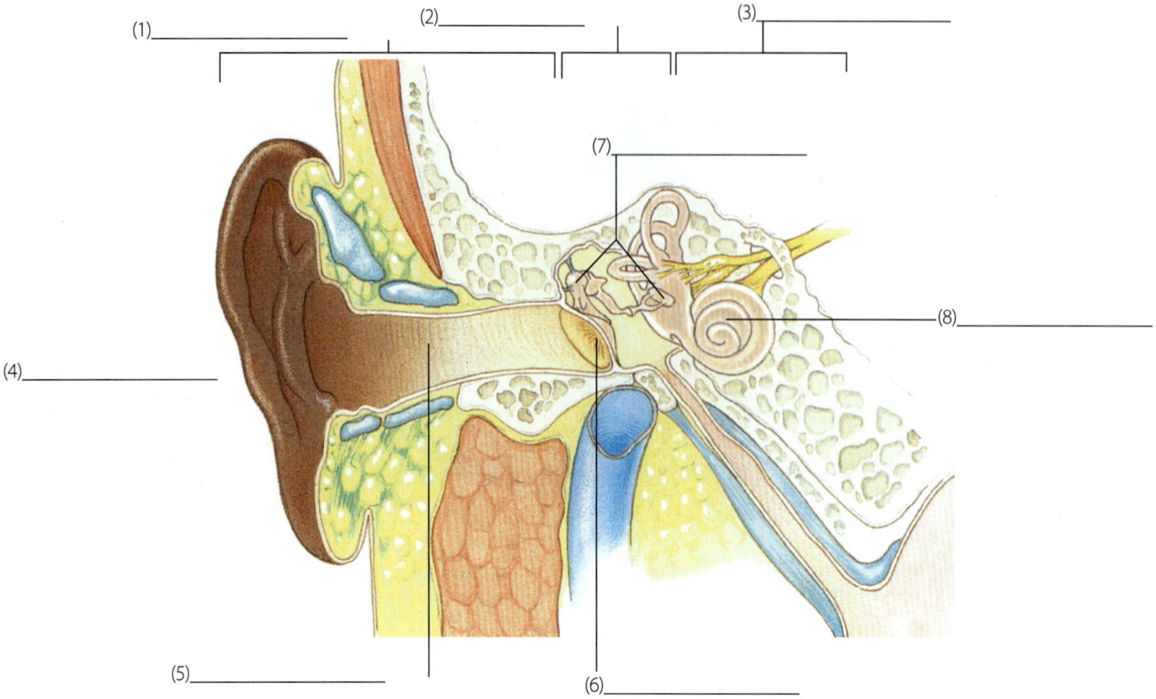

그림 10-13 귀의 주요 구조

외이(바깥귀, External Ear)

외이는 그림 10-13에서 보여주고 있다. 여기에는 귓바퀴, 바깥귀길(외이도) 그리고 고막을 포함되며, 귓바퀴는 소리를 모으고, 소리는 외이도에서 고막까지 전달되어 고막을 진동시킨다. 이 진동의 음파가 중이로 이동한다. 외이도의 샘은 귀지(**cerumen**[seh-**ROO**-men])를 분비하여 미생물로부터 귀감염을 막는다.

요 약

외이(바깥귀)
바깥귀길(외이도), 귓바퀴, 고막을 포함한다.
구조: 귓바퀴, 외이도, 고막
기능: 소리를 모아 중이로 전달한다.

중이와 내이(가운데 귀와 속귀, Middle and Inner Ears)

학습문제: 중이와 내이(Middle Ear and Inner Ears)

다음 단어들을 그림 10-14의 빈칸에 쓰시오. 이해를 돕기 위해, 단어 옆의 숫자는 그림의 위치를 알려주고 있으며, 각 명칭을 적을 때는 반드시 발음을 하고, 만약 발음이 어려운 단어라면 여러 번 반복하여 연습한다.

1. **malleus**(**MAL**-ee-uss)
2. **incus**(**ING**-kuss)
3. **stapes**(**STAY**-peez)
4. **oval window**
5. **eustachian tube**(yoo-**STAY**-shun)
6. **cochlea**(**KOCK**-lee-ah)
7. **vestibule**(**VES**-tih-byool)

중이는 귀속뼈(이소골, **ossicles**[**OSS**-ih-kulz])라고 부르는 세 개의 작은 뼈인 망치뼈(추골), 모루뼈(침골), 등자뼈(등골)로 구성되어 있다. 등골은 난원창과 연결되어 있고 유스타키오관은 중이와 인두를 연결한다. 내이는 달팽이관과 전정으로 구성된다. 내이의 구조는 미로와 비슷한 구불구불한 통로처럼 보이므로 미로(**labyrinth**[**LAB**-ih-rinth])라고도 한다.

내이는 균형과 청각을 담당하는데, 균형은 내이 안 림프액의 움직임을 통해 유지된다. 림프액이 과잉되면 위치 정보가 왜곡되고, 신체가 올바른 위치가 아니라는 메시지를 뇌로 전송한다. 그러면 뇌는 몸의 균형을 맞추기 위해 자세를 교정한다.

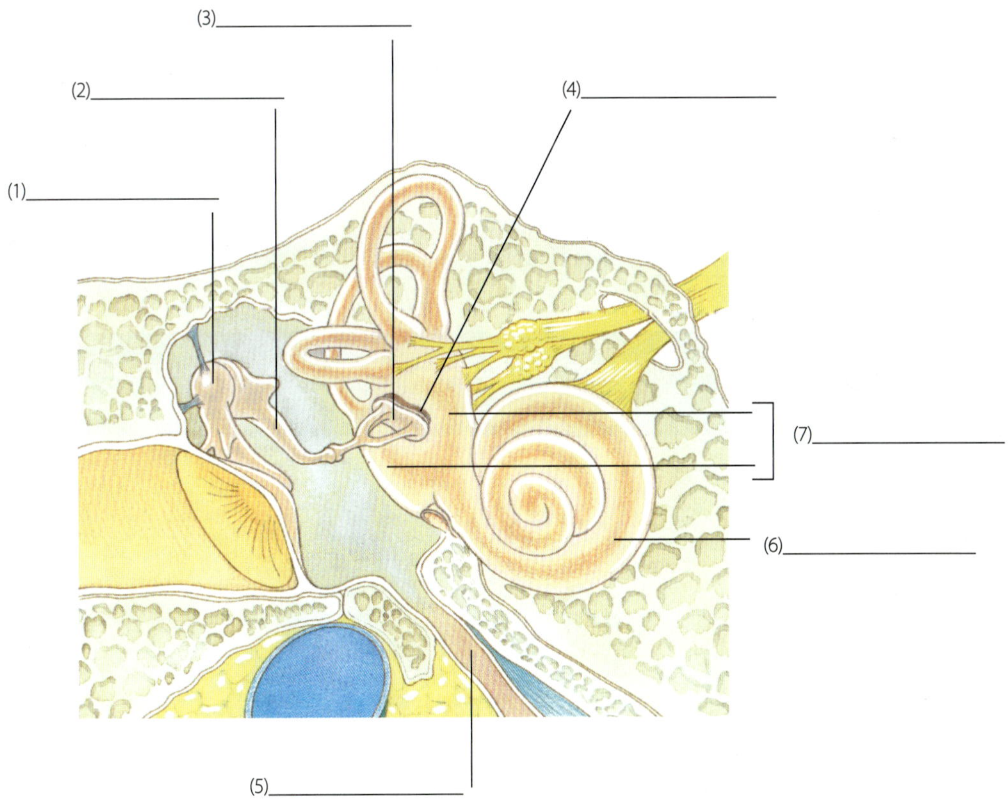

그림 10-14 중이와 내이

요 약

중이(가운데 귀)

구조: 추골, 침골, 등골
기능: 소리를 속귀로 전달

내이(속귀)

구조: 달팽이관과 전정
기능: 균형과 청각 담당

학습문제: 귀의 구조

1. Circle the structure that does not fit into a given category.

a. external ear: pinna, malleus, tympanic membrane

b. middle ear: ossicles, malleus, external auditory meatus, stapes

c. inner ear: vestibule, cochlea, auricle

2. Name the three ossicles found in the middle ear.

____

3. Name the structure that connects the middle ear to the throat.

____

4. What is the other name for the inner ear?

____

정답: 1. a. malleus; b. external auditory meatus; c. auricle. 2. malleus, incus, stapes. 3. eustachian tube. 4. labyrinth.

10.10 청각 경로(Auditory Pathway)

음파가 외이도를 통과하여 고막을 진동시키기 때문에 듣기 가능하다. 소리는 중이를 통해 달팽이관이 있는 내이로 전달된다. 달팽이관 내부의 액체가 움직여 달팽이관 내부의 작은 털세포를 자극하는데, 이 털세포들이 청각수용기로서 바람에 흔들리는 풀처럼 움직여 진동에 반응한다. 털세포의 움직임은 신경세포를 자극하여 청신경을 따라 뇌로 이동하는 신경 자극을 생성해서 뇌의 청각중추가 소리를 해석하게 한다(그림 10-15).

요 약 청각 경로 → 귓바퀴 → 외이도 → 고막 → 이소골(추골, 침골, 등골) → 달팽이관 → 청신경 → 뇌(청각 중추)

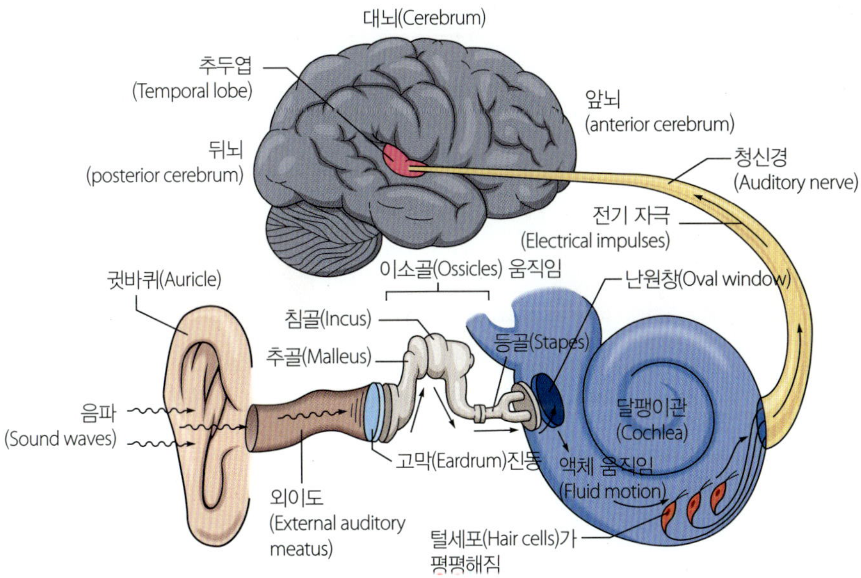

그림 10-15 청각 경로

10.11 귀의 새로운 어근, 접미사, 접두사

이 장의 용어를 학습할 때 추가 다음과 같은 추가 접미사를 사용한다.

접미사	의미
–metry	검사법(process of measuring)
–ory	~에 관련된(pertaining to)

10.12 귀의 용어 학습

어근

어근 audi/o(audit/o 참조)		의미 청각(hearing)
용어	용어분석	정의
audiometry [**aw**-dee-**OM**-eh-tree]	-metry = 검사과정(process of measuring)	청력검사

어근 audit/o		의미 청각(hearing)
용어	용어분석	정의
auditory [**AW**-dih-tor-ee]	-ory = ~에 관련된(pertaining to)	청각의

어근 aur/o		의미 귀(ear)
용어	용어분석	정의
aural [**AW**-ral]	-al = ~에 관련된(pertaining to)	귀의, 청력의

기억 요령

입(oral)과 귀(aural)를 혼동하지 않는다. 입(oral)은 "입에 관한"을 의미하고 귀(aural)는 "귀에 관한"을 의미한다.

어근 labyrinth/o		의미 내이(inner ear; labyrinth)
용어	용어분석	정의
labyrinthitis [**lab**-ih-rin-**THIGH**-tiss]	-itis = 염증(inflammation)	내이염

어근 myring/o(tympan/o 참조)		의미 고막(tympanic membrane; eardrum)
용어	용어분석	정의
myringotomy [**mir**-ing-**GOT**-oh-me]	-tomy = 절개(술)(process of cutting; to cut)	고막절개술(중이에서 장액이나 고름을 제거하기 위해 고막을 절개하는 과정)
myringoplasty [mih-**RING**-goh-**plas**-tee]	-plasty = 성형(술)(surgical reconstruction, surgical repair)	고막성형술(고막의 외과적 재건)

어근 ot/o		의미 귀(ear)
용어	용어분석	정의
otalgia [oh-**TAL**-jee-ah]	-algia = 통증(pain)	귀통증(이통)
otitis media [oh-**TYE**-tis **ME**- dee-ah]	-itis = 염증(inflammation) media = 중간, 가운데(middle)	중이염
otorrhea [**oh**-toh-**REE**-ah]	-rrhea = 배출(discharge; flow)	귓물(이루)

어근 staped/o		의미 등자뼈(stapes)
용어	용어분석	정의
stapedioplasty(등골 성형술) [stah-**PEE**-dee-oh-**plas**-tee]	-plasty = 성형(술)(surgical reconstruction; surgical repair)	등골의 외과적 재건, 등골절제술(stapedectomy)과 등골을 보철로 교체하는 것이 포함

어근 tympan/o		의미 고막(tympanic membrane)
용어	용어분석	정의
tympanometry [**tim**-peh-**NOM**-eh-tree]	-metry = 측정과정(process of measuring)	고막측정법(중이를 검사하기 위해 이관에 압력을 가해 측정)
tympanoplasty [**TIM**-peh-noh-**plas**-tee]	-plasty = 성형(술)(surgical repair; surgical reconstruction)	고막성형술(찢어진 고막의 외과적 복원)

접미사

접미사 -cusis		의미 청각(hearing)
용어	**용어분석**	**정의**
presbycusis [**pres**-bih-**KYOO**-sis]	presby- = 노년의(old age)	노인성 난청(노화로 인한 청력 감소)

10.13 귀의 질환(Pathology of the Ear)

난청(Hearing Impairment)

난청은 음성을 구별하는 능력이 감소되거나 저하된 청력장애 상태를 말한다. 난청에는 두 가지 유형이 있는데, 전도성 난청(**Conductive deafness**)은 외이에서 내이로 음파를 전달하는 경로가 방해 받아 발생한다. 예를 들면, 귀지와 같은 이물질이 이관에 축적되어 소리전달을 막아 발생할 수 있다. 치료는 방해하는 물질을 제거하는 것이다.

두 번째 유형의 난청은 감각신경성 난청(**sensorineural**[**sen**-seh-ree-**NOOR**-al]**deafness**)으로 청신경의 손상으로 인해 발생한다. 노화, 기계나 음악의 시끄러운 소음, 종양 또는 감염으로 인해 발생할 수 있다. 보청기는 감각신경성 난청을 관리하는 데 도움이 될 수 있으며, 인공 달팽이관 이식이 필요할 수도 있다.

메니에르병(Meniere Disease[meh-NYAR])

내이의 질병으로, 증상으로 난청, 귀의 압박감, 어지럼, 현기증(**vertigo**[**VER**-tih-goh]) 또는 귀울림(이명, **tinnitus**[**TIN**-ih-tuss])등이 있으며, 또한 눈의 무의식적이며 빠른 움직임인 눈떨림(안진, **Nystagmus**[niss-**TAG**-muss])증상도 나타날 수 있다.

중이염(Otitis Media)

중이염은 중이의 가장 흔한 질환으로, 감염이 갑자기 발병하고 그 지속기간이 짧을 때 급성 중이염 이라고 하고, 감염이 점진적으로 시작되어 장기간 지속되면 만성 중이염이라 한다. 중이에 체액이 고이면 장액(**serous**[**SEER**-uss])성 중이염, 고름이 쌓이면 화농(**purulent**[**PYOO**-roo-lent])성 중이염이라 한다. 고막측정법은 중이에 액체가 있는지를 확인하는 데 사용되는 진단 검사이다. 일반적으로 중이염의 치료는 항생제의 투여이다. 귀안에 있는 장액이나 고름을 배출하기 위해 고막절개술(tympanostomy[**tim**-peh-**NOSS**-teh-mee])을 시행하고 작은 환기관을 고막에 삽입해서 액체가 고이는 것을 방지한다.

귀경화증(Otosclerosis[oh-toh-skleh-ROH-sis])

난원창 주위에 등골이 과도하게 형성되어 난원창을 통해 내이로 소리를 전달할 수 없다. 치료는 등골 성형술을 시행한다.

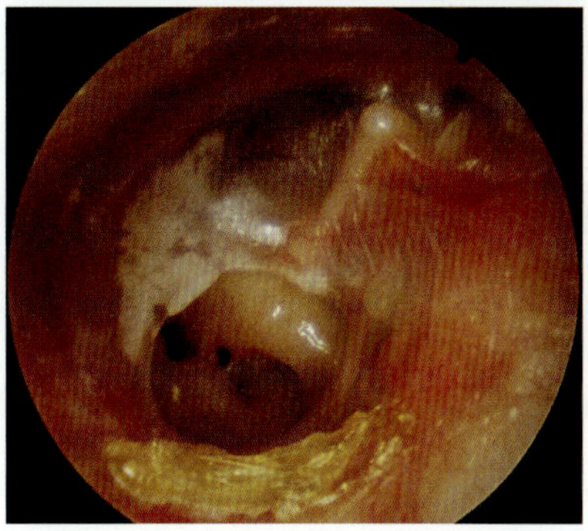

그림 10-16 천공된 고막. Courtesy of Dr. andrew B. Silva. 소아 이비인후과 제공

고막천공(Perforated Tympanic Membrane)

고막이 파열된 상태로(그림 10-16), 난청이 발생하고 치료로는 고막성형술이 필요하다.

10.14 유사어와 유음어

다음은 유사어와 유음어이다. 각 단어의 철자와 정의를 학습한 후 복습문제에 답하시오.

표 10-1 유사어와 유의어

용어	우리말	의미
aura	기운	warning signs to the patient that a seizure is starting
aural	귀의	pertaining to the ear
oral	구강의	pertaining to the mouth
here	여기	the place you are in
hear	듣다	to hear sound
malleus	귀의 등골	bone of middle ear
malleolus	복사뼈(복숭아 뼈)	bony bumps on the lower leg, commonly called the ankle
palpable	촉지할 수 있는	to feel
palpebral	눈꺼풀의	pertaining to the eyelid
serious	심각한	not joking; causing great harm
serous	장액	watery fluid
tears	눈물	(TEERZ) droplets of fluid that fall from the eye
tears	열공	(TAYRZ) holes that develop due to a pulling force
tendinitis	건염	inflammation of the tendon
tinnitus	이명	ringing in the ears

10.15 복습문제

연습문제 10-1 유사어와 유음어

다음 문장을 읽고 올바르게 완성할 수 있도록 괄호 안의 단어 중 알맞은 것에 동그라미 하시오(표 10-1 참조).

1. On(**aural/oral**) examination, the tympanic membrane was red and inflamed.
2. When the tuning fork is placed(**hear/here**), the patient cannot(**hear/here**) the sound.
3. The swelling over the (**malleus/malleolus**) was caused by a sprained ankle.
4. The (**malleus/malleolus**), incus, and stapes are bones in the middle ear.
5. No (**palpable/palpebral**) neck masses; no (**serious/serous**) abnormalities. However, he did have a discharge from his right ear and was admitted with a diagnosis of (**serious/serous**) otitis media.
6. The patient thinks his (**tendonitis/tinnitus**) is caused by loud noises.

연습문제 10-2 의학용어 구성요소와 의미 연결하기

A열의 단어요소와 B열의 의미를 맞게 연결하시오.

	A	B
______	**1.** aur/o	A. cornea
______	**2.** nyct/o	B. lens
______	**3.** anis/o	C. light
______	**4.** -ptosis	D. tympanic membrane
______	**5.** eso-	E. double
______	**6.** opt/o	F. hearing
______	**7.** myring/o	G. fear
______	**8.** dipl/o	H. night
______	**9.** -phobia	I. vision
______	**10.** presby-	J. ear
______	**11.** phot/o	K. eye
______	**12.** audi/o	L. unequal
______	**13.** kerat/o	M. drooping
______	**14.** phac/o	N. inward
______	**15.** ophthalm/o	O. old age

연습문제 10-3 연결하기-구조와 질병

다음의 눈, 귀 구조와 그 역할이 맞도록 빈칸에 쓰시오.

aqueous humor	pupil
cochlea	tympanic membrane
cornea	vestibule
macula lutea	vitreous humor

1. maintains intraocular pressure ____________________
2. location of cones in the retina ____________________
3. regulates amount of light entering the eye ____________________
4. maintains shape of eyeball ____________________
5. entry point of light into the eye ____________________
6. transmits sound to the middle ear ____________________
7. function is balance ____________________
8. function is hearing ____________________

연습문제 10-4 짧게 답하기-구조와 역할

Ⅰ. 다음 귀 구조들을 보고, 뇌로 음파가 전달되는 과정을 순서대로 쓰시오.

auditory nerve	external auditory meatus	pinna or auricle
brain	ossicles	tympanic membrane
cochlea		

1. ____________________
2. ____________________
3. ____________________
4. ____________________
5. ____________________
6. ____________________
7. ____________________

Ⅱ. 다음 눈 구조들을 보고, 눈에서 뇌로 빛이 전달되는 과정을 순서대로 쓰시오.

aqueous humor	lens	retina
brain	optic nerve	vitreous humor
cornea	pupil	

1. ____________________
2. ____________________
3. ____________________
4. ____________________
5. ____________________
6. ____________________
7. ____________________
8. ____________________

연습문제 10-5 명칭 표시하기-눈

다음의 신체구조 용어를 사용하여 그림 10-17의 빈칸과 다음 번호의 빈칸에 각각 쓰시오.

choroid ____________________

ciliary body ____________________

conjunctiva ____________________

cornea ____________________

iris ____________________

lens ____________________

macula lutea ____________________

optic nerve ____________________

pupil ____________________

retina ____________________

sclera ____________________

1. ____________________
2. ____________________
3. ____________________
4. ____________________
5. ____________________
6. ____________________
7. ____________________
8. ____________________
9. ____________________
10. ____________________
11. ____________________

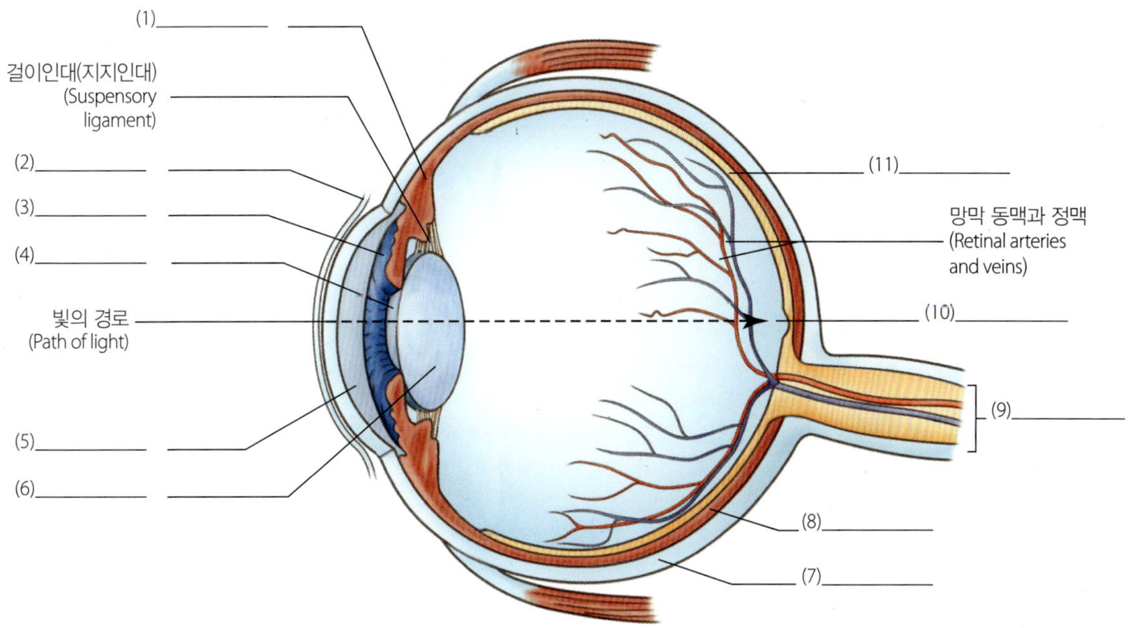

그림 10-17 눈의 주요 구조 표시하기.

연습문제 10-6 명칭 표시하기-귀

다음의 신체구조 용어를 사용하여 그림 10-18의 빈칸과 다음 번호의 빈칸에 각각 쓰시오.

auricle

cochlea

eustachian tube

external auditory meatus

ossicles

tympanic membrane

1. ______________________
2. ______________________
3. ______________________
4. ______________________
5. ______________________
6. ______________________

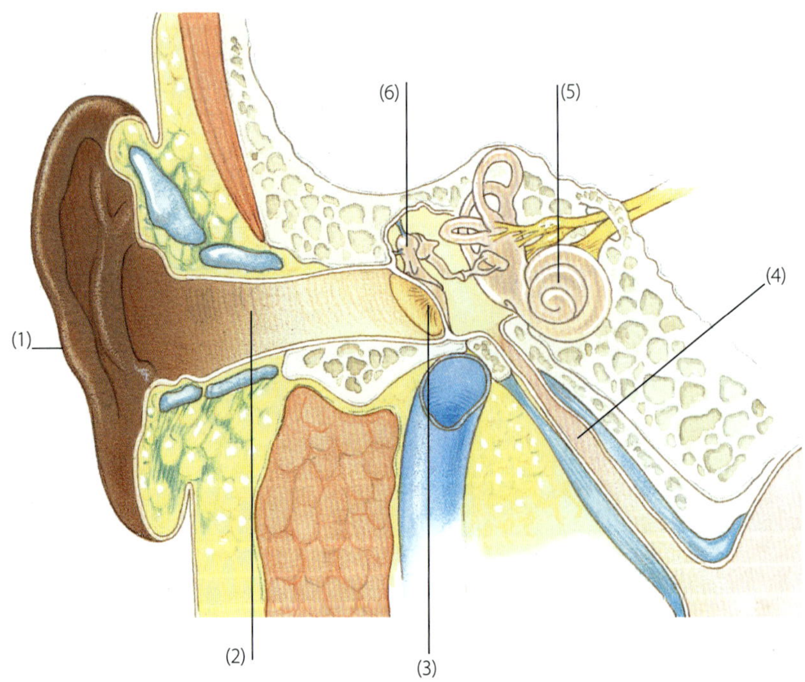

그림 10-18 귀의 주요구조 표시하기.

연습문제 10-7 정의-눈, 귀의 질병

다음 용어의 우리말과 그 뜻을 쓰시오.

1. retinal detachment

2. serous otitis media

3. perforated tympanic membrane

4. Meniere disease

5. myopia

6. astigmatism

7. cataracts

8. **glaucoma**

____

____

____

연습문제 10-8 정의-용어학습

다음 용어의 우리말과 그 뜻을 쓰시오.

1. **blepharoptosis** ______________________________
2. **ophthalmoscopy** ______________________________
3. **ophthalmologist** ______________________________
4. **optician** ______________________________
5. **optometrist** ______________________________
6. **aphakia** ______________________________
7. **photophobia** ______________________________
8. **retinopathy** ______________________________
9. **diplopia** ______________________________
10. **presbyopia** ______________________________
11. **esotropia** ______________________________
12. **auditory** ______________________________
13. **aural** ______________________________
14. **audiometry** ______________________________
15. **myringotomy** ______________________________
16. **otorrhea** ______________________________
17. **presbycusis** ______________________________
18. **otalgia** ______________________________

연습문제 10-9 의학용어 만들기

Ⅰ. 접미사 -opia를 사용하여 다음을 의미하는 의학용어를 작성하시오.

a. double vision ____________________

b. nearsightedness ____________________

c. dimness of vision ____________________

d. impaired vision due to old age ______________________

Ⅱ. 접미사 -tropia를 사용하여 다음을 의미하는 의학용어를 작성하시오.

a. turning inward of the eyeball ______________________

b. outward turning of the eyeball ______________________

Ⅲ. 어근 ot/o를 사용하여 다음을 의미하는 의학용어를 작성하시오.

a. pain in the ear ______________________

b. discharge from the ear ______________________

연습문제 10-10 의무기록에 적힌 의학용어 이해하기

필요한 경우 의학사전을 이용하여 지문에서 굵은 글씨체로 표시한 용어의 우리말과 그 뜻을 쓰시오.

보고서 #1. 퇴원요약지(Discharge Summary)

입원시진단(ADMISSION DIAGNOSIS): 왼쪽 눈 백내장-낭외적출술 예정(LEFT **CATARACT** FOR EXTRACTION).

병력(HISTORY): Mrs. Serowan had noted progressive **deteriorating** vision in the right eye over a number of years. Remainder of medical history is unremarkable.

신체검진(PHYSICAL EXAMINATION): Best corrected **visual acuity** was 20/70 in the right eye.

경과(COURSE IN HOSPITAL): On June 21, **ultrasound** was used to destroy the cataract. A **prosthetic intraocular lens** was inserted. On the first postoperative day, she was discharged home.

a. **cataract** ______________________

b. **deteriorating** ______________________

c. **visual acuity** ______________________

d. **ultrasound** ______________________

e. **prosthetic intraocular lens** ______________________

보고서 #2. 수술기록지(Operative Report)

수술전 진단(PREOPERATIVE DIAGNOSIS): 중이염(**OTITIS MEDIA**).

수술명(OPERATION PROPOSED): 양측귀 고막절개술과 환기관 삽입술(BILATERAL **MYRINGOTOMY** AND TUBE INSERTION).

수술후 진단(POSTOPERATIVE DIAGNOSIS): 재발성 중이염(**RECURRENT** OTITIS MEDIA).

OPERATION PERFORMED): **BILATERAL** MYRINGOTOMY WITH TUBE INSERTION.

수술과정(OPERATIVE NOTE): The patient was brought to the operating room, placed in the **supine** position, and given a general anesthetic. Using the operative **microscope**, the right **external auditory meatus** was cleaned of a small amount of **cerumen** revealing an abnormal **tympanic membrane** with a buildup of pus-filled material. A myringotomy was performed and the infectious material was suctioned out. A tube was inserted to drain any further fluid buildup. The procedure was then performed on the left side with a similar technique. A buildup of watery fluid was noted. The patient was then taken to the recovery room in good condition.

a. **otitis media** ______________________

b. **myringotomy** ______________________

c. **recurrent** ______________________

d. **bilateral** ______________________

e. **supine** ______________________

f. **microscope** ______________________

g. **external auditory meatus** ______________________

h. **cerumen** ______________________

i. **tympanic membrane** ______________________

연습문제 10-11 철자

다음 단어에서 철자가 틀린 부분에 동그라미하고, 빈칸에 바르게 쓰시오.

1. tinnitis ______________________

2. maleus ______________________

3. aqueus ______________________

4. glaucoma ______________________

5. vitreus ______________________

6. otorhea ______________________

7. conjunctiva ______________________

8. palpebra ______________________

9. kornea ______________________

10. serumen ______________________

10.16 발음과 철자

듣고, 읽고, 학습하면 말하고 쓸 수 있다.

1. 웹사이트에서 제공된 오디오 파일로 각 용어를 듣는다.
2. 각 용어를 주의하여 따라 발음한다.
3. 각 용어의 철자를 빈칸에 적는다.

용어	발음	철자
amblyopia	**am**-blee-**OH**-pee-ah	
aphakia	ah-**FAY**-kee-ah	
aqueous humor	**AY**-kwee-us **HYOO**-mer	
audiometry	**aw**-dee-**OM**-eh-tree	
ametropia	**am**-eh-**TROH**-pee-ah	
anisocoria	**an**-iss-oh-**KOR**-ee-ah	
auditory	**AW**-dih-tor-ee	
aural	**AW**-ral	
auricle	**AW**-rih-kul	
blepharoptosis	**blef**-ah-rop-**TOH**-sis	
cataracts	**KAT**-ah-rackts	
cochlea	**KOCK**-lee-ah	
conjunctivitis	**kon**-junk-tih-**VYE**-tiss	
corneal abrasion	**COR**-nee-al ab-**RAY**-zhun	
diplopia	dih-**PLOH**-pee-ah	
exotropia	**es**-oh-**TROH**-pee-ah	
eustachian tube	yoo-**STAY**-shun	
esotropia	**eck**-soh-**TROH**-pee-ah	
glaucoma	glaw-**KOH**-mah	
incus	**INK**-uss	
iridectomy	**ir**-ih-**DECK**-toh-mee	
iritis	eye-**RYE**-tiss	
labyrinthitis	**lab**-ih-rin-**THIGH**-tiss	

용어	발음	철자
malleus	**MAL**-ee-uss	
Meniere disease	meh-**NYAR**	
myopia	my-**OH**-pee-ah	
ophthalmologist	**ahf**-thal-**MOL**-eh-jist	
ophthalmoscopy	**ahf**-thal-**MOS**-koh-pee	
optician	op-**TISH**-an	
optometrist	op-**TOM**-eh-trist	
otalgia	oh-**TAL**-jee-ah	
otitis media	oh-**TYE**-tis **ME**-dee-ah	
otorrhea	**oh**-toh-**REE**-ah	
palpebral	**PAL**-peh-bral	
photophobia	**foh**-toh-**FOH**-bee-ah	
presbycusis	**pres**-bih-**KYOO**-sis	
presbyopia	**pres**-bee-**OH**-pee-ah	
purulent	**PYOO**-roo-lent	
retinopathy	**ret**-ih-**NOP**-ah-thee	
retinopexy	**RET**-ih-noh-**peck**-see	
stapes	**STAY**-peez	
tinnitus	**TIN**-ih-tuss	
tympanic	tim-**PAN**-ick	
tympanoplasty	**tim**-pah-no-**PLAS**-tee	
vertigo	**VER**-tih-goh	
vestibule	**VESS**-tih-byool	

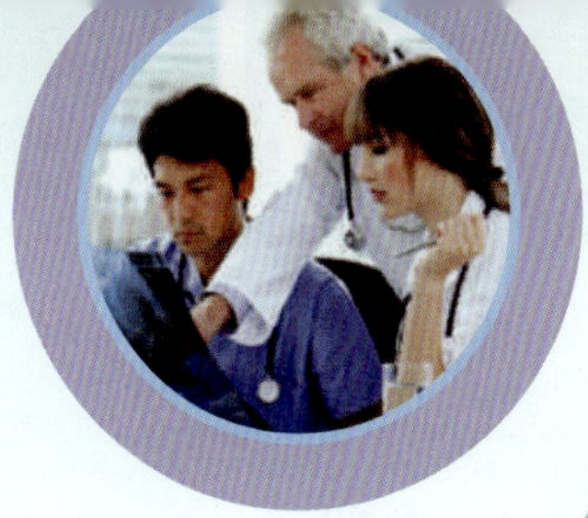

CHAPTER 11
소화기계

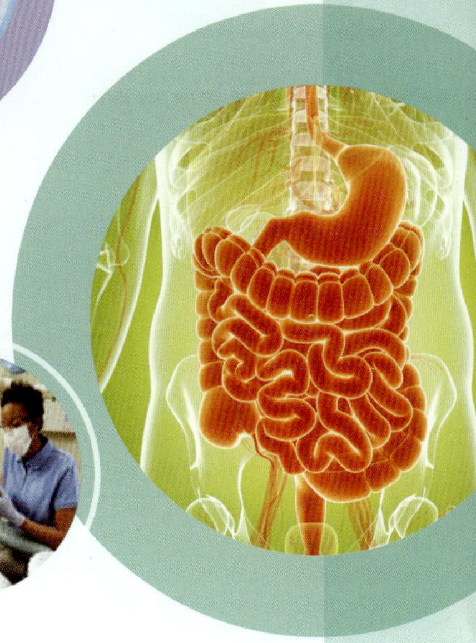

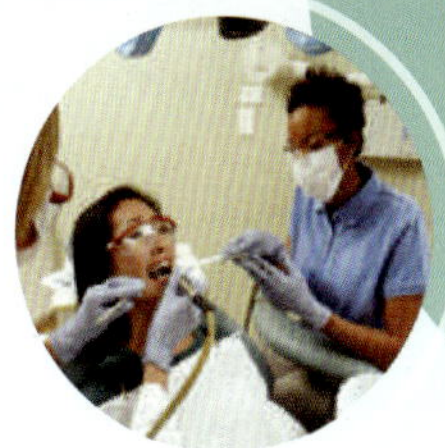

이 장의 구성

학습 목표

이 장을 학습하고 복습문제를 푼 후, 다음을 할 수 있어야 한다.

1. 소화기계의 장기 위치와 명칭을 말할 수 있다.
2. 소화기계의 장기의 구조와 기능을 설명할 수 있다.
3. 복막에 대해 설명할 수 있다.
4. 소화기계 관련 의학용어를 발음하고, 철자를 알고, 정의하고 쓸 수 있다.
5. 소화기계 관련 일반적인 질병을 설명할 수 있다.
6. 듣고, 읽고, 학습하면 말하고 쓸 수 있다.

소개

그림 11-1은 소화기계를 보여주고 있으며, 주요 부분은 소화관 또는 위장관이라고 불리는 긴 관으로 약 5m 정도이다. 소화기계는 입에서 시작해서 항문으로 끝난다. 내벽은 점막으로 되어 주름이 있고 소화관이 음식을 섭취하면 음식을 작게 부수어서 몸이 이용할 수 있도록 하는데, 이것을 소화(**digestion**)라고 한다. 그 후 음식 분자는 혈액과 림프계로 이동되는데, 이것을 흡수(**absorption**)과정이라고 한다. 음식노폐물은 소화관 끝까지 가서 대변으로 배설된다.

11.1 소화기계의 주요 기관(장기)

학습문제: 소화기계의 주요 기관(장기)

다음 단어들을 그림 11-1의 빈칸에 쓰시오. 이해를 돕기 위해, 단어 옆의 숫자는 그림의 위치를 알려주고 있으며, 각 명칭을 적을 때는 반드시 발음을 하고, 만약 발음이 어려운 단어라면 여러 번 반복해서 연습한다.

1. 구강(oral cavity[**OR**-al])
2. 인두(pharynx[**FAR**-inks])
3. 식도(esophagus[en-**SOF**-ah-gus])
4. 위(stomach[**STUM**-ick])
5. 소장(small intestine[in-**TESS**-tine])
6. 대장(large intestine[in-**TESS**-tine])
7. 직장(rectum[**RECK**-tum])
8. 충수돌기(appendix[ah-**PEN**-dicks])
9. 췌장(pancreas[**PAN**-kree-ass])
10. 담낭(gallbladder[**GALL**-blad-er])
11. 간(liver[**LIV**-er])
12. 타액선(침샘, salivary gland[**SAL**-ih-vehr-ee])

그림 11-1은 소화관(digestive tract)의 주요 6개 부위를 보여주고 있고, 구강(입안; 입, oral cavity=mouth), 인두(pharynx), 식도(esophagus), 위(stomach), 소장(작은창자, small intestine), 대장(큰창자, large intestine)등이다.

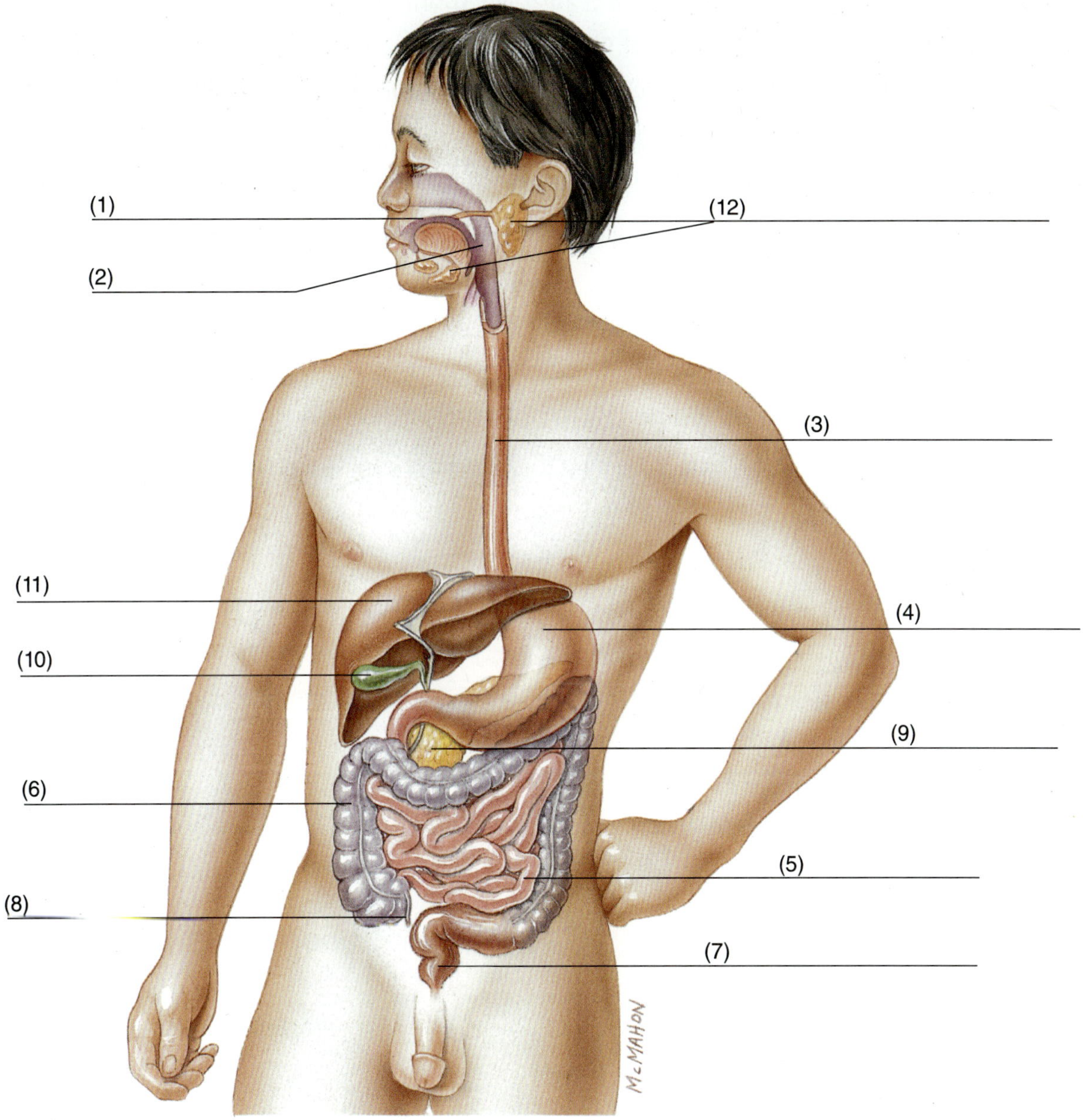

그림 11-1 소화기계 주요 기관

소화기계에 부속된 네 개의 기관이 소화과정을 돕는데, 침샘(salivary glands), 췌장(pancreas), 간(liver) 그리고 담낭(gallbladder)으로 그림 11-1에서 이 네 개의 기관을 확인할 수 있다.

11.2 구강(입안, Oral Cavity)

구강(**oral**[**OR**-al] **cavity**)은 입이다. 입의 천장은 입천장(**palate**[**PAL**-at])이라고 하고 입천장은 비강과 입을 구분해 준다. 혀를 입천장 앞쪽에 놓으면 뼈로 된 단단한 입천장(경구개)이 느껴진다. 혀를 입천장 뒤쪽으로 당기면 근육으로 된 부드러운 입천장(연구개)을 느낄 수 있다. 입천장 뒤에 목젖(**uvula**[**YOO**-vyoo-lah])이 있는데 입천장에 매달린 부드러운 자루 모양이며 음식물을 삼킬 때 코로 가는 통로를 막아주는 역할을 한다.

혀(**tongue**)는 신체에서 가장 다재다능한 근육으로 주요 기능은 맛을 느끼고 삼키는 것을 도와주며, 말을 하는 데도 중요하다. 혀는 입의 바닥에 주름띠(**frenulum**[**FREN**-yoo-lum])라고 부르는 점막끈으로 부착되어 있다.

치아는 4개의 유형: 앞니, 작은 어금니, 송곳니, 큰어금니로 되어 있다. 생후 6개월에서 2세 사이에 20개의 유치가 나며, 이후 32개의 영구치로 대치된다. 치아의 중심을 치수(속질, **pulp**)라고 하며 치관을 지나 치근까지 뻗어 있는 혈관과 신경으로 구성되어 있다. 치수를 덮고 있는 것이 상아질(**dentin**[**DEN**-tin])이며 상아질을 감싼 잇몸 윗부분은 단단하고 하얀 법랑질(**enamel**)로 되어 있다. 치근은 뼈에 닿아 있으며 치아의 시멘트질(**cementum**[seh-**MEN**-tum])이 치아를 뼈에 부착시켜주고 있다. 앞쪽의 이는 음식물을 잘게 찢고 뒤쪽 치아는 저작하거나(**masticate**[**MAS**-tin-kayt]) 씹는 역할을 한다(그림 11-2).

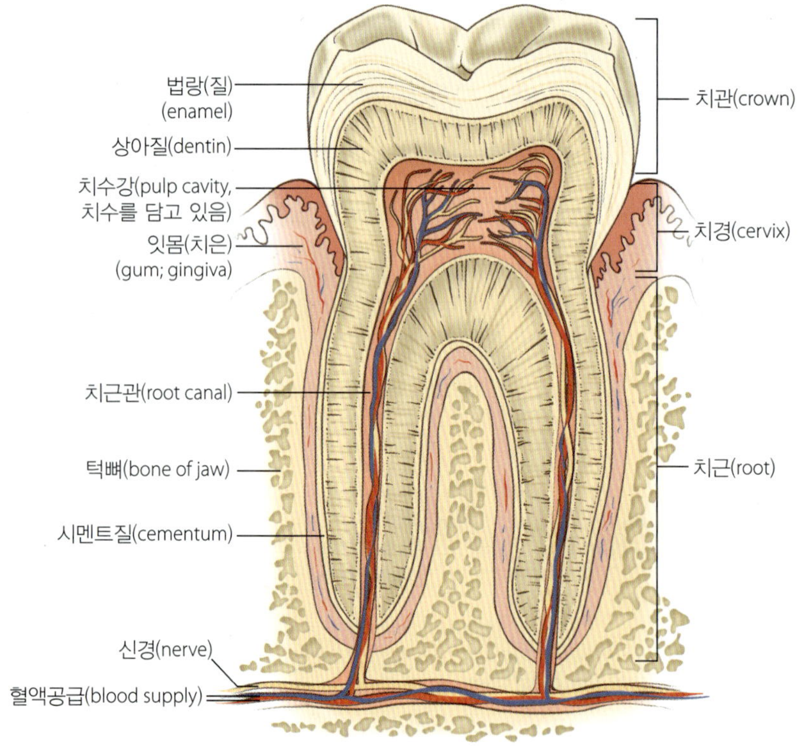

그림 11-2 치아의 구조

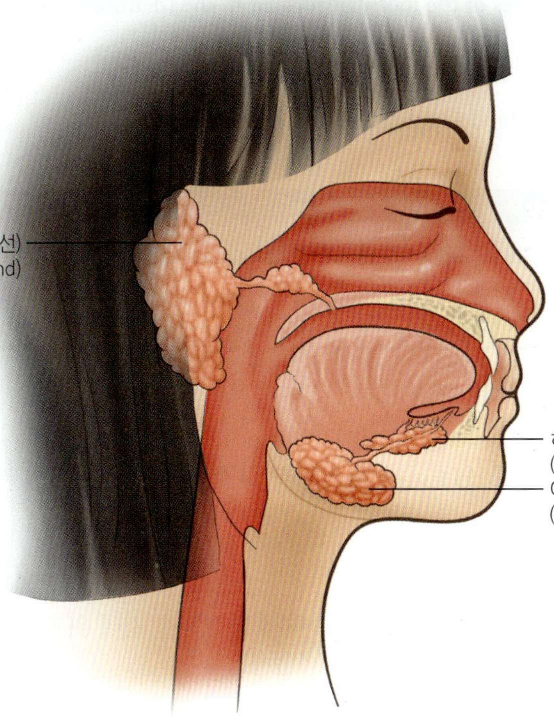

그림 11-3 침샘

침샘이 침을 생성하면 침은 침관을 통해 입안으로 흘러 들어간다. 침은 향균물질이 있어서 세균으로부터 구강을 보호하고, 또한 침은 탄수화물의 소화를 돕는 역할을 한다. 침샘은 귀밑샘(이하선, **parotid**[pah-**ROT**-id]), 아래턱밑샘(악하선, **submandibular**[**sub**-man-**DIB**-yoo-lar]), 혀밑샘(설하선, **sublingual**[sub-**LING**-gwal])으로 되어 있다(그림 11-3).

요 약

구강(oral cavity)은 입안을 의미한다

입천장(palate)은 비강과 구강을 구분한다. **목젖(uvula)**은 삼키는 동안 코 통로를 닫아 준다. **혀(tongue)**는 말하기, 미각(taste), 그리고 연하작용을 한다. **치아(teeth)**는 치수, 상아질, 법랑질로 되어 있으며 씹는 기능이 있다.
침샘(salivary glands)은 귀밑, 혀밑, 아래턱밑에 있으며 침을 생산하는 역할을 한다.
침(saliva)에는 amylase 효소가 있어 소화를 시작한다.

학습문제: 구강

알맞은 답을 괄호 안에서 선택하시오.

1. The sac-like structure at the back of the mouth is the (uvea/uvula).

2. The roof of the mouth is the (gingiva/labia/palate).

3. Which of the following is not a salivary gland? (submandibular/carotid/parotid).

4. The blood vessels and nerves of the tooth are located in the (dentin/pulp/gums).

5. Deciduous teeth are also known as (permanent/temporary) teeth.

6. The root canal contains (blood vessels/enamel/nerves/dentin).

정답: 1. uvula. 2. palate. 3. carotid. 4. pulp. 5. temporary. 6. blood vessels; nerves.

11.3 인두, 식도, 위

음식물을 씹는 동안 음식물은 작은덩어리로 잘게 잘려져 침과 섞여 혀가 밀어서 목으로 가서 12.5cm의 관인 인두로 넘어간다. 이러한 밀어냄의 시작이 식도로 음식물이 넘어가는 과정이다.

식도는 25cm의 관으로 인두에서 시작해서 식도열공(**esophageal hiatus**[eh-**sof**-ah-**JEE**-ul high-**AYE**-tus])이라고 하는 횡경막의 개구부를 통해 지나간다. 식도는 계속해서 횡경막을 지나 위까지 연결된다. 식도의 근육은 연동운동(**peristaltic**[**per**-ih-**STAL**-tick] **waves**)이라는 수축을 일으킨다. 이러한 수축작용이 음식물을 식도 아래로 밀어내어 위로 넣어 준다.

음식 덩어리가 위 근처에 도달하면 조임근(괄약근, **sphincter**[**SFINK**-ter])이라고 하는 단단한 원형 근육에 의해 좁아져 있는 지역을 만나게 된다. 조임근은 음식물이 위로 들어갈때는 열리고, 다 들어가면 닫혀 위의 내용물이 식도로 역류되는 것을 막아 준다. 이 조임근을 식도하부조임근, 들문조임근, 또는 위-식도-조임근(**gastroesophageal**

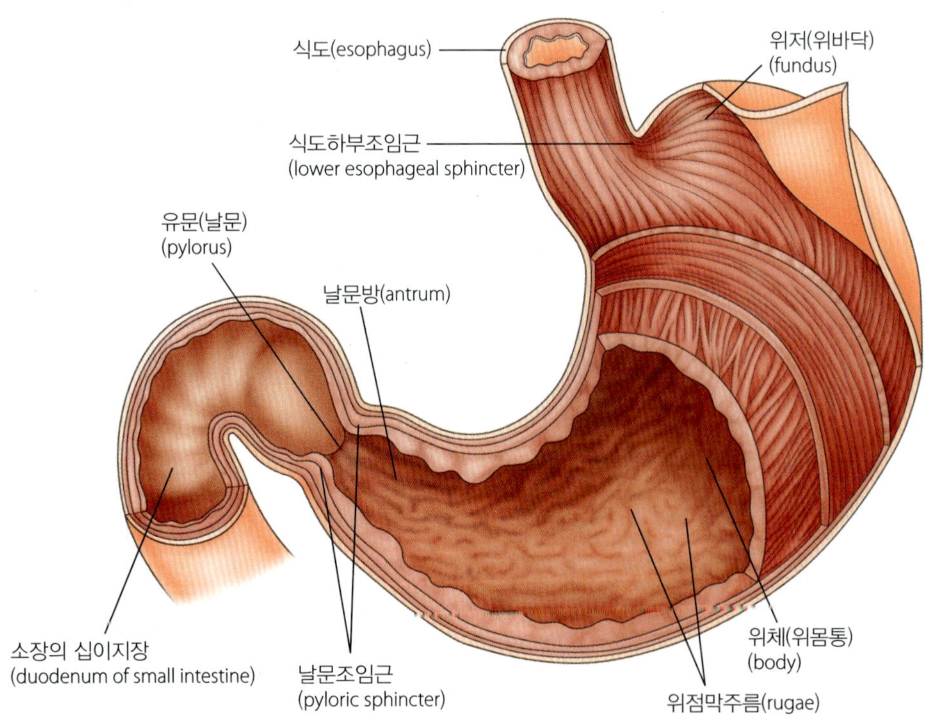

그림 11-4 위의 구조

sphincter)이라고 한다. 일단 음식덩어리가 조임근을 통해 위로 넘어가면 효소에 의해서 음식물이 분쇄되어 반유동체인 유미즙(**chyme**[**KYM**])으로 변한다.

위는 J자 모양으로, 4개부분인 들문(**cardia**[**KAR**-dee-ah]), 위바닥(위저, **fundus**[**FUN**-dus]), 위몸통(위체, **body**), 날문방(**antrum**[**AN**-trum])으로 나눌수 있다. 위점막내부에는 주름(**rugae**[**ROO**-jee])이 있어 음식물의 수용과 조절의 기능을 하고 있다(그림 11-4).

유미즙 형태의 음식은 위를 지나서 소장(작은창자)으로 이동할 때 또 다른 조임근인 날문조임근(**pyloric**[pie-**LOR**-ick] **sphincter**)을 지나가게 된다.

위의 기능은 음식물을 잘게 부수는 것이다.

요 약

인두(pharynx)는 목구멍(throat)이라고도 한다.
연동운동(peristalsis)으로 식도를 통해 음식물 덩어리를 밀어낸다.
식도(esophagus)는 인두와 위 사이에 위치한다.
조임근(sphincters)은 둥근모양의 근육으로 한 방향으로만 음식물이 움직여 역류를 방지한다.
위(stomach)의 영역은 들문, 날문방, 위몸통 그리고 위바닥으로 구성된다.
음식 덩어리(bolus)는 잘 씹은 음식의 부드럽고 작은 덩어리를 의미한다.
유미즙(chyme)은 잘게 분쇄된, 또는 소화된 음식으로 죽과 같은 형태이다.
위주름(rugae)은 위점막의 주름이다.
위의 기능은 음식물 분쇄이다.

학습문제: 인두, 식도, 위

괄호 안에서 알맞은 답을 고르시오.

1. Hiatus refers to a(n) (peristaltic wave/muscle/opening).
2. Which of the following is not a part of the stomach? (body/ frenulum/rugae/cardia)
3. The esophageal hiatus is located in the (stomach/esophagus/diaphragm).
4. The cardiac sphincter is located between the (esophagus and stomach/stomach and small intestine).
5. Food enters the small intestine as a semiliquid substance called (bolus/chyme).
6. The (fundus/hiatus/sphincter/antrum) is defined as a tight circular muscle.

정답: 1. opening. 2. frenulum. 3. diaphragm. 4.esophagus and stomach. 5. chyme. 6. sphincter.

11.4 소장(작은 창자)

학습문제: 소장

다음 단어들을 그림 11-5의 빈칸에 쓰시오. 이해를 돕기 위해, 단어 옆의 숫자는 그림의 위치를 알려주고 있으며, 각 명칭을 적을 때는 반드시 발음을 하고, 만약 발음이 어려운 단어라면 여러 번 반복해서 연습한다.

1. duodenum[**doo**-oh-**DEE**-num]
2. jejunum[jeh-**JOO**-num]
3. ileum[**ILL**-ee-um]

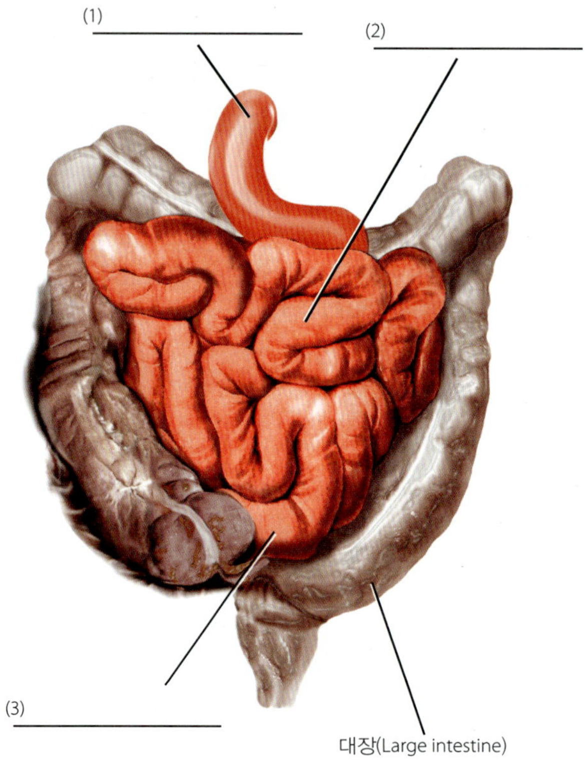

그림 11-5 소장(작은창자)

그림 11-5는 배골반안에 나선 모양의 소장을 보여주고 있다. 소장은 3.35m로 세 구역으로 나누어지며 가까운 쪽에 십이지장(샘창자), 중간의 공장(빈창자), 가장 끝부분의 회장(돌창자)으로 구성되어 대장으로 이어진다. 소장의 직경은 1인치에 불과하지만, 음식물이 통과하기 쉽게 늘어난다.

소장의 기능은 소화된 음식으로부터 영양분을 흡수하여 혈액으로 보내고, 나머지 노폐물은 대장으로 보낸다.

요 약

소장(작은창자, small intestine)

구성: 십이지장(duodenum), 공장(jejunum)와 회장(ileum)

기능: 음식물의 분쇄, 흡수 수송

11.5 대장(큰창자)

학습문제: 대장

다음 단어들을 그림 11-6의 빈칸에 쓰시오. 이해를 돕기 위해, 단어 옆의 숫자는 그림의 위치를 알려주고 있으며, 각 명칭을 적을 때는 반드시 발음을 하고, 만약 발음이 어려운 단어라면 여러 번 반복해서 연습한다.

1. 충수돌기(막창자꼬리, appendix [ah-**PEN**-dicks])
2. 맹장(막창자, cecum [**SEE**-kum])
3. 상행결장(오름창자, ascending colon [ah-**SEN**-ding **KOH**-lon])
4. 횡행결장(가로창자, transverse colon [tranz-**VERS** **KOH**-lon])
5. 하행결장(내림창자, descending colon [dee-**SEN**-ding **KOH**-lon])
6. S상 결장(구불창자, sigmoid colon [**SIG**-moid **KOH**-lon]
7. 직장(곧창자, rectum [**RECK**-tum])
8. 항문관(anal canal [**AY**-nul])
9. 항문(anus [**AY**-nus])

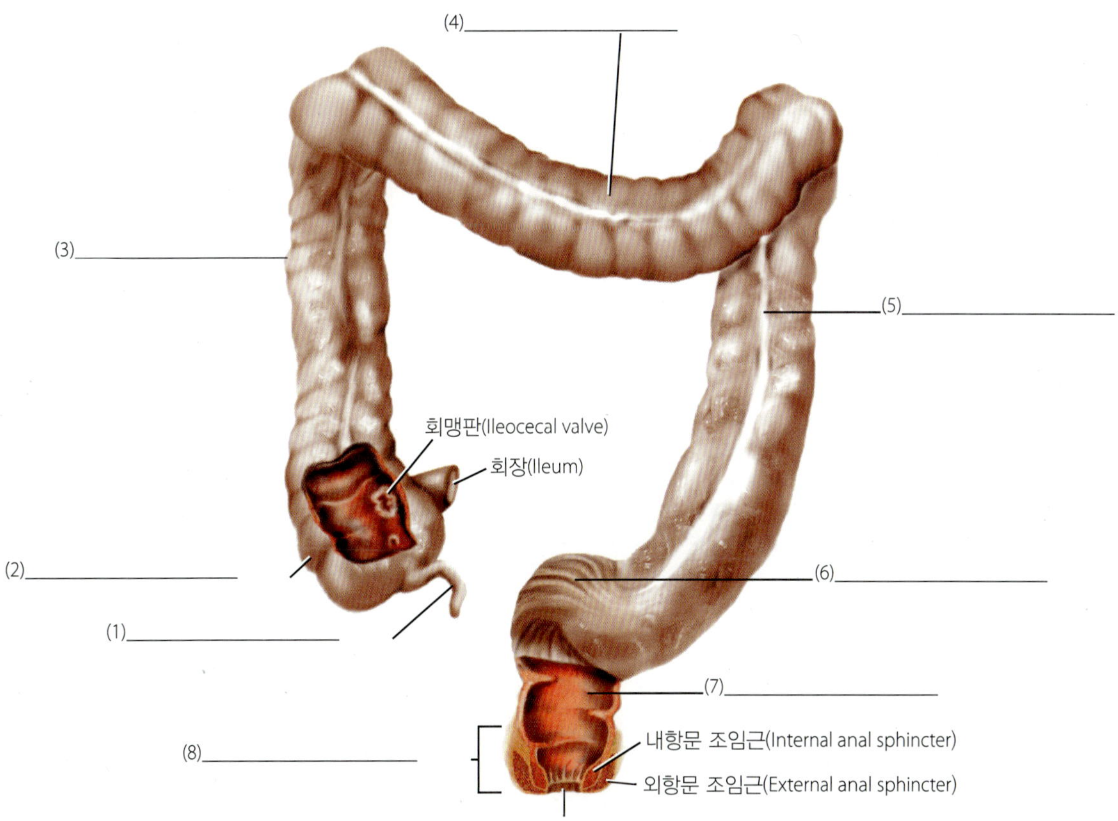

그림 11-6 대장

대장의 길이는 약 1.8m이다. 그림 11-6에서 보듯이 대장은 크게 3영역으로 나누어지는데, 첫째는 충수돌기라고 부르는 주머니로 알려진 뚜렷한 기능이 없으며, 맹장 아래에 달려있다. 다음 영역은 결장으로, 오름창자, 가로창자, 내림창자, 구불창자 4부분으로 이루어져 있으며 각 사각아치를 형성한다. 대장의 마지막 영역은 직장으로 약 20cm정도이고 점막 주름이 잡혀 있다. 직장의 가장 마지막 부분은 항문관이다.

대장은 수분과 비타민 K, 비타민 B군을 흡수하고, 분변형성(**defecation**[**def**-eh-**KAY**-shun]), 노폐물을 제거(배변)하는 기능을 한다.

요 약

대장(large intestine)
구성: 맹장(cecum), 결장(colon), 직장(rectum)

결장(colon)
구성: 오름창자(ascending colon), 가로창자(transverse colon), 내림창자(descending colon), 구불창자(sigmoid colon)

창자(bowel)는 대장(큰창자)와 소장(작은창자)으로 구분한다.
기능: 분변형성, 수분, 비타민 K, 비타민 B 흡수

학습문제: 소장과 대장

괄호 안에 알맞은 답을 고르시오.

1. Food leaves the stomach and enters the (jejunum/duodenum/ileum).
2. The small and large intestines are also known as (bowel/colon/peritoneum).
3. A function of the large intestine is (mastication/defecation).
4. The transverse colon is part of the (small/large) intestine.
5. The duodenum is part of the (small/large) intestine.
6. A function of the small intestine is (mastication/defecation/absorption) of nutrients.
7. The appendix is located on the ______________________ side of the abdomen.

정답: 1. duodenum. 2. bowel. 3. defecation. 4. large intestine. 5. small intestine. 6. absorption. 7. right.

11.6 간, 담낭, 담관, 췌장

간은 약 1.75kg 정도 무게이며 우상복부(right upper quadrant) 횡경막(diaphragm) 아래에 위치한다(그림 11-7). 간은 많은 기능을 하는데 쓸개즙(bile) 생성과 독성물질을 제거하고 단백질, 지방 그리고 탄수화물을 대사한다.

담도계는 간, 담낭(쓸개) 그리고 담관(쓸개관)을 말한다. 담관(biliary ducts)은 간관(hepatic ducts), 총간관(common hepatic duct), 담낭관, 그리고 총담관(CBD)으로 구성된다(그림 11-7).

담즙(쓸개즙, bile)은 간에서 만들어진 녹황색 액체로(그림 11-7), 간에서 나온 담즙은 좌 · 우 간관과 총간관을 지나 담낭으로 와서 저장 농축된다. 저장되어 있던 담즙은 지방소화를 위해 담낭에서 총담관을 지나 십이지장으로 들어가서 지방을 분해한다.

간은 생명에 필수적이다. 하지만, 쓸개는 신체 기능에 큰 영향을 주지 않아 외과적 수술로 제거할 수 있다. 담낭이 제거되고 나면 담즙은 담관에 저장되고, 담즙 소화, 대사과정은 정상적으로 진행한다.

췌장은 그림 11-7에서 보듯이 길고, 물고기 모양으로, 위 뒤쪽에 위치하고 있다. 췌장은 십이지장으로 가서 음식물의 소화작용을 하는 소화효소가 들어있는 췌장액을 분비한다.

췌장은 또한 인슐린(**insulin**[**IN**-suh-lin])과 글루카곤(**glucagon**[**GLOO**-kah-gon])이라는 호르몬을 분비하는데, 혈당을 조절한다. 당 조절에 대한 자세한 내용은 제19장 췌장(pancreas)부분 참조.

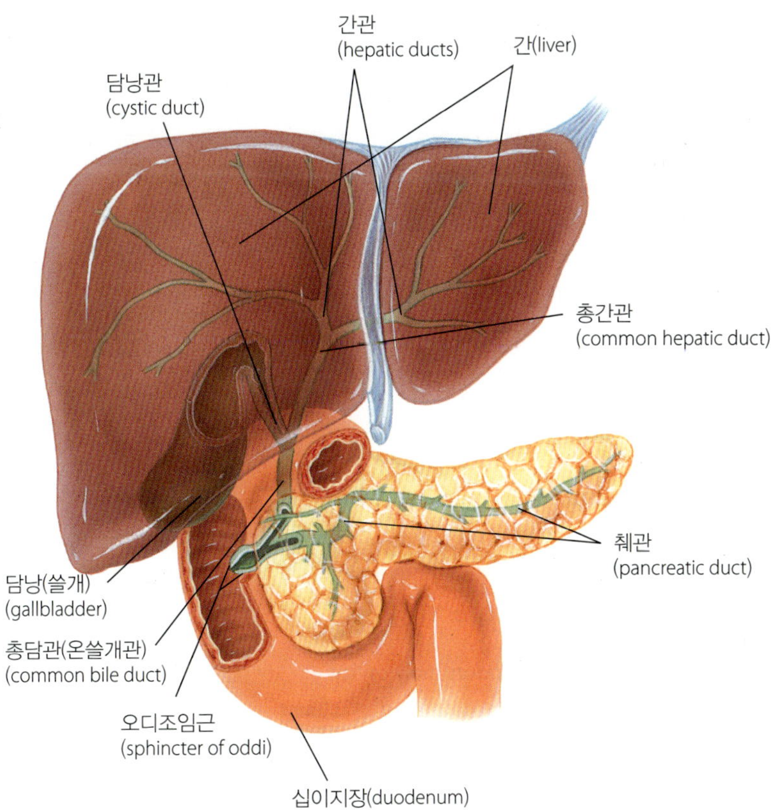

그림 11-7 간, 담낭, 췌장, 담관

요 약

간(liver)
위치: 우상복부(RUQ)
기능: 쓸개즙 생산, 단백질, 탄수화물, 지방 대사작용, 독성물질 대사(해독)

담낭(gallbladder)
위치: 간 아래
기능: 쓸개즙(bile) 저장과 농축

췌장(pancreas)
위치: 위 뒤쪽(좌상복부 LUQ)
기능: 소화효소와 호르몬 분비–외분비와 내분비 모두 담당

11.7 복막

그림 11-8은 복막(**peritoneum**[**per**-ih-toh-**NEE**-um])에 대한 설명으로 복막은 배골반안을 싸고 있으며 복부와 골반내기관을 덮고 있다. 복막은 2개의 층으로 되어있으며 안의 공간을 복강(**peritoneal**[**per**-ih-toh-**NEE**-al] **cavity**)이라고 한다. 복강내는 복막액이 차 있으며, 그 액은 2개의 복막층 사이에서 마찰을 방지한다.

요 약

복막(Peritoneum)은 복강을 싸고 있는 막으로 복강과 골반강에 있는(pelvic cavity) 기관을 덮고 있다.
복막액(peritoneal fluid)은 복강(peritoneal cavity)을 채우고 있다.

학습문제 : 담도계와 복막

괄호 안에 알맞은 답을 고르시오.

1. The hepatic ducts carry bile from the (gallbladder/liver).
2. A greenish-yellow fluid stored in the gallbladder is (glucagon/bile).
3. The (pancreas/liver) regulates blood sugar.
4. The peritoneum lines the (thoracic/abdominal) cavity.
5. Fats are broken down by (bile/insulin) in the (duodenum/liver).

정답: 1. liver. 2. bile. 3. pancreas. 4. abdominal. 5. bile; duodenum.

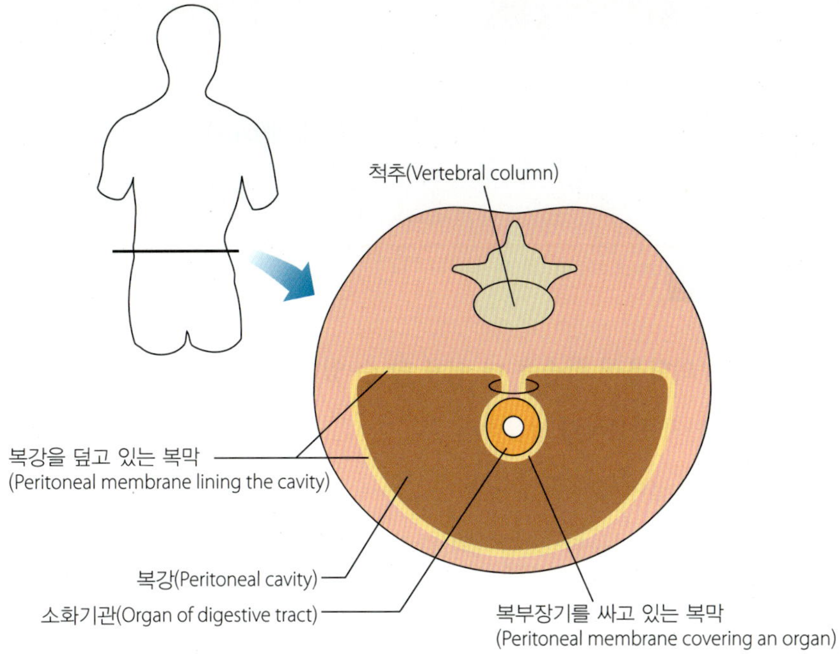

그림 11-8 복막

11.8 새로운 어근, 접미사, 접두사

이장의 용어를 학습할 때 다음의 추가된 어근, 접미사, 접두사를 사용한다.

어근	의미
aer/o	공기(air)
cec/o	맹장(박창사, cecum): 대장의 첫 부분
intestin/o	창자(intestine), 장

어미	의미
-aise	쉬움(ease)
-flux	흐름(flow)
-hexia	습관(habit)
-tripsy	부숴지는(crushing), 분쇄
-y	과정; 상태(process; condition)

접두사	의미
meso-	중간(middle)
re-	다시, 재(back)

11.9 용어 학습

다음 제시사항을 따르면 의학용어 학습을 더 쉽게 할 수 있다.

1. 단어가 쉬워질 때까지 반복하여 발음하라.
2. 단어를 쓰고, 철자가 올바른지 확인하라.
3. 뜻과 의미도 함께 쓴다. 가능한 그 단어와 관련있는 단어, 생각, 그림은 그 단어를 기억하는데 도움이 될 것이다.
4. 여기서 배운 방법으로 용어의 구조를 분석하라.

어근

어근 append/o; appendic/o		의미 충수돌기(막창자꼬리, appendix)
용어	용어분석	정의
appendicitis [ah-**pen**-dih-**SIGH**-tis]	-itis = 염증(inflammation)	충수돌기염(막창자꼬리의 염증)

어근 bucc/o		의미 볼(cheek)
용어	용어분석	정의
buccal mucosa [**BUCK**-ahl myoo-**KOH**-sa]	-al = ~의(pertaining to) mucosa = 점막(mucous membrane)	볼점막(볼의 점막에 관한)

어근 cac/o(mal–참조)		의미 나쁜(bad)
용어	용어분석	정의
cachexia [kah-**KECK**-see-ah]	-hexia = 습관, 습성(habit)	악액질(극도의 영양실조 상태: 근육쇠약; 야윔, 말기 암과 관련)

어근 cholangi/o		의미 담관(쓸개관, bile duct; bile vessel)
용어	용어분석	정의
cholangiogram [koh-**LAN**-jee-**oh**-gram]	-gram = 기록(record)	담관조영상(x-ray로 촬영한 담관 영상)

어근 cholecyst/o		의미 담낭(쓸개, gallbladder)
용어	용어분석	정의
cholecystectomy [**koh**-lee-sis-**TECK**-toh-mee]	-ectomy = 절제술(excision; surgical removal)	담낭절제술(쓸개의 절제)
cholecystitis [**koh**-lee-sis-**TYE**-tis]	-itis = 염증(inflammation)	담낭염(쓸개의 염증)

어근 choledoch/o		의미 총담관(common bile duct)
용어	용어분석	정의
choledochotomy [**koh**-led-oh-**KOT**-oh-mee]	-tomy = 절개(to cut into; incision; process of cutting)	총담관절개(술)

어근 col/o		의미 결장(colon)
용어	용어분석	정의
colitis [koh-**LYE**-tis]	-itis = 염증(inflammation)	결장염, 잘록창자염(잘룩창자의 염증)
colic [**KOLL**-ick]	-ic = ~에 의한; ~의 (pertaining to)	산통(severe abdominal pain), 결장의 (pertaining to the colon)

기억 요령

어근 chol/e와 col/o는 흔히 혼동되며 발음이 같지만, 전혀 다른 뜻이다. chol/e는 쓸개를 의미하고 col/o는 창자를 의미한다. 그러므로 쓸개(담낭)의 염증은 'cholecystitis'이지 'colecystitis'가 아니다.

어근 enter/o — 의미 작은창자(small intestine; intestine)

용어	용어분석	정의
gastroenteritis [**gas**-troh-**en**-ter-**EYE**-tis]	-itis = 염증(inflammation) gastr/o = 위(stomach)	위장염(위와 장의 염증은 종종 메스꺼움과 구토를 동반한다.)
mesentery [**MEZ**-en-**ter**-ee]	meso- = 중간(middle)	장간막(창자사이막; 뒤 배벽 창자에 붙어있는 막으로 창자 사이에 위치하여 장을 고정시킴)

어근 gastr/o — 의미 위(stomach)

용어	용어분석	정의
gastroenterologist [**gas**-troh-**en**-ter-**OL**-oh-jist]	-ist = 전문가(specialist) enter/o = 창자(intestine)	위장관전문의, 위장병학자(소화관 질환의 연구 및 치료 전문가)
gastroesophageal reflux disease (GERD) [**gas**-troh-eh-**sof**-ah-**JEE**-ul **Ree**-flucks]	-eal = ~의(pertaining to) esophag/o = 식도(esophagus) -flux = 흐름(flow) re- = 뒤(back)	위식도역류질환(위 내용물이 식도로 역류함. 식도 점막이 위산으로 인해 손상됨)
nasogastric intubation [**nay**-zo-**GAS**-trick **in**-too-**BAY**-shun]	-ic = ~의(pertaining to) nas/o = 코(nose) intubation = 삽관 (insertion of a tube into a body cavity or canal)	코위관 삽입(음식물의 투여 목적으로 코를 통해 위로 튜브를 삽입)

어근 gingiv/o — 의미 잇몸(gums; gingival)

용어	용어분석	정의
gingivitis [**jin**-jih-**VYE**-tis]	-itis = 염증(inflammation)	치은염(잇몸염, 잇몸의 염증)

기억 요령 염증(Inflammation)에는 'm'이 두 개고 염증이 생긴(Inflamed)에는 'm'이 한 개다.

어근 gloss/o(lingu/o 참조) — 의미 혀(tongue)

용어	용어분석	정의
glossitis [glos-**EYE**-tis]	-itis = 염증(inflammation)	혀염, 설염(혀의 염증)

어근 **hepat/o** 의미 **간(liver)**

용어	용어분석	정의
hepatitis [**hep**-ah-**TYE**-tis]	-itis = 염증(inflammation)	간염(간의 염증)

기억 요령

소장의 회장을 뜻하는 ile/o와 엉덩이라는 의미인 ili/o와 혼동하지 말라.' e'는 intestine'과 'ile/o'에 공통적이고 'i'는 hip과 'ili/o'에 공통적이다.

어근 **ile/o** 의미 **돌창자(ileum, 작은창자의 가장 먼 쪽)**

용어	용어분석	정의
ileectomy [**ill**-ee-**ECK**-toh-mee]	-ectomy = 절제술(excision; surgical removal)	회장절제술(회장의 절제)
ileocecal junction [**il**-ee-oh-**SEE**-kal]	-al = ~의(pertaining to) cec/o = 막창자(cecum)	회맹연접부(회장과 맹장이 만나는 부위)

어근 **labi/o** 의미 **입술(lips)**

용어	용어분석	정의
labial [**LAY**-bee-al]	al = ~의; ~에 의한(pertaining to)	입술의(입술에 관한)

어근 **lapar/o** 의미 **배, 복부(abdomen)**

용어	용어분석	정의
laparoscope [**LAP**-ah-roh-skohp]	-scope = 보는기구(instrument used to visually examine)	복강경(복부 내부를 육안으로 검사하는 데 사용되는 도구)

어근 **lingu/o** 의미 **혀(tongue)**

용어	용어분석	정의
sublingual [sub-**LING**-gwal]	-al = ~의; ~에 의한(pertaining to) sub- = 아래(under)	혀 밑의, 설하의

어근 lith/o		의미 돌(stone; calculus)
용어	용어분석	정의
lithotripsy [**LITH**-oh-**trip**-see]	-tripsy = 부수는;분쇄하는(crushing)	돌깸술, 쇄석술(담석을 외과적 제거없이 제거 할 수있을 정도로 작게 분쇄)

어근 orex/o		의미 식욕(appetite)
용어	용어분석	정의
anorexia [**an**-oh-**RECK**-see-ah]	-ia = 상태(증상)(condition) an- = 없는(no; not; lack of)	식욕부진

기억 요령

식욕부진(anorexia)과 신경성 식욕부진(anorexia nervosa)을 혼동하지 않아야 한다.
식욕부진(anorexia)은 기저 질병으로 인해 식욕을 잃은 것이고,
신경성 식욕부진(anorexia nervosa)은 거식으로 나타나는 정신병적 섭식장애이다.

어근 or/o(stomat/o 참조)		의미 입(mouth)
용어	용어분석	정의
oral [**OR**-al]	-al = ~의; ~에 의한(pertaining to)	입의, 경구의(입에 관한)

어근 stomat/o; stom/o		의미 입(mouth)
용어	용어분석	정의
stomatitis [**sto**-mah-**TYE**-tis]	-itis = 염증(inflammation)	입안염, 구내염
xerostomia [**zeer**-oh-**STOH**-me-ah]	-ia = 상해(condition) xer/o = 건조(dry)	입안 마름증, 구강 건조증(침샘의 기능 장애로 입안 건조, 충분한 침을 생성하지 못함. 약물의 부작용으로 종종 나타나기도함.)

접미사

접미사 -emesis		의미 구토(vomiting)
용어	용어분석	정의
hyperemesis [**high**-per-**EM**-eh-sis]	hyper- = 과잉의(excessive; above normal)	과다 구토
hematemesis [**hem**-mah-**TEM**-eh-sis]	hemat/o = 혈액(blood)	토혈, 피를 토하는 것
melanemesis [**mel**-ah-**NEM**-eh-sis]	melan/o = 흑색(black)	흑토: 구토물이 음식과 혈액이 섞여 커피 찌꺼기처럼 보인다.

접미사 -pepsia		의미 소화(digestion)
용어	용어분석	정의
dyspepsia [dis-**PEP**-see-ah]	dys- = 곤란; 고통; 나쁜(difficult; painful; bad)	소화불량

접미사 -phagia		의미 먹음, 삼킴(eating; swallowing)
용어	용어분석	정의
aerophagia [**ayr**-oh-**FAY**-jee-ah]	aer/o = 공기(air)	공기삼킴증(마시거나 먹을 때 지나치게 공기를 삼켜서 발생하는, 복부 팽만과 트림 초래)
aphagia [ah-**FAY**-jee-ah]	a- = 없는(no; not; lack of)	연하불능(삼키지 못하는)
dysphagia [dis-**FAY**-jee-ah]	dys- = 곤란; 고통; 나쁜(difficult; painful; bad)	삼킴곤란, 연하곤란(삼키기 어려움)
polyphagia [**pol**-ee-**FAY**-jee-ah]	poly- = 많은(many)	다식증(과도한 식사)

접미사 -stomy		의미 외과적으로 창냄(surgical creation of a new opening)
용어	**용어분석**	**정의**
colostomy [koh-**LOSS**-toh-mee]	col/o = 창자(colon)	인공항문: 장루술, 결장창냄술(외과적으로 큰창자와 복벽사이에 새 구멍을 냄. 이 구멍으로 대변을 배설함. 일시적 또는 영구적일 수 있음)(그림 11-9))

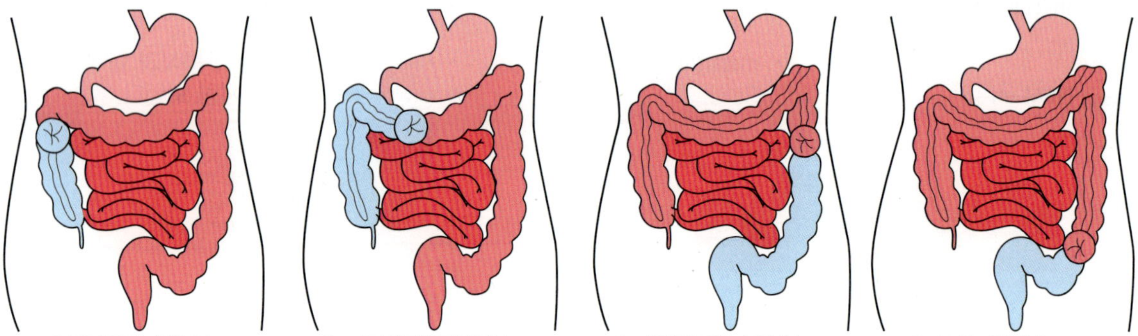

그림 11-9 잘룩창자창냄술: 잘룩창자절제술은 제거되는 잘룩창자의 이름을 따서 만들어진다 . 위 그림에서 제거되는 창자 영역은 파란색으로 표시되어있음.

용어	용어분석	정의
ileostomy [**ill**-ee-**OS**-toh-mee]	ile/o = 회장(ileum; distal portion of small intestine)	회장루(회장과 복벽 사이에 새로운 개구부의 생성. 이 개구부를 통해 분변을 제거)
duodenojejunostomy [**doo**-oh-**dee**-no-jay-joon-**OSS**-teh-mee]	duoden/o = 십이지장(duodenum; 소장의 첫부분) jejun/o = 공장(jejunum; 소장의 중간 부분)	십이지장공장문합술(외과적으로 십이지장과 공장을 연결하는 수술)

메모: 체내에서 정상적으로 분리된 두 개의 구조물을 연결하는 것을 문합(**anastomosis**[ah-**nas**-teh-**MOH**-sis])이라고 한다. 십이지장공장문합술(duodenojejunostomy)은 십이지장과 공장을 연결한 것이다. 둘 이상의 기관사이에 새로운 창이 만들어지면, 양 단어의 어근 모두를 의학용어로 사용한다. 회장루와 비교해 보면 회장루는 복벽을 통해 구멍을 내어 인공배설통로를 만든것이고, 십이지장 공장 문합술은 두 장을 연결한 것이다.

접두사

접두사 dia-		의미 통하여(through; complete)
용어	**용어분석**	**정의**
diarrhea [**dye**-ah-**REE**-ah]	-rrhea = 흐르다(flow; discharge)	설사(빈번한 묽은 변 배설. 대변(feces))

메모: 대변 배출 시점을 통제할 수 없는 상태를 실변이라 한다.(**incontinent**[in-**KON**-tih-nent]).

접두사 mal-		의미 나쁜(bad)
용어	용어분석	정의
malaise [mah-**LAYZ**]	-aise = 안락; 편안(ease)	권태감(불안감이나 불편함. 병의 징후.)

11.10 소화기계 질환

담석증(Cholecystolithiasis[koh–leh–sis–toh–lih–THIGH–eh–sis]또는 cholelithiasis[koh–leh–lih–THIGH–eh–sis])

쓸개에 있는 돌을 일반적으로 담석(gallstones)이라 하는데, 이 돌이 총담관에 있다면 총담관결석(**choledocholithiasis**[koh-**led**-eh-koh-lih-**THIGH**-eh-sis])이라고 한다(그림 11-10). 치료는 최소한의 절개만으로 수술하는 복강경(**laparoscopic**[**lap**-ah-roh-**skop**-ick])하 담낭절제술(**cholecystectomy**)과 복부를 절개해서 담석을 제거하는 개복 담낭절제술이 있다.

간경화(Cirrhosis of the Liver)

간경화(Cirrhosis[sih-**ROH**-sis])는 알코올 중독이나 B형 간염, C형 바이러스 성 간염으로 인해 간세포에 만성적인 퇴행이 발생한 것이다. 간세포가 퇴화하면 정상 간세포는 손상을 받고 노란 지방으로 대치된다(cirr/o = 노란색을 의미한다).

만성적인 간 손상은 고혈압, 황달(**jaundice**, 피부가 노랗게 됨), 복수(**ascites**[eh-**SIGH**-teez], 배안에 액체가 고임), 다리 부종과 같은 전신적인 비정상 상태를 초래한다.

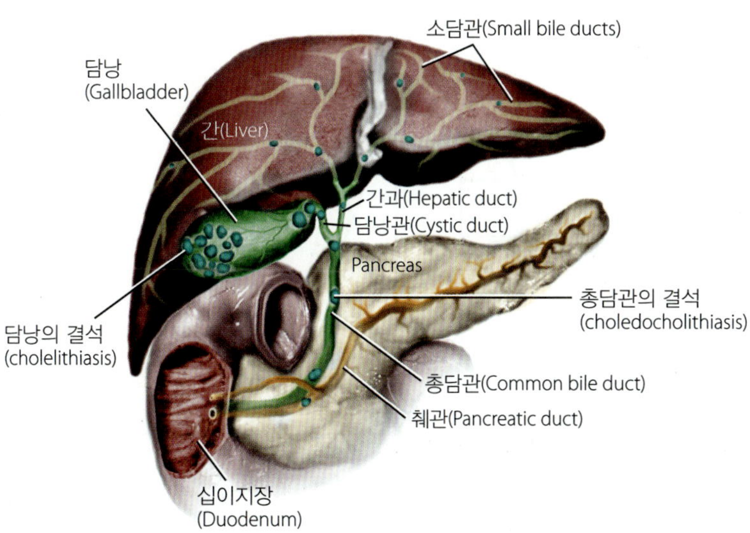

그림 11-10 담당과 담관의 결석

구개열(입천장 갈림증)과 구순열(입술 갈림증, Cleft Palate and Cleft Lip)

구개열(**Cleft palate**)은 선천성으로, 경구개와 연구개가 성장과정에서 닫히지 않아 결함이 있는 것이다. 입안부터 코안이 분리되지 않아서 먹기와 말하기가 어렵다. 입천장을 외과적으로 재건하여 치료하는데, 이를 구개성형술(**palatoplasty**[**pal**-ah-toh-**PLAS**-tee])이라고 한다.

구개열(**Cleft lip**)은 입술의 양쪽이 완전하게 붙지 않은 선천적 결함으로 입술갈림증(**harelip**)이라고도 한다. 윗입술에 구멍이 생기는데, 이 구멍은 한쪽이나 양쪽 입술에 있을 수 있다. 구개열과 구순열이 동시에 생기거나, 하나만 생길 수 있으며, 외과적으로 둘 다 교정할 수 있다.

크론병(Crohn [KROHN] Disease)

크론병(Crohn's disease, CD)은 장관의 어디에나 발생할 수 있는 염증성 장 질환이며 회장에 가장 흔하게 발생한다. 이 염증으로 장 내용물이 막힐수도 있다.

상태가 심한 경우에는 병이 생긴 장의 일부를 제거하고 인공 장루를 장과 복벽 사이에 만든다(11-9 장루부분 참조). 장루가 복벽과 결장 사이에 있으면 결장루(**colostomy**[koh-**LOSS**-toh-mee])라 하고, 복벽과 회장 사이에 있으면 회장루(**ileostomy**[**ill**-ee-**OSS**-toh-mee])라 한다.

게실증(곁주머니증, Diverticulosis)

게실은 위와 소장, 대장을 따라 어디에도 발생할 수 있다(그림 11-11). 하나의 게실은 **diverticulum**([**dye**-ver-**TICK**-yoo-lum]), 복수형은 **diverticula**([**dye**-ver-**TICK**-you-lah])라고 한다. 게실증(**diverticulosis**[**dye**-ver-**TICK**-yoo-**LOH**-sis])은 대장내부에 압력이 증가해 대장외벽으로 여러 혹주머니가 빠져나가는 질병을 말한다.

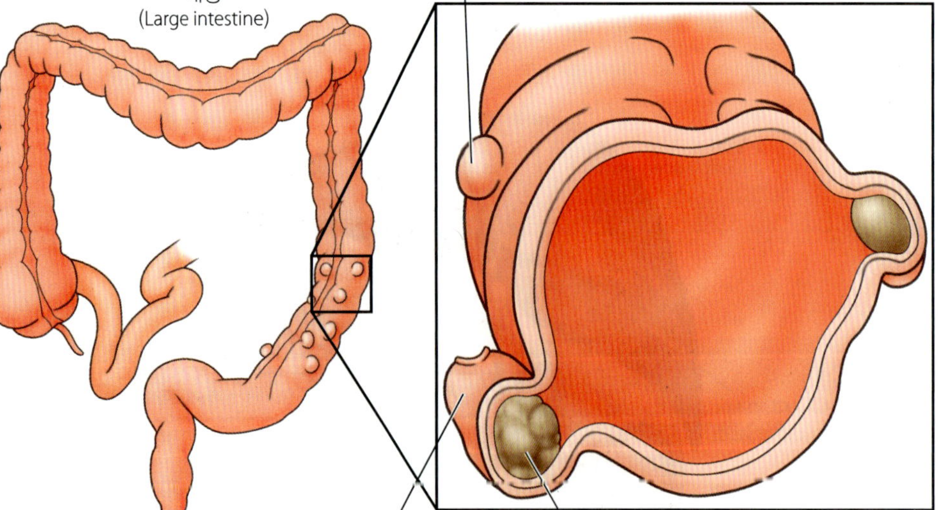

그림 11-11 게실(diverticula), 게실염(diverticulitis)

세균과 음식물은 쉽게 게실에 고이는데, 이것이 염증을 유발하고 그 상태를 게실염(**diverticulitis**[**dye**-ver-**TICK**-yoo-**lye**-tiss])이라 한다.

게실염의 대부분은 증상이 없지만 종종 게실이 파열되어 출혈을 일으키고, 그 결과 상당히 심각한 혈액 손실을 초래할 수도 있다. 또한 만성적인 게실염이 치료에 반응을 보이지 않으면 그 부위를 제거하는 수술이 필요할 수 있다.

치질(Hemorrhoids)

항문관의 정맥류로, 정맥류는 정맥이 확장되어 울혈된 상태를 말한다. 항문의 안쪽과 바깥쪽 중 생기는 위치에 따라 내치질, 외치질로 나누며 치료로 치질절제술(**hemorrhoidectomy**[**hem**-ah-royd-**ECK**-teh-mee])을 시행한다.

탈장(Hernia)

기관이나 구조물이 제 자리에 정상적으로 있지 않고 돌출하거나 위치 이동이 된 것이다. 소화관의 탈장은 복벽이 허약하여 장을 제 자리에 잡아두지 못할 때 발생한다. 근 허약은 선천적으로, 또는 후천적으로 무거운 것을 들거나 배변시 힘을 줄 때 주로 발생한다.

서혜부탈장(**inguinal hernia**)은 소장의 일부가 사타구니 부위로 내려온 것이다(그림 11-12A).

식도열공탈장(**hiatal hernia**)는 위가 횡경막의 식도 열공을 통해 위로 올라온 것이다(그림 11-12B).

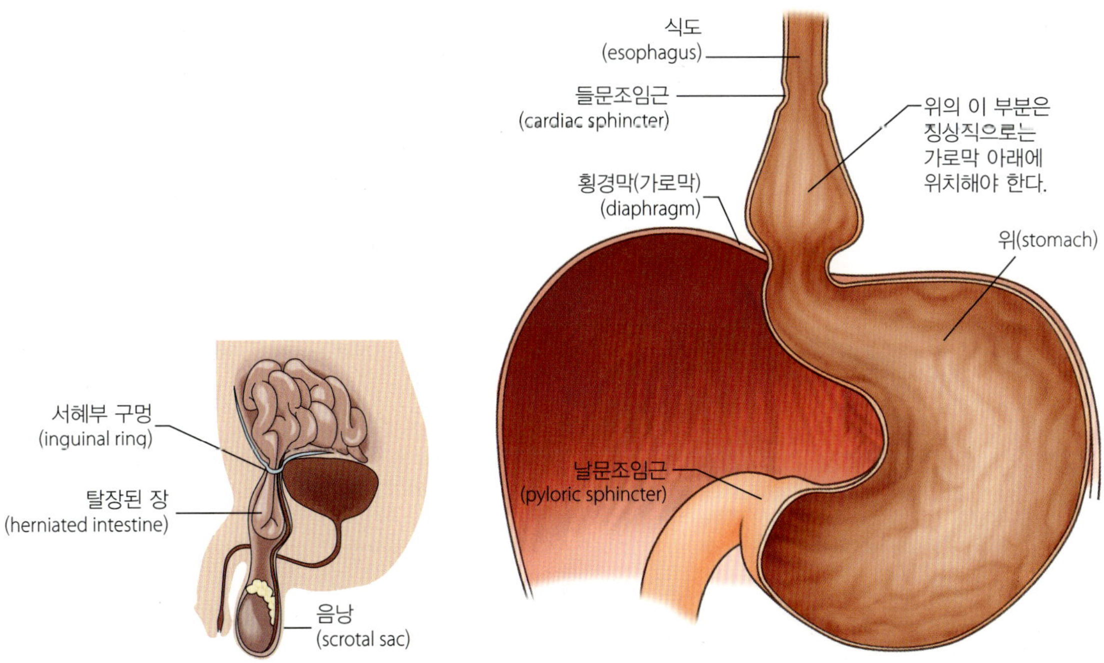

그림 11-12 A. 서혜부탈장. B. 식도열공탈장

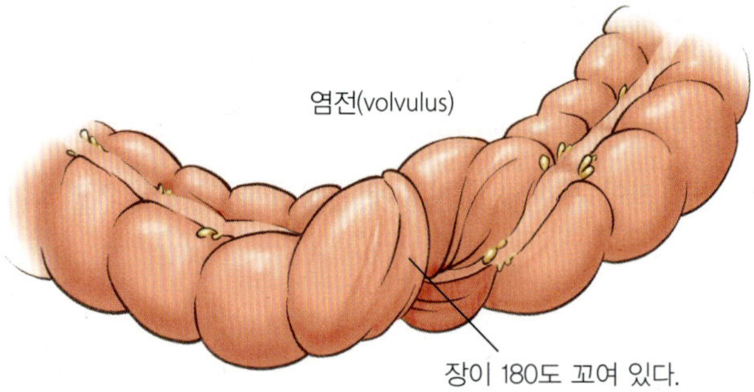

그림 11-13 장폐쇄: 염전은 장이 저절로 꼬인 것이다.

장폐색증(창자막힘, Intestinal Obstruction)

장이 막혀서 소화관의 내용물이 직장으로 넘어가지 못하는 상태로 장폐색의 원인은 다양하며 다음과 같다.

- **유착(adhesions)**, 흉터 조직(scar tissue)이 기관과 복부 조직에 형성되어 서로 단단히 들러붙은 것.
- **마비(ileus[ILL-ee-us])**, 소장을 따라 연동운동이 일시적으로 상실된 것.
- **장중첩증(intussusception[in-tuh-suh-SEP-shun])**, 장의 일부가 다른 장속으로 밀려들어간 것.
- **염전(volvulus[VOL-vyoo-lus])**, 장이 꼬인 것(그림 11-13).

궤양(Ulcers)

소화관을 싸고 있는 점막이 헐어서 손상된 것으로, 천공을 유발할 수 있다. 궤양은 문자 그대로 점막이 헐고 구멍이 나서 출혈을 야기할 수 있다. 이로 인해, 토혈이나 타르와 같이 검은 변을 볼 수 있는 데 이를 흑색변(**melena**[meh-**LEE**-nah])이라 한다. 궤양은 발생 부위에 따라 명명된다.

아프타성 구내염(**aphthous**[**AFF**-thuss]**stomatitis**)은 입안에 생긴 염증으로 구강궤양(**canker** sores)이라고도 하고, 소화성 궤양(**peptic**[**PEP**-tick] **ulcers**)은 위와 십이지장 부위의 손상으로, 위궤양 또는 십이지장 궤양이라 한다.

헬리코박터 세균에 의한 궤양을 치료할 때는 항생제를 사용한다. 다른 약물치료로는 제산제와 점막 보호제가 적용된다.

11.11 유사어와 유음어

다음은 유사어와 유음어이다. 각 단어의 철자와 정의를 학습하고 질문은 복습문제에서 다룬다.

표 11-1 유사어와 유의어

용어	우리말	의미
acidic	산성의	pertaining to an acid
acetic	신맛의	sour
ascitic	복수	pertaining to ascites (accumulation of fluid in the abdomen)
aphagia	연하불능	inability to swallow
aphasia	실어증	inability to speak or write
aplasia	무형성증	lack of development
cirrhosis	간경하	a liver disease
scirrhous	굳은 암종	pertaining to a hard cancerous tumor
dysphagia	연하곤란	difficulty swallowing
dysphasia	언어곤란	difficulty speaking
hepatoma	간암	tumor of the liver
hematoma	혈종	bruise
ingestion	섭취	taking food or liquid into the body
injection	주사	the placement of a substance into the body via a needle
ileum	회장	the distal portion of the small intestine
ilium	장골	the hip bone
labial	입술의	pertaining to the lip
labile	불안정한	unstable
liver	간	large organ of the digestive system
livor	시반	discoloration on different parts of the body after death(시체얼룩)
palate	입천장	roof of the mouth
pallet	이동용 승강장	a moveable platform for transporting objectives
palette	팔레트	a thin board with a thumb holes, used by artists to mix their paint
pellet	알갱이	a small round ball of food
reflex	반추, 반영	to flow backward
reflex	반사	involuntary response to a stimulus

11.12 복습문제

연습문제 11-1 유사어와 유음어

다음 문장을 읽고 올바르게 완성할 수 있도록 괄호 안의 단어 중 알맞은 것에 동그라미 하시오(표 11-1 참조).

1. On examination of the gastrointestinal tract, there were no signs of (**dysphasia/dysphagia**), nausea, vomiting, or hematemesis. However, on neurological exam some (**aphasia/aphagia**) was noted due to the stroke.
2. She complained of tiredness and malaise as well as symptoms of (**reflux/reflex**) and heartburn.
3. Chronic hepatitis and (**cirrhosis/scirrhous**) are possible (**liver/livor**) diseases. Suggest (**liver/livor**) biopsy.
4. The physician's impression was that a (**cirrhosis/scirrhous**) mass was in the distal (**ileum/ilium**).
5. This patient has been admitted with dyspeptic symptoms due to multiple drug (**ingestions/injections**).
6. She has no abdominal distention, vomiting, (**acidic/ascitic**) regurgitation, or dyspepsia.
7. The disease is characterized by enlarged lips and enlarged (**labial/labile**) glands.
8. The patient was admitted with a large (**hepatoma/hematoma**) due to multiple wounds to the neck and back.

연습문제 11-2 의학용어 구성요소와 의미 연결하기

Ⅰ. A열의 단어요소와 B열의 의미를 맞게 연결하시오.

	A	B
______	1. -tripsy	A. gallbladder
______	2. cholecyst/o	B. common bile duct
______	3. stomat/o	C. gums
______	4. -flux	D. crushing
______	5. cholangi/o	E. lips
______	6. lapar/o	F. mouth
______	7. choledoch/o	G. liver
______	8. hepat/o	H. bile duct
______	9. gingiv/o	I. flow
______	10. labi/o	J. abdomen

Ⅱ. A열의 단어요소와 B열의 의미를 맞게 연결하시오.

	A	B
______	1. bucc/o	A. new opening
______	2. cac/o	B. black
______	3. -emesis	C. dry
______	4. xer/o	D. cheek
______	5. aer/o	E. flow; discharge
______	6. -stomy	F. bad
______	7. -hexia	G. mouth
______	8. -rrhea	H. vomiting
______	9. melan/o	I. air
______	10. stom/o	J. habit

연습문제 11-3 연결하기-질병(Pathology)

Ⅰ. A열의 질병과 B열의 설명을 맞게 연결하시오.

	A	B
______	1. cholelithiasis	A. inflammatory bowel disease
______	2. hernia	B. wearing away of the mucous membrane lining the digestive tract
______	3. melanemesis	C. inflammation of the gums
______	4. gingivitis	D. stones in the gallbladder
______	5. Crohn disease	E. black vomit
______	6. ulcer	F. displacement of an organ through a structure that normally contains it

Ⅱ. A열의 질병과 B열의 설명을 맞게 연결하시오.

	A	B
______	1. diverticula	A. abdominal edema
______	2. hemorrhoids	B. displacement of intestine into the groin
______	3. hiatal hernia	C. involves the salivary glands
______	4. ascites	D. passage of bloody stools
______	5. inguinal hernia	E. temporary loss of peristalsis
______	6. ileus	F. displacement of stomach through an opening in the diaphragm
______	7. xerostomia	G. varicose veins in anal canal
______	8. melena	H. abnormal pockets in the mucous membrane of the stomach or bowel

연습문제 11-4 소화기계 구조의 명칭 표시하기

다음의 신체구조 용어를 사용하여 그림 11-14의 빈칸과 다음 번호의 빈칸에 각각 쓰시오.

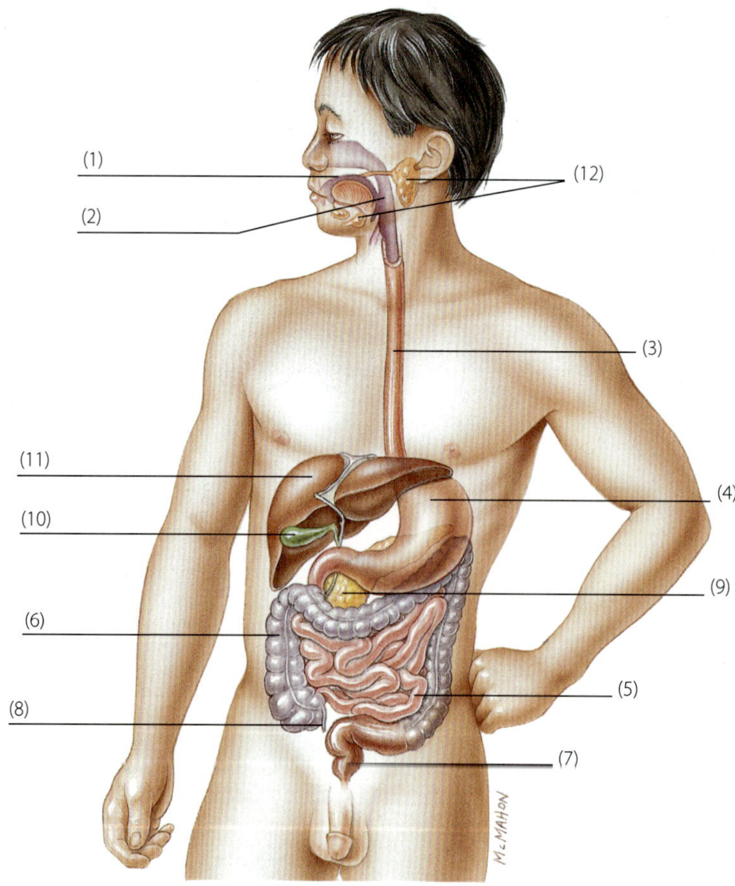

그림 11-14. 소화기계 주요 기관

appendix ______________________________

esophagus ______________________________

gallbladder ______________________________

large intestine ______________________________

liver ______________________________

oral cavity ______________________________

pancreas ______________________________

pharynx ______________________________

rectum ______________________________

salivary gland ______________________________

small intestine ______________________________

stomach ______________________________

1. ______________________________
2. ______________________________
3. ______________________________
4. ______________________________
5. ______________________________
6. ______________________________
7. ______________________________
8. ______________________________
9. ______________________________
10. ______________________________
11. ______________________________
12. ______________________________

연습문제 11-5 정의-소화기계 구조와 기능(Anatomy and Physiology)

Ⅰ. 필요한 경우 의학사전을 이용하여 다음 인체 용어의 우리말과 그 의미를 쓰시오.

1. **oral cavity** ______________________________
2. **pharynx** ______________________________
3. **duodenum** ______________________________
4. **cecum** ______________________________

5. gallbladder ______

6. bowel ______

7. jejunum ______

8. biliary tract ______

9. cardiac sphincter ______

10. gingiva ______

Ⅱ. 다음 소화기계 구조의 기능을 쓰시오.

1. small intestine ______

2. bile ______

3. large intestine ______

4. esophagus ______

5. saliva ______

6. insulin ______

7. cementum ______

8. pharynx ______

9. teeth ______

10. cardiac sphincter ______

연습문제 11-6 정의하기-용어 학습

다음 용어의 우리말과 그 뜻을 쓰시오.

1. glossitis ______

2. anorexia ______

3. colic ______

4. colostomy ______

5. malaise ______

6. dyspepsia ______

7. gastroesophageal reflux ______

8. hyperemesis ______

9. sublingual ______

10. lithotripsy ______

연습문제 11-7 의학용어 만들기

Ⅰ. lith/o를 이용하여 다음 정의에 맞는 의학용어를 작성하시오.

a. condition of stones in the gallbladder ________________

b. condition of stones in the common bile ducts ________________

c. crushing of gallstones ________________

Ⅱ. -emesis를 이용하여 다음 정의에 맞는 의학용어를 작성하시오.

a. excessive vomiting ________________

b. vomiting of blood ________________

c. black vomit ________________

Ⅲ. -phagia를 이용하여 다음 정의에 맞는 의학용어를 작성하시오.

a. no eating ________________

b. difficulty in eating ________________

c. excessive eating ________________

Ⅳ. -itis를 이용하여 다음 정의에 맞는 의학용어를 작성하시오.

a. inflammation of the appendix ________________

b. inflammation of the gallbladder ________________

c. inflammation of the colon ________________

d. inflammation of the stomach and intestines ________________

e. inflammation of the gums ________________

f. inflammation of the tongue ________________

g. inflammation of the liver ________________

h. inflammation of the mouth ________________

Ⅴ. -stomy를 이용하여 다음 정의에 맞는 의학용어를 작성하시오.

a. surgical creation of a new opening into the colon ________________

b. surgical creation of a new opening into the ileum ________________

c. surgical creation of a new opening between the first and second portion of the small intestine ________________

연습문제 11-8 의무기록에 적힌 의학용어 이해하기

필요한 경우 의학사전을 이용하여 지문에서 굵은 글씨체로 표시한 용어의 우리말과 그 뜻을 쓰시오.

1. The patient had an **x-ray** while in the emergency department that showed a normal **pharynx**, esophagus, stomach, and **duodenum**.

a. x-ray ____________________

b. pharynx ____________________

c. duodenum ____________________

2. On his last admission, a **colonoscopy** showed worsening of his **Crohn disease**. He also had a **gastroscopy** showing mild **gastritis** but no **ulcer disease**.

d. colonoscopy ____________________

e. Crohn disease ____________________

f. gastroscopy ____________________

g. gastritis ____________________

h. ulcer disease ____________________

3. The patient was admitted with **epigastric pain**, at which time she was diagnosed with **cholecystolithiasis**. We therefore decided to proceed with a **cholecystectomy**.

i. epigastric pain ____________________

j. cholecystolithiasis ____________________

k. cholecystectomy ____________________

4. He has no visible **emesis** or **gastroesophageal reflux**.

l. emesis ____________________

m. gastroesophageal reflux ____________________

5. There was no **dysphagia**, **nausea**, **malaise**, or **hematemesis**.

n. dysphagia ____________________

o. nausea ____________________

p. malaise ____________________

q. hematemesis ____________________

연습문제 11-9 철자

다음 단어에서 철자가 틀린 부분에 동그라미하고, 빈칸에 바르게 쓰시오.

1. duodenum ____________________
2. malaise ____________________
3. Chron disease ____________________
4. melanemesis ____________________
5. cholitis ____________________
6. appendix ____________________
7. jegunum ____________________
8. peritoneum ____________________
9. coledocholithiasis ____________________
10. disphagia ____________________

11.13 발음과 철자

듣고, 읽고, 학습하면 말하고 쓸 수 있다.

1. 웹사이트에서 제공된 오디오 파일로 각 용어를 듣는다.
2. 각 용어를 주의하여 따라 발음한다.
3. 각 용어의 철자를 빈칸에 적는다.

용어	발음	철자
aerophagia	ayr-**oh**-FAY-**jee-ah**	
aphthous stomatitis	**AFF**-thuss **sto**-mah-**TYE**-tis	
anorexia	**an**-oh-**RECK**-see-ah	
appendicitis	ah-**pen**-dih-**SIGH**-tis	
biliary	**BILL**-ee-air-ee	
buccal mucosa	**BUCK**-ahl myoo-**KOH**-sa	
cachexia	kah-**KECK**-see-ah	
cholecystectomy	**koh**-lee-sis-**TECK**-toh-mee	
choledochotomy	**koh**-led-oh-**KOT**-oh-mee	

용어	발음	철자
cirrhosis	sih-**ROH**-sis	
colitis	koh-**LYE**-tis	
colostomy	koh-**LOSS**-toh-mee	
Crohn disease	**KROHN**	
diverticulosis	**dye**-ver-**tick**-yoo-**LOH**-sis	
diarrhea	**dye**-ah-**REE**-ah	
duodenojejunostomy	**doo**-oh-**dee**-no-jay-joon-**OSS**-teh-mee	
dyspepsia	dis-**PEP**-see-ah	
dysphagia	dis-**FAY**-jee-ah	
esophagus	eh-**SOF**-ah-gus	
gastroenteritis	**gas**-troh-**en**-ter-**EYE**-tis	
gingivitis	**jin**-jih-**VYE**-tis	
hematemesis	**hee**-mah-**TEM**-eh-sis	
hyperemesis	**high**-per-**EM**-eh-sis	
ileectomy	**ill**-ee-**ECK**-toh-mee	
ileum	**ILL**-ee-um	
insulin	**IN**-suh-lin	
jejunum	jeh-**JOO**-num	
labial	**LAY**-bee-al	
malaise	mah-**LAYZ**	
melanemesis	**mel**-ah-**NEM**-eh-sis	
mesentery	**MEZ**-en-**ter**-ee	
oral	**OR**-al	
peritoneum	**per**-ih-toh-**NEE**-um	
stomatitis	**sto**-mah-**TYE**-tis	
sublingual	sub-**LING**-gwal	

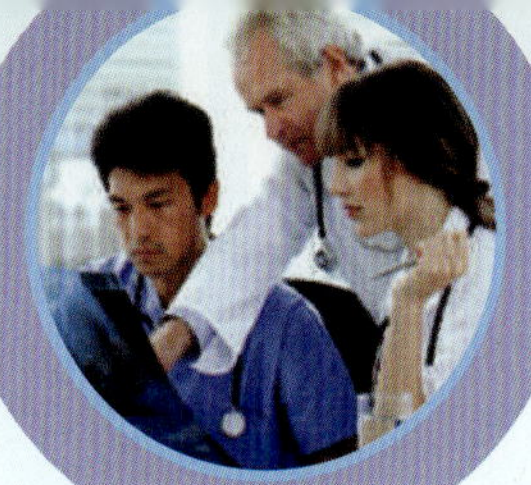

CHAPTER 12

심혈관계

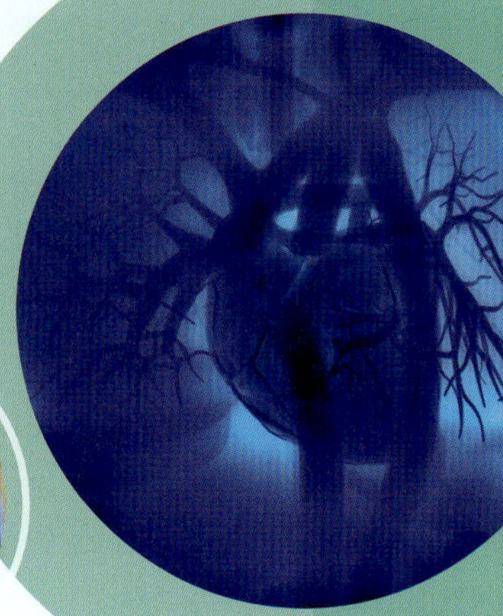

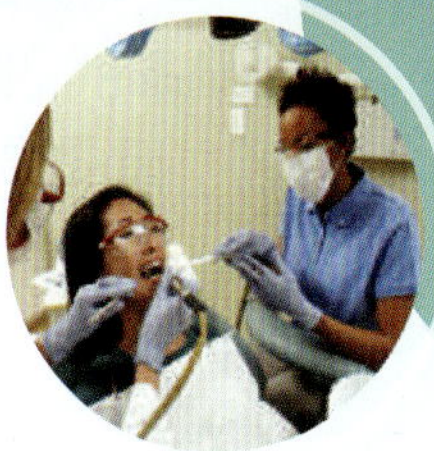

이 장의 구성

12. 1 심혈관계의 주요 기관
12. 2 심장의 구조
12. 3 심박동 원리
12. 4 혈압과 맥박
12. 5 혈관과 순환
12. 6 새로운 어근, 접미사, 접두사
12. 7 용어 학습
12. 8 심혈관계 질환
12. 9 유사어와 유음어
12.10 복습문제
12.11 발음과 철자

학습 목표

이 장을 학습하고 복습문제를 푼 후, 다음을 할 수 있어야 한다.

1. 심혈관계의 주요 기관 이름을 명명하고 위치를 말할 수 있다.
2. 심장과 관련된 혈관의 구조를 명명하고 위치를 설명할 수 있다.
3. 심장과 혈관의 기능을 설명할 수 있다.
4. 각 혈관의 명칭을 알고 설명할 수 있다.
5. 심장을 통한 혈액의 순환을 설명할 수 있다.
6. 심혈관계와 관련한 의학용어를 발음하고, 철자를 알고, 뜻과 의미를 알고 쓸 수 있다.
7. 심혈관계와 관련한 일반적인 질환을 설명할 수 있다.
8. 듣고, 읽고, 학습하면 말하고 쓸 수 있다.

소개

인체는 70조에서 80조 개의 세포로 구성되어 있는데 이 모든 세포로 산소와 영양분이 공급되어야 한다. 이는 심혈관계(CVS)에 의해 공급되며 그림 12-1에 설명되어 있다.

또한 인체의 세포는 노폐물을 제거해야 하는데 심혈관계는 산소와 영양분을 공급하는 동시에 노폐물도 제거한다.

12.1 심혈관계의 주요 기관

학습문제: 심혈관계의 주요 기관(Major Organs of the CVS)

다음 단어들을 그림 12-1의 빈칸에 쓰시오. 이해를 돕기 위해, 단어 옆의 숫자는 그림의 위치를 알려주고 있으며, 각 명칭을 적을 때는 반드시 발음을 하고, 만약 발음이 어려운 단어라면 여러 번 반복해서 연습한다.

1. 심장(heart[**HART**])
2. 동맥(arteries[**AR**-ter-eez])
3. 세동맥(arterioles[ar-**TEER**-ee-ohlz])
4. 모세혈관(capillaries[ka-**PILL**-ah-reez])
5. 세정맥(venules[**VEN**-yoolz])
6. 정맥(veins[**VAYNZ**])

심장은 분당 60~90회의 속도로 평생동안 혈액을 펌프질 한다. 매 박동마다 온몸으로 피를 보내며 혈액은 혈관을 통해 흐른다. 그림 12-1에서 2번~6번은 혈관의 종류이다.

12.2 심장의 구조

학습문제: 심장(Heart)

다음의 구조를 그림 12-2의 빈칸에 쓰시오. 이해를 돕기 위해, 단어 옆의 숫자는 그림의 위치를 알려주고 있으며, 각 명칭을 적을 때는 반드시 발음을 하고, 만약 발음이 어려운 단어라면 여러 번 반복하여 연습한다.

1. 위대정맥(superior vena cava[**VE**-nah **KAY**-vah])
2. 폐동맥판(pulmonary semilunar valve[**POOL**-mon-**ayr**-ee **seh**-me-**LOO**-nar **VALV**])
3. 우심방(right atrium[**AY**-tree-um])

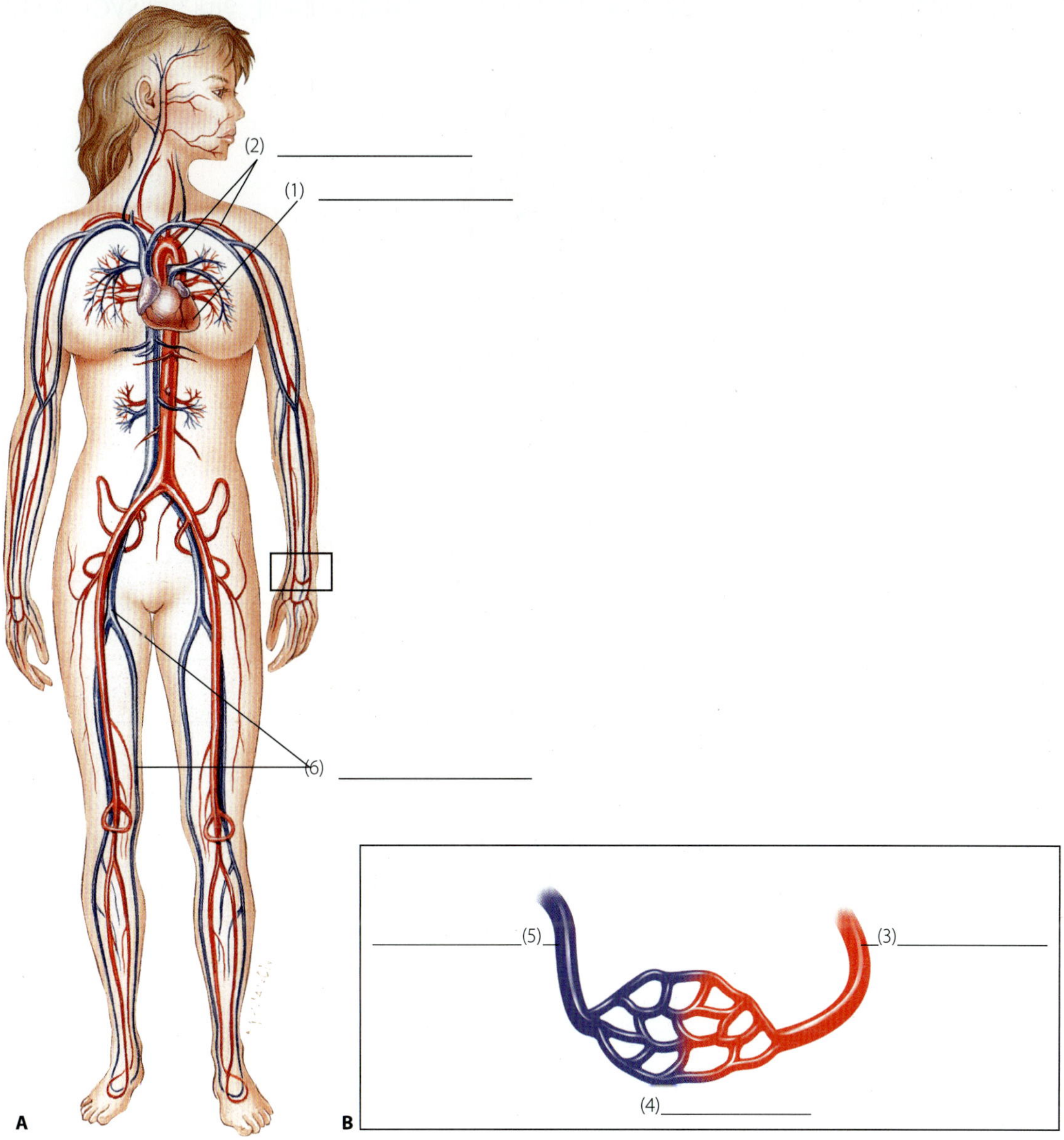

그림 12-1 A. 심혈관계의 구조. B. 동맥, 세동맥, 모세혈관, 세정맥, 정맥

4. 삼첨판(tricuspid valve[trigh-**KUS**-pid])

5. 우심실(right ventricle[**VEN**-trih-kul])

6. 아래대정맥(inferior vena cava[**VE**-nah **KAY**-vah])

7. 심장중격(septum[**SEP**-tum])

8. 좌심실(left ventricle[**VEN**-trih-kul])

9. 이첨판 또는 승모판(bicuspid[bye-**KUS**-pid] or mitral[**MY**-tral] valve)

10. 대동맥판(aortic semilunar valve[ay-**OR**-tick **seh**-mee-**LOO**-nar **VALV**])

11. 좌심방(left atrium)

12. 대동맥(aorta [ay-**OR**-tah])

그림 12-2는 심장과 그 옆에 있는 큰 혈관을 보여주고 있다. 큰 혈관에는 대동맥, 위대정맥(SVC), 아래대정맥(IVC), 폐정맥이 있다. 이 장의 나머지 부분을 학습하기에 앞서 주의 깊게 살펴보시오.

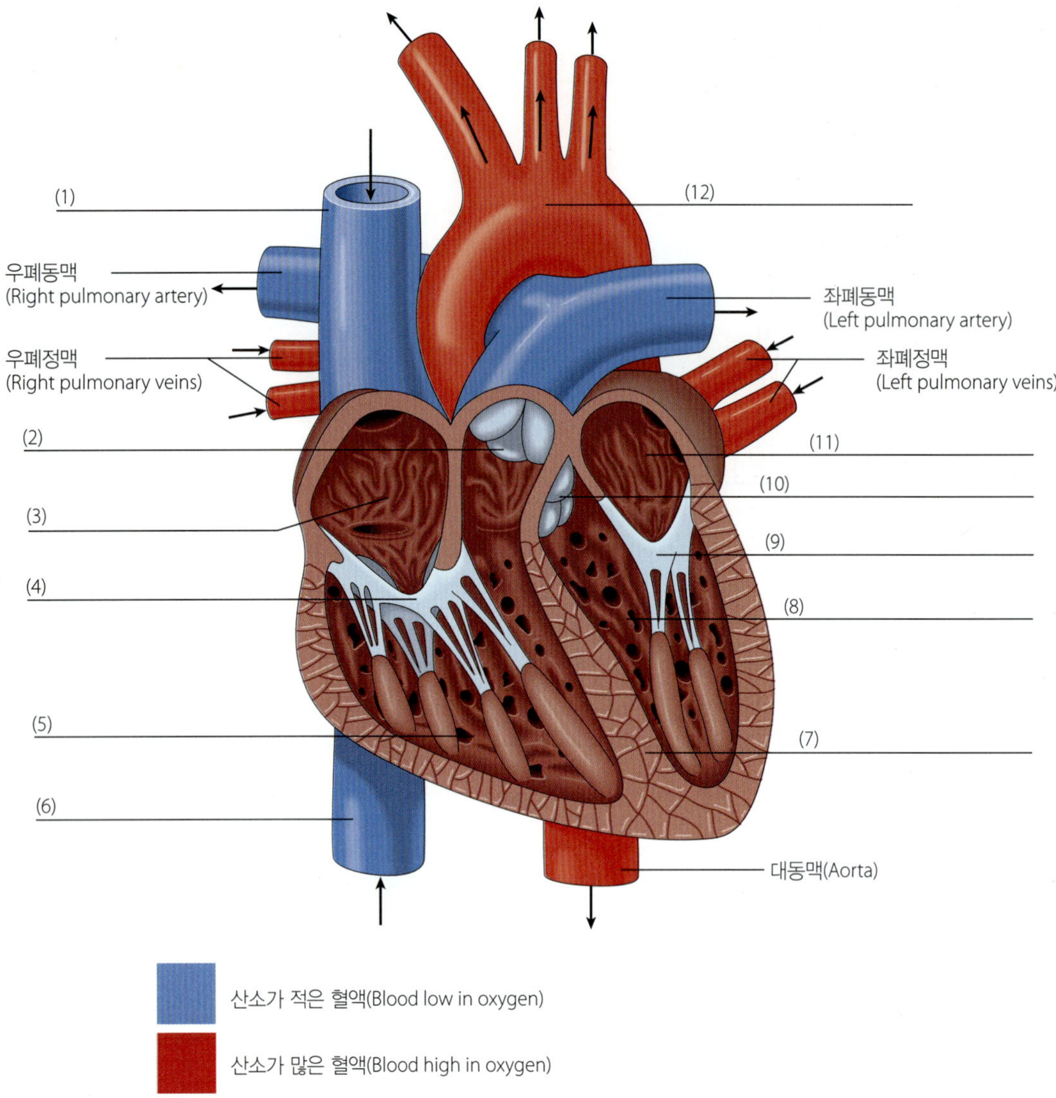

그림 12-2. 심장과 주요혈관

심방(Heart Chambers)

그림 12-3을 보면 심장에는 4개의 공간이 있는데, 이를 심실과 심방이라고 한다. 위쪽을 심방(**atria**[**AY**-tree-ah]), 아래쪽을 심실(ventricles)이라 한다.

심장은 우심과 좌심으로 나눠지는데, 이 사이를 나누는 막을 중격이라 한다.

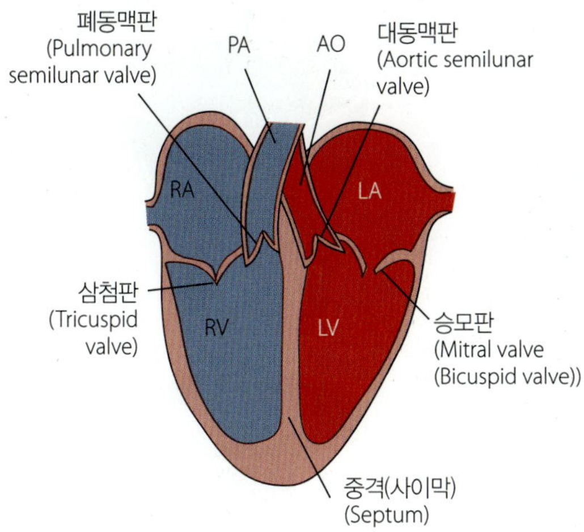

Legend:
AO = 대동맥(Aorta)
PA = 폐동맥(Pulmonary artery)
RA = 우심방(Right atrium)
LA = 좌심방(Left atrium)
RV = 좌심실(Right ventricle)
LV = 우심실(Left ventricle)

그림 12-3. 심방

요 약

심방(**Atria**)은 심장의 위쪽 방이다.
심실(**Ventricles**)은 아래쪽 공간이다.
중격(**Septum**)은 심장을 오른쪽과 왼쪽으로 구분한다.

학습문제: 심방

빈칸에 알맞은 답을 쓰시오.

1. Write the name for the upper chambers. ____________________

2. Write the name for the lower chambers. ____________________

3. Write the name for the partition that separates the right side of the heart from the left side. ____________________

정답: 1. atria. 2. ventricles. 3. septum.

심장 판막(Heart Valves)

심장에는 4개의 판막이 있으며, 혈액이 들어올 때 열리고 그 후 완전히 닫혀서 혈액이 역류되지 않게 한다(그림 12-4).

이 판막 중 2개는 반월판(semilunar valves)이라 하는데(그림 12-4A), 폐동맥 입구에 있는 반월판을 폐동맥판, 대동맥 입구에 있는 것을 대동맥판이라 한다.

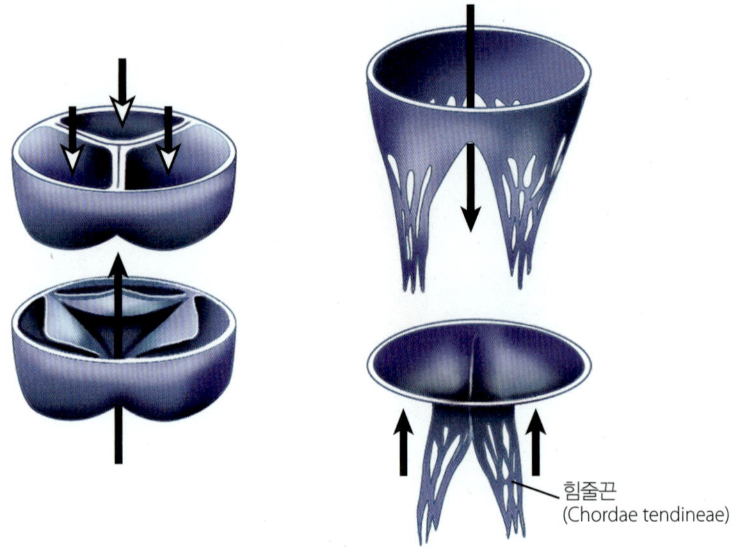

그림 12-4 심장판막. A. 반월판. B. 방실판막

그외 다른 나머지 2개의 판막은 방실(**atrioventricular**[**ay**-tree-oh-ven-**TRICK**-yoo-lar])판막이라 하는데(그림 12-4B), 우심방과 우심실사이에 있는 판막은 세개의 판으로 이루어져서 삼첨판(tricuspid valve)이라 하고, 좌심방과 좌심실 사이의 판막은 두 개의 판으로 이루어져서 이첨판(승모판, mitral valve)으로 불린다. 힘줄끈(건삭, **chordae tendineae**[**KOR**-dee **TEN**-din-ee])이라는 강한 섬유가 심장벽에 판막이 부착되도록 하고, 이 섬유가 판막이 완전히 닫히도록 한다.

요 약

반월판(혈관판막)

폐동맥판(pulmonary valve)
대동맥판(aortic valve)

방실판막(심장판막)

삼첨판(tricuspid valve)
이첨판(bicuspid valve)

학습문제 : 판막과 힘줄끈(Valves and Chordae Tendineae)

빈칸에 알맞은 답을 쓰시오.

1. Name the valve that separates the right atrium from the right ventricle.

____

2. How many flaps does the tricuspid valve have?

____

3. Write another name for the bicuspid valve.

____

4. Write the name of the fibrous cords that attach the atrioventricular flaps to the heart wall. The term is difficult to spell. Make sure your spelling is correct.

____

5. Write the name of the valve located at the entrance to the pulmonary artery.

____

6. Write the name of the valve located at the entrance to the aortic artery.

____

정답: 1. tricuspid or atrioventricular (AV) valve. 2. three. 3. mitral valve. 4. chordae tendineae. 5. pulmonary semilunar valve. 6. aortic semilunar valve.

심장 벽

심장은 세 개의 벽(그림 12-5)으로 되어 있으며, 바깥쪽 벽을 심외막(심장바깥막, **epicardium**[**ep**-ih-**KAR**-dee-um]) 중간벽은 심장근육(심근, **myocardium**[**my**-oh-**KAR**-dee-um])이라 한다. 심근은 심실을 수축하여 심장으로부터 혈액을 분출하는 역할을 담당한다. 마지막으로 안쪽벽을 심내막(**endocardium**[**en**-do-**KAR**-dee-um])이라 한다.

심낭(심장막, Pericardium)

심장은 심낭(pericardium[**per**-ih-**KAR**-dee-um])이라는 주머니로 싸여 있으며(그림 12-6) 두 겹의 막으로 되어 있고 그 사이에 심낭액(pericardial fluid)이 들어 있다. 심낭액은 심장 박동 시에 두 겹 사이에서 마찰을 방지한다.

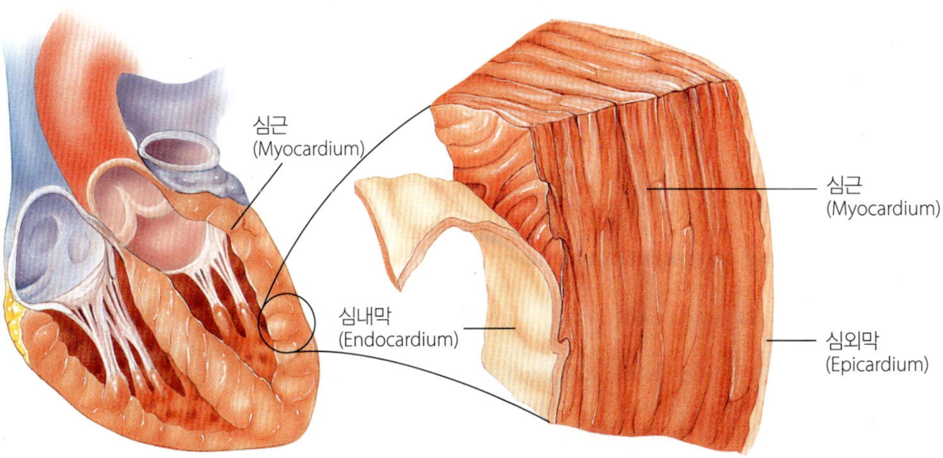

그림 12-5 심장 벽

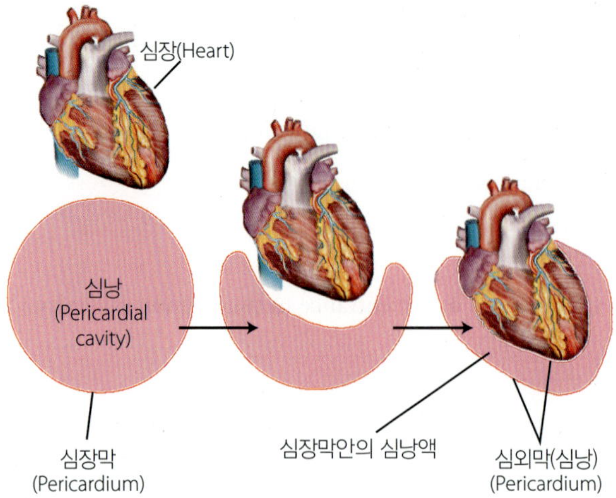

그림 12-6 심장막

요 약

심외막(epicardium)은 심장의 가장 바깥 벽이다.
심근(myocardium)은 심장의 근육벽이다.
심내막(endocardium)은 심장의 가장 안쪽 벽이다.
심낭(pericardium)은 심장을 둘러싼 주머니이다.

학습문제: 심장 벽

빈칸에 알맞은 답을 쓰시오.

1. Name the three walls making up the heart.

______________, ______________, ______________

2. Using the terminology you have learned, write the meaning of the following word parts.

a. my/o ______________

b. cardi/o ______________

c. -um ______________

d. epi- ______________

e. endo- ______________

3. Mark the following statements as True or False.

a. The pericardium surrounds the heart. ________

b. The endocardium is a sac filled with fluid. ________

c. The pericardium is responsible for muscular contraction. ________

d. The pericardium has two layers. ________

정답: 1. epicardium, myocardium, endocardium. 2. a. muscle, b. heart, c. structure, d. on; upon, e. within. 3. a. True, b. False, c. False, d. True.

12.3 심박동 원리

전기적 흥분은 심장박동을 자극한다. 그러나 다른 신경 자극과 달리 뇌에서 유래하지 않는데, 이 전기자극은 심박동조율기라 불리는 심방의 특수한 조직에서 만들어진다. 이런 자극은 심장을 통해 푸르킨예 섬유(**Purkinje**[per-**KIN**-jee])를 따라 심실 전체로 확장한다. 이 자극이 푸르킨예 섬유에 도달하면 심실이 수축하여 혈액을 심장에서 동맥으로 밀어낸다.

자극이 심박동조율기에서 심실로 이어지는 과정을 전도 경로라 하며 그림 12-7에 설명되어 있다. 전기적 자극이 전도 경로를 따라 제대로 흘러가면, 심장은 규칙적으로 1분에 60회~90회 뛰는데 이것을 정상 굴리듬(**normal sinus rhythm**)이라고 한다.

심장의 전기적 활동은 섬사과정을 통해 기록될 수 있는데(그림 12-8A), 이를 심전도(**electrocardiogram**[ee-**leck**-troh-**KAR**-dee-oh-**gram**])라고 하며 일반적으로 ECG 또는 EKG 라 한다. 그림 12-8B는 정상적인 ECG 그래프를 보여준다. 기록상의 돌기 또는 파장은 심방과 심실의 수축 강도를 나타낸다.

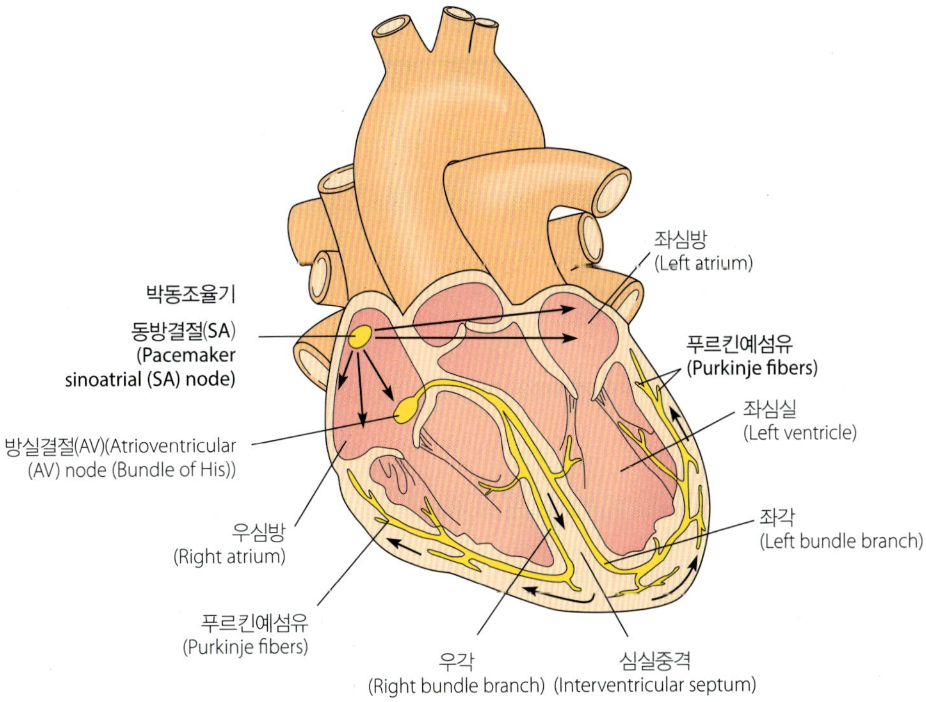

그림 12-7. 전도경로. 화살표는 전기적 충동이 박동조율기에서부터 푸르킨예섬유로 전달되는 것을 보여준다.

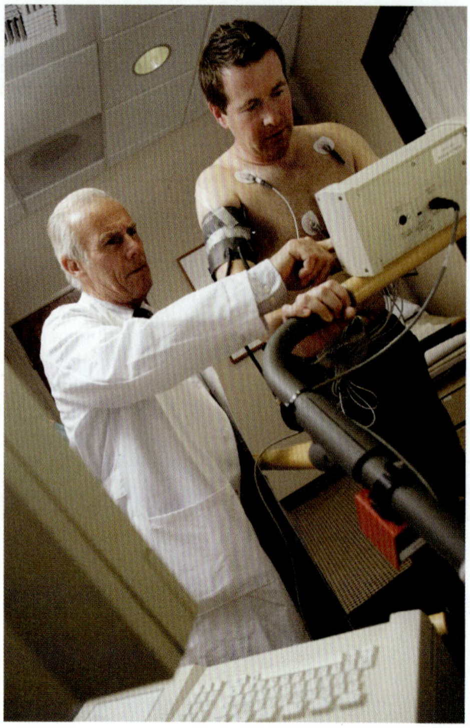

© iStockphoto/Monkey Business Images.

A.

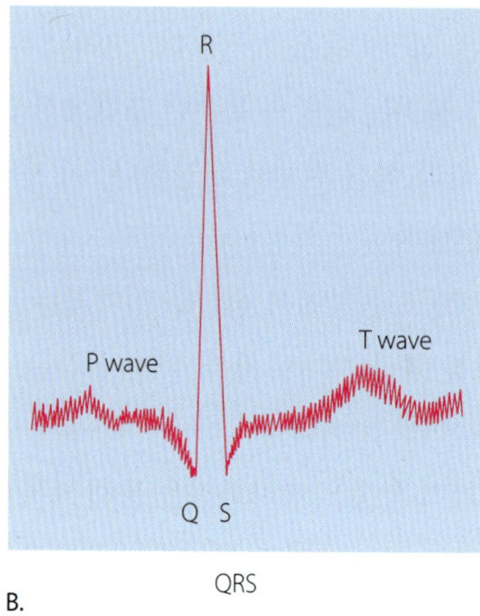

B.

그림 12-8 A. 심전도검사. 심장의 전기적 활동은 피부에 부착된 전극에 의해 기록된다. B. 정상심전도. P wave(P파)는 심방수축력, QRS파는 심실 수축력을 보여주며, T파는 심실 이완을 나타낸다.

요 약

전기적 자극(**Electrical impulses**)은 박동조율기에서 푸르킨예섬유로 심장을 통과하여 심실이 수축되고 심장을 뛰게한다. ECG는 심장을 통해 흐르는 전기적 자극을 모니터한다.

학습문제: 심장은 어떻게 박동하는가?

1. What is the purpose of an electrocardiogram?

____

2. When electrical impulses reach the Purkinje fibers, which heart structure contracts?

____

정답: 1. to record the electrical activity through the heart. 2. ventricles.

12.4 혈압과 맥박(Blood Pressure and Pulse)

심실이 수축할 때마다 동맥으로 혈액이 뿜어져 나오고 이 혈액은 동맥벽을 민다. 이때 발생하는 압력을 혈압(BP: Blood Pressure)이라 한다. 혈압은 혈압계(**sphygmomanometer**[**sfig**-moh-man-**OM**-eh-ter])라는 장비로 측정하며, 그림 12-9는 혈압계이다. 혈압을 수동으로 측정하려면 그림 12-9와 같이 청진기(stethoscope[**STETH**-oh-skope])를 사용하여 혈액 소리를 듣지만, 자동혈압계를 사용하는 경우 청진기가 필요하지 않다. 정상적인 혈압기록은 115/75mmHg처럼 기록하는데, 첫 번째 숫자는 수축기(**systolic**(**SIS**-tohl-ick]) 혈압으로 심실이 수축하여 심장에서 혈액을 펌프질할 때 동맥벽에 대한 압력을 의미하고, 두 번째 숫자는 이완기(**diastolic**[**dye**-as-**TOHL**-ick]) 혈압으로 심실이 이완될 때 동맥벽에 대한 압력이다. 혈압이 높은 것을 고혈압(**hypertension**[**high**-per-**TEN**-shun]), 낮은 것을 저혈압(**hypotension**[**high**-poh-**TEN**-shun])이라 한다. 고혈압이 심장에 영향을 미치는 상태를 고혈압성 심장질환이라 하고 120/80mmHg에서 139/89mmHg 사이의 혈압을 고혈압 전단계(**prehypertension**[**pree**-high-per-**TEN**-shun])라 간주한다. 140/90mmHg 이상의 수치를 고혈압, 90/60mmHg이하를 저혈압이라 한다. 현재 많은 전문가들은 115/75mmHg를 최적의 혈압이라고 제시하고 있다. 동맥은 심장박동과 함께 팽창하고 수축하는데, 이를 맥박이라하고 맥박은 신체 여러 부위에서 쉽게 촉지할 수 있다. 그림 12-10은 측두동맥, 목동맥, 위팔(상완)동맥, 요골동맥, 대퇴동맥, 족배동맥 등 맥박을 측정할 수 있는 부위를 보여주고 있다.

요 약

혈압계(Sphygmomanometer)
혈압을 측정하는 장비로. 최적의 혈압은 115/75mmHg이다.

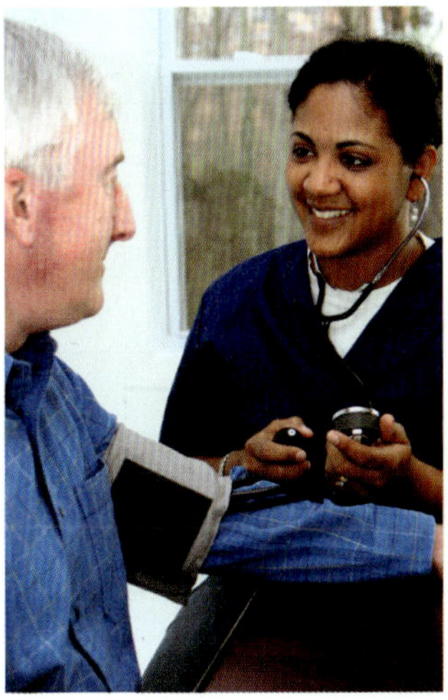

그림 12-9 혈압계를 이용한 혈압측정

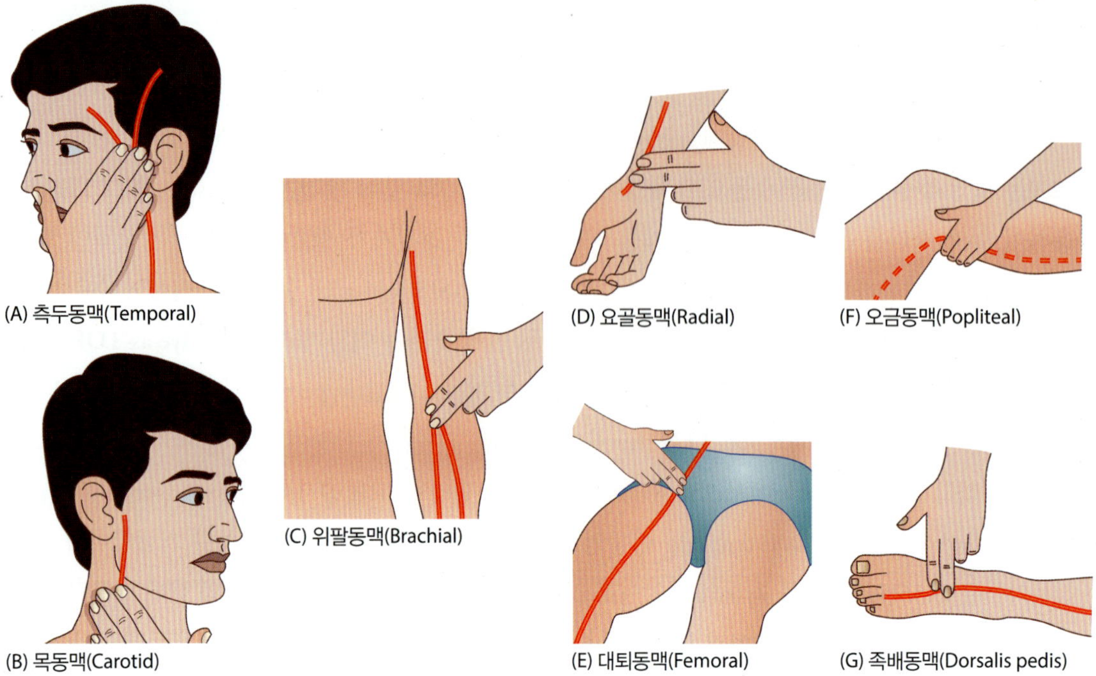

그림 12-10. 맥박 측정부위

학습문제: 혈압과 맥박(Blood Pressure and Pulse)

1. Write the name of the device used to measure blood pressure.

________________________.

2. Name the location of the following pulse sites:

a. radial pulse ________________________

b. carotid pulse ________________________

c. dorsalis pedis pulse ________________________

d. popliteal pulse ________________________

정답: 1. sphygmomanometer. 2. (a) wrist/over the radius, (b) neck, (c) top of foot, (d) behind the knee.

12.5 혈관과 순환(Blood Vessels and Circulation)

혈관

혈관은 혈액을 몸 전체로 운반하며 혈관의 종류에는 동맥(**Arteries**[**AR**-ter-eez]), 세동맥(**arterioles**[ar-**TEER**-ee-ohlz]), 모세혈관(**capillaries**[kah-**PILL**-ah-reez]), 세정맥(**venules**[**VEN**-youlz]) 그리고 정맥(**veins**[**VAYNZ**])이 있다(그림 12-1 참조).

동맥

동맥은 두꺼운 근육질이며 탄력적이다. 동맥은 심장이 수축할 때 밀려오는 혈액을 수용할 수 있을 정도로 탄력적이다. 폐동맥을 제외한 모든 동맥은 산소화(oxygenated[**OCK**-see-jeh-**nay**-ted])된 혈액을 운반한다.

일반적으로 동맥은 공급하는 장기에 따라 이름이 붙여지는데, 예를 들면, 신장으로 혈액을 운반하는 동맥은 신동맥이라 한다(그림 12-11).

모세혈관

모세혈관은 조직에 위치하며 매우 얇고 작은 벽을 가지고 있고 특별한 명칭은 없다. 모세혈관의 얇은 벽은 산소를 조직으로 전달하고 조직에서 이산화탄소를 모세혈관으로 운반한다.

정맥

정맥은 혈관벽이 덜 근육질이고 탄성이 없다는 점을 제외하고 동맥과 유사하다. 그러므로 다리에서 심장으로 혈액을 밀어 올리는 데 어떤 도움이 필요한데, 이 도움은 골격근의 수축과 혈액의 역류를 막는 작은 판막 시스템에 의해 제공된다.

폐정맥을 제외한 모든 정맥은 산소가 제거된 혈액을 운반하고, 정맥혈은 산소보다 이산화탄소와 노폐물을 운반한다.

동맥과 마찬가지로 정맥 역시 관련 기관의 명칭을 따라 명명되었는데 예를 들면, 간과 관련된 정맥은 간정맥이라 한다(그림 12-12).

순환

그림 12-13은 순환계통의 개요를 보여주고 있으며, 우심방에서 시작하여 심장, 폐, 전신을 순환하는 혈액 흐름을 확인할 수 있다.

산소가 제거된 혈액은 이산화탄소와 노폐물을 함유하고 있으며, 우심에서 폐동맥을 거쳐 폐로 들어가고 그곳에서 이산화탄소와 노폐물이 폐에 흡수되어 호흡(호기)을 통해 바깥으로 내보내진다. 산소는 호흡을 통해 폐로 들어와 혈액으로 흡수되고 산소와 결합한 혈액은 폐정맥을 통해 좌심으로 흘러들어가고, 거기서 대동맥을 거처 동맥으로 빠져나간다. 동맥에서는 세동맥(arterioles)이라는 가는 동맥으로 각 조직에 도착할 때까지 순환한다.

각 조직에는 모세혈관(capillaries)이라는 가장 작은 혈관이 있으며 혈액은 이 모세혈관으로 흘러 들어간다. 조직에 있는 세포는 모세혈관의 혈액으로부터 산소를 흡수하고, 또한 소화기계에서 운반된 영양분을 흡수하며 동

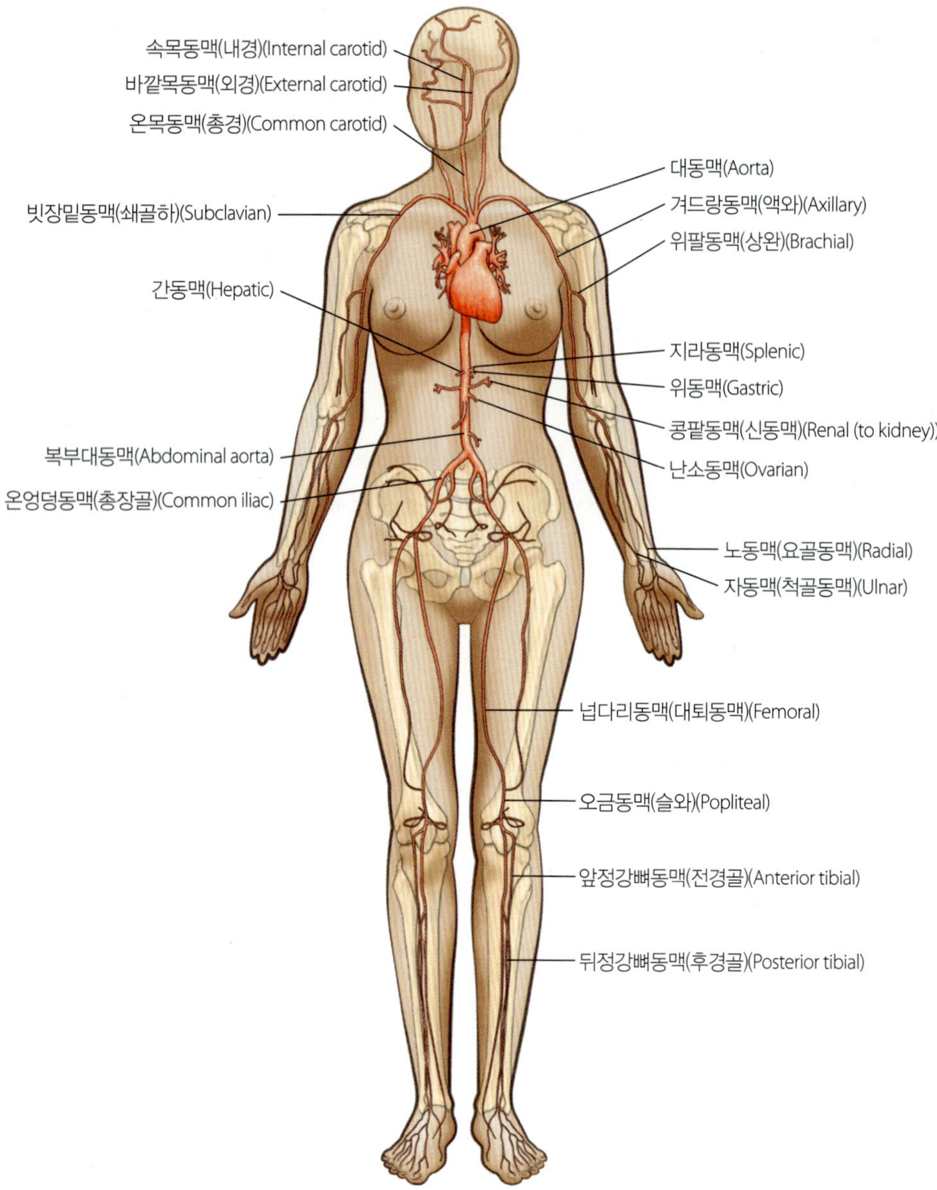

그림 12-11 주요 동맥, 앞면

시에 조직의 세포는 이산화탄소와 노폐물을 모세혈관으로 방출한다. 이 산소가 제거된 혈액은 모세혈관을 떠나 세정맥이라는 작은 혈관을 거쳐 정맥이라는 더 큰 혈관으로 들어가서, 큰 정맥인 위대정맥과 아래대정맥(**inferior** and **superior vena cava**[**VEE**-na **KAY**-va])으로 가서 다시 심장으로 귀환한다. 그 혈액은 다시 폐로 흘러 들어가서 이 순환이 끊임없이 반복된다.

그러나 심장자체는 심장을 통해 혈액을 공급받을 수 없다. 심장벽은 매우 두꺼운 근육으로 되어 있으며 심장에는 그 자체의 동맥과 정맥시스템이 있고 각각 심장동맥(관상동맥)과 심장정맥으로, 심장이 제대로 작동하는 데 필요한 산소와 영양소를 심근에 공급한다. 심장마비(heart attack) 또는 심근경색증(myocardial infarction[**my**-oh-**KAR**-dee-al in-**FARK**-shun])은 이 관상동맥이 막힌 것으로, 산소와 영양분이 더 이상 심근에 공급되지 않으므로 심근의 손상이 초래된다.

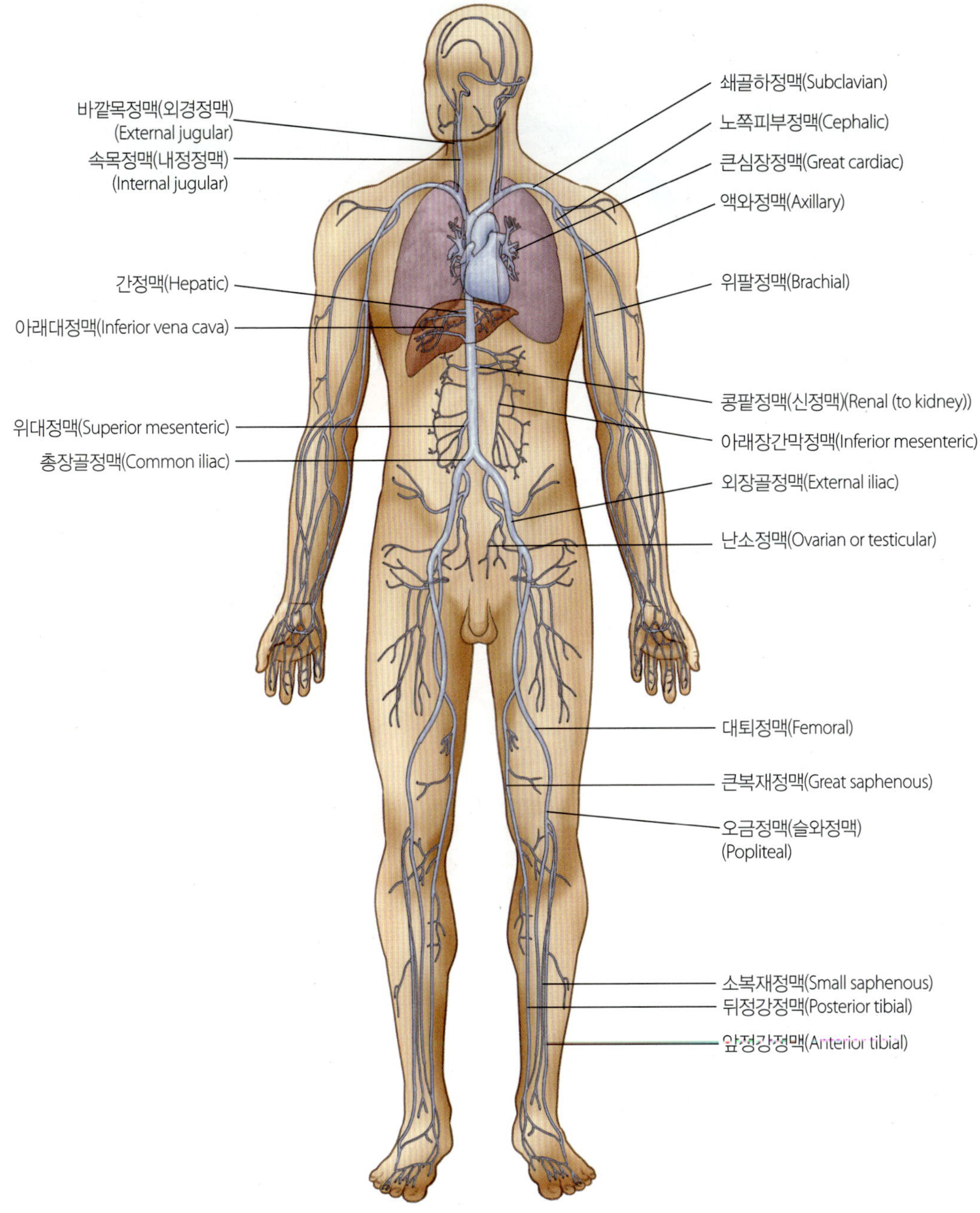

그림 12-12 인체의 정맥들, 앞면

요 약

전신의 혈액 흐름: 우심장(right side of heart) → 폐동맥(pulmonary arteries) → 폐(lungs) → 폐정맥(pulmonary veins) → 좌심장(left side of heart) → 대동맥(aorta) → arteries(동맥) → arterioles(세동맥) → capillaries(모세혈관) → 세정맥(venules) → 정맥(veins) → 위/아래 대정맥(inferior and superior venae cavae) → 우심장(right side of heart)

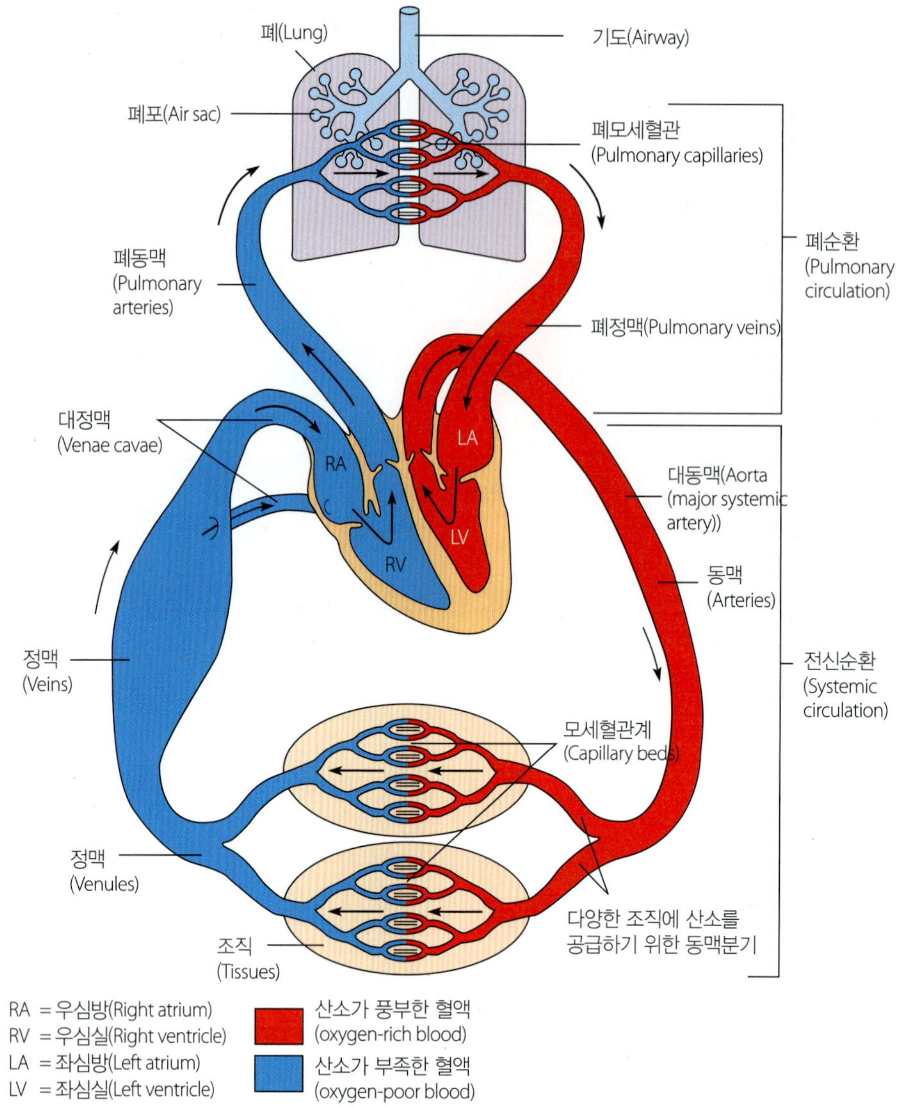

그림 12-13 혈액의 순환

학습문제: 혈관과 순환(Blood Vessels and Circulation)

1. Name the three types of blood vessels. ________________,

________________, ________________,

2. What are small arteries called? ________________,

3. What are small veins called? ________________,

4. Generally, all arteries carry (oxygenated/deoxygenated blood). Which artery is the exception?

5. Generally, all veins carry (oxygenated/deoxygenated blood). Which vein is the exception?

정답: **1. arteries, veins, capillaries. 2. arterioles. 3. venules. 4. oxygenated; pulmonary artery. 5. deoxygenated; pulmonary vein.**

12.6 새로운 어근, 접미사, 접두사

이 장의 용어를 학습할 때 다음의 추가된 어근, 접미사, 접두사를 사용한다.

어근	의미
constrict/o	수축하는(to draw together; constrict)
dilat/o	확장하다; 넓히다(to expand; widen), 이완하다

접미사	의미
-emia	혈액의 상태(blood condition)

12.7 용어 학습

다음 제시사항을 따르면 의학용어 학습을 더 쉽게 할 수 있다.

1. 단어가 익숙할 때까지 반복하여 발음하라.
2. 단어를 쓰고, 철자가 올바른지 확인하라.
3. 뜻과 의미도 함께 쓴다. 가능한 그 단어와 관련있는 단어, 생각, 그림은 그 단어를 기억하는데 도움이 될 것이다.
4. 여기서 배운 방법으로 용어의 구조를 분석하라.

어근

어근 angi/o		의미 혈관(blood vessel)
용어	용어분석	정의
angioplasty [**an**-jee-oh-**plas**-tee]	-plasty = 외과적 복구(surgical repair;), 외과적 재건(surgical reconstruction)	혈관성형술(혈관의 외과적 수술)

어근 arteri/o		의미 동맥(artery)
용어	용어분석	정의
arteriosclerosis [ar-**teer**-ee-oh-skleh-**ROH**-sis]	-sclerosis = 경화, 굳어짐(hardening)	동맥경화증(동맥벽의 탄성손실로 인한 동맥경화)
arteriostenosis [ar-**teer**-ee-oh-steh-**NOH**-sis]	-stenosis = 협착(narrowing)	동맥협착(동맥의 좁아짐)

용어	용어분석	정의
carotid endarterectomy [kah-**ROT**-id **end**-ar-ter- **ECK**-toh-mee]	carotid = 목 동맥(artery in the neck) -ectomy = 절제, 외과적 제거(excision; surgical removal) endo- = 안쪽의(within)	목동맥내막 절제술(목동맥 내막의 절제)

어근 **ather/o** 의미 **지방부스러기(fatty debris)**

용어	용어분석	정의
atheroma [**ath**-er-**OH**-mah]	-oma = 덩어리(mass; tumor)	죽종(동맥의 벽에 축적되는 지방 덩어리. 지방 덩어리에는 콜레스테롤이 포함되어 있음)
atherosclerosis [**ath**-er-oh-skleh-**ROH**-sis]	-sclerosis = 경화, 굳어짐(hardening)	죽상경화증(죽종으로 인한 동맥 경화 및 혈관협착)(그림 12-16)

어근 **cardi/o** 의미 **심장(heart)**

용어	용어분석	정의
cardiac catheterization [**KAR**-dee-ack **kath**-eh-ter-eye-**ZAY**-shun]	-ac = ~의, ~에 관한(pertaining to) catheterization = 카테터를 이용하여 신체에서 액체를 제거하는 방법. 도관삽입	심장도관삽입술(카테터라 불리는 유연한 관을 정맥으로 삽입한 후 심장까지 밀어 넣어 심장이 얼마나 잘 기능하는지에 대한 진단적 정보를 얻는 검사)(그림 12-14)

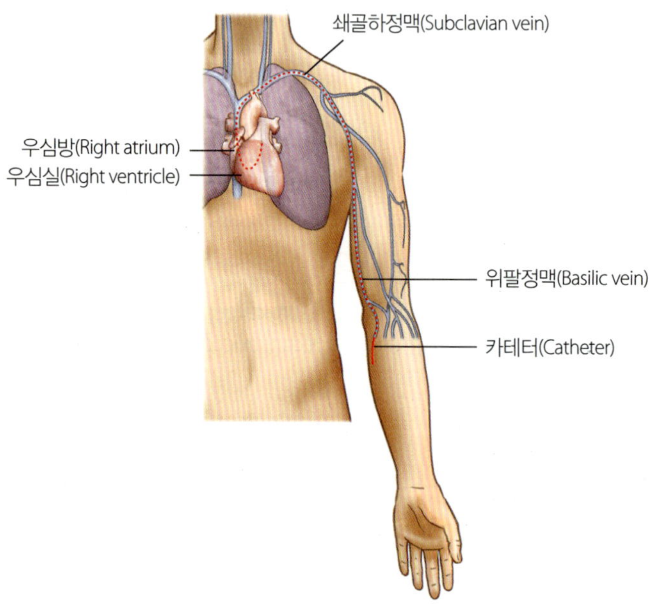

그림 12-14 심장도관 삽입

용어	용어분석	정의
cardiologist [**kar**-dee-**OL**-oh-jist]	-logist = 전문가(specialist in the study of)	심장전문의(질병과 치료를 포함한 심장 연구 전문가)
cardiomegaly [**KAR**-dee-oh **MEG**-ah-lee]	-megaly = 비대, 확장(enlargement)	심장비대(확장된 심장)
cardiomyopathy [**kar**-dee-oh-my-**OP**-ah-thee]	-pathy = 질병(disease) my/o = 근육(muscle)	심장근육병(심장 근육의 병)
echocardiograph [**eck**-oh-**KAR**-dee-oh-graf]	-graph = 기록장치(instrument used to record) ech/o = 소리(sound)	심장초음파 검사기(초음파를 이용하여 심장의 영상을 기록하는 기구)
pancarditis [**pan**-kar-**DYE**-tis]	-itis = 염증(inflammation) pan- = 모두, 온(all)	전층심장염(심장의 모든 벽의 염증[심외막, 심근 및 심내막 포함])

어근 **coron/o** 의미 **관(crown)**

용어	용어분석	정의
coronary arteries [**KOR**-uh-**nehr**-ee]	-ary= ~의(pertaining to)	관상동맥(심장에 혈액을 공급하는 동맥)

기억 요령 관상동맥은 심장동맥으로, 왕관처럼 심장의 꼭대기에 위치해 있다.

어근 **cyan/o** 의미 **청색(blue)**

용어	용어분석	정의
cyanosis [**sigh**-ah-**NOH**-sis]	-sis = ~상태(state of; condition)	청색증(피부가 파란 상태)

어근 **diaphor/o** 의미 **과다발한(profuse sweating)**

용어	용어분석	정의
diaphoresis [**dye**-ah-foh-**REE**-sis]	-sis = ~상태(state of; condition)	땀흘림, 발한(땀을 많이 흘리는 상태)

기억 요령

색전(Embolus)은 "마개, plug"를 의미하는 그리스어인 "embolos"에서 유래한다. Embolus는 액체를 담은 병의 코르크로 이용되었다.

어근 **embol/o** — 의미 **마개(plug)**

용어	용어분석	정의
embolus [**EM**-boh-lus]	-us = 상태(condition), 것(thing)	색전(혈괴나 이물질 덩어리가 혈관을 막아 혈류를 차단함. 매우 치명적일 수 있음)

어근 **isch/o** — 의미 **정지, 결핍(hold back)**

용어	용어분석	정의
myocardial ischemia [**my**-oh-**KAR**-dee-al iss-**KEE**-me-ah]	-emia = 혈액 상태(blood condition) -al = ~에 관한(pertaining to) my/o = 근육(muscle) cardi/o = 심장(heart)	심근허혈(심장근육에 필요한 혈액의 정지 또는 결핍)

어근 **phleb/o(ven/o 참조)** — 의미 **정맥(vein)**

용어	용어분석	정의
thrombophlebitis [**throm**-boh-fleh-**BYE**-tis]	-itis = 염증(inflammation) thromb/o = 덩어리, 응괴(clot)	혈전정맥염(응고 형성으로 인한 정맥의 염증)

어근 **rhythm/o** — 의미 **리듬, 율동(rhythm)**

용어	용어분석	정의
arrhythmia [ah-**RITH**-mee-ah]	-ia = 상태(state of; condition) a- = 없음(no; not)	부정맥(정상굴리듬과의 차이, 12.8 부정맥 참조)

기억 요령

접두사 a-는 "arrhythmia" 단어에서 어근이 r로 시작하기 때문에 ar-로 바뀐다.

어근 scler/o		의미 경화, 딱딱함(hardening)
용어	용어분석	정의
sclerotherapy [**skleh**-roh-**THER**-ah-pee]	-therapy = 치료(treatment)	경화요법(정맥 내부를 경화시켜 파괴할 목적으로 경화제를 주사. 경화요법은 정맥류 치료에 효과적이고 입원할 필요가 없음)

어근 thromb/o		의미 응괴(clot)
용어	용어분석	정의
thrombus [**THROM**-bus]	-us = 상태(condition), 것(thing)	혈전(혈관을 막는 혈액응괴물)

어근 vas/o		의미 혈관(vessel)
용어	용어분석	정의
vasoconstriction [**vas**-oh-kon-**STRICK**-shun]	-ion = 과정(process) constrict/o = 모임, 수축(to draw together; constrict)	혈관수축(혈관벽의 수축 또는 협착)
vasodilation [**vas**-oh-dye-**LAY**-shun]	-ion = 과정(process) dilat/o = 확장됨, 넓어짐(expand; widen)	혈관확장(혈관벽의 이완)

어근 ven/o		의미 정맥(vein)
용어	용어분석	정의
venous [**VEE**-nus]	-ous = ~에 관한(pertaining to)	정맥의(정맥에 관한)

접미사

접미사 -centesis		의미 축적된 체액을 제거하기 위한 외과적 천자 (surgical puncture to remove fluid)
용어	용어분석	정의
cardiocentesis [**kar**-dee-oh-sen-**TEE**-sis]	cardi/o = 심장(heart)	심장천자(액체를 제거하기 위한 심장의 천자)

용어	용어분석	정의
pericardial centesis [**par**-ee-**KAR**-dee-al sen-**TEE**-sis]	-al = ~에 관한(pertaining to) peri = 주변(around) cardi/o = 심장(heart)	심장막 천자(심낭 내의 액체를 제거하기 위한 천자)

메모: "centesis"는 접미사 또는 단독으로 사용될 수 있으며 두 형태의 의미는 같다.

접두사

접두사	의미
brady-	느린(slow)

용어	용어분석	정의
bradycardia [**brad**-ee-**KAR**-dee-uh]	-ia = 상태(condition; state of) cardi/o = 심장(heart)	느린맥, 서맥(분당 60회 미만의 심박동)

접두사	의미
de-	부족, 제거(lack of; removal)

용어	용어분석	정의
defibrillation [dee-**fib**-rih-**LAY**-shun]	fibrillation = 빠른, 잔떨림, 세동(fast, uncoordinated heartbeat)	잔떨림제거, 제세동(제세동기로 심실세동이나 심방세동을 멈추게 함)

메모: 제세동기는 심근에 전기적 충격을 주는것으로 제세동기 패드를 가슴근육 위에 부착한 후 작동시킨다. 순간적인 전기흐름이 심장활동을 멈추게 하여 심박동조율기가 정상적인 리듬을 다시 시작하게 한다.

접두사	의미
tachy-	빠른(fast)

용어	용어분석	정의
tachycardia [**tack**-ee-**KAR**-dee-ah]	-ia = 상태(condition; state of) cardi/o = 심장(heart)	빠른맥, 빈맥(분당 100회 이상의 심박동)

12.8 심혈관계 질환(Pathology)

동맥류(Aneurysm[AN–yoo–riz–um])

동맥벽의 비정상적인 팽창으로(그림 12-15). 대동맥이나 뇌동맥에 가장 흔하게 발생하며, 동맥벽이 터지면 동맥류가 파열되고 이로 인해 내출혈이 발생하여 사망할 수 있다.

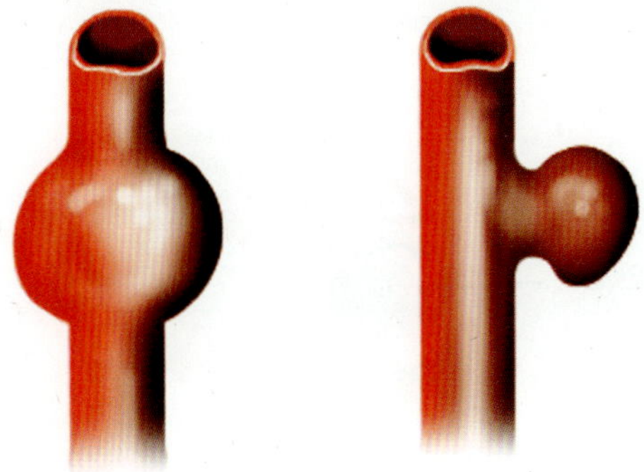

그림 12-15 동맥류. A. 방추형-동맥의 양쪽이 부풀어 있음. B. 낭성-동맥의 한쪽만 부풀어 있음.

부정맥(Arrhythmia)

정상 굴리듬에서 벗어난 불규칙적인 심장리듬이다. 예를 들면:

- 세동(**Fibrillation**[**fib**-rih-**LAY**-shun])은 심방이나 심실의 매우 빠르며, 불규칙한 심장박동으로 분당 350회까지도 이른다.
- 조동(**Flutter**)은 매우 빠르지만, 규칙적인 심장박동으로 분당 300회가 될 수 도 있다.
- 두근거림(심계항진)(**Palpitation**[**pal**-pih-**TAY**-shun])은 가슴의 비정상적인 감각이고 환자는 심장이 쿵쾅거리는(두근거리는) 것처럼 느낀다. 심장박동은 규칙적이거나 불규칙할 수 있으며, 비슷한 촉진(palpation[pal-**PAY**-shun])이라는 용어와 혼동하지 않아야 한다.
- 심장차단(**Heart block**)은 전도시스템을 통한 심박조율기에서부터 푸르킨예섬유까지 전기적 자극의 차단으로 심실수축이 안되어 발생한다. 가장 흔한 심장차단은 우각차단(RBBB[Right bundle branch block])과 좌각차단(LBBB)이다.

관상동맥 질환(Coronary Artery Disease)

관상동맥질환(CAD)은 관상동맥 내 완전 또는 부분적인 막힘으로 인해 심근으로 혈액흐름이 감소되는 질환으로(그림 12-16), 주로 동맥벽에 지방 플라그(죽종)가 축적되어 발생한다.

관상동맥의 혈류를 증진하기 위해 풍선 혈관성형술을 시행할 수 있는데, 이것은 플라그를 혈관벽쪽으로 밀어내 혈관을 넓히는 것이다(그림 12-17). 그리고 금속망인 스텐트를 혈관 내에 삽입하면 지방이 다시 축적되는 것을 방지할 수 있다(그림 12-18).

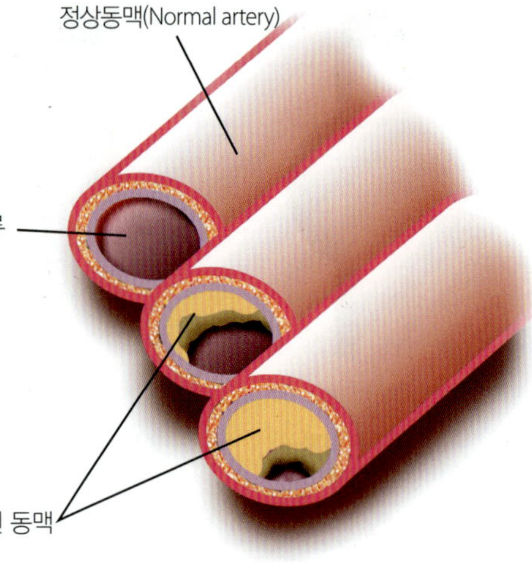

그림 12-16 죽상경화로 인한 관상동맥질환

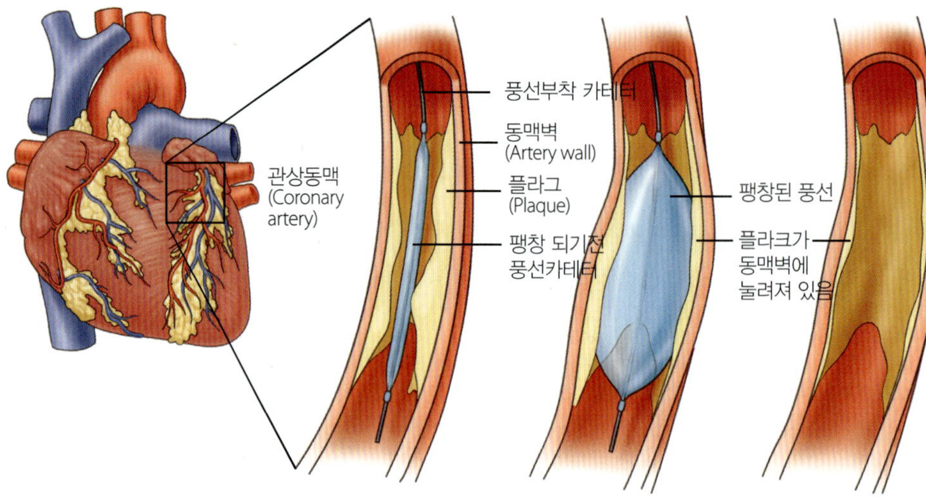

그림 12-17 풍선 혈관성형술은 혈관벽의 지방판을 편평하게 한다.

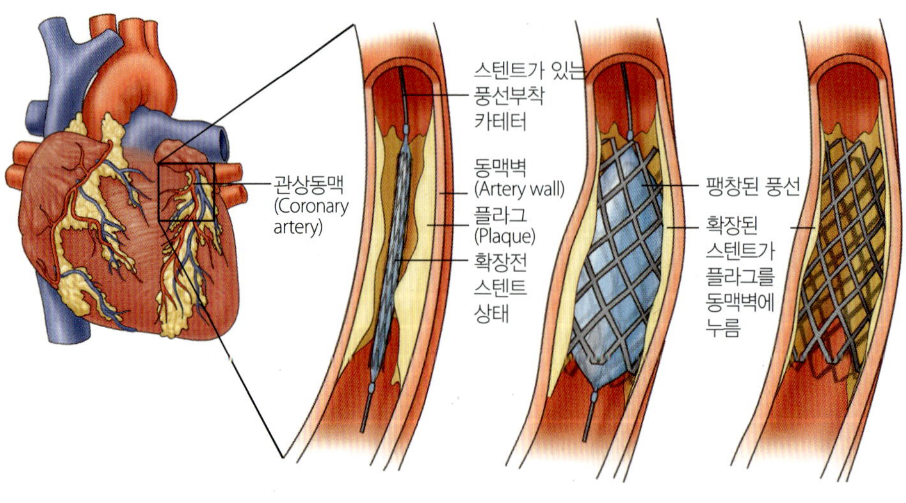

그림 12-18 스텐트는 동맥벽에 지방플라크가 다시 부착되는 것을 막기위해 사용한다.

뇌혈관 장애(Cerebrovascular Accident); 뇌졸중(Stroke)

뇌혈관 장애는 뇌로 혈액공급이 감소하여 뇌조직에 산소와 영양분 공급이 안되는 상태를 말한다(그림 12-19). 뇌졸중의 유형에는 허혈성(ischemic)과 출혈성(hemorrhagic)이 있다.

허혈성 뇌졸중(Ischemic Stroke) – 세가지 유형

혈전증(**Thrombotic**[throm-**BOT**-ick]): 혈전(응괴)은 뇌로 가는 혈류를 차단한다.

색전증(**Embolic**[em-**BOL**-ick]): 색전은 대뇌동맥으로 들어가 뇌로 가는 혈류를 차단한다.

일과성 허혈발작(**Transient ischemic attack, TIA**): 뇌로 가는 혈류의 일시적인 감소로 인해 신경이상이 초래되는 것으로, 보통 수 초에서 수 시간 지속되고 가역적이다. 그러나 반복해서 나타나면 뇌졸중으로 진행될 위험이 있다.

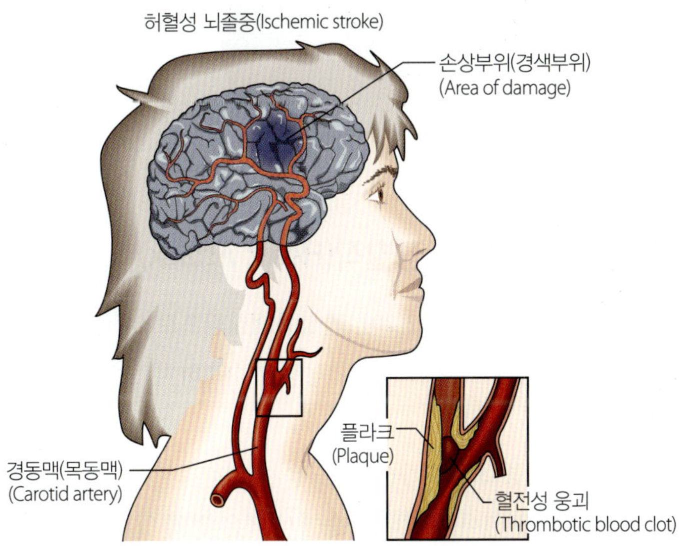

그림 12-19 허혈성 뇌졸중은 뇌로 가는 혈류의 감소로 발생한다. 그림에서 보듯이 폐쇄 원인은 플라그(죽상) 또는 혈전이다. 그림에는 없지만 색전 또한 혈관 폐쇄의 원인이 된다.

출혈성 뇌졸중(Hemorrhagic[hem–eh–RADJ–ick] stroke)

동맥류 파열은 뇌조직으로 가는 혈액의 부족을 초래하며 주로 대뇌혈관에 발생한다.

심정지(Cardiac Arrest)

심정지는 심장의 박동이 갑자기 중단된다.

울혈성 심부전(Congestive Heart Failure)

울혈성 심부전(CHF)은 다양한 심장 질환의 결과로, 심장에서 조직으로 혈액이 효과적으로 박출되지 못해 발생하는데, 그 결과 혈액 울혈이 발생한다.

심잡음(Murmur[MER–mer])

정상적인 심음사이에 나타나는 비정상적인 예외 심장소리.

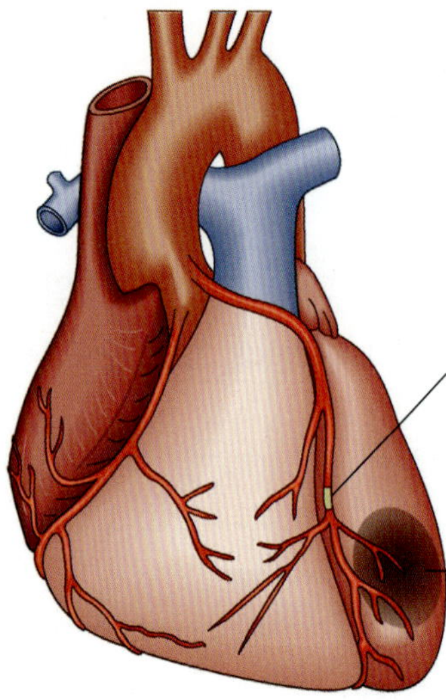

그림 12-20 심근경색(심장발작)

심근경색(Myocardial Infarction); 심장발작(Heart Attack)

심근경색(증)은 심근의 괴사를 의미한다(그림 12-20). 관상동맥질환으로 인해 하나 이상의 관상동맥이 막히면, 심근에 혈액이 공급되지 않아 조직은 죽게 되며, 그 결과 심장이 수축하지 못해 신체 조직으로 충분한 혈액을 보내지 못한다.

일차적인 증상은 협심증(가슴조임증)으로 "가슴 통증"을 의미한다. 치료는 관상동맥우회술(심장동맥우회술, CABG)이 있는데(그림 12-21), 가슴을 열어 다리나 가슴에서 떼온 정맥 일부분을 심장혈관으로 이식해 막힌 부위 주위에 새로운 길을 만들어 주어 심장근육에 혈액을 재공급한다.

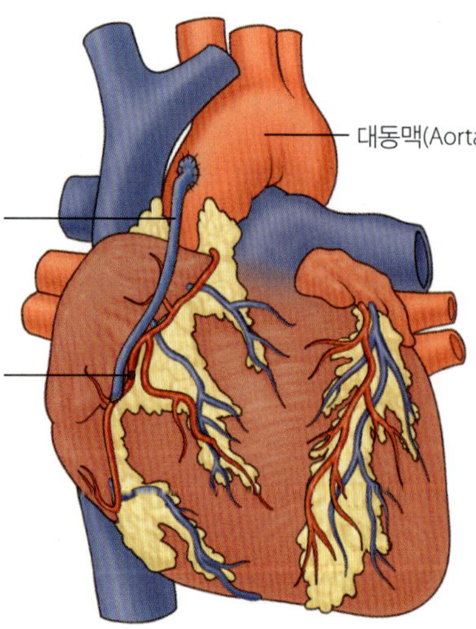

그림 12-21 관상동맥 우회 이식은 이식된 정맥을 통해 막힌 동맥을 우회하여 혈액을 재공급한다.

판막장애(Valvular Disorders)

판막 협착(Valvular Stenosis)

심장 판막중 하나가 좁아져 심장으로 혈액의 흐름을 막게된다. 협착이 일어난 심장판막에 따라 대동맥판 협착, 승모판 협착, 삼첨판 협착이라 한다.

심장판막 기능부전(Valvular Insufficiency)

심장판막 중 하나가 단단히 닫히지 않아 혈액이 뒤로 흐르거나 역류(**regurgitation**[ree-**ger**-jih-**TAY**-shun])가 발생하는것으로, 심장판막 기능부전 또는 판막 역류라고도 한다. 협착증과 마찬가지로 기능부전이 일어난 심장판막에 따라 승모판 기능부전, 폐동맥판 기능부전이라 한다.

정맥류(Varicose Veins)

확장되어 뒤틀린 정맥은 보통 다리의 복재정맥(saphenous veins)과 관련이 있다. 발생 원인은 하지정맥의 판막 손상으로, 판막이 닫히지 않아 혈액이 역류하는데 그 혈류가 웅덩이(고임, pool)를 형성하여 정맥을 팽창시킨다. 합병증이 없는 정맥류는 보통 경화요법으로 치료한다.

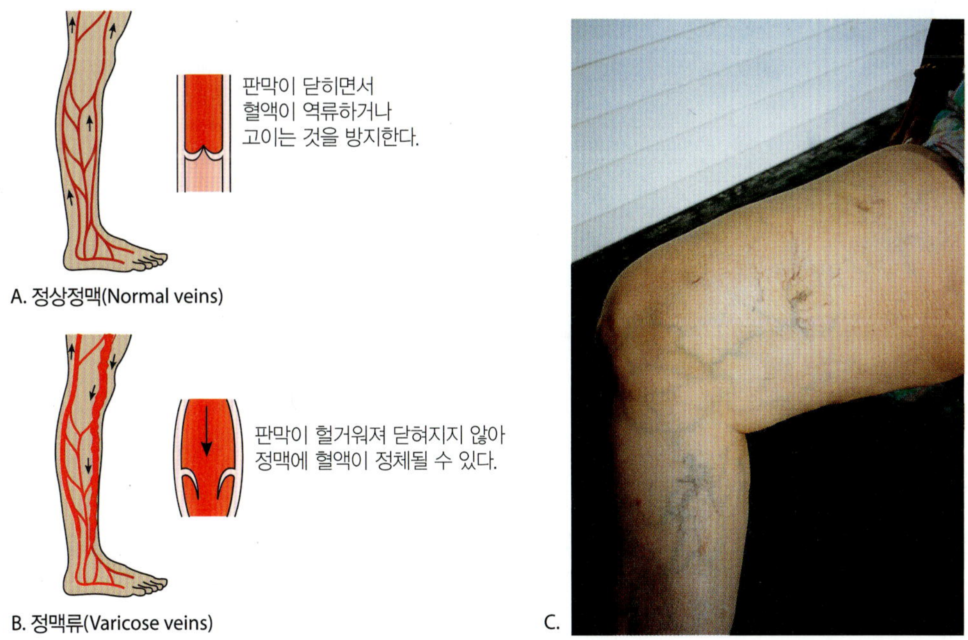

그림 12-22 정맥류

12.9 유사어와 유음어

다음은 유사어와 유음어이다. 각 단어의 철자와 정의를 학습하고 질문은 복습문제에서 다룬다.

표 12-1 유사어와 유음어

용어	우리말	의미
arrhythmia	부정맥	abnormal heart rhythm
erythremia	적혈구 증다증	increase in the number of red blood cells
infarction	경색	death of tissue
infection	감염	to contaminate with a disease
venous	정맥의	pertaining to a vein
Venus	금성	one of the planets
palpation	촉진	to feel
palpitation	심계항진	fast heartbeat
pericardium	심낭	structure around the heart
precordium	명치부위	area in front of the heart
vain	헛된	concerned about one's own appearance; conceited; futile; unsuccessful result
vane	풍향기	a device used to show the way the wind blows; weathervane
vein	정맥	a type of blood vessel

12.10 복습문제

연습문제 12-1 유사어와 유음어

다음 문장을 읽고 올바르게 완성할 수 있도록 괄호 안의 의학용어에 동그라미 하시오(표 12-1 참조).

1. Mr. Garcia, a 53-year-old-man, is admitted with an upper respiratory (**infection/infarction**) and pneumonia of two days' duration.
2. A diagnosis of renal (**infection/infarction**) due to narrowing of the renal arteries was made.
3. There are abnormal jugular (**venus/venous**) pulses; the carotid arterial pulses are normal.
4. On (**palpation/palpitation**) there was a mass noted over the breastbone.
5. Naleen was admitted with shortness of breath and (**palpations/palpitations**).

6. In open-heart surgery, a segment of the saphenous (**vain/vane/vein**) is removed and used as a graft.

7. In a (**vain/vane/vein**) attempt at hemostasis, the artery was clamped and ligated.

8. Previous pancarditis has resulted in inflammation of the (**precordium/pericardium**), the structure surrounding the heart.

연습문제 12-2 의학용어 구성요소와 의미 연결하기

A열의 용어요소와 B열의 의미를 맞게 연결하시오.

	A	B
______	1. dilat/o	A. fatty debris
______	2. -sclerosis	B. vessel
______	3. -stenosis	C. crown
______	4. pan-	D. narrowing
______	5. endo-	E. hold back
______	6. isch/o	F. widen
______	7. vas/o	G. vein
______	8. coron/o	H. hardening
______	9. phleb/o	I. all
______	10. ather/o	J. within

연습문제 12-3 명칭 표시하기

다음의 신체구조 명칭을 사용하여 그림 12-23의 빈칸과 다음 번호의 빈칸에 각각 쓰시오.

aorta ______

aortic semilunar valve ______

inferior vena cava ______

interventricular septum ______

left atrium ______

left ventricle ______

mitral valve ______

pulmonary semilunar valve ______

right atrium ______

right ventricle ______

superior vena cava

tricuspid valve

1. ____________ 7. ____________

2. ____________ 8. ____________

3. ____________ 9. ____________

4. ____________ 10. ____________

5. ____________ 11. ____________

6. ____________ 12. ____________

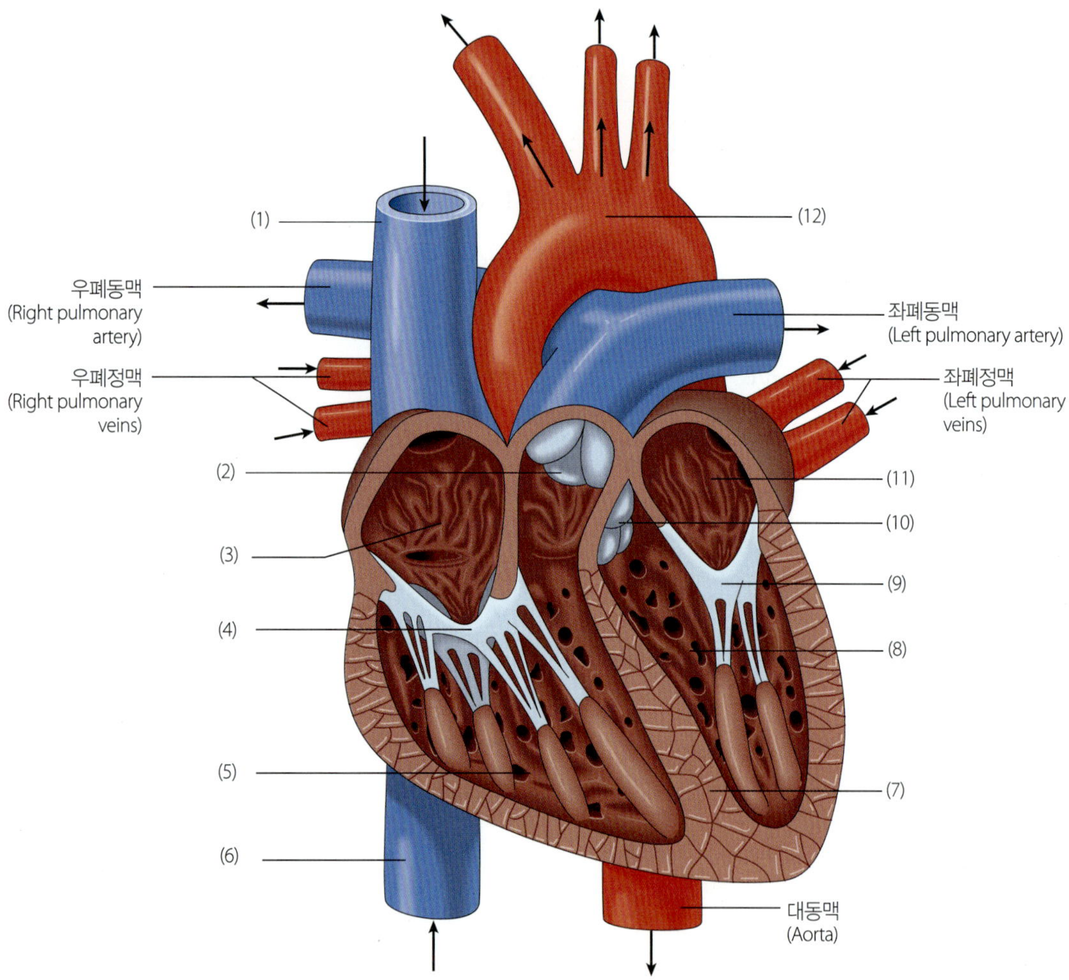

그림 12-23 심장과 주요혈관

연습문제 12-4 정의-용어 학습

다음 용어의 우리말과 그 뜻을 쓰시오.

1. **arteriosclerosis** ______________________
2. **atheroma** ______________________
3. **arteriostenosis** ______________________
4. **embolus** ______________________
5. **thrombus** ______________________
6. **ischemia** ______________________
7. **vasoconstriction** ______________________
8. **bradycardia** ______________________
9. **angioplasty** ______________________
10. **coronary arteries** ______________________
11. **carotid endarterectomy** ______________________
12. **cardiomegaly** ______________________
13. **cyanosis** ______________________
14. **diaphoresis** ______________________
15. **cardiac catheterization** ______________________

연습문제 12-5 연결하기-구조와 기능

다음 의학용어와 그에 대한 설명이 맞도록 빈칸에 답을 쓰시오.

atria	electrocardiography	pulmonary vein
bicuspid	epicardium	sphygmomanometer
carotid arteries	pericardium	systolic pressure
chordae tendineae	pulmonary artery	tricuspid
coronary arteries	pulmonary valve	ventricles
diastolic pressure		

1. blood vessel carrying deoxygenated blood from the right side of the heart to the lungs ______________________
2. lower chamber of the heart ______________________
3. left atrioventricular valve ______________________
4. right atrioventricular valve ______________________

5. pressure against the arterial wall when the ventricles contract ______________________

6. anchors atrioventricular valves to the heart wall ______________________

7. instrument that measures blood pressure ______________________

8. upper chambers of the heart ______________________

9. process of recording the electrical activity of the heart ______________________

10. semilunar valve ______________________

11. pressure against the arterial wall when the ventricles relax ______________________

12. blood vessel in the neck carrying oxygenated blood toward the brain ______________________

13. sac surrounding the heart ______________________

14. blood vessel supplying the heart with oxygen ______________________

15. blood vessel carrying oxygenated blood from the lungs to the left atrium ______________________

16. outermost wall of the heart ______________________

연습문제 12-6 인체의 혈액 흐름

인체의 혈액순환 순서를 위/아래 대정맥에서 시작하여 좌심, 대동맥까지 순서에 맞게 쓰시오.

____

____

____

연습문제 12-7 정의하기-심혈관계 질환, 상태 용어

다음의 상태와 그에 대한 설명이 맞도록 빈칸에 답을 쓰시오.

aneurysm	flutter	myocardial ischemia
angina pectoris	hemorrhagic stroke	thrombotic stroke
bundle branch block	hypertension	tricuspid stenosis
cardiac arrest	murmur	valvular insufficiency
cerebrovascular accident	myocardial infarction	varicose veins
fibrillation		

1. chest pains ______________________

2. dilated, twisted veins of the leg ______________________

3. abnormal bulge in the wall of the artery ______________________

4. A stroke is also known as ______

5. condition where the heart muscle dies because of a lack of oxygen ______

6. hold back of blood to heart muscle ______

7. sudden stoppage of the heart ______

8. high blood pressure ______

9. fast uncoordinated heart beat ______

10. fast coordinated heart beat ______

11. loss of blood to the brain due to clot formation______

12. loss of blood to the brain due to a burst blood vessel ______

13. an abnormal extra heart sound amongst normal heart sounds______

14. electrical impulses leading to the Purkinje fibers are blocked ______

15. regurgitation of blood through a heart valve ______

16. narrowing of the right AV valve preventing the flow of blood through the heart

______

연습문제 12-8 의무기록에 적힌 의학용어 이해하기

필요한 경우 의학사전을 이용하여 지문에서 굵은 글씨체로 표시한 용어의 우리말과 그 뜻을 쓰시오.

Report #1. 심장초음파 검사기록지(ECHOCARDIOGRAPHY REPORT)

No **arrhythmia**. The right **atrium** is at the upper limits of normal. The **ventricle** is also normal. The **aortic valve** and **tricuspid** function normally. There was no evidence of a **thrombus** within the **coronary arteries**.

a. echocardiography ______

b. arrhythmia ______

c. atrium ______

d. ventricle ______

e. aortic valve ______

f. tricuspid ______

g. thrombus ______

h. coronary arteries ______

Report #2. 병력과 신체검진(HISTORY AND PHYSICAL EXAMINATION)

Lynnel says she had a severe attack of **angina pectoris** about two years ago and was hospitalized for **myocardial ischemia**.

About one day ago, she started having difficulty breathing plus **nausea** and vomiting. Because her breathing was very difficult, she went to the emergency department of the hospital and was found to have a **myocardial infarction**.

On physical examination, Lynnel does appear older than her stated age of 56. Her **blood pressure** is **182/80**. Her **pulse** is 130, and she has **tachycardia**.

Neck veins are **distended**. Abdomen is soft, not distended. No masses can be felt. There is **edema** in the lower extremities.

진단(DIAGNOSES)

1. Myocardial infarction
2. **Atherosclerosis**
3. **Cardiovascular disease** due to **hypertension**

a. angina pectoris ______________________

b. myocardial ischemia ______________________

c. nausea ______________________

d. myocardial infarction ______________________

e. blood pressure ______________________

f. 182/80 ______________________

g. pulse ______________________

h. tachycardia ______________________

i. distended ______________________

j. edema ______________________

k. atherosclerosis ______________________

l. cardiovascular disease ______________________

m. hypertension ______________________

연습문제 12-9 철자

다음 단어에서 철자가 틀린 부분에 동그라미하고 빈칸에 바르게 쓰시오.

1. anurysm ______________________

2. arhythmia ______________________

3. atherosclerosis ______________________

4. ischemia ________________

5. thromboflebitis ________________

6. vesoconstriction ________________

7. chordae tendineae ________________

8. coronery ________________

9. sphygmomanometer ________________

10. embolous ________________

12.11 발음과 철자

듣고, 읽고, 학습하면 말하고 쓸 수 있다.

1. 웹사이트에서 제공된 오디오 파일로 각 용어를 듣는다.
2. 각 용어를 주의하여 따라 발음한다.
3. 각 용어의 철자를 빈칸에 적는다.

용어	발음	철자
aneurysm	**AN**-yoo-riz-um	
angioplasty	**AN**-jee-oh-**plas**-tee	
aorta	ay-**OR**-tah	
arrhythmia	ah-**RITH**-mee-ah	
arteries	**AR**-ter-eez	
arterioles	ar-**TEER**-ee-ohlz	
arteriosclerosis	ar-**teer**-ee-oh-skleh-**ROH**-sis	
atheroma	**ath**-er-**OH**-mah	
atherosclerosis	**ath**-er-oh-skleh-**ROH**-sis	
atrioventricular	**ay**-tree-oh-ven-**TRICK**-yoo-lar	
bicuspid	bye-**KUS**-pid	
bradycardia	**brad**-ee-**KAR**-dee-uh	
capillaries	ka-**PILL**-ah-reez	
cardiologist	**kar**-dee-**OL**-oh-jist	

용어	발음	철자
cardiomyopathy	**kar**-dee-oh-my-**OP**-ah-thee	
chordae tendineae	**KOR**-dee **TEN**-din-ee	
coronary	**KOR**-uh-**nehr**-ee	
electrocardiogram	ee-**leck**-troh-**KAR**-dee-oh-**gram**	
embolus	**EM**-boh-lus	
endocardium	**en**-doh-**KAR**-dee-um	
epicardium	**ep**-ih-**KAR**-dee-um	
fibrillation	**fib**-rih-**LAY**-shun	
infarction	in-FARK-shun	
ischemia	iss-**KEE**-me-ah	
myocardium	**my**-oh-**KAR**-dee-um	
palpitation	**pal**-pih-**TAY**-shun	
Purkinje	per-**KIN**-jee	
sphy gmomanometer	**sfig**-moh-man-**OM**-eh-ter	
stethoscope	**STETH**-oh-skope	
tachycardia	**tack**-ee-**KAR**-dee-ah	
thrombophlebitis	**throm**-boh-fleh-**BYE**-tis	
thrombus	**THROM**-bus	
tricuspid	trigh-**KUS**-pid	
vasoconstriction	**vas**-oh-kon-**STRICK**-shun	
vasodilation	**vas**-oh-dye-**LAY**-shun	
veins	**VAYNZ**	
vena cava	**VE**-nah **KAY**-vah	
ventricle	**VEN**-trih-kul	
venules	**VEN**-yoolz	

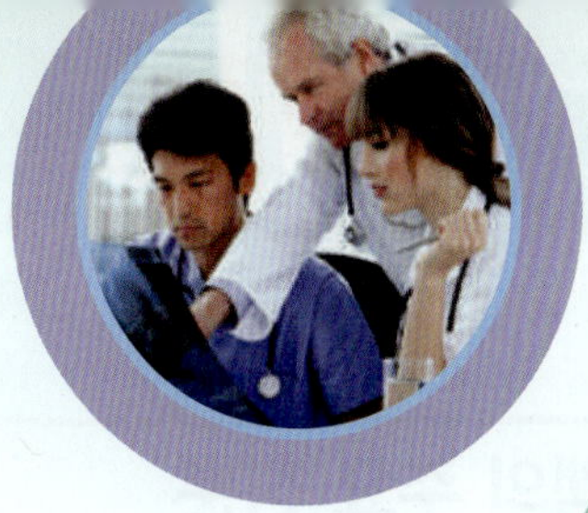

CHAPTER 13

혈액

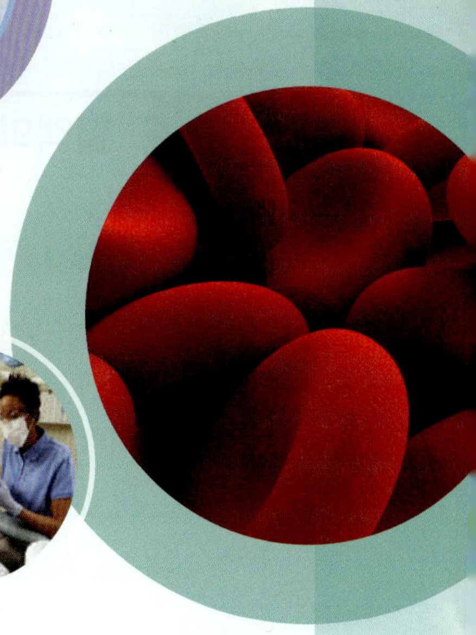

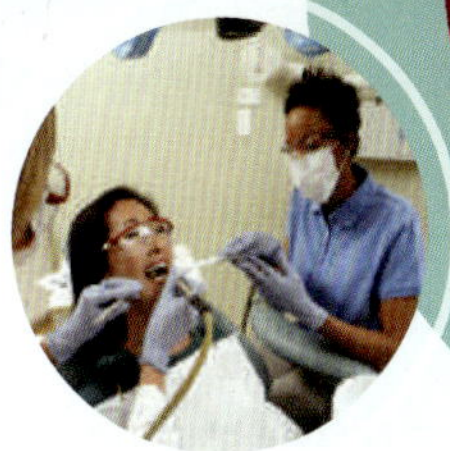

이 장의 구성

13.1 혈액의 주요 성분
13.2 혈액 성분
13.3 혈액형
13.4 새로운 어근, 접미사, 접두사
13.5 용어 익습
13.6 혈액 질환
13.7 유사어와 유음어
13.8 복습문제
13.9 발음과 철자

학습 목표

이 장을 학습하고 복습문제를 푼 후, 다음을 할 수 있어야 한다.

1. 혈액의 주요 구성 요소의 기능을 설명할 수 있다.
2. 혈액과 관련된 의학용어를 발음하고, 철자를 알고, 정의하고 쓸 수 있다.
3. 혈액과 관련된 일반적인 질병을 설명할 수 있다.
4. 듣고, 읽고, 학습하면 말하고 쓸 수 있다.

소개

7장 골격계에서 혈액세포가 적골수에서 생성된다는 것을 배웠으며, 심혈관계를 공부하면서 혈액이 인체 각 세포에 산소와 영양분을 전달하고 노폐물을 운반한다는 것을 알게 되었다. 이 장에서는 혈액의 생성과 기능에 대해 학습할 것이다.

13.1 혈액의 주요 성분

학습문제: 혈액의 주요 성분

다음 용어들을 그림 13-1의 빈칸에 쓰시오. 이해를 돕기 위해, 단어 옆의 숫자는 그림의 위치를 알려주고 있으며, 각 명칭을 적을 때는 반드시 발음을 하고, 만약 발음이 어려운 단어라면 여러 번 반복해서 연습한다.

1. plasma[**PLAZ**-mah]
2. formed elements
3. erythrocyte[eh-**RITH**-roh-sight]
4. thrombocyte[**THROM**-boh-sight]
5. basophil[**BAY**-soh-fill]
6. neutrophil[**NEW**-troh-fill]
7. eosinophil[ee-oh-**SIN**-oh-fill]
8. lymphocyte[**LIM**-foh-sight]
9. monocyte[**MON**-oh-sight]

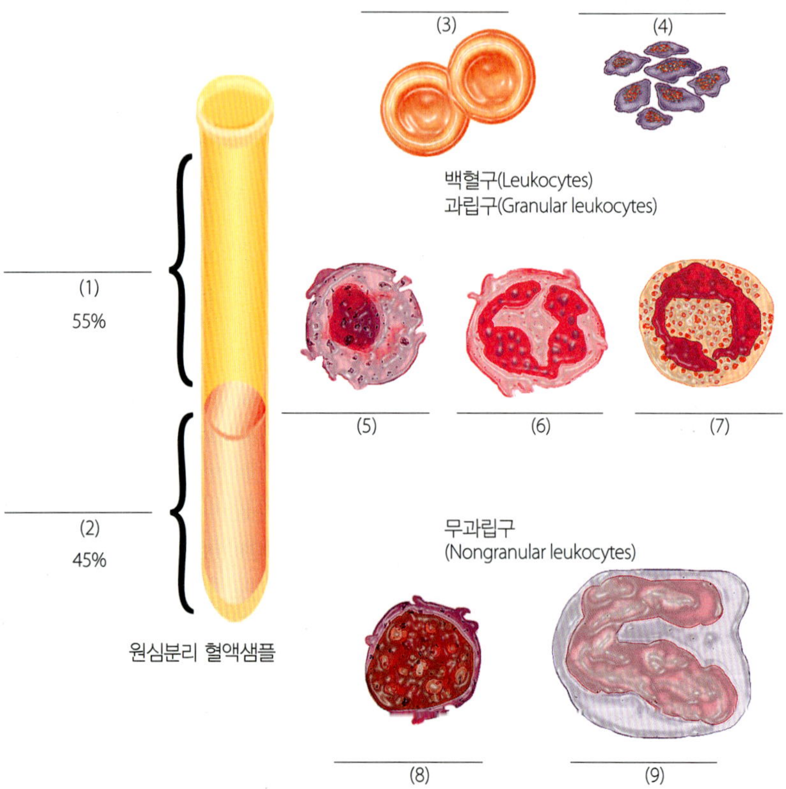

그림 13-1 혈액의 구성 요소

13.2 혈액 성분

혈액은 그림 13-1과 같이 45%가 고형물이고 55%가 액체이다. 고형부분은 혈액세포(혈구)로, 골수에서 생산되며 적혈구(**erythrocytes**), 백혈구(**leukocytes**) 및 혈소판(**thrombocytes**) 세가지 혈구로 구성된다.

> **요 약**
> 혈액은 혈구과 혈장으로 구성되어 있으며, 혈액의 액체부분을 혈장이라 한다. 혈장의 90% 이상이 물이기 때문에 혈구에서 분리될 때 옅은색 또는 거의 무색이다.

혈구

적혈구는 헤모글로빈(**hemoglobin**[**HEE**-moh-**gloh**-bin])이라는 색소 단백질을 함유하고 있으며 Hgb으로 줄여서 쓴다. 헤모글로빈은 산소와 이산화탄소와 결합할 수 있는 능력이 있다. 적혈구가 체내에서 순환하면 헤모글로빈은 산소를 각 조직으로 운반하고 조직으로부터 이산화탄소를 운반한다.

백혈구는 감염과 싸우며, 염증시 혈류에서 조직의 감염부위로 이동할 수 있다. 새롭게 생성된 백혈구는 감염에 대항해서 싸우다 파괴된 오래된 백혈구를 대체한다. 그림 13-1에서 보여주듯이 백혈구는 과립구와 무과립구로 분류되며, 과립구는 핵에 입자상 물질이 있다. 과립구는 다시 호산구(**eosinophils**), 호염구(**basophils**), 호중구(**neutrophils**)로 분류되며, 무과립구는 단핵구(**monocytes**)와 림프구(**lymphocytes**)로 분류된다.

혈소판(platelet 혹은 thrombocytes)은 출혈 발생시 혈액 응고 작용을 한다. 출혈시 혈소판은 혈장에 있는 혈액 응고인자와 함께 출혈 부위에 모이는데, 혈관이 손상된 곳에 혈소판 마개(plug)를 형성해서 손상된 곳을 막아 지혈작용을 한다.

> **요 약**
> **혈액세포(혈구)**: 적혈구(erythrocytes), 백혈구(leukocytes), 혈소판(platelet 혹은 thrombocytes)
> **과립구(Granular leukocytes)**: 호염구(basophils), 호중구(neutrophils), 호산구(eosinphils)
> **무과립구(Nongranular leukocytes)**: 림프구(lymphocytes), 단핵구(monocytes)
> **적혈구(Erythrocytes)**: 산소와 이산화탄소 운반.
> **백혈구(Leukocytes)**: 감염과 싸운다: 면역작용
> **혈소판(Thrombocytes)**: 혈액 응고에 중요한 역할: 지혈작용

혈장에는 많은 중요한 물질들이 함유되어 있는데 혈장 단백, 지방, 가스, 전해질, 호르몬 등을 전신의 다양한 곳으로 운반하며, 또한 조직에서 노폐물을 수거한다.

혈장 내 단백질은 교질 삼투압 작용으로 혈액 내 수분 균형을 유지하는 기능을 하는데, 교질삼투압이 저하되어 너무 많은 수분이 혈액에서 빠져나와 조직에 축적되어 수분을 저류(pooling)시키는데 이것을 부종(**edema**[eh-**DEE**-mah])이라 한다.

혈장 내 피브리노겐과 같은 단백질은 혈액응고 작용을 해 과다한 출혈을 막는데, 이러한 단백질을 응고인자

라한다. 혈장에서 응고인자를 제거하고 남은 액체를 혈청(**serum**[**SEER**-um])이라 하는데, 임상에서 많은 혈액 검사가 혈청으로 시행된다.

요 약

혈장(plasma)은 혈액의 액체 부분이다.
혈청(serum)은 혈장에서 응고인자를 제거한 부분이다.

학습문제: 혈액 성분

괄호 안의 알맞은 답을 고르시오.

1. Red blood cells are also known as (leukocytes/platelets/erythrocytes).

2. The liquid portion of the blood is called (plasma/serum).

3. Plasma minus the clotting factors is called (formed elements/serum/blood).

4. Accumulation of water in body tissue is called (anemia/edema/congestion).

5. Platelets are also called (leukocytes/thrombocytes/ erythrocytes).

6. The oxygen-carrying component of red blood cells is (plasma/serum/hemoglobin).

7. The function of white blood cells is (blood clotting/fighting infections).

8. The function of thrombocytes is (blood clotting/fighting infections).

정답: 1. erythrocytes. 2. plasma. 3. serum. 4. edema. 5. thrombocytes. 6. hemoglobin. 7. fighting infections. 8. blood clotting

13.3 혈액형

인체의 면역계는 항체(**antibodies**[**AN**-tee-bah-deez])를 생산하여 바이러스나 세균과 같은 침입자로부터 인체를 보호하며, 신체의 면역반응을 자극하여 항체를 생산하는 물질을 항원 (**antigen**[**AN**-tih-jen])이라 한다.

적혈구 표면에는 항원이라는 두 가지 단백질(A,B)이 있을 수도, 없을 수도 있다. 인체는 항원을 바이러스와 같이 공격해야 할 이물질로 인식하면 바로 반응한다. 즉, 항원에 대응하여 항체가 생성되는 것이다. 적혈구 표면에서 항원A와 B, 2가지가 있는데 혈액형은 이러한 항원의 종류에 따라 분류된다. A형 혈액은 A형 항원만을, B형 혈액은 오로지 B형 항원만을 가지고 있다. AB형 혈액은 이 두 가지 항원을 모두 가지고 있으며 O형 혈액은 항원이 둘 다 없다.

수혈이 필요한 사람은 혈액형이 맞는 혈액을 받아야 한다. 자신과 다른 항원이 있는 혈액을 받으면 내 몸에 면역체계는 그 항원을 이물질로 보기 때문에 이것을 파괴하기 위해 항체가 형성되는데, 이런 반응을 항원-항체 반응이라 한다.

항원-항체 반응은 적혈구를 응집시키므로 매우 치명적이다. 따라서 환자에게 수혈하기 전에 반드시 교차 검사를 시행해야 한다.

그 밖에 여러 다른 혈액 항원도 존재하는데, 대표적으로 Rh 항원이 있다. 이것은 붉은 털 원숭이(Rhesus monkey)의 혈액검사에서 처음 발견되었으며, 대부분의 사람들은 Rh 양성(Rh+)으로 Rh 항원이 있다는 뜻이다. 이러한 항체가 없는 사람은 Rh 음성(Rh-)이다.

요 약

A형 혈액(Type A)에는 오로지 A형 항원만 있다.
B형 혈액(Type B)에는 오로지 B형 항원만 있다.
AB형 혈액(Type AB)에는 A, B 항원이 모두 있다.
O형 혈액(Type O)에는 항원이 없다.
대부분의 사람은 Rh 양성이며 이들은 Rh 항원을 가지고 있다.

학습문제: 혈액형

다음 질문에 알맞은 답을 쓰시오.

1. Define antigen. ______________________

____

____

2. Name four blood types. ______________________

____

3. What happens when a person is transfused with the wrong type of blood?

____

____

정답: 1. 항체를 생성하기 위해 신체의 면역반응을 자극하는 물질. 2. A, B, AB, O. 3. 항원반응으로 적혈구가 뭉침.

13.4 새로운 어근, 접미사, 접두사

이 장의 용어를 학습할 때 다음의 추가된 어근과 접미사를 사용한다.

어근	의미
megal/o	큰(large)
norm/o	정상(normal)
poikil/o	변화, 불규칙한(variation; irregular)

접미사	의미
-lysis	파괴; 분해; 분리(destruction; breakdown; separation)
-poietin	혈구생산 인자; 조혈인자

13.5 용어 학습

어근

어근 chrom/o — 의미 색소(color)

용어	용어분석	정의
hyperchromia [**high**-per-**KROH**-mee-ah]	-ia = 상태(state of; condition) hyper- = 과도한(excessive)	과색소성(과다 색소 침착 적혈구. 원인은 높은 헤모글로빈 함량)
hypochromia [**high**-poh-**KROH**-mee-ah]	-ia = 상태(state of; condition) hypo = 낮은 부족한(below; deficient)	저색소성(낮은 색소 침착 적혈구. 원인은 낮은 헤모글로빈 함량)
normochromia [**nor**-moh-**KROH**-mee-ah]	-ia = 상태(state of; condition) norm/o = 정상(normal)	정색소성(정상적으로 색소 침착된 적혈구)

어근 erythr/o — 의미 붉은(red)

용어	용어분석	정의
erythropoietin [eh-**rith**-roh-**POY**-eh-tin]	-poietin = 혈구생산 조절호르몬	신장에서 생성: 적혈구생성촉진인자(골수에서 적혈구 생성을 자극하는 호르몬)

어근 hemat/o; hem/o — 의미 혈액(blood)

용어	용어분석	정의
hematologist [**hee**-mah-**TOL**-oh-jist]	-logist = 전문가, 학자(specialist; one who studies)	혈액학자, 혈액전문의(혈액과 관련 질환 및 치료법 연구 전문가)
hematology [**hee**-mah-**TOL**-oh-jee]	-logy = 학문(study of)	혈액학(혈액, 혈액 장애 및 치료에 관한 연구)
hemolysis [hee-**MOL**-ih-sis]	-lysis = 분해, 분리, 파괴(breakdown; separation; destruction)	용혈(혈액의 파괴)

어근 leuk/o | 의미 흰(white)

용어	용어분석	정의
leukocyte [**LOO**-koh-sight]	-cyte = 세포(cell)	백혈구(white blood cell)

어근 myel/o | 의미 골수(bone marrow), 척수(spinal cord)

용어	용어분석	정의
myelogenous [**my**-eh-**LOJ**-en-us]	-genous = 생산되는(produced by)	골수성의, 골수기원의
myelodysplastic syndrome [**my**-eh-loh-dis-**PLAS**-tick **SIN**-drohm]	-plastic = 형성과 관련된(pertaining to development or formation) dys- = 불량한, 나쁜, 비정상(poor; bad; abnormal) syndrome = 증후군, 특정 질환의 증상과 징후 집단(group of signs and symptoms that indicates a specific disease)	골수형성이상 증후군(하나 또는 그 이상의 불충분한 혈액세포 생성이 특징인 골수이상을 초래하는 골수의 비정상적 상태)

어근 thromb/o | 의미 응고(clot)

용어	용어분석	정의
thrombosis [throm-**BOH**-sis]	-osis = 비정상 상태(abnormal condition)	혈전증(병적인 혈액응고 상태)
thrombolysis [throm-**BOL**-ih-sis]	-lysis = 분해, 분리, 파괴(destruction; breakdown; separation)	혈전용해(응고 파괴)

접미사

접미사 -blast | 의미 미성숙; 자라는 것(immature; growing thing)

용어	용어분석	정의
hemocytoblast [**hee**-moh-**SIGHT**-oh-blast]	hem/o = 혈액(blood) cyt/o = 세포(cell)	혈구모세포(모든 유형의 성숙 혈액세포로 발달할 수있는 미성숙 혈액세포. 줄기 세포라고도 함)
megalocytoblast [**meg**-ah-loh-**SIGHT**-oh-blast]	megal/o = 큰(large) cyt/o = 세포(cell)	거대모세포(거대 미성숙 세포)

접미사 –cytosis		의미 세포의 상태: 세포의 수가 약간 증가한
용어	용어분석	정의
anisocytosis [an-**eye**-soh-sigh-**TOH**-sis]	anis/o = 불균형(unequal)	적혈구 부동증(혈액내 크기가 다른 적혈구들이 존재하는 상태)
leukocytosis [**loo**-koh-sigh-**TOH**-sis]	leuk/o = 흰(white)	백혈구 증가증(백혈구 수의 비정상적인 증가)
메모: 백혈구 증가는 영구적이지 않으며, 보통 감염과 싸울 때 일시적으로 증가하고, 감염이 사라지면 백혈구수는 다시 정상으로 돌아온다. 13.6에서 다룰 백혈병 참조.		
poikilocytosis [**poy**-kil-oh-sigh-**TOH**-sis]	poikil/o = 변화, 불규칙(variation; irregular)	변형적혈구 증가증(혈액내 비정상 모양의 적혈구가 많이 있는 상태)

접미사 –emia		의미 혈액 상태(blood condition)
용어	용어분석	정의
anemia [ah-**NEE**-mee-ah]	an = 부족, 아님, 없음(lack of; no; not)	빈혈(혈액 내 적혈구 또는 헤모글로빈의 부족)
erythremia [**er**-ih-**THREE**-mee-ah]	erythr/o = 붉은(red)	적혈병(적혈구 수의 비정상적인 증가)
septicemia [**sep**-tih-**SEE**-me-ah]	septic/o = 감염(infection)	패혈증(전신에 영향을 미치는 혈액의 감염세균에 의한 혈액 감염)

접미사 –penia		의미 부족, 감소(deficient; decrease)
용어	용어분석	정의
erythrocytopenia [eh-**rith**-roh-**sigh**-toh-**PEE**-nee-ah]	erythr/o = 붉은(red) cyt/o = 세포(cell)	적혈구감소(적혈구 수 감소) 또는 적혈구 감소증
pancytopenia [**pan**-sigh-toh-**PEE**-nee-ah]	pan = 모두(all) cyt/o = 세포(cell)	범혈구감소증(모든 혈액 세포의 수가 감소하는 것)

접미사 –poiesis		의미 생산, 형성(production; manufacture; formation)
용어	용어분석	정의
erythropoiesis [eh-**rith**-roh-poy-**EE**-sis]	erythr/o = 붉은(red)	적혈구 생성(적혈구 생산)

접미사 -stasis		의미 멈춤, 조절(stopping; controlling)
용어	**용어분석**	**정의**
hemostasis [**hee**-moh-**STAY**-sis]	hem/o = 혈액(blood)	지혈

13.6 혈액 질환(Pathology)

빈혈(Anemia)

혈액에 적혈구와 헤모글로빈이 부족한 상태로 헤모글로빈이 부족하면 조직에 충분한 산소를 공급하지 못해 그 결과 환자는 피로해지고 창백해진다. 빈혈에는 여러 유형이 있으며 어떤 것은 치명적일 수 있고, 어떤 것은 그렇지 않을 수도 있다. 일반적인 빈혈의 종류는 다음과 같다.

재생불량성 빈혈(Aplastic)

재생불량성 빈혈은 골수기능 부전으로 혈액세포 즉, 적혈구, 백혈구, 혈소판을 충분히 생산하지 못하는 상태이다. 그 결과 범혈구감소증, 즉 모든 혈액세포가 감소된다.

철결핍성 빈혈(Iron Deficiency Anemia)

철결핍성 빈혈은 철분흡수가 부족하거나 철분요구량이 커져서 발생한다. 철분은 헤모글로빈 생산에 필수적이며, 헤모글로빈은 인체 조직에 산소를 공급하는데 필수적이다.

거대적혈모구 빈혈(Megaloblastic[meg-ah-loh-BLAS-tick] Anemia)

거대적혈모구 빈혈은 오목한 원판 모양의 정상적인 적혈구 대신에 크기가 큰 미성숙 적혈구가 골수에서 생산되는 특징이 있다. 대부분 비타민 B_{12} 또는 엽산(folate)의 결핍, 또는 흡수부전으로 발생한다(엽산은 비타민 B로도 알려져 있다).

악성 빈혈(Pernicious[per-NISH-us] Anemia)

악성 빈혈은 비타민 B_{12}결핍으로 발생한다. 비타민 B_{12}를 충분히 섭취하더라도 장에서 흡수하지 못하면 발생할 수 있다.

낫적혈구 빈혈(Sickle cell)

낫적혈구 빈혈은 유전성으로, 일반적인 적혈구 모양이 아닌 낫모양(초승달 모양)의 적혈구를 가지고 있다. 이런 모양은 정상 적혈구보다 조직으로의 산소 운반능력이 떨어진다. 겸상적혈구 빈혈이라고도 한다.

혈우병(Hemophilia[hee–moh–FEE–lee–ah])

혈우병은 혈액응고에 필요한 혈액응고인자 Ⅷ와 Ⅸ가 유전적으로 결핍되어 있는 상태로, 출혈시 빨리 지혈되지 않고 출혈이 길어진다. 환자는 피부나 관절, 구강에 가벼운 손상이나 외상에도 출혈이 있을 수 있으며 치명적일 수 있다.

백혈병(Leukemia[loo–KEE–mee–ah])

백혈병은 혈액암으로 비정상적 백혈구가 비정상적으로 증가한다. 결국 이런 비정상 백혈구가 적혈구, 혈소판 그리고 정상기능을 하는 백혈구를 대체하고, 그 결과 조직으로의 산소 운반능력, 혈액응고, 면역력이 손상된다. 백혈병 세포는 지라, 림프절, 중추신경계로로 전이될 수 있다.

다발 골수종(Multiple Myeloma[my–eh–LOH–mah])

다발 골수종은 골수의 악성 신생물 질환으로, 진행되면 뼈가 파괴되며 조혈에 문제가 발생한다.

13.7 유사어와 유음어

다음은 유사어와 유음어이다. 각 단어의 철자와 정의를 학습한 후 복습문제에 답하시오.

표 13-1 유사어와 유의어

용어	우리말	의미
hemostasis	지혈	stoppage of blood
homeostasis	항상성	balanced yet varied state
leukopenia	백혈구 감소증	deficiency of white blood cells
leukemia	백혈병	malignant increase in the number of white blood cells
hyperchromic	과색소성의	excessively pigmented red blood cells
hypochromic	저색소성의	underpigmented red blood cells
myogenous	근육성	produced in muscle tissue
myelogenous	골수성	produced by bone marrow
erythremia	적혈구 증가증	abnormal increase in the number of red blood cells
erythema	홍반	redness of the skin

13.8 복습문제

연습문제 13-1 유사어와 유음어

다음 문장을 읽고 올바르게 완성할 수 있도록 괄호 안의 단어 중 알맞은 것에 동그라미 하시오(표 13-1 참조).

1. At the end of the operation, (**homeostasis/hemostasis**) was achieved by tying the blood vessels. The patient left the operating room in good condition.
2. In a certain type of anemia, there is underdevelopment of the bone marrow with associated (**leukemia/leukopenia**).
3. In iron deficiency anemia, the erythrocytes are less than their normal color, they are (**hyperchromic/hypochromic**).
4. Ms. Nussbaum was admitted with a diagnosis of acute (**myelogenous/myogenous**) leukemia.
5. Gaylene was admitted with (**erythremia/erythema**) to the entire body because of a rash due to a drug allergy.

연습문제 13-2 의학용어 구성요소와 의미 연결하기

A열의 단어요소와 B열의 의미를 맞게 연결하시오.

	A	B
______	1. hem/o	A. destruction
______	2. -lysis	B. condition of cells
______	3. -stasis	C. clot
______	4. -poiesis	D. blood
______	5. pan-	E. deficient
______	6. -penia	F. blood condition
______	7. thromb/o	G. stopping
______	8. -emia	H. all
______	9. -cytosis	I. production
______	10. -blast	J. immature

연습문제 13-3 정의 - 구조와 질병

다음 용어의 우리말과 뜻을 쓰시오.

1. formed elements ______________________
2. plasma ______________________
3. hemophilia ______________________
4. edema ______________________
5. anemia ______________________
6. multiple myeloma ______________________
7. type A blood ______________________
8. hemoglobin ______________________
9. antibodies ______________________
10. antigens ______________________
11. leukemia ______________________
12. monocytes ______________________
13. platelets ______________________
14. serum ______________________
15. eosinophils ______________________

연습문제 13-4 정의-용어 학습

다음 용어의 우리말과 뜻을 쓰시오.

1. hematology ______________________
2. myelogenous ______________________
3. thrombosis ______________________
4. thrombocyte ______________________
5. thrombus ______________________
6. hemocytoblast ______________________
7. leukocytosis ______________________
8. erythremia ______________________
9. pancytopenia ______________________
10. hemostasis ______________________

11. **anisocytosis** ______________________

12. **poikilocytosis** ______________________

13. **megalocytoblast** ______________________

14. **myelodysplastic syndrome** ______________________

연급문제 13-5 철자

다음 단어에서 철자가 틀린 부분에 동그라미하고 빈칸에 바르게 쓰시오.

1. cerum ______________________
2. hemolysis ______________________
3. plattelets ______________________
4. myelogenous ______________________
5. arithrocytes ______________________
6. leukopoiesis ______________________
7. hemostasis ______________________
8. hemopillia ______________________
9. adema ______________________
10. myeloma ______________________

13.9 발음과 철자

1. 웹사이트에서 제공된 오디오 파일로 각 용어를 듣는다.
2. 각 용어를 주의하여 따라 발음한다.
3. 각 용어의 철자를 빈칸에 적는다.

용어	발음	철자
anemia	ah-**NEE**-mee-ah	
antibodies	**AN**-tee-**bah**-deez	
anisocytosis	an-**eye**-soh-sigh-**TOH**-sis	
basophil	**BAY**-soh-fill	
edema	eh-**DEE**-mah	
eosinophil	**ee**-oh-**SIN**-oh-fill	

용어	발음	철자
erythremia	**er**-ih-**THREE**-mee-ah	
erythrocyte	eh-**RITH**-roh-sight	
erythrocytopenia	eh-**rith**-roh-**sigh**-toh-**PEE**-nee-ah	
erythropoiesis	eh-**rith**-roh-poy-**EE**-sis	
hematology	**hee**-mah-**TOL**-oh-jee	
hemoglobin	**HEE**-moh-**gloh**-bin	
hemolysis	hee-**MOL**-ih-sis	
hemophilia	**hee**-moh-**FEE**-lee-ah	
hemostasis	**hee**-moh-**STAY**-sis	
leukemia	loo-**KEE**-mee-ah	
leukocytes	**LOO**-koh-sights	
leukocytosis	**loo**-koh-sigh-**TOH**-sis	
lymphocyte	**LIM**-foh-sight	
monocyte	**MON**-oh-sight	
myelodysplastic	**my**-eh-loh-dis-**PLAS**-tick	
myelogenous	**my**-eh-**LOJ**-en-us	
pancytopenia	**pan**-sigh-toh-**PEE**-nee-ah	
plasma	**PLAZ**-mah	
poikilocytosis	**poy**-kil-oh-sigh-**TOH**-sis	
serum	**SEER**-um	
thrombocyte	**THROM**-boh-sight	
thrombolysis	throm-**BOL**-ih-sis	
thrombosis	throm-**BOH**-sis	

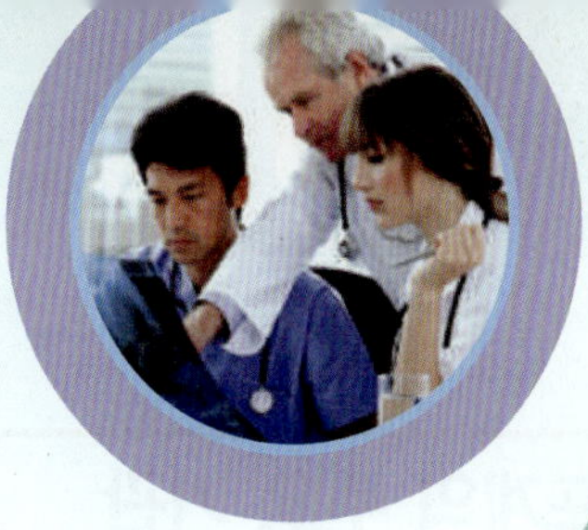

CHAPTER 14

림프계와 면역계

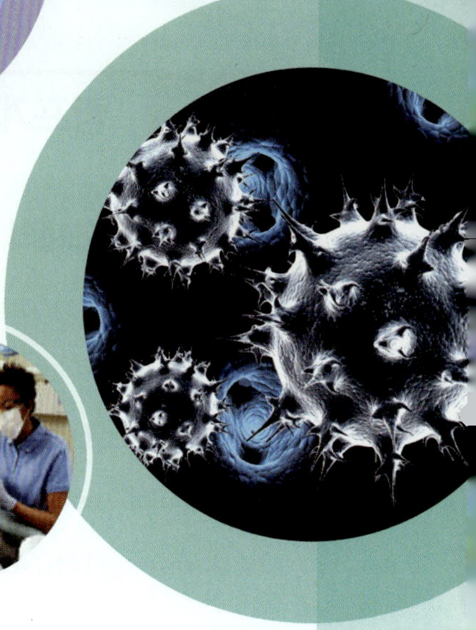

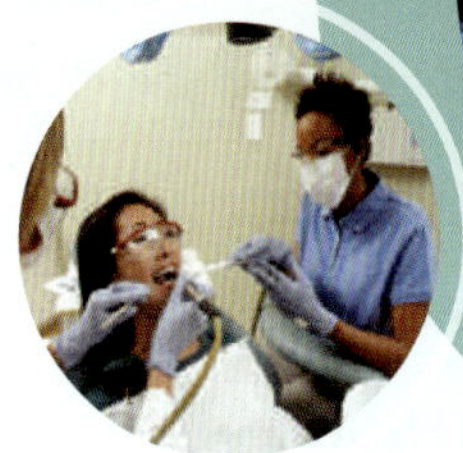

이 장의 구성

학습 목표

이 장을 학습하고 복습문제를 푼 후, 다음을 할 수 있어야 한다.

1. 림프계 기관의 위치를 말하고 설명할 수 있다.
2. 면역계와 관련된 용어를 정의할 수 있다.
3. 림프계, 면역계와 관련된 의학용어를 발음하고, 철자를 알고, 정의하고 쓸 수 있다.
4. 림프계와 면역계의 일반적인 질병을 설명할 수 있다.
5. 듣고, 읽고, 학습하면 말하고 쓸 수 있다.

소개

림프계(**lymphatic**[lim–**FAH**–tick] system)는 인체의 제2 순환계로 감염과 질병에 대항하고 영양소를 운반하며 조직의 과도한 체액을 배출하는 기능을 한다.

14.1 림프계의 주요 기관

학습문제: 림프계의 주요 기관

다음 단어들을 그림 14-1의 빈칸에 쓰시오. 이해를 돕기 위해, 단어 옆의 숫자는 그림의 위치를 알려주고 있으며, 각 명칭을 적을 때는 반드시 발음을 하고, 만약 발음이 어려운 단어라면 여러 번 반복하여 연습한다.

1. tonsils[**TON**-silz]
2. lymph vessels[**LIMF VESS**-elz]
3. thymus[**THIGH**-mus]
4. spleen[**SPLEEN**]
5. lymph nodes

14.2 림프계

그림 14-1에서 보듯이 림프계는 림프관, 림프절, 흉선, 지라, 편도로 구성되어 있으며 림프관을 흐르는 액체를 림프(**lymph**)라 한다.

림프계는 인체에서 여러 가지 중요한 기능을 담당하는데, 주된 기능은 조직으로부터 과도한 체액을 배출하여 혈관으로 운반하고, 또한 영양소를 신체 조직으로 운반한다. 또한 림프구와 단핵구가 있어서 림프계는 감염에 대한 인체 방어라는 중요한 역할을 담당한다.

요 약

림프계 구성
림프관, 림프(림프액과 림프구), 림프절, 흉선, 지라(비장)

림프계의 기능
면역, 과도한 체액 배출, 영양소 운반

림프관(Lymphatic Vessels)

그림 14-2를 보면 림프계는 세가지 유형으로 되어있는데, 즉 림프 모세관(lymphatic capillaries), 림프관(lymphatic vessels) 및 좌우 림프관(lymphatic ducts)으로 구성되어 있다(왼쪽 림프관은 그림 14-3에 나와 있다).

림프 모세관은 이들 중 가장 작고 조직에 존재하고 있으며 이 조직액을 간질액(interstitial[**in**-ter-**STISH**-al] fluid)이라고도 한다. 인체조직의 과도한 체액과 세균은 림프모세관으로 스며드는데, 일단 모세관으로 들어오면 그 액체를 림프액이라 한다.

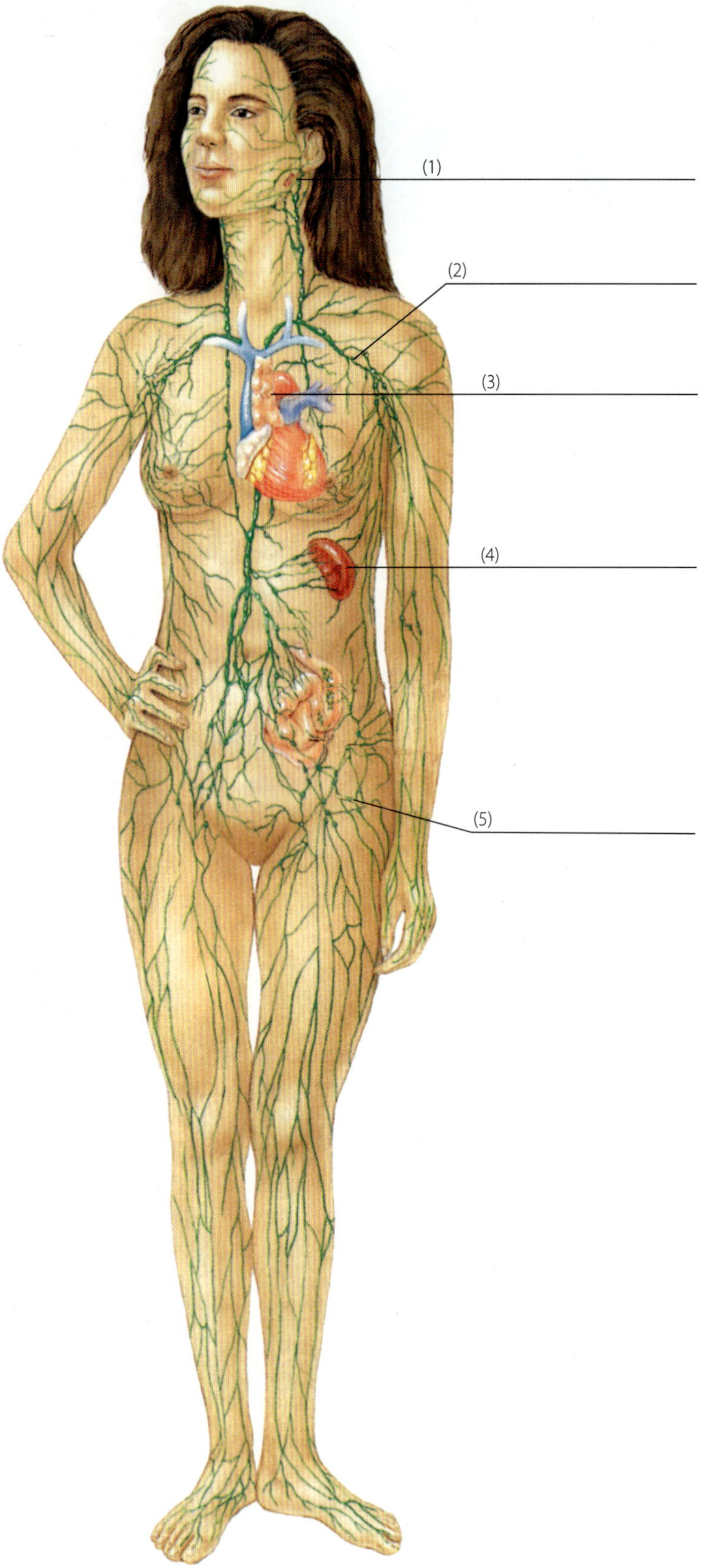

그림 14-1 림프계

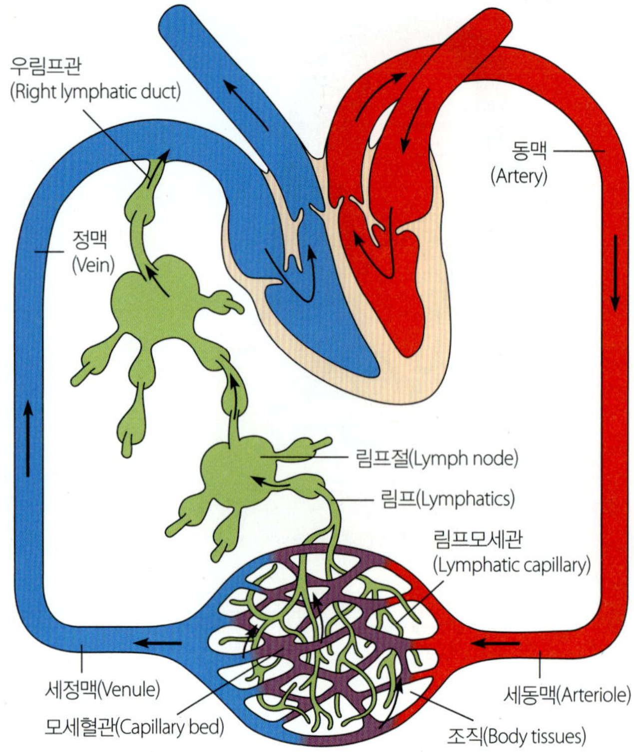

그림 14-2 림프관

그림 14-2에서 볼 수 있듯이 림프는 림프 모세관에서 림프관이라고 부르는 큰 순환관으로 흘러 들어간다. 림프관(lymphatics)은 결국 림프관(lymphatic ducts)이라는 림프계의 가장 큰 관으로 들어간다.

두 개의 림프관(lymphatic ducts)은 그림 14-3에서 볼 수 있다. 머리, 목, 가슴과 오른 팔에서 나온 림프는 오른쪽 림프관(lymphatic duct)으로 들어가고 나머지 인체에서 나온 림프는 왼쪽 림프관으로 들어가고, 두 개의 림프관(lymphatic ducts)은 혈류속으로 들어간다.

림프액은 림프절(lymph nodes)에서 청소되어 혈류속으로 들어간다. 림프절은 인체의 여러 곳에 집합을 이루어 모여 있다. 그림 14-3을 보면 주요 림프절 집합체를 볼 수 있는데 이들 림프절에는 목, 아래턱밑, 겨드랑이, 종격동 그리고 서혜부 림프절 등이 포함된다.

림프절은 림프에 대한 여과(filtration devices)를 하고 또한 림프절에는 매우 많은 수의 식세포(**phagocytes**[**FAY**-goh-sights])있어 포식하는 역할도 담당하고 있다.

요 약

림프순환: 림프 모세관 → 림프관(lymphatics) → 왼쪽, 오른쪽 림프관(lymphatic ducts) → 혈류순으로 흐른다.

림프절 집락

목, 아래턱밑, 겨드랑이, 종격동, 서혜부 등에 존재

림프절

림프절에는 세균과 같은 이 물질을 잡아먹는 식세포가 있다.

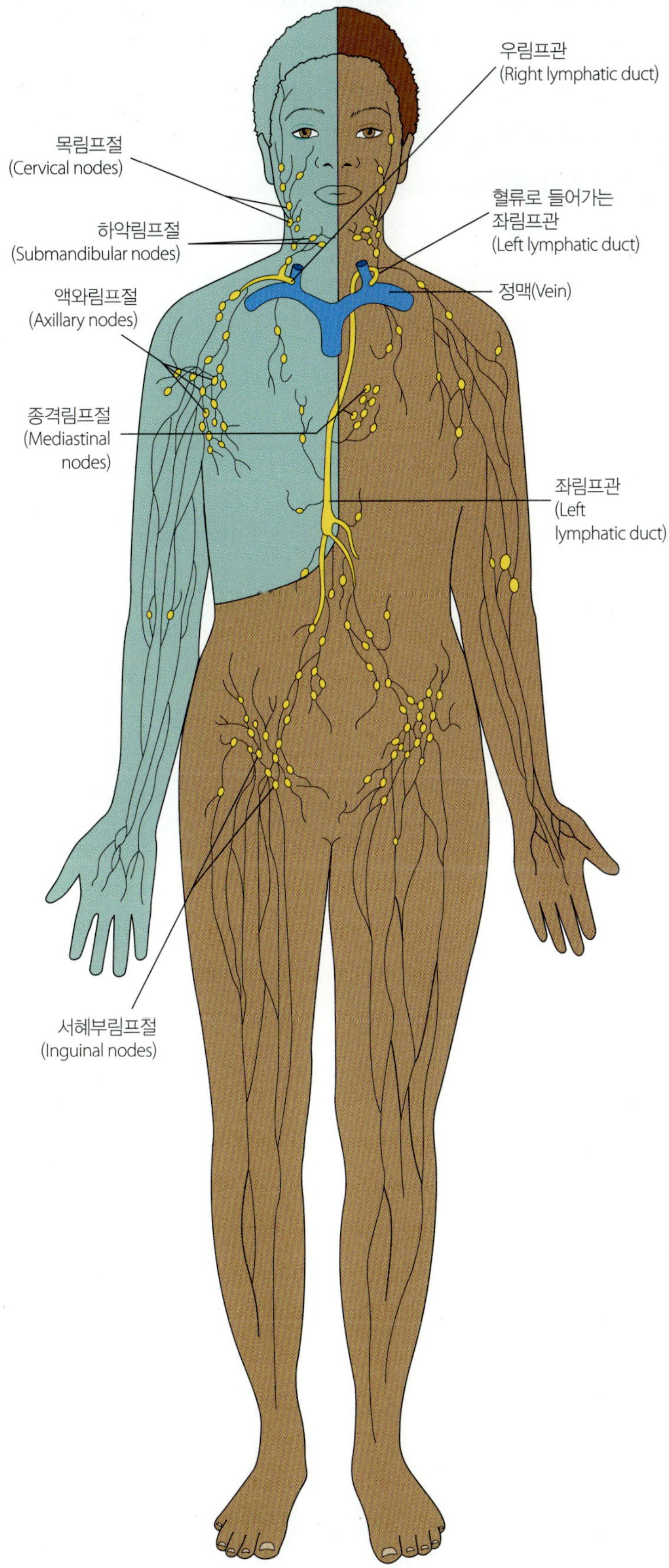

그림 14-3 림프관(Lymphatic ducts)과 림프절(lymph nodes). 두 림프관이 순환하는 신체 부위에 주목한다.

그림 14-1에서 흉선(**thymus gland**)을 볼 수 있으며, 흉강내(thoracic cavity) 심장 가까이 위치한다. 흉선은 면역에 중요하며 림프구의 발달에도 중요한 역할을 한다. 13장에서 설명했듯이 림프구는 백혈구의 한 종류로 바이러스나 세균과 같은 이물질에 대항해서 싸우는 역할을 담당하고 있다.

비장(지라, **spleen**)은 복강(abdominal cavity)의 왼쪽에 위치하며, 항체(antibody)를 생성하고 저장하며 수명이 다한 적혈구를 제거한다. 비장 역시 혈액에서 유래한 세균을 제거한다.

편도(tonsils)는 림프조직으로 이루어져 있으며 목에 세 쌍이 있는데, 입천장 편도(**palatine**[**PAL**-ah-tine] tonsils)를 일반적으로 편도라 하고, 인두편도(**pharyngeal**[far-**IN**-jee-al] tonsils)는 아데노이드(**adenoids**[**AD**-eh-noids])라 한다. 마지막으로 혀 편도(**lingual**[**LING**-gwal] tonsils)는 혀 아래 위치하고 있다. 이들은 각기의 위치에서 음식이나 공기로부터 유입된 세균을 거르는 역할을 담당한다.

요 약

흉선(thymus)은 면역에 중요하다.
지라(spleen)는 항체를 생산하고 저장하며, 세균을 제거한다.
편도(tonsils)는 세균을 여과한다.

학습문제: 림프계

빈칸에 알맞은 답을 쓰시오.

1. Write the name of the fluid circulating through the lymphatic vessels. ____________________
2. Write three functions of the lymphatic system.

   ____

   ____

   ____
3. Lymph node clusters under the lower jaw are called

   ____
4. The pharyngeal tonsils are commonly known as ____________________
5. List three functions of the spleen.

   ____

   ____

   ____
6. Where is the thymus located? ____________________

정답: 1. lymph. 2. 면역, 과다한 체액 배출, 영양분 운반. 3. submandibular. 4. adenoids.
5. 적혈구 저장; 적혈구 생성; 오래된 적혈구와 박테리아 제거. 6. 가슴우리에 있는 심장 근처.

14.3 면역계

면역계는 질병으로부터 인체를 보호하며, 림프기관(림프절, 지라(비장), 흉선) 등이 포함된다. 항원(**antigen**[**AN**-tih-jen])이라고 부르는 이물질이 인체로 침입하면 인체의 면역기전은 두 가지 림프구 유형으로 반응하는데, T림프구(T-cells)와 B림프구(B-cells)이다.

T세포(T-cells)는 바이러스에 감염된 세포를 찾아서 죽이고, 암세포도 인식하여 제거한다. 이러한 기능 때문에 살해T세포(killer) 또는 세포독성(**cytotoxic**[**sigh**-toh-**TOCK**-sick]) T세포라고도 한다.

B 세포는 항체를 형성하는데 항체는 혈액을 따라 이동한다. 이물질 세포에 달라붙고, 포식세포(phagocytes)가 파괴하도록 인식표를 붙이는 능력이 있다.

이전 장에서 설명했듯이 항원은 세균이나 바이러스뿐만 아니라, 식물의 꽃가루나 이식 장기 등 모든 이물질(비자기)과 관련하여 일반적으로 쓰는 용어이다. 항원은 인체의 면역반응을 자극하여 인체가 미처 인식하지 못한 물질에 대항하는 항체를 생산한다.

항원과의 싸움에서 T세포와 항체의 특수한 역할은 각각의 T세포 및 각각의 항체가 자신의 특정 항원-결합(antigen-binding) 부위에 결합하기 때문에 가능하다.

요 약

항원(antigens)
항체 생산을 자극하는 이물질로 **항체(antibodies)**는 항원을 불활성화시킨다.

림프구(lymphocytes)는 면역반응에 중요하다.

림프구의 종류
T 림프구(T–cells)
B 림프구(B–cells)
T세포(T-cells)는 바이러스에 감염된 세포와 암 세포를 제거한다.
B세포(B-cells)는 항체를 생산한다.

학습문제 : 면역계

괄호안의 알맞은 답에 밑줄을 그으시오.

1. (T-cells/B-cells) produce antibodies.

2. (T-cells/B-cells) recognize cells infected with a virus.

3. Lymphocytes are (red blood cells/white blood cells/platelets).

4. Bacteria, viruses, pollen, and dust are examples of (antibodies/antigens/immunity).

정답: 1. B-cells. 2. T-cells. 3. white blood cells. 4. antigens.

14.4 새로운 어근, 접미사, 접두사

이 장의 용어를 학습할 때 다음의 추가된 어근과 접미사를 사용한다.

어근	의미
scint/i	불꽃(spark)
tox/o	독(poison)

접미사	의미
-edema	신체 조직에 체액 축적; 부종(accumulation of fluid in body tissues; swelling)
-kines	운동(movement)
-stitial	위치(to place)

14.5 용어 학습

다음 제시사항을 따르면 의학용어 학습을 더 쉽게 할 수 있다.

1. 단어가 익숙할 때까지 반복하여 발음하라.
2. 단어를 쓰고, 철자가 올바른지 확인하라.
3. 뜻과 의미도 함께 쓴다. 가능한 그 단어와 관련있는 단어, 생각, 그림은 그 단어를 기억하는데 도움이 될 것이다.
4. 여기서 배운 방법으로 용어의 구조를 분석하라.

어근

어근 cyt/o		의미 세포(cell)
용어	용어분석	정의
cytokines [**SIGH**-toh-kighnz]	-kines = 움직임, 운동(movement)	사이토카인(면역 반응이 시작되도록 하는 메신저역할 담당). 예를 들면, 인터페론과 인터루킨)
cytotoxic [**sigh**-toh-**TOCK**-sick]	-ic = 의(pertaining to) tox/o = 독(poison)	세포독성의

어근 immun/o		의미 면역; 안전(immunity; safe)
용어	용어분석	정의
immunodeficiency [**im**-yoo-no-dee-**FISH**-en-see]	deficiency = 결핍, 부족(lacking)	면역결핍(불충분한 면역반응)
immunoglobulin(Ig) [**im**-yoo-noh-**GLOB**-yoo-lin]	globulin = 단백질(protein)	면역 글로불린(외부 세포에 달라붙는 능력을 가진 단백질; 항체)
immunology [**im**-yoo-**NOL**-oh-jee]	-logy = 학문(study of)	면역학(면역계 연구)

어근 lymphaden/o		의미 림프절(lymph node)
용어	용어분석	정의
lymphadenitis [lim-**fad**-eh-**NIGH**-tis]	-itis = 염증(inflammation)	림프절염(림프절의 염증)
lymphadenopathy [lim-**fad**-eh-**NOP**-ah-**thee**]	-pathy = 질환(disease)	림프절병(림프절의 질병, 특히 림프절의 비대)

어근 lymphangi/o		의미 림프관(lymph vessels)
용어	용어분석	정의
lymphangitis [**lim**-fan-**JIGH**-tis]	-itis = 염증(inflammation)	림프관염(림프관의 염증)

어근 lymph/o		의미 림프(lymph)
용어	용어분석	정의
lymphedema [lim-feh-**DEE**-mah]	-edema = 부종(accumulation of fluid in body tissues)	림프부종(림프조직의 장애로 인한 신체 조직의 체액 축적)
lymphoid tissue [**LIM**-foyd]	-oid = 닮은, 의(resembling; pertaining to)	림프조직(림프조직과 같은, 또는 림프조직의)
lymphoscintigraphy [**lim**-foh-sin-**TIG**-grah-fee]	-graphy = 기록(process of recording) scint/i = 불꽃(spark)	림프관 섬광 조영술(전이성 종양, 림프 부종 또는 림프절 폐쇄등의 림프절 질환을 진단하는 핵의학 검사)

어근 splen/o		의미 지라(spleen)
용어	용어분석	정의
splenomegaly [**splee**-noh-**MEG**-ah-lee]	-megaly = 확대, 비대(enlargement)	비장비대(지라비대)
splenorrhagia [**splee**-noh-**RAY**-jee-ah]	-rrhagia = 분출하다(bursting forth)	비장출혈(지라출혈)
splenorrhaphy [splee-**NOR**-ah-fee]	-rrhaphy = 봉합(suture)	비장봉합(지라 봉합)

어근 thym/o		의미 가슴샘(thymus gland)
용어	용어분석	정의
thymectomy [thigh-**MECK**-toh-mee]	-ectomy = 절제; 외과적 제거 (excision; surgical removal)	흉선절제(가슴샘의 절제)

어근 tonsill/o		의미 편도(tonsils)
용어	용어분석	정의
tonsillectomy [**ton**-sih-**LECK**-toh-mee]	-ectomy = 절제; 외과적 제거 (excision; surgical removal)	편도절제(술)(편도선의 절제)

접미사

접미사 –immune		의미 면역; 안전(immunity; safe)
용어	용어분석	정의
autoimmune disease [**aw**-toh-ih-**MYOON**]	auto- = 자기(self)	자가면역질환(자기 신체조직에 대한 면역반응; 면역계에 의한 자기세포 파괴)

접미사 –stitial		의미 위치(to place)
용어	용어분석	정의
interstitial fluid [**in**-ter-**STISH**-al]	inter- = 사이(between)	사이질액, 간질액(조직공간 사이에 있는 액체)

14.6 림프계 질환(Pathology)

자가면역질환(Autoimmune Disease)

정상적으로 면역계는 이질적인 세포만을 공격한다. 그러나 자가면역질환에서 면역계는 이질 세포 대신에 자신의 신체 세포를 공격하는데 류마티스 관절염과 다발 경화증을 예로 들 수 있다.

인간면역결핍 바이러스와 에이즈(HIV and AIDS)

인간면역결핍 바이러스(human immunodeficiency virus, HIV) 감염이다. 이 바이러스는 질병을 일으키는 세균이나 바이러스, 기생충이나 곰팡이에 인체가 대항하여 싸우는 능력을 파괴한다.

적절한 약물로 치료하면 AIDS에 걸린 사람도 큰 문제 없이 정상적으로 기능하며 수 년간 살 수 있다. 하지만 적절한 약물치료를 받지 않으면 질병이 악화되는데 면역계가 약화되면서 무력화 된다. **AIDS**(**AYDZ**)라는 진단은 이때 내려진다. HIV와 에이즈(AIDS)는 다른 말이다. HIV는 바이러스를 말하며 에이즈는 면역이 결핍되어 나타나는 상태를 뜻한다. HIV양성인 사람을 에이즈 환자라고 부르지 않는다. HIV 감염이란 HIV에 노출된 사람을 말하며 이 중에서 질병으로 진행된 사람을 에이즈 환자라고 한다. HIV 감염과 AIDS(acquired immunodeficiency syndrome)는 동의어가 아니다.

과민성/알레르기반응(Hypersensitivity/Allergic Reactions)

비정상적인 면역반응, 또는 꽃가루, 먼지, 비듬 그리고 벌침과 같은 알러지 반응을 일으키는 물질인 알레르기원(allergen)에 대한 과민 반응을 말한다.

알레르기 반응은 인체가 면역반응을 일으키는 유해한 이물질에 노출되었을 때 나타난다. 이때 알레르기원에 대한 인체의 반응은 가볍거나 또는 심할 수 있다. 천식, 고초열, 두드러기, 알레르기 피부염, 알레르기 비염이 대표적인 알레르기성 질환이다. 가장 심한 반응은 아나필락틱 쇼크(**anaphylactic**[**an**-ih-fih-**LACK**-tick]**shock**)로, 벌침과 같은 알러지원에 대한 극심한 과민반응으로, 매우 치명적일 수 있다.

림프종(Lymphoma)

림프종은 림프조직에 생기는 종양이다. 악성 림프종의 주요 유형에는 호지킨병(Hodgkin[**HOJ**-kin] disease)과 비호지킨 림프종이 있는데 이름은 비슷하지만 전혀 다른 특성을 가지고 있다. 호지킨병은 림프절에 리드-스테른베르크 세포(**Reed-Sternberg** cells)의 존재에 의해 진단된다. 비호지킨 림프종에는 리드-스테른베르크 세포가 없으며, 호지킨 병보다 비호지킨 림프종이 더 흔하게 발생한다.

14.7 복습문제

연습문제 14-1 의학용어 구성요소와 의미 연결하기

A열의 용어요소와 B열의 의미를 맞게 연결하시오.

	A	B
______	1. -edema	A. lymph vessel
______	2. -rrhaphy	B. bursting forth
______	3. -immune	C. self
______	4. lymphangi/o	D. between
______	5. lymphaden/o	E. accumulation of fluid in body tissues
______	6. -rrhagia	F. to place
______	7. auto-	G. lymph gland
______	8. inter-	H. enlargement
______	9. -stitial	I. suture
______	10. -megaly	J. safe

연습문제 14-2 구조와 질병

아래 용어중 1번~4번 문제에 적합한 답을 골라쓰시오. 정답에 포함되지 않는 용어도 있다.

allergen	HIV	spleen
allergy	Hodgkin disease	STI
anaphylactic shock	HPV	T-cells
B-cells	lymph nodes	thymus
edema	phagocytes	tonsils

1. Structure that filters lymph of unwanted material ______

2. Leukocytes that eat unwanted material ______

3. Lymphoid organ that stores red blood cells ______

4. Structure in the throat that filters bacteria ______

5. White blood cells that kill cancerous cells ______

6. Cells that produce antibodies ______

7. Accumulation of fluid in body tissues ______

8. Any substance causing an allergic reaction ____________________

9. Extreme reaction to an allergen ____________________

10. Type of lymphoma ____________________

11. Microorganism causing AIDS ____________________

연습문제 14-3 빈칸 채우기 - 림프절

다음 림프절의 위치를 쓰시오.

a. **submandibular** ____________________

b. **axillary** ____________________

c. **inguinal** ____________________

d. **cervical** ____________________

연습문제 14-4 정의-용어 학습

다음 용어의 우리말과 그 뜻을 쓰시오.

1. **immunodeficiency** ____________________
2. **lymphadenopathy** ____________________
3. **splenomegaly** ____________________
4. **lymphedema** ____________________
5. **interstitial fluid** ____________________
6. **immunoglobulins** ____________________
7. **cytotoxic** ____________________
8. **cytokines** ____________________

연습문제 14-5 의학용어 만들기

아래 의미의 용어를 쓰시오.

1. study of the immune system ____________________
2. inflammation of the lymph glands ____________________
3. hemorrhage from the spleen ____________________
4. suture of the spleen ____________________
5. excision of the thymus____________________

연습문제 14-6 철자

다음 단어에서 철자가 틀린 부분에 동그라미하고 빈칸에 맞게 쓰시오.

1. interstial fluid ______________________
2. lymphadenitis ______________________
3. imunology ______________________
4. tonsilectomy ______________________
5. thymectomy ______________________

14.8 발음과 철자

1. 웹사이트에서 제공된 오디오 파일로 각 용어를 듣는다.
2. 각 용어를 주의하여 따라 발음한다.
3. 각 용어의 철자를 빈칸에 적는다.

용어	발음	철자
adenoids	**AD**-eh-noids	
autoimmune	**aw**-toh-ih-**MYOON**	
anaphylactic	**an**-ih-fih-**LACK**-tick	
Hodgkin disease	**HOJ**-kin	
immunodeficiency	**im**-yoo-no-dee-**FISH**-en-see	
immunoglobulin	**im**-yoon-oh-**GLOB**-yoo-lin	
immunology	**im**-yoo-**NOL**-oh-jee	
interstitial	**in**-ter-**STISH**-al	
lymph	**LIMF**	
lymphadenitis	lim-**fad**-eh-**NIGH**-tis	
lymphadenopathy	lim-**fad**-eh-**NOP**-ah-thee	
lymphangitis	**lim**-fan-**JIGH**-tis	
lymphatic	lim-**FAH**-tick	
lymphedema	**lim**-feh-**DEE**-mah	
lymphocytes	**LIM**-foh-sights	
lymphoma	lim-**FOH**-mah	

용어	발음	철자
lymphoscintigraphy	**lim**-foh-sin-**TIG**-grah-fee	
spleen	**SPLEEN**	
splenomegaly	**splee**-noh-**MEG**-ah-lee	
splenorrhagia	**splee**-noh-**RAY**-jee-ah	
thymectomy	thigh-**MECK**-toh-mee	
thymus	**THIGH**-mus	
tonsillectomy	**ton**-sih-**LECK**-toh-mee	
tonsils	**TON**-silz	

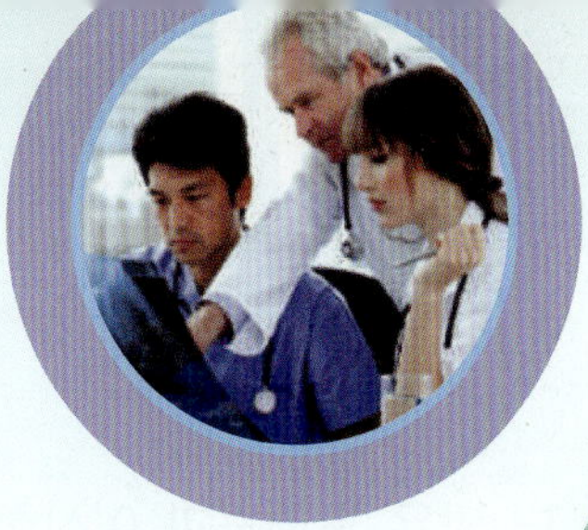

CHAPTER 15

호흡기계

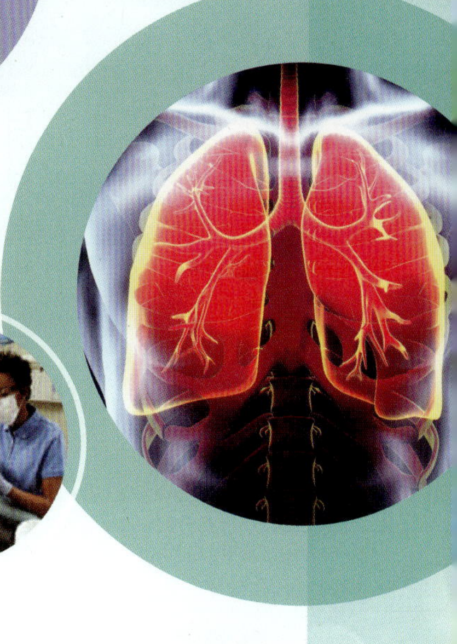

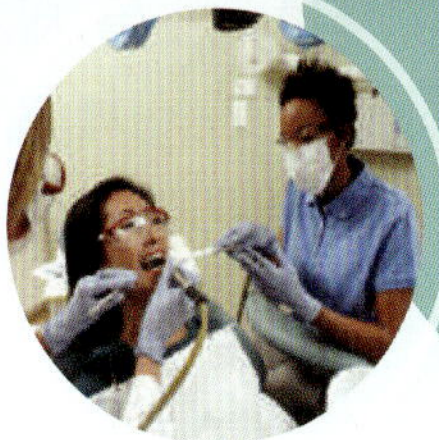

이 장의 구성

- 15.1 호흡기계의 주요기관
- 15.2 상기도
- 15.3 하기도
- 15.4 부비동(코곁굴)
- 15.5 흉막강(가슴막안)과 종격동(세로칸안)
- 15.6 새로운 어근, 접미사, 접두사
- 15.7 용어 학습
- 15.8 호흡기계 질환
- 15.9 유사어와 유음어
- 15.10 복습문제
- 15.11 발음과 철자

학습 목표

이 장을 학습하고 복습문제를 푼 후, 다음을 할 수 있어야 한다.

1. 호흡기계 기관의 위치를 말하고 설명할 수 있다.
2. 호흡기계 기능을 설명할 수 있다.
3. 호흡기계와 관련된 의학용어 철자를 알고 발음하며, 정의하고 쓸 수 있다.
4. 호흡기계의 일반적인 질병을 설명할 수 있다.
5. 듣고, 읽고, 학습하면 말하고 쓸 수 있다.

소개

심혈관계 부분에서 혈액이 폐로 이동하여 산소를 흡수하고 노폐물과 이산화탄소를 배출한다는 것을 학습했다. 그런 다음 산소를 신체 세포로 운반하고 더 많은 노폐물과 이산화탄소를 배출한다. 이 장은 호흡기계에 관한 내용이다. 호흡기계는 지속적인 호흡(**respiration**[**res**–pih–**RAY**–shun])을 담당한다. 호흡이란 산소를 흡수하고 이산화탄소를 배출하는 것이다. 폐는 공기에서 산소를 얻는데 이것을 흡기(들숨, inhalation; inspiration)라고, 숨을 내쉬면서 이산화탄소를 제거하는 것을 호기(날숨, exhalation; expiration)라 한다. 다양한 구조가 함께 작동하여 폐 내부 및 외부로 공기가 이동하는데, 이 역할을 담당하는 기관들을 호흡기계라 하고, 상기도(URT)와 하기도(LRT)로 나뉘어진다.

15.1 호흡기계의 주요 기관

학습문제: 호흡기계의 주요기관

다음 단어들을 그림 15-1의 빈칸에 쓰시오. 이해를 돕기 위해, 단어 옆의 숫자는 그림의 위치를 알려주고 있으며, 각 명칭을 적을 때는 반드시 발음을 하고, 만약 발음이 어려운 단어라면 여러 번 반복해서 연습한다.

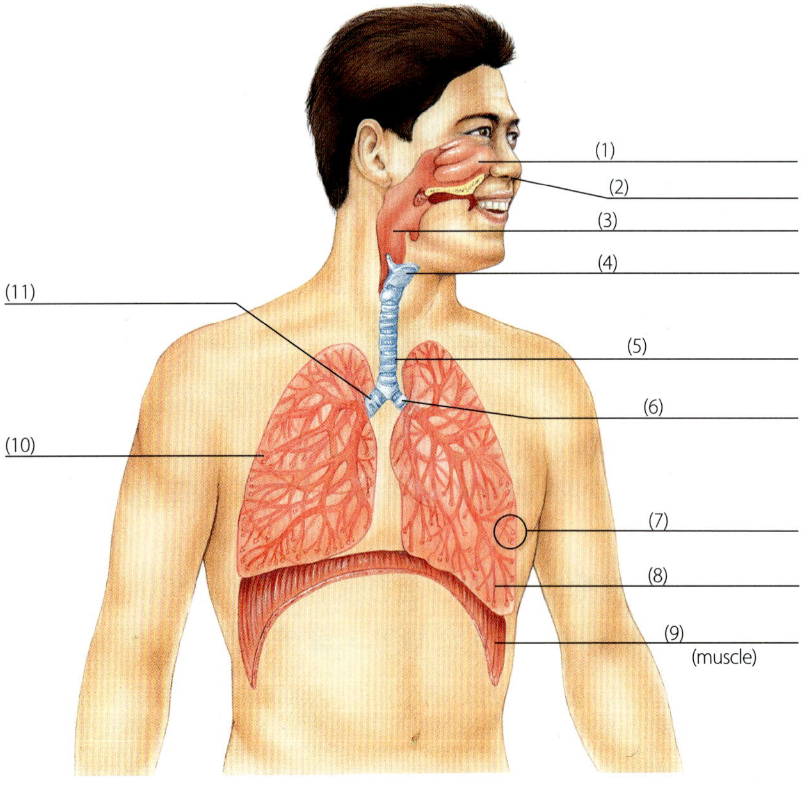

그림 15-1 호흡기계 주요 기관

1. 비강(nasal cavity[**NAY**-zal])

2. 콧구멍(nares[**NAH**-reez] (nostrils))

3. 인두(pharynx[**FAR**-inks])

4. 후두(larynx[**LAR**-inks)])

5. 기관(trachea[**TRAY**-kee-ah])

6. 왼쪽 기관지(left bronchus[**BRONG**-kus])

7. 폐포(alveoli[al-**VEE**-oh-lye])

8. 세기관지(bronchiole[**BRONG**-kee-ohl])

9. 횡경막(가로막, diaphragm[**DYE**-ah-fram])

10. 오른쪽 폐(right lung)

11. 오른쪽 기관지(right bronchus[**BRONG**-kus])

15.2 상기도(Upper respiratory tract)

학습문제: 상기도

다음 단어들을 그림 15-2의 빈칸에 쓰시오. 이해를 돕기 위해, 단어 옆의 숫자는 그림의 위치를 알려주고 있으며, 각 명칭을 적을 때는 반드시 발음을 하고, 만약 발음이 어려운 단어라면 여러 번 반복해서 연습한다.

1. nasal cavity[**NAY**-zal]

2. epiglottis[**ep**-ih-**GLOT**-is]

3. vocal cords[**VOH**-kal **KORDZ**]

4. trachea[**TRAY**-kee-ah]

5. pharynx[**FAR**-inks]

상기도(URT)는 그림 15-2에 잘 설명되어 있으며, 주로 흉강(가슴안, thoracic cavity) 바깥에 위치한 호흡구조를 말하는데, 비강(코안), 인두, 후두 및 기관상부(upper trachea)가 포함되며, 점막으로 덮여 있다.

비강(코안, Nasal Cavity)

비강은 비중격(코사이막, **nasal septum**)이라는 벽에 의해 오른쪽과 왼쪽으로 나뉘어져 있다. 비중격의 일부는 뼈로, 일부는 연골로 되어 있으며 콧구멍을 통해 공기가 코안으로 들어간다. 콧구멍에는 털이 있어서 공기를 들이마실 때 들어오는 먼지를 걸러주고, 들이마신 공기는 코안에서 따뜻하고 습해진다. 그리고 후각 신경(**olfactory**[ol-**FACK**-toh-ree] **neurons**)이 있어서 냄새를 맡을 수 있다. 비강은 콧구멍에서부터 인두까지 뻗어 있다.

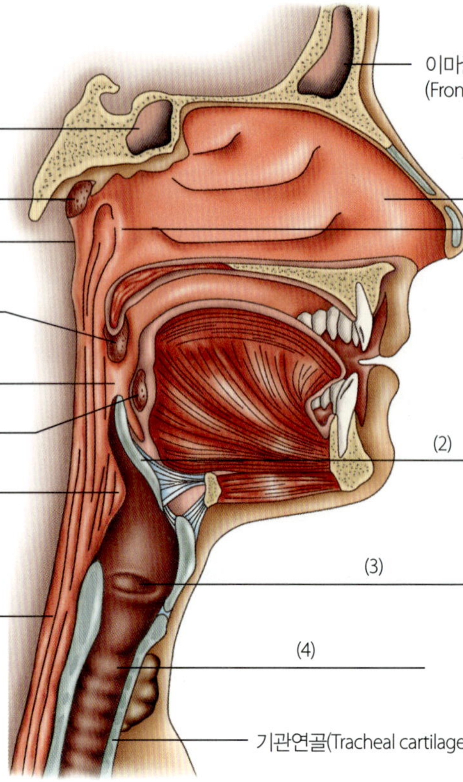

그림 15-2 상기도 구조

인두(Pharynx)

그림 15-2에서 보듯이 인두는 목구멍이며, 코 뒤쪽의 코인두(**nasopharynx**[**nay**-zoh-**FAR**-inks]), 입 뒤쪽의 입인두(**oropharynx**[**or**-oh-**FAR**-inks]), 후두 뒤쪽의 후두인두(**laryngopharynx**[lah-**ring**-oh-**FAR**-inks]) 세 부분으로 나누어진다. 코인두는 공기만을 운반하고 입인두와 후두인두는 공기와 음식을 함께 운반한다. 인두에는 편도선과 아데노이드가 포함되어 있는데, 이는 인체에 해로운 미생물과 싸우면서 면역계의 일부분으로 기능을 한다.

후두(Larynx)

후두는 성대(vocal cords), 후두개(epiglottis), 방패연골(thyroid cartilage)로 구성되어 있으며, 성대는 점막 주름으로, 공기가 폐 밖으로 이동할 때 성대를 지나가면서 진동시켜 소리를 낸다. 후두개는 뚜껑처럼 위아래로 움직여서 음식을 삼킬 때 후두의 개구부를 덮어 인두에서 나온 음식물이 호흡기로 들어가지 않도록 한다. 방패연골은 내부 구조를 보호하는 커다란 연골 덮개로 목 앞쪽에 돌출되어 있어 만질 수 있다.

요 약

Nares는 콧구멍이다.
Pharynx는 목구멍이다.
Larynx는 소리 상자이다.

학습문제: 상기도

다음 빈칸에 가장 알맞은 답을 쓰시오.

1. Name the structure in the larynx that prevents food from entering the respiratory tract.

____

2. Write the function of the tonsils. ______________________________

3. Write another name for nares. ______________________________

4. Write the function of cilia. ______________________________

정답: 1. epiglottis. 2. immunity. 3. nostrils. 4. filters out dust particles.

15.3 하기도(Lower resp: ratory tract)

학습문제: 하기도

다음 단어들을 그림 15-3의 빈칸에 쓰시오. 이해를 돕기 위해, 단어 옆의 숫자는 그림의 위치를 알려주고 있으며, 각 명칭을 적을 때는 반드시 발음을 하고, 만약 발음이 어려운 단어라면 여러 번 반복해서 연습한다.

1. trachea[**TRAY**-kee-ah]

2. primary bronchi[**BRONG**-keye]

3. bronchiole[**BRONG**-kee-ohl]

기관, 기관지, 세기관지(Trachea, Bronchi, Bronchioles)

하기도는 그림 15-3에 설명되어 있으며, 기관 하부(lower trachea), 기관지(**bronchi**), 세기관지(bronchioles)로 구성된다. 기관은 숨관(windpipe)이라고도 하며, 후두에서 기관지까지 뻗어있으며 점막과 공기를 여과하는 섬모로 덮여 있다.

기관은 일차 기관지(primary bronchi)라는 두 개의 호흡관으로 분지된다. 기관지와 마찬가지로 일차 기관지(단수 bronchus[**BRONG**-kus])에도 점막과 섬모가 있으며, 각각 폐로 이어지고 점점 더 작은 기관지로 분지한다. 이 작은 기관지는 세기관지(bronchioles)라는 작은 구조물로 확장되고, 기관과 기관지는 기관기관지계(tracheobronchial system)를 형성한다. 그림 15-3에서 볼 수 있듯이 전체 구조는 거꾸로 된 나무처럼 보이는데, 이 때문에 기관기관지 나무(tracheobronchial tree)라고도 한다.

기관기관지 나무는 정상적으로 점액을 분비하여 호흡기계 윤활과 감염에 대한 방어 역할을 하는데 점액과 다른 물질이 기관과 기관지 그리고 입을 통해 배출되는 것을 가래(**sputum**[**SPYOO**-tum]) 또는 객담(phlegm[**FLEM**])이라고 한다. 가래 검사는 호흡기 문제를 진단하는 데 많은 도움이 된다.

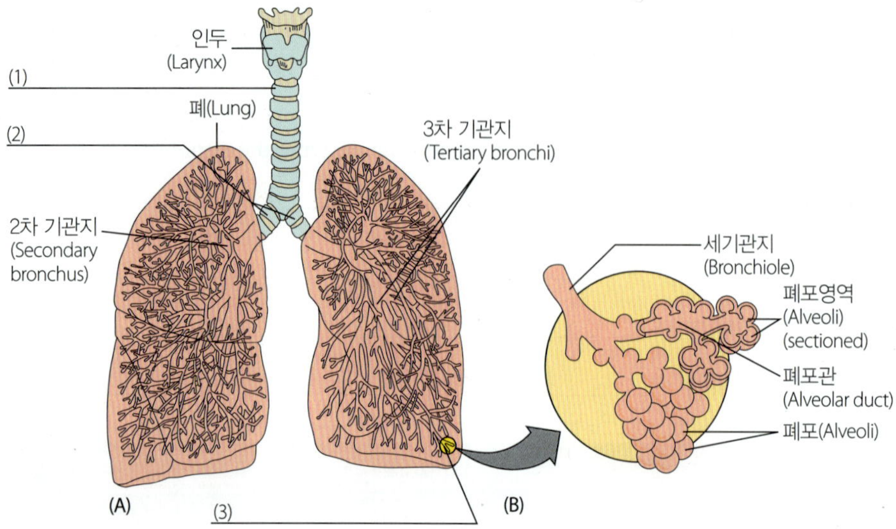

그림 15-3 하부기도. A. 기관, 기관지, 세기관지. B. 폐포관, 폐포

> **요 약**
> 기관(Trachea)은 숨관(windpipe)이다.
> 기관(Trachea)은 세기관지(bronchioles)로 이어지는 일차 기관지(primary bronchi)로 분지된다.

폐와 폐포(Lungs and Alveoli)

학습문제: 폐

다음 단어들을 그림 15-4의 빈칸에 쓰시오. 이해를 돕기 위해, 단어 옆의 숫자는 그림의 위치를 알려주고 있으며, 각 명칭을 적을 때는 반드시 발음을 하고, 만약 발음이 어려운 단어라면 여러 번 반복해서 연습한다.

1. 우상엽(right superior lobe)

2. 우하엽(right inferior lobe)

3. 우중엽(right middle lobe)

4. 좌하엽(left inferior lobe)

5. 좌상엽(left superior lobe)

폐는 흉강 내에 있으며 가장 윗부분을 폐첨(꼭대기, apex), 아랫부분을 폐저(바닥, base)라 하며, 오른쪽 폐는 위, 가운데, 아래 세 개의 엽으로 나뉘고, 왼쪽 폐는 가운데 엽이 없다(그림 15-4A). 각 폐는 흉막(가슴막, **pleura**[**PLOOR**-ah])이라는 막으로 덮여 있다.

각 폐 안에는 대략 300만개의 폐포(**alveoli**[al-**VEE**-oh-lye])가 있는데(그림 15-3B), 폐포는 작은 풍선과 같으며 숨을 들이쉬면 공기가 세기관지를 통해 폐포로 들어간다. 폐포는 공기가 차면 팽창하고, 폐포를 싸고 있는 폐모세관(**pulmonary**[**PUL**-moh-ner-ee]**capillaries**)에서 산소를 흡수한다(그림 15-4B). 혈액세포, 특히 적혈구는 모세

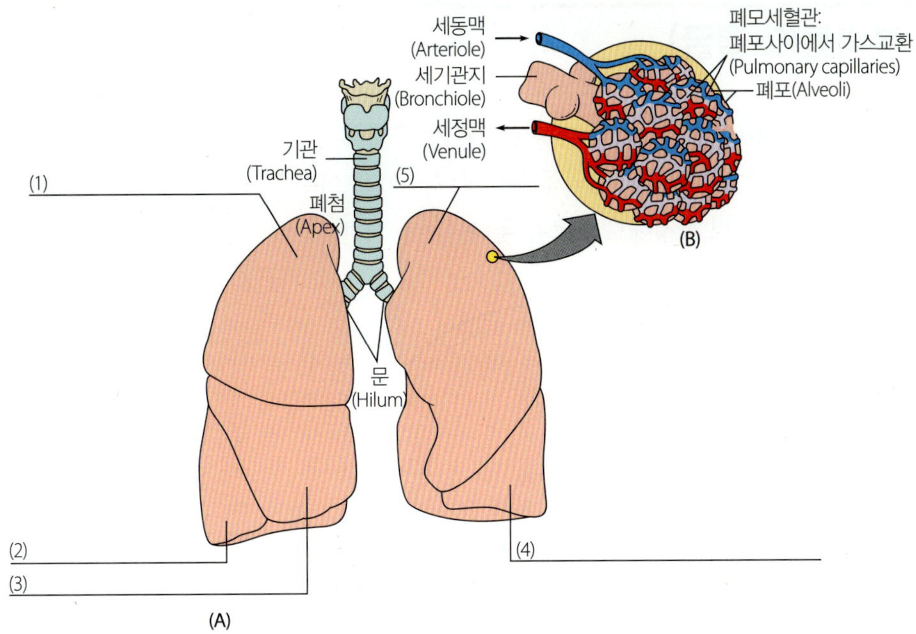

그림 15-4 폐와 폐포. A. 폐의 구조. B. 폐포를 둘러싼 폐모세혈관

혈관을 통해 순환하면서 산소를 가져오고, 산소를 함유한 혈액은 심장으로 가서 인체의 각 세포로 공급된다. 폐포가 산소를 모세혈관으로 내보내는 동안 폐포 또한 모세혈관에서 이산화탄소를 흡수하고, 그 후 호기를 통해 폐에서 배출된다.

요 약

오른쪽 폐(right lung)는 3엽이다.
왼쪽 폐(left lung)는 2엽이다.
폐포(alveoli)는 폐모세혈관을 통해 가스 교환을 한다.

학습문제: 기도(respiratory Tract)

빈칸에 비강(코안)에서 시작해 폐포로 끝나는 공기의 흐름 구조를 순서대로 쓰시오.

____

____

____

정답: nasal cavity, pharynx, larynx, trachea, bronchi, bronchioles, alveoli.

15.4 부비동(코곁굴)

부비동(코곁굴, **Paranasal**[**par**-ah-**NAY**-zal]**sinuses**)은 머리뼈의 빈 공간으로(그림15-5), 뼈의 위치에 따라 전두동(이마굴), 사골동(벌집굴), 접형동(나비굴), 상악동(위턱굴) 등 4개로 이루어져 있다. 안에는 점막이 있어서 호흡으로 들어온 공기를 가습, 가온하며 발성에도 도움을 준다.

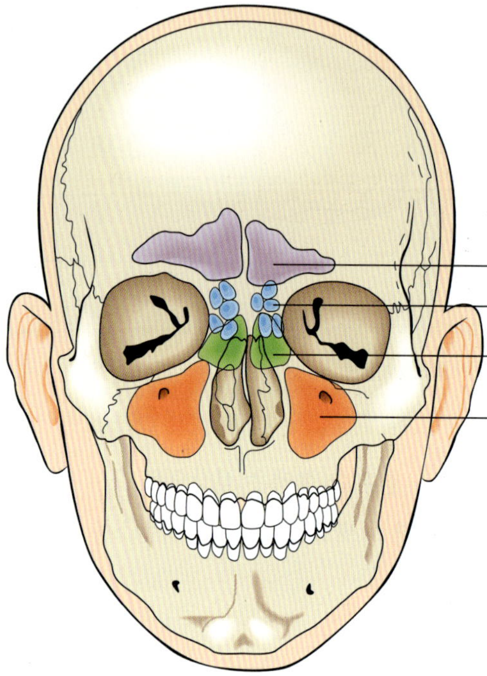

그림 15-5 부비동(코곁굴, Paranasal sinuses).

15.5 흉막강(가슴막안)과 종격동(세로칸안)

흉강에는 흉막강(**pleural**[**PLOOR**-al])과 종격동(세로칸안, **mediastinal**[**me**-dee-as-**TYE**-nal])과 같은 두 개의 작은 공간이 있는데(그림 15-6). 세로칸안은 종격동(mediastinum[**mee**-dee-as-**TYE**-num])이라고도 한다. 앞에서 언급했듯이 흉막은 폐를 싸고 있고, 외막과 내막 2겹으로 구성되며, 이 두 막 사이에는 흉막강이라는 개방된 공간이 있다. 이 공간에는 흉막액이라는 액체로 채워져 있어서, 두 층 사이의 마찰을 방지한다. 종격동은 양쪽 폐사이에 있으며 심장, 대동맥, 기관 및 식도를 포함하고 있다.

요 약

흉막강(pleural cavity)은 폐를 둘러싸고 있다.
세로칸안(종격동, mediastinal cavity)은 우폐와 좌폐 사이에 있다.

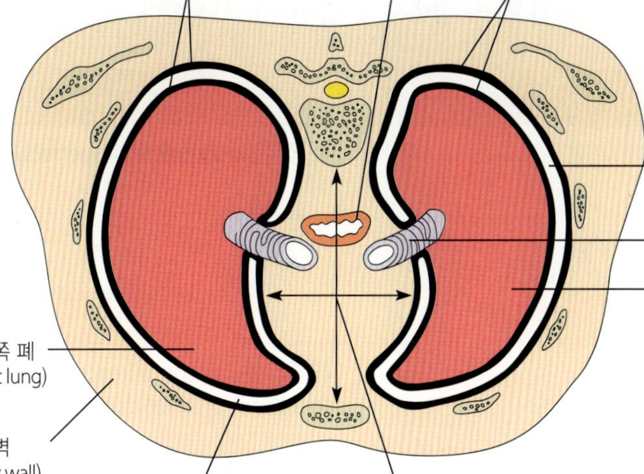

그림 15-6 세로칸안과 흉막강

학습문제: 부비동(코곁굴), 흉막강과 세로칸안

빈칸에 알맞은 답을 쓰시오.

1. Write the functions of the paranasal sinuses.

____

2. Where is the pleural cavity?

____

3. Where is the mediastinal cavity?

____

4. What does the pleural cavity contain?

____

5. What organs are in the mediastinal cavity?

____

정답: 1. 공기를 따뜻하게 하고, 촉촉하게 하며, 음성(소리)을 내는 데 도움을 준다. 2. 허파 주위. 3. 허파 사이. 4. fluid. 5. heart, aorta, trachea, and esophagus.

15.6 새로운 어근, 접미사, 접두사

이 장의 용어를 학습할 때 다음의 추가된 어근, 접미사 및 접두사를 사용한다.

어근	의미
atel/o	불완전한(incomplete; imperfect)
py/o	농, 고름(pus)

접미사	의미
-lytic	파괴의, 분리의(pertaining to destruction, separation, or breakdown)
-or	사람, 것(person or thing that does something)

접두사	의미
eu-	정상, 좋은(normal; good)
oligo-	부족한, 적은(scanty; few)

15.7 용어 학습

다음 제시사항을 따르면 의학용어 학습을 더 쉽게 할 수 있다.

1. 단어가 익숙할 때까지 반복하여 발음하라.
2. 단어를 쓰고, 철자가 올바른지 확인하라.
3. 뜻과 의미도 함께 쓴다. 가능한 그 단어와 관련있는 단어, 생각, 그림은 그 단어를 기억하는데 도움이 될 것이다.
4. 여기서 배운 방법으로 용어의 구조를 분석하라.

어근

어근 adenoid/o		의미 아데노이드(adenoids)
용어	용어분석	정의
adenoidectomy [**ad**-eh-noid-**ECK**-toh-mee]	-ectomy = 절제; 외과적 제거 (excision; surgical removal)	아데노이드 절제(술)

어근 bronchi/o; bronch/o		의미 기관지(bronchus)
용어	용어분석	정의
chronic bronchitis [**KRAH**-nick brong-**KYE**-tis]	chronic = 만성의(disease lasting over a long period of time) -itis = 염증(inflammation)	만성 기관지염(오랜기간 지속된 기관지의 염증. 2년동안 3개월이상 지속될 때 진단. 급성 기관지염은 단기간에 발병하고 짧게 지속)
bronchorrhea [brong-koh-**REE**-ah]	-rrhea = 흐름, 분비(flow; discharge)	기관지 분비물
bronchodilator [**brong**-koh-**DYE**-lay-tor]	-or = 사람, 것(person or thing that does something) dilat/o = 확장; 넓힘(dilation; widening)	기관지확장제(기관지 연축을 완화시켜 기관지를 확장시키는 약물)
bronchospasm [**BRONG**-koh-spazm]	-spasm = 갑자기, 불수의적 수축(sudden, involuntary contraction)	기관지연축(기관지의 갑작스럽고 비불수의적인 수축)

어근 cost/o		의미 갈비(rib)
용어	용어분석	정의
intercostal [**In**-ter-**KOS**-tal]	-al = 에 관한, ~의(pertaining to) inter- = 사이(between)	갈비뼈 사이의(늑간)
infracostal [**In**-frah-**KOS**-tal]	-al = 에 관한, ~의(pertaining to) inter- = 아래(below)	갈비뼈 아래의(늑골하)

어근 laryng/o		의미 후두(larynx; voice box)
용어	용어분석	정의
laryngotracheobronchitis [lah-**ring**-goh-**tray**-kee-oh-brong-**KYE**-tis]	-itis= 염증(inflammation) trache/o = 기관(trachea; windpipe)	후두기관기관지염(후두와 기관의 염증으로 크루프(**croup**[**KROOP**])라고도 함. 크루프는 영아와 소아에게 흔함.

어근 muc/o		의미 점액(mucus)(점막에서 분비되는 끈적하고 굵은 분비액)
용어	용어분석	정의
mucolytic [**myoo**-koh-**LIH**-tick]	-lytic= 분해, 파괴(pertaining to the breakdown or destruction)	점액용해제(기침을 할 수 있도록 끈적한 가래를 용해할 수 있는 약물)

어근 nas/o(rhin/o 참조)		의미 코(nose)
용어	용어분석	정의
nasopharyngeal [**nay**-zoh-far-**INN**-jee-al]	-eal = 에 관한(pertaining to) pharyng/o =인두, 목(pharynx; throat)	코인두의(코와 인두에 관한)

어근 ox/o		의미 산소(oxygen)
용어	용어분석	정의
hypoxemia [**high**-pock-**SEE**-mee-ah]	-emia = 혈액상태(blood condition) hypo- = 부족, 비정상적인 감소 (below; abnormal decrease)	저산소혈증(혈액 내 산소 수치가 비정상적으로 감소)
hypoxia [high-**POCK**-see-ah]	-ia = 상태(state of; condition) hypo- = 부족, 비정상적인 감소 (deficient; abnormal decrease)	저산소증(조직의 산소 결핍)

어근 pector/o(thorac/o 참조)		의미 가슴(chest)
용어	용어분석	정의
pectoral [**PECK**-toh-rahl]	-al = 에 관한(pertaining to)	가슴의(가슴에 관한)

어근 pharyng/o		의미 목; 인두(throat; pharynx)
용어	용어분석	정의
oropharyngeal [**or**-oh-far-**IN**-jee-al]	-eal = 에 관한(pertaining to) or/o =입(mouth)	입인두의(입과 목에 관한 것)

어근 phren/o		의미 가로막(diaphragm)
용어	용어분석	정의
phrenic [**FREN**-ick]	-ic = ~의(pertaining to)	가로막의(횡경막의)

어근 pleur/o		의미 가슴막; 가슴막안(pleura; pleural cavity)
용어	용어분석	정의
pleural effusion [**PLOOR**-al eh-**FYOO**-zhun]	-al = ~의(pertaining to) effusion = 삼출(movement of fluid out of the blood vessels and into the tissues)	흉막삼출(액)(혈관에서 흉막강 내로 체액의 축적)
pleuritis [ploor-**EYE**-tis]	-itis = 염증(inflammation)	흉막염(가슴막의 염증, pleurisy)
pleurodynia [**ploor**-oh-**DIN**-ee-ah]	-dynia = 통증(pain)	흉막통증(가슴막의 통증, pleuralgia)

어근 pneumon/o; pulmon/o		의미 폐(lungs)
용어	용어분석	정의
pneumococcus [**noo**-moh-**KOCK**-us]	-coccus = 알균(berry-shaped bacteria)	폐렴알균(폐와 다른 신체부위를 공격하는 알모양의 세균. 폐렴, 수막염, 중이염, 패혈증을 일으킬 수 있음. 복수형은 pneumococci)
pulmonary edema [**PUL**-moh-ner-ee eh-**DEE**-mah]	-ary = ~의(pertaining to) edema = 부종(신체 조직에 체액의 축적)	폐부종(폐 조직에 체액의 축적)

어근 rhin/o		의미 코(nose)
용어	용어분석	정의
otorhinolaryngology [**oh**-toh-**rye**-noh-**lar**-in-**GOL**-oh-jee]	-logy = 학문(study of) ot/o = 귀(ear) laryng/o = 후두(voice box; larynx)	이비인후과학(귀, 코, 목에 관한 학문. 약자 ENT)
rhinorrhea [**rih**-noh-**REE**-ah]	-rrhea = 루, 분비물(discharge)	콧물(비루)
rhinoplasty [**RYE**-noh-**plas**-tee]	-plasty = 성형술, 재건(surgical reconstruction; surgical repair)	코성형술(코의 외과적 재건; 미용 또는 재건을 목적으로 하는 성형술)

어근 spir/o		의미 호흡(breathing)
용어	용어분석	정의
spirometry [spye-**ROM**-eh-tree]	-metry = 측정(process of measuring)	폐활량측정법(폐로 들어오고 나가는 공기의 흐름과 양을 측정하는 과정)

어근 steth/o		의미 chest
용어	용어분석	정의
stethoscope [**STETH**-oh-skope]	-scope = 검사도구(instrument used to examine)	청진기(호흡음과 심음을 듣는데 사용되는 장비)

어근 thorac/o		의미 가슴(chest)
용어	용어분석	정의
thoracocentesis [**thoh**-rah-koh-sen-**TEE**-sis]	-centesis = 천자(surgical puncture)	흉강천자(가슴막안 체액을 제거하기 위한 외과적 천자로 thoracentesis[**thor**-ah-sen-**TEE**-sis] 또는 pleurocentesis[**ploor**-oh-sen-**TEE**-sis] 라고도 함)

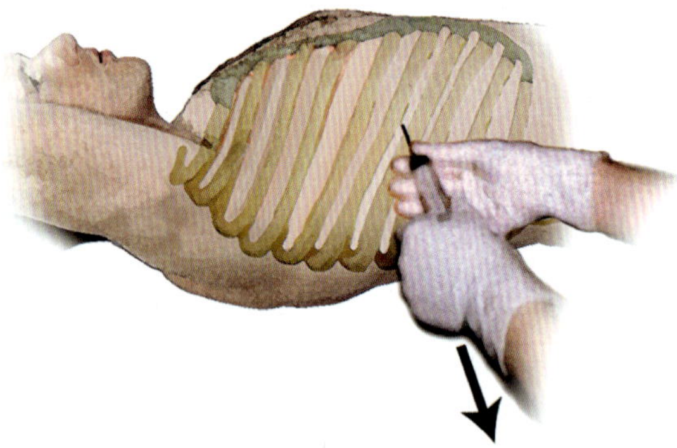

그림 15-7 가슴천자(흉강천자).

용어	용어분석	정의
thoracotomy [**thor**-ah-**KOT**-oh-mee]	-tomy = 자름, 절개(process of cutting)	가슴절개술(개흉술, 가슴을 절개하는 과정)

어근 tonsill/o		의미 편도(tonsils)
용어	용어분석	정의
tonsillectomy [**ton**-sih-**LECK**-toh-mee]	-ectomy = 절제(surgical excision; removal)	편도절제술(아데노이드와 편도를 제거하는 수술을 tonsillectomy and adenoidectomy(T&A)라고 함)
tonsillitis [**ton**-sih-**LYE**-tis]	-its = 염증(inflammation)	편도염(편도의 염증)

어근 trache/o		의미 기도(trachea; windpipe)
용어	**용어분석**	**정의**
endotracheal [**en**-doh-**TRAY**-kee-al]	-eal = ~의(pertaining to) endo- = 안의(within)	기관 내의(기관 내에 관한)
tracheostomy [**tray**-kee-**OS**-toh-mee]	-stomy = 절개, 창냄(new opening)	기관절개(술)(목을 통해 기관에 새로운 개구부를 만들어 호흡을 위해 관을 삽입하는 것. 기관절개 튜브는 일시적인 것과 영구적인 것이 있음. 그림 15-8)

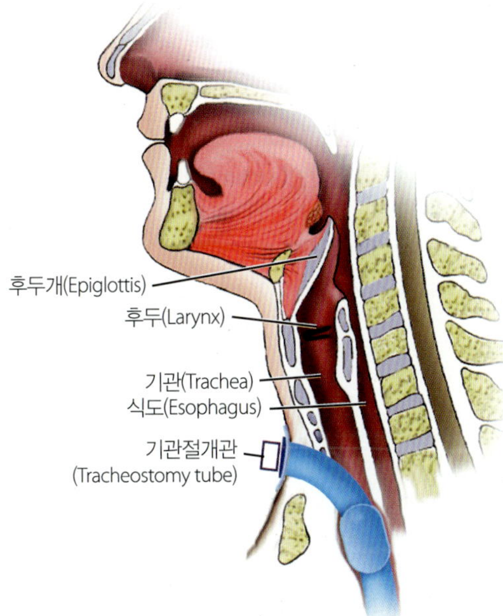

그림 15-8 기관절개술(Tracheostomy).

용어	용어분석	정의
tracheotomy [**tray**-kee-**OT**-oh-mee]	-tomy = 절개(process of cutting)	기관절개(기관으로 절개하는 과정, 그림 15-9)

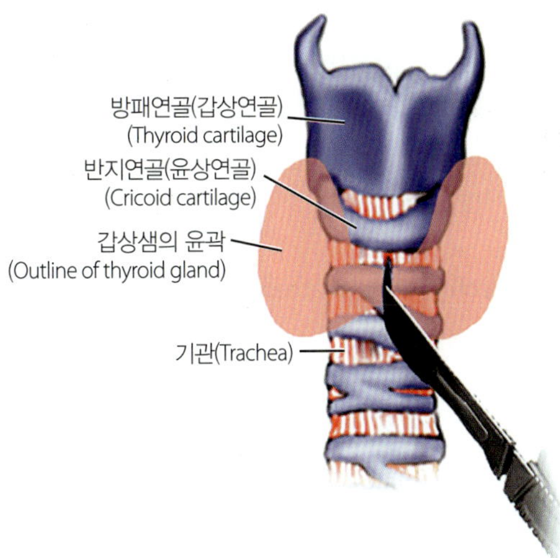

그림 15-9 기관절개(Tracheotomy).

접미사

접미사 –capnia		의미 이산화탄소(carbon dioxide)
용어	용어분석	정의
hypercapnia [**high**-per-**KAP**-nee-ah]	hyper- = 과도한(excessive; above normal)	고탄산혈증(혈액 내 과도한 이산화탄소 농도)

접미사 –ectasis		의미 확장, 신장, 넓힘 (dilation; stretching; widening)
용어	용어분석	정의
atelectasis [**at**-eh-**LECK**-tah-sis]	atel/o = 불완전한(incomplete; imperfect)	무기폐, 폐확장부전(폐의 불완전한 확장; 허탈된 폐(그림 15-10). 신생아에게 발생할 경우 유리질막질환(**hyaline**[**HIGH**-ah-leen] **membrane disease**)이라고 함)

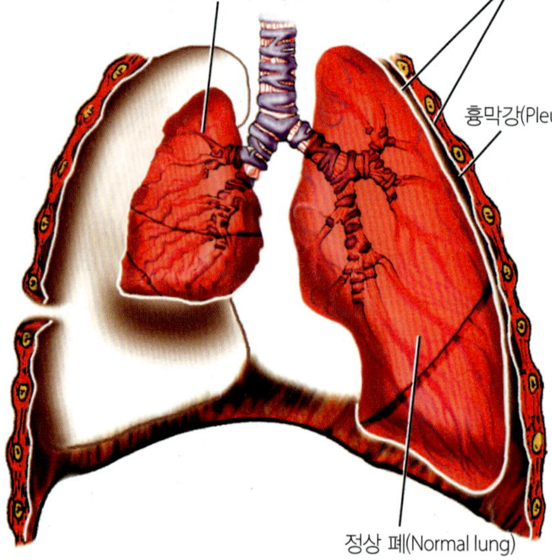

그림 15-10 오른쪽 폐의 무기폐(atelectasis of right lung; collapsed lung): 폐의 허탈

용어	용어분석	정의
bronchiectasis [**brong**-kee-**ECK**-tah-sis]	bronchi/o = 기관지(bronchus)	기관지확장(증)(기관지의 병적인 확장 또는 확대, 그림 15-11)

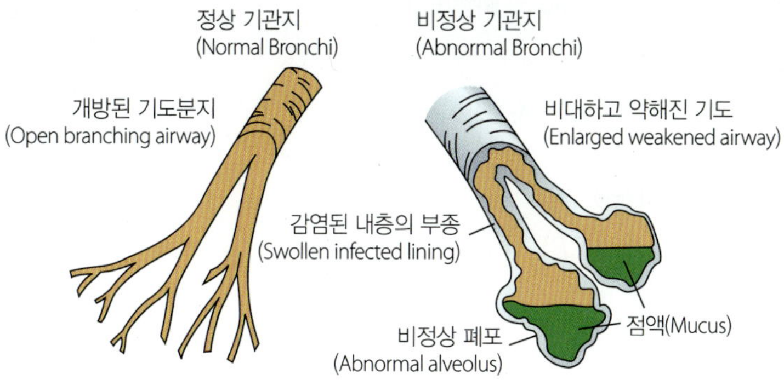

그림 15-11 기관지확장증에서 기관지가 탄력성을 잃고 늘어남. 점액이 폐포에 축적되고 호흡이 힘들어짐.

접미사 –phonia		의미 음성, 목소리(voice)
용어	용어분석	정의
aphonia [ah-**FOH**-nee-ah]	a- = 없음; 아님; 부족함(no; not; lack of)	소리못냄(증), 발성불능(증)(소리의 상실)
dysphonia [dis-**FOH**-nee-ah]	dys- = 어려운; 나쁜; 통증의(difficult; bad; painful)	발성장애(말하기 어려움)

접미사 –pnea		의미 호흡(breathing)
용어	용어분석	정의
apnea [**AP**-nee-ah]	a- = 없음; 아님; 부족한(no; not; lack of)	무호흡(그림 15-12D)
bradypnea [**brad**-ip-**NEE**-ah]	brady- = 느린(slow)	느린 호흡(그림 15-12C)
dyspnea [**DISP**-nee-ah]	dys- = 통증의; 어려운; 나쁜(painful; difficult; bad)	호흡곤란(힘든 호흡)
eupnea [yoop-**NEE**-ah]	eu- = 정상; 좋은(normal; good)	정상호흡(그림 15-12A)
hyperpnea [**high**-perp-**NEE**-ah]	hyper- = 비정상적 증가; 과도한(abnormal increase; excessive)	과다호흡(호흡의 깊이와 비율이 비정상적으로 증가, 그림 15-12E)
oligopnea [**ol**-ih-gop-**NEE**-ah]	oligo- = 빈약한; 적은(scanty; few)	호흡저하

용어	용어분석	정의
orthopnea [**or**-thop-**NEE**-ah]	ortho- = 곧은(straight)	앉아숨쉬기(똑바로 선 자세를 제외하고 호흡곤란), 좌위호흡
tachypnea [**tack**-ip-**NEE**-ah]	tachy- = 빠른(fast)	빠른 호흡(그림 15-12B)

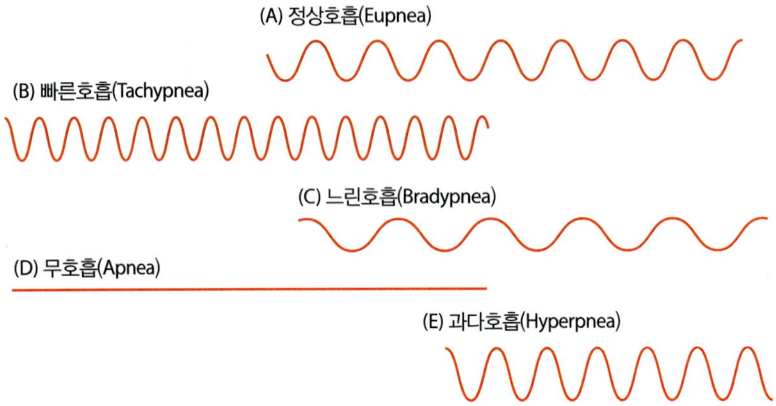

그림 15-12 호흡형태(Breathing patterns)

접미사 –ptysis | **의미 뱉다, 토하다(spitting)**

용어	용어분석	정의
hemoptysis [hee-**MOP**-tih-sis]	hem/o = 혈액(blood)	객혈(피를 뱉음)

접미사 –sphyxia | **의미 맥박(pulse)**

용어	용어분석	정의
asphyxia [as-**FICK**-see-ah]	a- = 없음; 아님; 부족함(no; not; lack of)	질식(신체 조직에 산소 부족; 호흡을 방해하고 결국 맥박이 소실될 수 있음)

접미사 –thorax | **의미 가슴(chest)**

용어	용어분석	정의
hemothorax [**hee**-moh-**THOR**-acks]	hem/o = 혈액(blood)	혈액가슴, 혈흉(흉막강 내 혈액이 고인것)
hydrothorax [**high**-droh-**THOR**-acks]	hydr/o = 물(water)	물가슴증, 수흉(흉막강 내 체액이 고인것))

용어	용어분석	정의
pneumothorax [**noo**-moh-**THOR**-acks]	pneum/o = 공기(air)	공기가슴증, 기흉(흉막강 내 공기의 축적, 그림 15-13)
pyothorax [**pye**-oh-**THOR**-acks]	py/o = 고름(pus)	고름가슴증, 농흉(흉막강 내의 고름, 그림 15-13; 고름집 (**empyema**[**em**-pye-**EE**-mah])

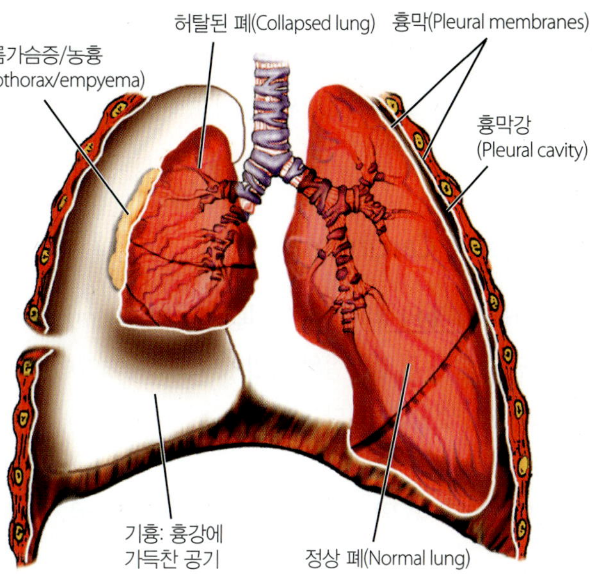

그림 15-13 기흉(pneumothorax)과 농흉(pyothorax). 공기 또는 고름의 압력으로 인해 폐가 허탈됨.

15.8 호흡기계 질환

알레르기 비염(Allergic rhinitis[rye–NYE–tis])

흡입된 항원(이물질)에 대한 알레르기 반응으로 콧물(rhinorrhea), 눈과 코의 충혈(삼출눈출혈, ophthalmorrhea), 코가려움증(nasal pruritus)이 함께 나타나는 것이 특징이다. 꽃가루와 곰팡이 흡입으로 인한 건초열과 계절성 비염도 포함된다.

천식(Asthma[AZ–mah])

기관지연축(bronchospasm)으로 기도폐쇄를 유발한다(그림 15-14). 화학 물질, 꽃가루, 먼지 또는 곰팡이와 같은 알레르기원(allergens)의 흡입은 기도를 자극할 수 있으며, 기관지연축을 유발하여 기도폐쇄와 호흡곤란을 일으킨다. 적절한 약물로 기관지연축을 치료할 수 있지만, 기관지연축이 지속하는 경우 치명적일 수 있다.

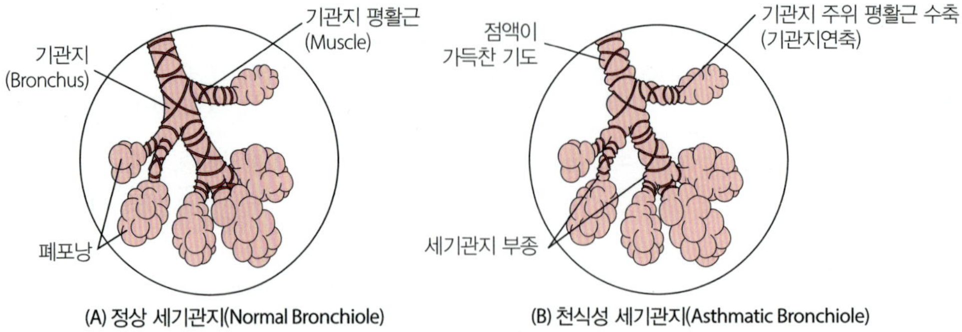

그림 15-14 천식. A. 정상 세기관지: 근육이 이완되어 기도가 열려있다. B. 천식성 세기관지; 기관지 평활근의 수축과 가래로 기도가 좁아짐.

기관지유래 암종(Bronchogenic Carcinoma)

기관지 또는 세기관지에서 기원하는 폐의 악성 신생물(malignant neoplasm)로, 폐암의 주요 원인은 흡연이며 다른 요인들로는 방사선 노출과 석면과 같은 발암물질의 흡입이 있다. 치료에는 종양의 외과적 제거를 포함한 방사선치료와 화학요법을 통해 암세포를 사멸할 수 있다.

만성 폐쇄 폐질환(Chronic Obstructive Pulmonary Disease, COPD)

만성 폐쇄 폐질환(COPD)은 폐 및 신체 조직으로의 공기 흐름을 폐쇄하는 만성 호흡기 질환으로, 만성 기관지염, 천식 및 폐기종(다음 설명 참조) 중 두가지 또는 그 이상의 만성 질환이 있는 환자에게 진단된다. 시간이 지남에 따라 이러한 상태는 폐를 약화시켜 호흡곤란을 초래한다.

낭성 섬유증(Cystic Fibrosis[SIS–tick fye–BROH–sis])

낭성 섬유증(CF)은 폐, 췌장, 땀샘과 관련된 유전 질환이다. 이들 기관에서 두꺼운 젤 같은 점액이 비정상적으로 분비되어 폐 손상을 일으키고, 영양 부족 및 땀샘 이상이 발생한다.

코중격 만곡(Deviated Nasal Septum[NAY–zal SEP–tum])

코중격이 중심에서 좌측 또는 우측으로 휘어진 것으로 대개 외상(trauma)에 의해 발생한다.

폐기종(폐공기증, Emphysema[em–fih–SEE–mah])

폐기종은 폐포가 탄성을 잃고 과도하게 팽창되어 발생한다. 일단 이런 상태가 되면 정상크기로 회복되지 않으며(비가역적), 공기가 폐포안에 갇히게 되고, 그 결과 폐에서 신체 조직으로 공급되는 산소가 차단되고, 결국 폐포의 피괴와 폐기능 상실을 초래한다.

코피(비출혈, Epistaxis[ep–ih–STACK–sis])

코에서 피가 나오는것으로, 코의 외상이 가장 흔한 원인이며, 또한 건조한 날씨로 인해 코피가 나기도 한다. 질병의 경우 상기도 감염, 알레르기, 약물 섭취, 혈액질환이 흔한 원인이다.

진폐증(Pneumoconiosis[new–moh–koh–nee–OH–sis], Black Lung)

작업환경으로부터 자극물질을 흡입하고 장기간 노출되어 폐에 먼지 입자가 축적되어 발행한다. 흡입한 먼지의 종류에 따라 진폐증의 종류는 다양한데, 규폐증(**silicosis**[**sill**-ih-**KOH**-sis])은 석연이나 모래에서 발견되는 규사를 흡입해서 발생하고, 석탄가루증(탄폐증, **anthracosis**[an-thrah-**KOH**-sis])은 석탄분진을 흡입해서 발생하는데 흑폐증으로도 알려져 있다. 석면증(asbestosis)은 석면 흡입으로 발생한다.

폐렴(Pneumonia[noo–MOH–nee–ah]; Pneumonitis[noo–mon–EYE–tiss])

폐렴은 감염으로 인한 폐의 염증으로, 염증 과정의 영향으로 점점 폐가 단단해지는데, 이것을 경화(**consolidation**[kon-**sol**-ih-**DAY**-shun])라고 하고 이는 혈관에서 산소와 이산화탄소의 교환을 방해한다. 주된 치료는 항생제 투여로 효과가 나타나면 경화가 사라지는데, 이를 해소(**resolution**)라고 한다.

폐렴의 종류는 감염물질 또는 폐렴부위에 따라 나누어 지는데(그림 15-15), 예를 들면, 사슬알균 폐렴은 사슬알균에 의해 발생한 것이며, 반면 엽(성)폐렴은 폐의 엽을 침범한 폐렴이다. 흡인성 폐렴(**aspiration pneumonia**)은 음식이나 액체, 구토물이 폐로 유입되어 발생된 폐렴으로 이 유형은 병원성 미생물의 종류나 폐렴의 부위로 설명되지 않는다.

결핵(Tuberculosis[too–ber–kyoo–LOH–sis])

결핵(TB)은 결핵막대균(**mycobacterium**[**my**-koh-back-**TEER**-ee-um]**tuberculosis**)에 의해 발생하며, 공기를 통해 전파되며 폐로 흡인된다. 대부분의 결핵 환자는 AIDS와 같은 질환처럼 면역체계가 약화된다.

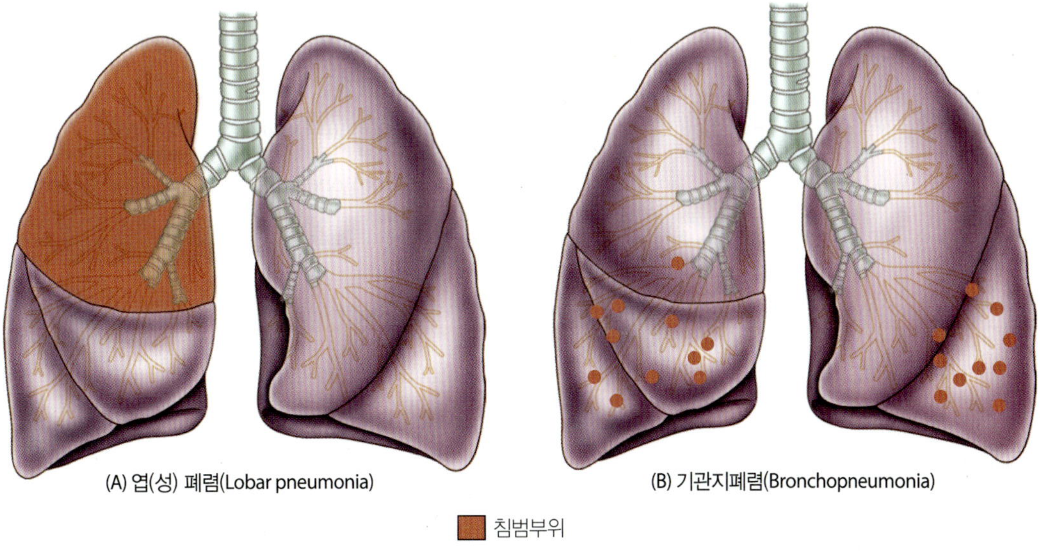

그림 15-15 두 가지 종류의 폐렴. A. 엽성 폐렴은 폐엽을 경화시킴. B. 기관지 폐렴은 세기관지 주변에서 경화가 발생한다.

15.9 유사어와 유음어

다음은 유사어와 유음어이다. 각 단어의 철자와 정의를 학습한 후 복습문제에 답하시오.

표 15-1 유사어와 유음어

용어	우리말	의미
breath	호흡	(BREHTH) air taken into the lungs (noun)
breathe	호흡하다. 숨쉬다	(BREETH) to take air into the lungs (verb)
expiration	날숨(호기)	to breathe out from the lung
inspiration	들숨(흡기)	to draw air into the lungs
perfusion	관류	to pour through (to perfuse blood through blood vessels)
profusion	풍부한, 많은	abundance; excess
hoarse	쉰목소리	harsh and rough in sound
horse	말	a four-legged, hoofed animal
course	과정	sequence of events
coarse	거친, 상스러운	rough; abrasive
intracostal	갈비뼈내	within the ribs
intercostal	갈비뼈사이(늑간)	between the ribs
infracostal	갈비뼈아래	below the ribs
mucous(형용사)	점액의	pertaining to mucus. Mucous (adjective) describes membrane (noun). For example mucous membrane.
mucus(명사)	점액	thick, sticky substance secreted from mucous membrane
rales	수포음	abnormal crackling sound heard on respiration
rails	난간	a bar extending from one support to another to form a railing or guardrail

15.10 복습문제

연습문제 15-1 유사어와 유음어

다음 문장을 읽고 올바르게 완성할 수 있도록 괄호 안의 의학용어에 동그라미 하시오(표 15-1 참조).

1. On examination there was decreased (**breath/breathe**) sounds in the lower third of the right lung.

2. The patient has recurring pain when he tries to (**breath/breathe**).

3. (**Inspiratory/Expiratory**) wheezing was noted when the patient took a deep (**breath/breathe**).

4. The head injury caused a (**perfusion/profusion**) of blood.

5. The lung scan showed normal (**profusion/perfusion**) of blood through the lungs.

6. The child was seen two days ago, and at that time had a barky cough and sounded (**hoarse/horse**).

7. The disease took its normal (**course/coarse**), and the patient was discharged seven days following admission.

8. Chest x-ray showed the lung tissue to be (**course/coarse**) and granular.

9. Lungs were noted to have (**rails/rales**) at the left base with decreased (**breath/breathe**) sounds.

10. Place the (**rales/rails**) in the upright position.

11. The patient was seen in the emergency room coughing up (**mucous/mucus**) and vomiting blood.

12. On examination, the (**mucus/mucous**) membrane showed redness and scarring.

연습문제 15-2 의학용어 구성요소와 의미 연결하기

A열의 용어요소와 B열의 의미를 맞게 연결하시오.

	A	B
______	1. ox/o	A. pertaining to
______	2. -ectasis	B. diaphragm
______	3. pector/o	C. voice
______	4. phren/o	D. straight
	5. oligo-	E. normal
______	6. pulmon/o	F. nose
______	7. rhin/o	G. oxygen
______	8. -ar	H. dilation
______	9. eu-	I. chest
______	10. ortho-	J. few; scanty
______	11. -phonia	K. lung
______	12. -pnea	L. pulse
______	13. -sphyxia	M. breathing

연습문제 15-3 연결하기 - 호흡기 구조

A열의 구조와 B열의 설명을 맞게 연결하시오.

	A	B
______	1. cilia	A. exchanges oxygen and carbon dioxide
______	2. olfactory neurons	B. prevents food from entering the respiratory tract
______	3. pharynx	C. nostrils
______	4. paranasal sinuses	D. mucus and other matter ejected from the mouth
______	5. larynx	E. throat
______	6. alveoli	F. filters out dust particles
______	7. trachea	G. voice box
______	8. sputum	H. windpipe
______	9. epiglottis	I. warms and moistens air
______	10. nares	J. sense of smell

연습문제 15-4 호흡기 질환

다음 설명에 가장 알맞은 질환을 용어 목록에서 고르시오.

pneumoconiosis

asthma

atelectasis

tuberculosis

croup

emphysema

pleurisy

pneumonia

bronchiectasis

cystic fibrosis

1. Bronchospasm resulting in airway obstruction ______

2. Overexpansion of the alveoli ______

3. Inflammation of the pleura ______

4. Widening of the bronchi traps mucus in the bronchial tubes, causing obstructed airflow

____

5. Inflammation of the lung ____________________

6. Inflammation of the larynx, trachea, and bronchus in young children ____________________

7. Incomplete expansion of the alveoli ____________________

8. A genetic disease involving the lungs, pancreas, and sweat glands ____________________

9. Caused by a type of *Mycobacterium* ____________________

10. Accumulation of dust particles in the lungs ____________________

연습문제 15-5 명칭 표시하기 - 기도

다음 신체구조 용어를 사용하여 그림 15-16의 빈칸과 다음 번호의 빈칸에 각각 쓰시오.

alveoli

bronchiole

diaphragm

larynx

left bronchus

nares

nasal cavity

pharynx

right bronchus

right lung

trachea

1. ____________________
2. ____________________
3. ____________________
4. ____________________
5. ____________________
6. ____________________
7. ____________________
8. ____________________

9. ______________________________

10. ______________________________

11. ______________________________

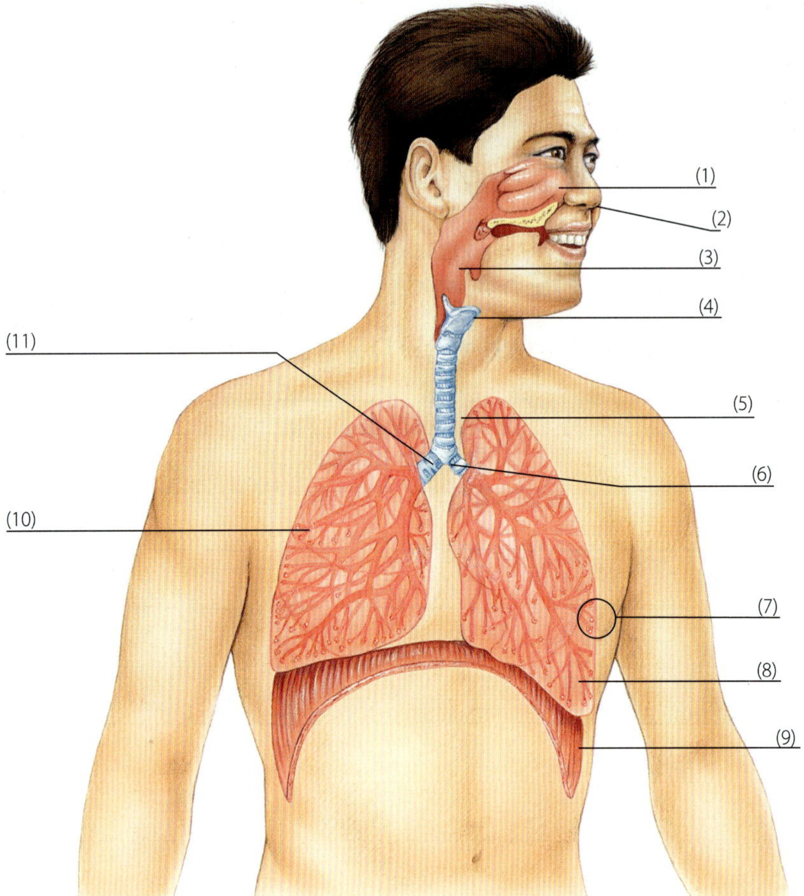

그림 15-16 호흡기계의 구조

연습문제 15-6 정의-구조

빈칸에 다음 용어의 우리말과 그 뜻을 쓰시오.

1. **upper respiratory tract** ______________________________
2. **paranasal sinuses.** Name four paranasal sinuses. ______________________________

   ____

   ____
3. **olfactory neurons** ______________________________
4. **mediastinum** ______________________________
5. **nasal septum** ______________________________
6. **nares** ______________________________
7. **pulmonary capillaries** ______________________________
8. **alveoli** ______________________________
9. **mucous** ______________________________
10. **mucus** ______________________________

연습문제 15-7 정의-용어 학습

다음 용어의 우리말과 그 뜻을 쓰시오.

1. **bronchodilator** ______________________________
2. **mucolytic** ______________________________
3. **phrenic** ______________________________
4. **pulmonary edema** ______________________________
5. **otorhinolaryngology** ______________________________
6. **rhinorrhea** ______________________________
7. **stethoscope** ______________________________
8. **thoracotomy** ______________________________
9. **aphonia** ______________________________
10. **dysphonia** ______________________________
11. **orthopnea** ______________________________
12. **bradypnea** ______________________________
13. **hemoptysis** ______________________________

14. asphyxia ______________________________

15. nasopharyngeal ______________________________

16. eupnea ______________________________

17. oligopnea ______________________________

18. tonsillitis ______________________________

연습문제 15-8 의학용어 만들기

Ⅰ. 접미사 -pnea을 사용하여 다음 정의에 맞는 의학용어를 작성하시오.

a. fast breathing ______________________________

b. breathing only in the upright position ______________________________

c. no breathing ______________________________

d. slow breathing ______________________________

e. infrequent breathing ______________________________

f. abnormal increase in depth and rate of breathing ______________________________

g. difficult breathing ______________________________

h. normal breathing ______________________________

Ⅱ. rhin/o을 사용하여 다음 정의에 맞는 의학용어를 작성하시오.

a. discharge from the nose ______________________________

b. surgical reconstruction of the nose ______________________________

Ⅲ. trache/o을 사용하여 다음 정의에 맞는 의학용어를 작성하시오.

a. new opening into the trachea ______________________________

b. process of cutting into the trachea ______________________________

c. pertaining to within the trachea ______________________________

Ⅳ. -thorax를 사용하여 다음 정의에 맞는 의학용어를 작성하시오.

a. blood in the pleural cavity ______________________________

b. pus in the pleural cavity ______________________________

c. water in the pleural cavity ______________________________

d. air in the pleural cavity ______________________________

연습문제 15-9 의무기록에 적힌 의학용어 이해하기

필요한 경우 의학사전을 이용하여 지문에서 굵은 글씨체로 표시한 용어의 우리말과 그 뜻을 쓰시오.

This 64-year-old female with advanced **COPD** was admitted to the hospital with a five-day history of increased **dyspnea** to the point that she was **SOB** (had shortness of breath) at rest.

There was evidence of right **inferior lobe pneumonia** on x-ray. Laboratory tests including **hemoglobin** and white blood cell count were normal. **Sputum** taken from the **oropharynx** was examined for growth of **streptococci** and **staphylococci**.

a. COPD______________________________

b. dyspnea______________________________

c. SOB______________________________

d. inferior lobe pneumonia______________________________

e. hemoglobin______________________________

f. sputum______________________________

g. oropharynx______________________________

h. streptococci______________________________

I. staphylococci______________________________

연습문제 15-10 철자

다음 단어에서 철자가 틀린 부분에 동그라미하고 빈칸에 바르게 쓰시오.

1. diaphram______________________________

2. epiglottis______________________________

3. dispnea______________________________

4. plurisy______________________________

5. mediastinum______________________________

6. stethoscope______________________________

7. tackypnea______________________________

8. emphysema______________________________

9. plural cavity______________________________

10. asphixia______________________________

15.11 발음과 철자

1. 웹사이트에서 제공된 오디오 파일로 각 용어를 듣는다.
2. 각 용어를 주의하여 따라 발음한다.
3. 각 용어의 철자를 빈칸에 적는다.

용어	발음	철자
adenoidectomy	**ad**-eh-noid-**ECK**-toh-mee	
alveoli	al-**VEE**-oh-lye	
asthma	**AZ**-mah	
atelectasis	**at**-eh-**LECK**-tah-sis	
bradypnea	**brad**-ip-**NEE**-ah	
bronchiectasis	**brong**-kee-**ECK**-tah-sis	
bronchiole	**BRONG**-kee-ohl	
bronchitis	brong-**KYE**-tis	
bronchodilator	**brong**-koh-**DYE**-lay-tor	
bronchus	**BRONG**-kus	
cilia	**SIL**-ee-ah	
croup	**KROOP**	
diaphragm	**DYE**-ah-fram	
dysphonia	dis-**FOH**-nee-ah	
emphysema	**em**-fih-**SEE**-mah	
empyema	**em**-pye-**EE**-mah	
endotracheal	**en**-doh-**TRAY**-kee-al	
epiglottis	**ep**-ih-**GLOT**-is	
eupnea	yoop-**NEE**-ah	
hemothorax	**hee**-moh-**THOR**-acks	
hydrothorax	**high**-droh-**THOR**-acks	
hyperpnea	**high**-perp-**NEE**-ah	
hypoxia	high-**POCK**-see-ah	
laryngotracheobronchitis	lah-**ring**-goh-**tray**-kee-oh-brong-**KYE**-tis	
mediastinal	**me**-dee-as-**TYE**-nal	

용어	발음	철자
larynx	**LAR**-inks	
mucolytic	**myoo**-koh-**LIH**-tick	
nares	**NAH**-reez	
olfactory	ol-**FACK**-toh-ree	
oligopnea	**ol**-ih-**GOP**-nee-ah	
orthopnea	**or**-thop-**NEE**-ah	
otorhinolaryngology	**oh**-toh-**rye**-noh-**lar**-in-**GOL**-oh-jee	
pharynx	**FAR**-inks	
pleura	**PLOOR**-al	
pleurisy	**PLOOR**-ih-see	
pneumonia	noo-**MOH**-nee-ah	
stethoscope	**STETH**-oh-skope	
tonsillectomy	**ton**-sih-**LECK**-toh-mee	
trachea	**TRAY**-kee-ah	
tracheostomy	**tray**-kee-**OS**-toh-mee	

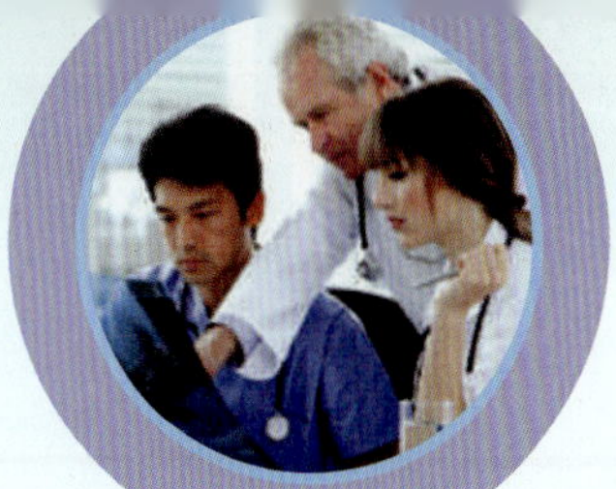

CHAPTER 16

비뇨기계

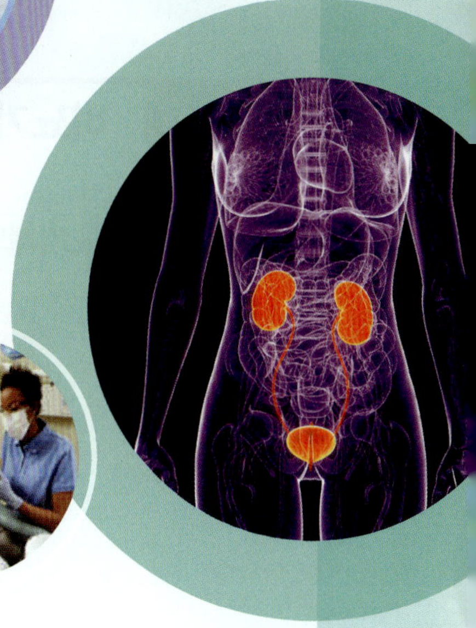

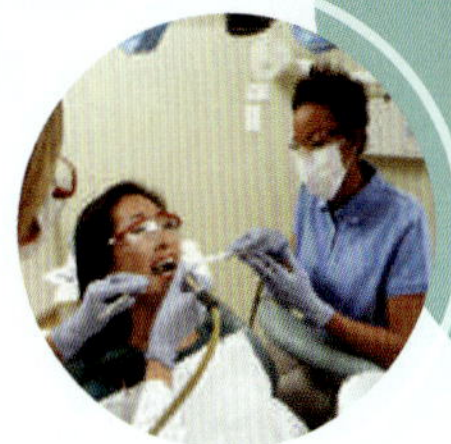

이 장의 구성

16.1 비뇨기계의 주요 기관
16.2 비뇨기계의 구조와 기능
16.3 콩팥에서의 소변형성
16.4 새로운 어근, 접미사, 접두사
16.5 용어 학습
16.6 비뇨기계 질환
16.7 유사어와 유음어
16.8 복습문제
16.9 발음과 철자

학습 목표

이 장을 학습하고 복습문제를 푼 후, 다음을 할 수 있어야 한다.

1. 비뇨기계의 기관 명칭과 위치를 설명할 수 있다.
2. 콩팥, 요관, 방광 그리고 요도의 구조와 기능을 설명할 수 있다.
3. 콩팥에서 소변이 어떻게 생성되는지 설명할 수 있다.
4. 비뇨기계와 관련한 의학용어를 발음하고, 철자를 알고, 정의하고 쓸 수 있다.
5. 비뇨기계의 일반적인 질병을 설명할 수 있다.
6. 듣고, 읽고, 학습하면 말하고 쓸 수 있다.

소개

앞 장에서 혈액이 각 세포에 산소를 공급할 때 이산화탄소와 다른 노폐물도 흡수한다는 것을 학습했다. 호흡과정을 통해 이산화탄소는 혈액에서 폐포로 이동한 다음 날숨을 통해 배출되고, 다른 노폐물은 혈액을 따라 비뇨기계로 와서 노폐물을 걸러 내고 소변으로 배설된다.

16.1 비뇨기계의 주요 기관

학습문제: 비뇨기계의 주요 기관

다음 단어들을 그림 16-1의 빈칸에 쓰시오. 이해를 돕기 위해, 단어 옆의 숫자는 그림의 위치를 알려주고 있으며, 각 명칭을 적을 때는 반드시 발음을 하고, 만약 발음이 어려운 단어라면 여러 번 반복해서 연습한다.

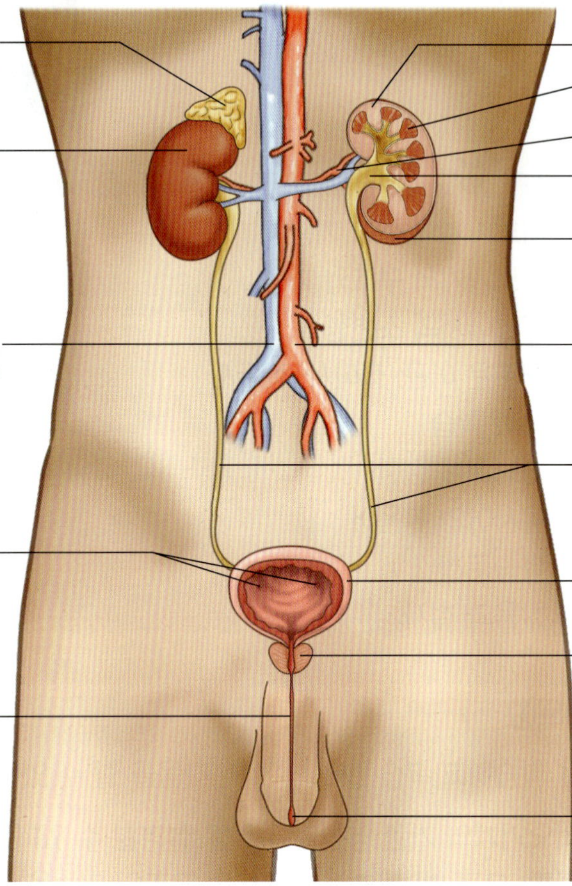

그림 16-1 비뇨기계 주요 기관.

1. **right** kidney[**KID**-nee]
2. ureters[yoo-**REE**-terz]
3. urinary bladder[**YOO**-rih-**nar**-ee **BLAH**-der]
4. urethra[yoo-**REE**-thrah]

비뇨기계는 그림 16-1에 있으며 두 개의 콩팥, 요관, 그리고 하나의 방광, 요도로 구성되어 있다.

16.2 비뇨기계의 구조와 기능

콩팥(신장, Kidneys)

콩팥은 콩(bean) 모양으로 성인의 주먹만한 크기이며 배(abdomen)뒤쪽, 요추(lumbar vertebrae) 옆에 위치한다. 콩팥은 혈액을 여과해서 노폐물을 제거하는데, 이 노폐물은 물과 결합하여 소변(**urine**[**YOO**-rin])으로 배출된다. 콩팥에서 생성된 소변은 콩팥입구인 콩팥깔대기(신우, **renal pelvis**[**REE**-nal **PEL**-vis])로 흘러들어간다. 콩팥은 또한 체내 전해질, 체액 및 산의 균형을 유지하는데, 나트륨(Na^+), 칼륨(K^+) 그리고 칼슘(Ca^{2+})과 같은 전해질은 근육 및 신경 기능에 매우 중요하다. 이 전해질 수치가 너무 높으면 콩팥은 이를 소변으로 배출하고, 신체에 부족할 때는 체내로 다시 재흡수한다.

요관, 방광, 요도(Ureters, Bladder, and Urethra)

그림 16-1에서 보듯이 요관(ureters)은 길고 가는 관으로 방광이라는 주머니(낭)에 연결되어 있으며 소변은 지속적으로 요관을 지나 방광으로 흐른다. 소변은 방광벽에 있는 요관구멍(ureteral orifices[**OR**-ih-fis-ez])을 통해 방광(urinary bladder)으로 들어가서 저장되어 있다가 방광이 차면 요도(urethra)로 가서 배출된다. 방광을 비우는 활동을 배뇨(**voiding**, **urination**, **micturition**[**mick**-too-RIH-shun])라고 하며, 신경계에 의해 조절된다. 신경계 질환에 의한 방광의 기능장애를 신경인성 방광(**neurogenic**[**noor**-oh-**JEN**-ick] **bladder**)이라 한다. 요도(그림 16-1)는 신체 밖으로 소변을 배출하는데, 여성의 요도는 약 4.1cm, 남성은 약 20.3cm로 음경(penis)까지 이어지며, 남성의 요도는 정자를 이동시키는 생식기계의 일부이기도 하다. 요도의 외부 개구부를 요도구(**urinary meatus**[mee-**AY**-tuss])라고 한다.

요 약

콩팥(kidneys)
혈액을 여과해서 요생성, 노폐물 배설
콩팥에서 소변이동 → 요관(ureters) → 방광(urinary bladder) → 요도(urethra) → 몸 밖으로 나감

전해질(electrolytes)
sodium, potassium, calcium

기능(function)
근육과 신경 기능의 작용으로 배뇨가 이루어짐.

학습문제: 콩팥, 요관, 방광, 요도

괄호 안의 알맞은 답을 고르시오.

1. The (bladder/ureter/urethra) is a long, narrow tube extending from the kidney for the passage of urine.
2. Urine is stored in the (ureter/urethra/bladder/kidney).
3. The (kidneys/ureters/bladder/urethra) filter waste products from the blood.
4. All blood goes to the (kidneys/ureters/bladder/urethra).
5. The (kidneys/ureters/bladder/urethra) is (are) part of the male reproductive system.

정답: 1. ureter. 2. bladder. 3. kidneys. 4. kidneys. 5. urethra.

16.3 콩팥에서의 소변형성

각 콩팥 안에는 약 백만개의 신장세포인 신원(네프론, **nephrons**[**NEF**-ronz])이 있다(그림 16-2). 이 미세한 구조물이 혈액을 여과해서 소변을 형성한다. 그림 16-2B에서 손가락으로 콩팥을 거쳐 혈액의 흐름을 따라가 보라. 네프론(nephron)의 첫 번째 부위인 토리(사구체, **glomerulus**[gloh-**MER**-yoo-luss])에서 노폐물과 불필요한 영양소를 걸러낸 후 혈액은 다시 혈관을 거쳐 심장으로 돌아가고, 필요없는 물질은 물과 결합하여 소변을 형성해서 집합관(collecting ducts), 요관 그리고 요도를 거쳐 몸 밖으로 배출된다. 혈관이 네프론주위를 싸고 있다는 것을 명심하라. 이를 세뇨관주위 모세혈관(**peritubular capillaries**)이라 하며, 네프론에 혈관이 최대한 근접해 있어 노폐물과 영양분이 쉽게 이동할 수 있다.

요 약

신원(네프론, nephron)은 혈액에서 필요 없는 물질을 걸러낸다.
걸러진 깨끗한 혈액은 혈관속에 남아서 심장으로 되돌아간다.
필요없는 물질은 콩팥에 남아서 소변으로 배출된다.

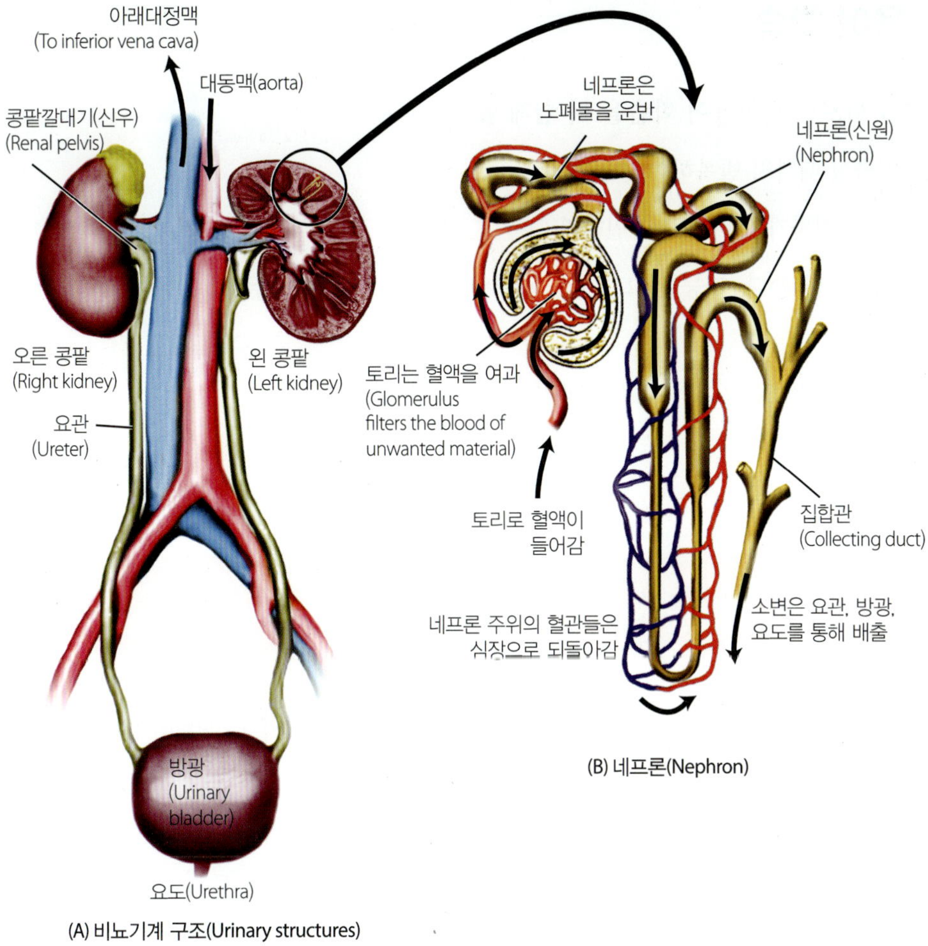

그림 16-2 네프론(The nephron): 콩팥단위(신장세포)

16.4 새로운 어근, 접미사, 접두사

이장의 용어를 학습할 때 다음의 추가된 어근을 사용한다.

어근	의미
noct/o	밤(night)
urin/o	소변(urine)

16.5 용어 학습

다음 제시사항을 따르면 의학용어 학습을 더 쉽게 할 수 있다.

1. 단어가 익숙할 때까지 반복하여 발음하라.
2. 단어를 쓰고, 철자가 올바른지 확인하라.
3. 뜻과 의미도 함께 쓴다. 가능한 그 단어와 관련있는 단어, 생각, 그림은 그 단어를 기억하는데 도움이 될 것이다.
4. 여기서 배운 방법으로 용어의 구조를 분석하라.

어근

어근 cyst/o(vesic/o 참조)		의미 방광; 주머니(bladder; cyst)
용어	**용어분석**	**정의**
cystitis [sis-**TYE**-tis]	-itis = 염증(inflammation)	방광염(방광의 염증)
cystocele [**SIS**-toh-seel]	-cele = 탈장; 장기가 돌출되거나 위치가 바뀜(hernia; protrusion or displacement of an organ)	방광탈출증(질의 앞쪽벽이 방광과 함께 질 바깥으로 빠져나온 상태)
cystopexy [**SIS**-toh-**peck**-see]	-pexy = 외과적 고정(surgical fixation)	방광고정(술)(배벽에 방광의 외과적 고정)
cystoscopy [sis-**TOS**-koh-pee]	-scopy = 눈으로 보는 검사과정(process of visually examining)	방광경, 방광내시경검사(방광을 육안으로 검사하는 과정, 그림 16-3)

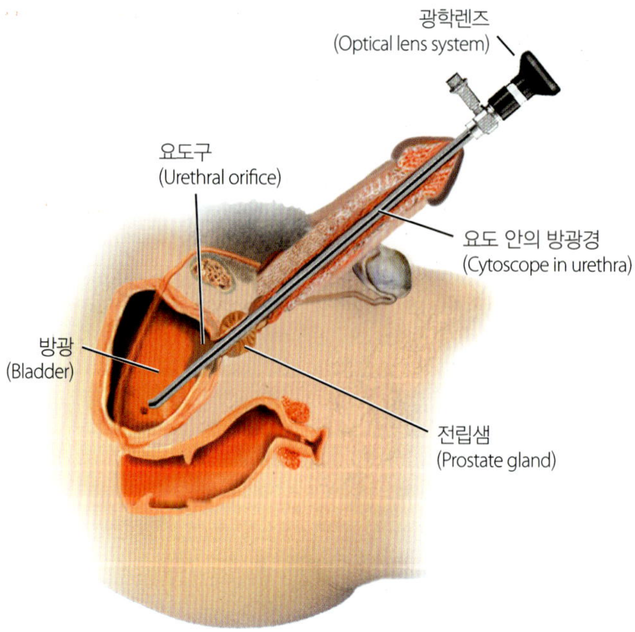

그림 16-3 방광경 검사(cystoscopy).

용어	용어분석	정의
polycystic kidneys [**pol**-ee-**SIS**-tick]	-ic = 에 관한(pertaining to) poly- = 많은(many) 이 용어에서는 어근(In this term, the root) cyst/o = 낭, 주머니(cyst)	뭇주머니콩팥, 다낭신장(주머니(낭)가 정상 콩팥조직을 대체함. 콩팥조직에 많은 주머니를 가지고 있어 콩팥이 제기능을 하지 못하고 콩팥 기능상실이 발생함, 그림 16-4)

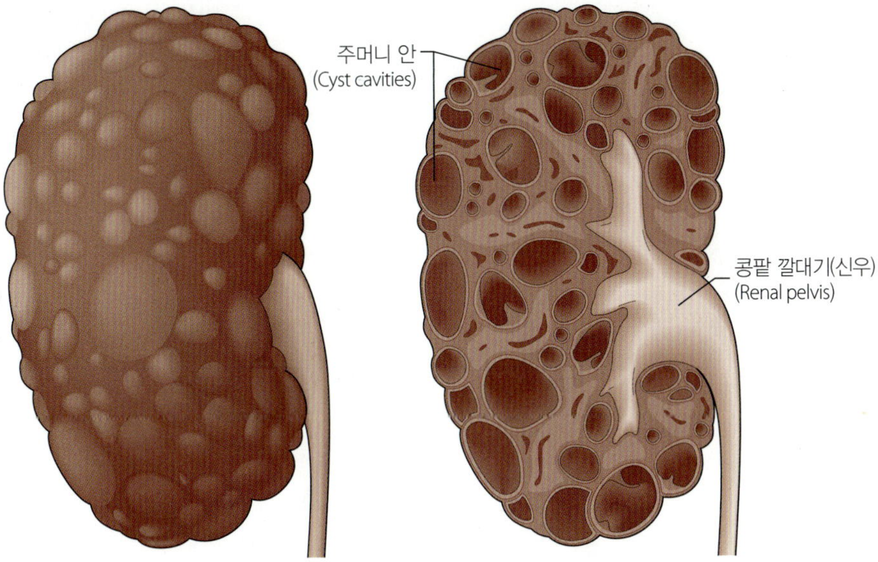

그림 16-4 뭇주머니콩팥(다낭신장)

어근	의미
glomerul/o	**토리(사구체, glomerulus; 혈액 여과 작용)**

용어	용어분석	정의
glomerulonephritis [gloh-**mer**-yoo-loh-neh-**FRY**-tis]	-itis = 염증(inflammation) nephr/o = 콩팥(kidney)	토리콩팥염(사구체신염, 토리 즉 사구체와 콩팥의 염증)

어근	의미
meat/o	**구멍(meatus, 요도 끝의 구멍)**

용어	용어분석	정의
meatotomy [**mee**-ah-**TOT**-oh-mee]	-tomy = 절개(process of cutting)	요도구절개(술)(요도구를 넓히기 위해 절개하는 과정)

어근 nephr/o(ren/o 참조)		의미 콩팥(kidney)
용어	**용어분석**	**정의**
hydronephrosis [**high**-droh-neh-**FROH**-sis]	-osis = 비정상적인 상태(abnormal condition) hydr/o = 물(water)	물콩팥증(수신증, 콩팥깔대기에 소변이 축적된 것으로 요관이 막혀서 소변이 흘러가지 못해 신장으로 역류되어 발생. 이러한 막힘현상은 결석이나 요관 협착이 원인이다. 그림 16-5)

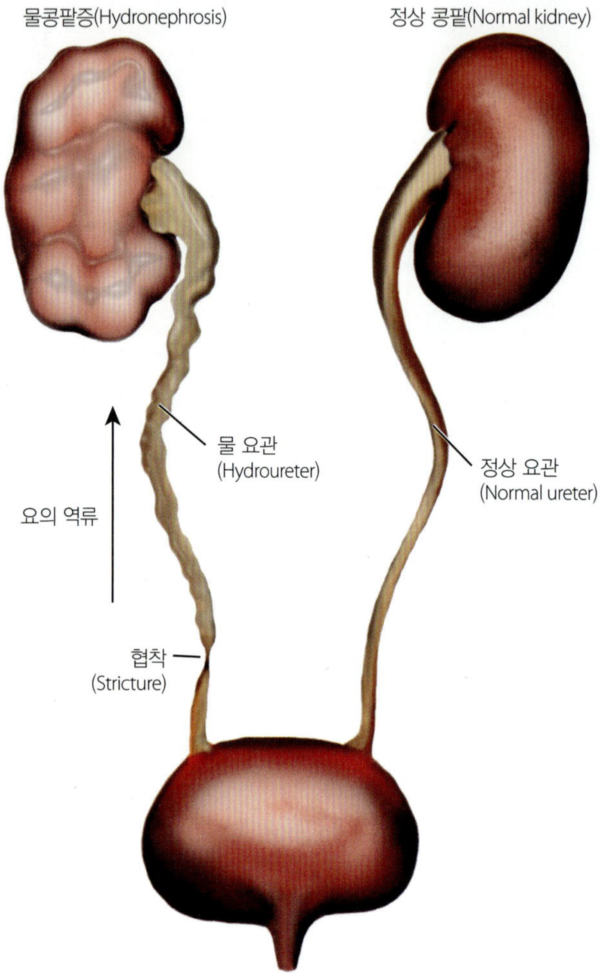

그림 16-5 물콩팥증(수신증, Hydronephrosis).

용어	용어분석	정의
nephrolithiasis [**nef**-roh-lih-**THIGH**-ah-sis]	-iasis = 비정상적인 상태(abnormal condition) lith/o = 돌(stones)	콩팥돌증(신석증, 콩팥에 돌이 있는 것으로, 신장결석(renal calculi)이라고도 함. 그림 16-6)

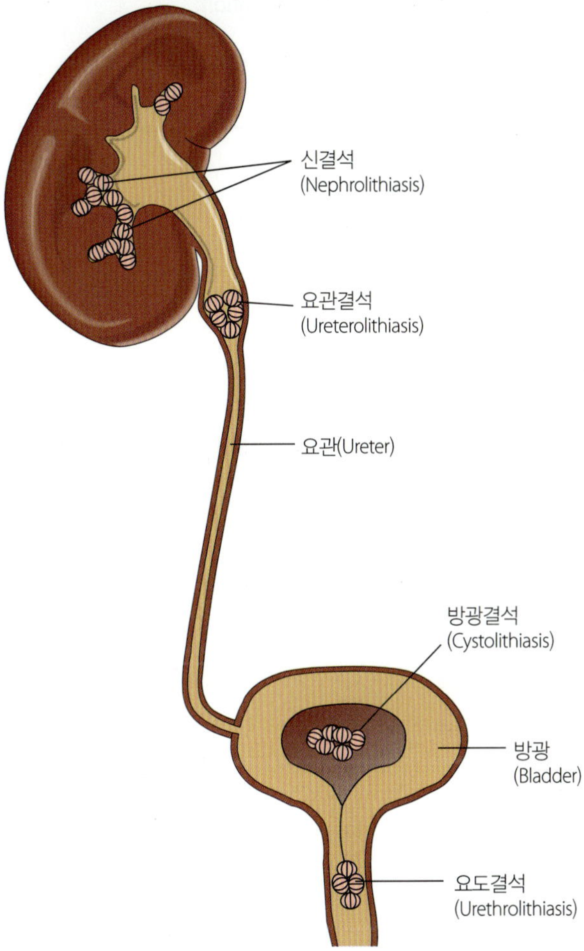

그림 16-6 요로계 결석(Stones along the urinary tract).

어근 pyel/o		의미 콩팥깔대기; 신우(renal pelvis; kidney pelvis)
용어	용어분석	정의
intravenous pyelogram (IVP) [**in**-trah-**VEE**-nus **PYE**-eh-loh-gram]	-ous = 의(pertaining to) intra- = 안의(within) ven/o = 정맥(vein) -gram = 기록(record)	정맥깔때기조영(신우조영술, 조영제를 넣어 콩팥과 요관의 x-ray 촬영. 조영제는 대조도를 좋게해서 가시성을 향상시킴)
pyelonephritis [**pye**-eh-loh-neh-**FRY**-tis]	-itis = 염증(inflammation) nephr/o = 콩팥(kidney)	깔때기콩팥염(신우신염, 요로감염으로 콩팥깔때기와 콩팥의 염증)

어근 ren/o		의미 콩팥(kidney)
용어	용어분석	정의
renal hypoplasia [**REE**-nal **high**-poh-**PLAY**-zee-ah]	-al = ~의(pertaining to) -plasia = 형성; 발달(formation; development) hypo- = 아래; 정상 이하; 부족(under; below normal; deficient)	콩팥 형성저하증

어근 ureter/o		의미 요관(ureter)
용어	용어분석	정의
ureteral [yoo-**REE**-ter-al]	-al = ~의(pertaining to)	요관의
ureterectasis [yoo-**ree**-ter-**ECK**-tah-sis]	-ectasis = 확장; 늘어남; 넓어짐 (dilation; stretching; widening)	요관확장증(요관의 확장)
ureterorrhagia [yoo-**ree**-ter-oh-**RAY**-jee-ah]	-rrhagia = 출혈; 터져 나옴 (hemorrhage; bursting forth)	요관출혈

어근 urethr/o		의미 요도(urethra)
용어	용어분석	정의
transurethral [**tranz**-yoo-**REE**-thral]	-al = ~의(pertaining to) trans- = 통하여; 가로질러(through; across)	요도경유의
urethropexy [yoo-**REE**-throh-**peck**-see]	-pexy = 외과적 고정(surgical fixation)	요도고정술(요도를 주변 조직에 외과적으로 고정하는 것)
urethrostenosis [yoo-**ree**-troh-steh-**NOH**-sis]	-stenosis = 좁아진(narrowing)	요도협착증

어근 ur/o		의미 요로; 소변; 배뇨(urinary tract; urine; urination)
용어	용어분석	정의
uremia [yoo-**REE**-mee-ah]	-emia = 혈액 상태(blood condition)	요독증(혈액에 노폐물이 축적되는 것으로 질소혈증(**azotemia**[**az** oh **TEE**-mee-ah])이라고도 하며, 노폐물이 콩팥에 쌓여 콩팥기능이 상실되는 독성상태)

용어	용어분석	정의
urologist [yoo-**ROL**-ah-jist]	-logist = 학자(specialist)	비뇨기과 전문의(여성의 비뇨기계 그리고 남성의 비뇨기계와 생식기계 전문가)
urogram [**YOO**-roh-gram]	-gram = 기록(record)	요로조영사진(요로계의 X선 사진, 그림 16-7)

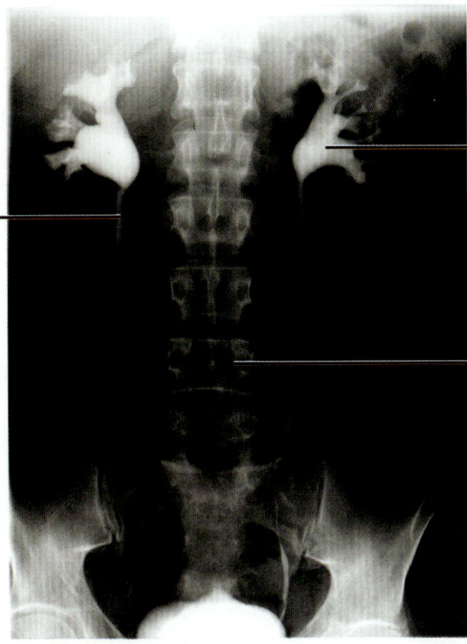

그림 16-7 콩팥과 요관을 보여주는 요로조영사진.

어근	의미
vesic/o	**방광(bladder)**

용어	용어분석	정의
vesical [**VES**-ih-kal]	-al = ~의(pertaining to)	방광의(방광에 관한)
vesicovaginal fistula [**vess**-ih-koh-**VAH**-jih-nal **FISS**-tyoo-lah]	-al = ~의(pertaining to) vagin/o = 질(vagina) fistula = 비정상 통로(abnormal passage)	방광질샛길(방광과 질 사이의 비정상적인 통로, 그림 16-8)

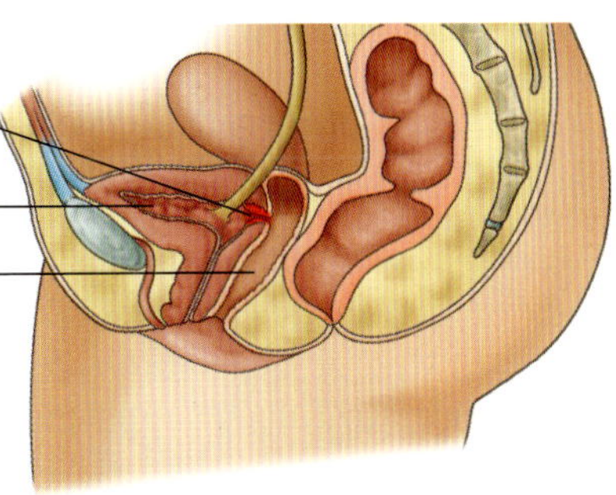

그림 16-8 방광질샛길로 인해 방광에서 질로 소변이 비정상적으로 흐름.

기억 요령

vesic**al**과 vesi**cle**을 혼동하면 안된다. vesical은 "방광의"의 뜻이고, vesicle은 "액체가 찬 작은 주머니; 물집(수포, blister)"을 의미한다.

접미사

접미사 —lysis		의미 분리; 분해; 파괴(separation; breakdown; destruction)
용어	용어분석	정의
dialysis [dye-**AL**-ih-sis]	dia- =통하여; 완전한(through; complete)	투석(콩팥이 제기능을 못해 기계가 콩팥 기능을 대신하는 것(그림 16-9); 혈액투석, hemodialysis[**hee**-moh-dye-**AL**-ih-sis]

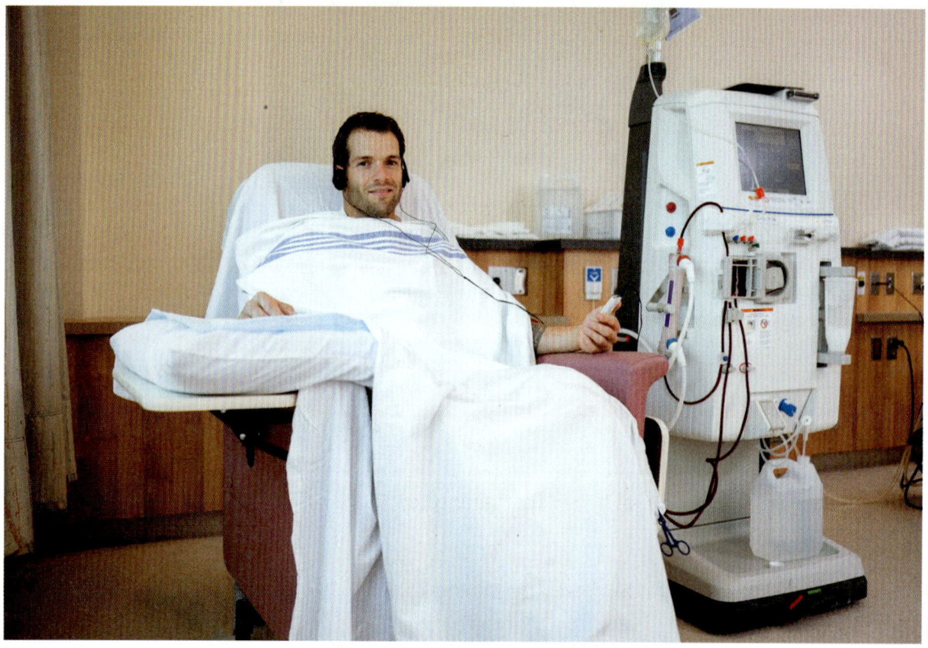

그림 16-9 혈액투석. 콩팥이 제 기능을 하지 못할 때 콩팥기능을 기계가 대신함. 기계가 환자의 피를 여과되면 혈액은 다시 환자 몸으로 들어감.

용어	용어분석	정의
urinalysis [**yoo**-rih-**NAL**-ih-sis]	urin/o = 소변(urine) ana- = 따로, 떨어진(apart)	요검사(요분석, 소변의 성분 분석)

접미사 –tripsy		의미 부수(crushing)
용어	**용어분석**	**정의**
lithotripsy [**LITH**-oh-**trip**-see]	lith/o = 결석, 돌(stone; calculus)	돌깸술, 쇄석술(비수술적 치료로, 콩팥돌을 잘게 부수는 것. 체외충격파쇄석술(**Extracorporeal**[**ex**-trah-kor-**por**-ee-al] **shock wave** lithotripsy)은 초음파를 사용해서 돌을 분쇄해 소변이 배출될 수 있게 해준다. Extracorporeal은 체외를 의미(그림 16-10).

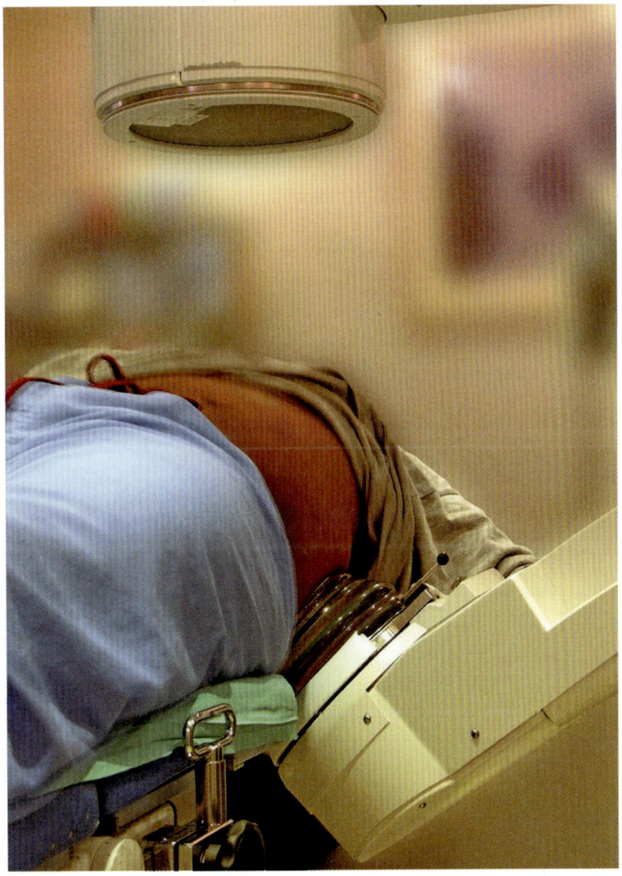

그림 16-10 체외충격파쇄석술(extracorporeal shockwave lithotripsy)은 결석을 분쇄하기 위해 초음파를 이용한다.

접미사 –uria		의미 소변; 배뇨(urine; urination)
용어	용어분석	정의
anuria [ah-**NOO**-ree-ah]	an = 없음; 아님; 부족한(no; not; lack of)	무뇨(소변형성 없음): 하루 소변량이 100cc미만
dysuria [dis-**YOO**-ree-ah]	dys- = 고통스런; 나쁜; 어려운 (painful; bad; difficult)	배뇨통(고통스러운 배뇨), 배뇨곤란
hematuria [**hem**-ah-**TOO**-ree-ah]	hemat/o = 혈액(blood)	혈뇨(소변에 혈액이 섞임)
nocturia [nock-**TOO**-ree-ah]	noct/o = 밤, 야간(night)	야뇨(빈번한 야간 배뇨)
oliguria [**ol**-ih-**GOO**-ree-ah]	oligo- = 적은; 부족한(scanty; deficient; few)	소변감소, 핍뇨(배뇨 감소): 하루 소변량이 100~400cc미만
polyuria [**pol**-ee-**YOO**-ree-ah]	poly- -= 많은(many)	다뇨(다량의 소변 배설)
pyuria [pye-**YOO**-ree-ah]	py/o = 고름, 농(pus)	고름뇨, 농뇨

접두사

접두사 in–		의미 무; 없음(no; not)
용어	용어분석	정의
incontinence [in-**KON**-tih-nens]	continence = 자제(to stop)	실금, 새기(대, 소변 배설 기능에 대한 통제력 없음)

16.6 비뇨기계 질환

콩팥증후군(Nephrotic[neh–FROT–ick] Syndrome)

토리(glomeruli) 손상과 비정상적 단백질 여과를 포함하는 상태를 말한다.

정상적인 환경에서 토리는 혈액으로부터 노폐물과 과도한 수분을 여과한다. 그러나 토리가 손상되면, 빠져나가면 안되는 단백질이 여과되어 소변으로 과도한 단백질을 배출하는 고단백뇨(**hyperproteinuria**[**high**-per-**proh**-tee-**NOOR**-ee-ah])를 유발시켜 혈액 내 단백질이 감소하는 저단백혈증(**hypoproteinemia**[**high**-poh-**proh**-tee-**NEE**-mee-ah])을 초래한다. 저단백으로 인한 교질 삼투압 저하로 신체 조직에 비정상적으로 수분이 축적되는 부종

(edema) 또한 문제가 될 수 있다.

콩팥기능상실(신부전, Renal Failure)

콩팥기능이 상실된 것으로, 급성콩팥기능상실(**acute renal failure**)은 갑자기 발생하고 지속 기간도 짧다. 만성콩팥기능상실(**chronic renal failure**)은 점진적으로 진행되며 지속기간이 길다. 말기신부전(**end-stage renal disease**, ESRD)은 콩팥기능상실의 최종 단계로 적절히 치료하지 않으면 노폐물이 혈액에 쌓여서 요독증으로 사망하게 된다.

배뇨장애

요실금(Urinary Incontinence[in–KON–tih–nens])

소변의 불수의적 배출로 기침을 하거나 웃을 때 방광에 압력이 가해져서 스트레스성 실금(stress incontinence)이 발생한다. 절박 요실금은 요의를 강하고 급하게 느끼고 미쳐 화장실에 가기도 전에 급하게 소변이 새나오는 것을 말한다.

요정체(Urinary Retention)

배뇨시 방광을 완전히 비우지 못하는 상태로, 방광의 소변을 배출하기 위해서는 도뇨관(**catheterization**[**kath**-eh-ter-eye-**ZAY**-shun])을 삽입해야 하는데 이 시술은 유연한 관(catheter)을 요도를 통해 방광까지 삽입하여 소변을 제거하는 것이다(그림 16-11A, 11B).

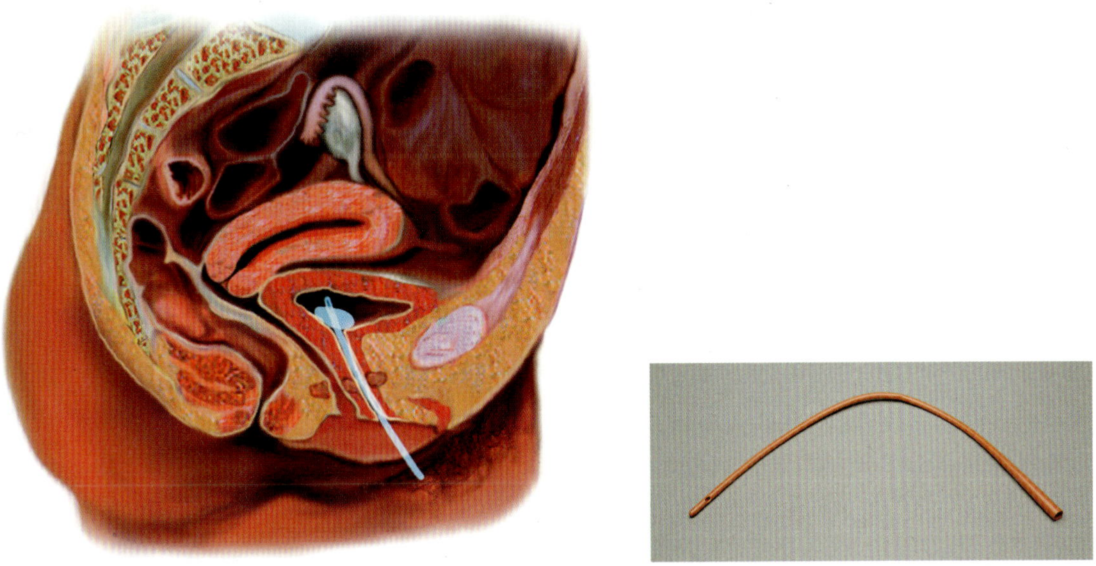

그림 16-11 도뇨관 삽입(catheterization). A. 유치도뇨 카테터를 방광 내에 삽입하여 소변을 배출. B. 단순도표 카테터(nelaton catheter).

16.7 유사어와 유음어

다음은 유사어와 유음어이다. 각 단어의 철자와 정의를 학습한 후 복습문제에 답하시오.

표 16-1 유사어와 유음어

용어	우리말	의미
anuresis	요폐증	retention of urine in the bladder
enuresis	유뇨증	bedwetting at night
creatine	크레아틴	an amino acid found in tissues, especially muscles
creatinine	크레아티닌	waste product excreted in the urine; elevated in kidney disease
ureteral	요관의	pertaining to the ureter
urethral	요도의	pertaining to the urethra
vesical(형용사)	방광의	pertaining to the bladder
vesicle(명사)	수포(물집)	blister

16.8 복습문제

연습문제 16-1 유사어와 유음어

다음 문장을 읽고 올바르게 완성할 수 있도록 괄호 안의 단어 중 알맞은 것에 동그라미 하시오(표 16-1 참조).

1. The patient complains of severe (**anuresis/enuresis**) to the point that he was wearing pads at night.
2. Mr. Chavez was admitted with glomerulonephritis. His laboratory tests showed abnormal levels of urinary (**creatine/creatinine**).
3. This woman has had three previous attacks of right (**urethral/ureteral**) pain.
4. Repeat cystoscopies resulted in multiple (**vesicals/vesicles**) in the bladder.
5. After elevation of the (**vesical/vesicle**) neck, incontinence stopped.

연습문제 16-2 용어요소와 의미 연결하기

A열의 용어요소와 B열의 의미를 맞게 연결하시오.

	A	B
______	1. dia-	A. opening at the tip of the urethra
______	2. -plasia	B. kidney
______	3. py/o	C. pus
______	4. pyel/o	D. stone
______	5. vesic/o	E. night
______	6. meat/o	F. through; complete
______	7. noct/o	G. bladder
______	8. lith/o	H. scanty
______	9. oligo-	I. formation; development
______	10. nephr/o	J. renal pelvis

연습문제 16-3 명칭 표시하기 - 요로

다음의 신체구조 명칭을 사용하여 그림 16-2의 빈칸과 다음 번호의 빈칸에 각각 쓰시오.

kidney

ureter

urethra

urinary bladder

1. ______

2. ______

3. ______

4. ______

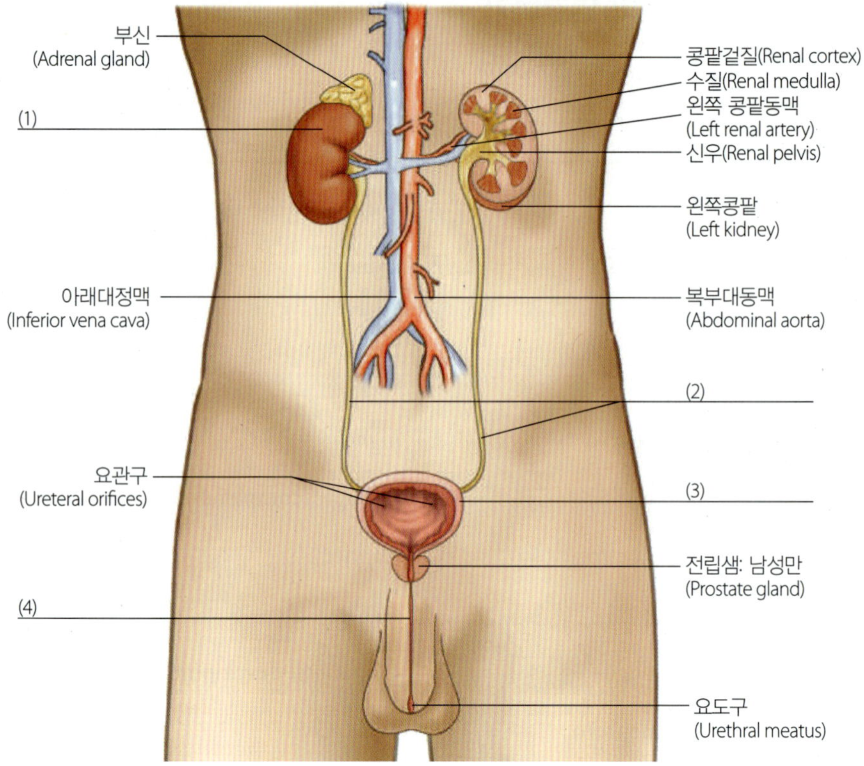

그림 16-12 비뇨계통의 주요 기관.

연습문제 16-4 정의-용어 학습

다음 용어의 우리말과 뜻을 쓰시오.

1. cystoscope ____
2. meatotomy ____
3. urethropexy ____
4. renal hypoplasia ____
5. dialysis ____
6. urethral ____
7. azotemia ____
8. anuria ____
9. dysuria ____
10. suppression ____
11. polyuria ____
12. pyuria ____
13. urologist ____

연습문제 16-5 의학용어 만들기

Ⅰ. 접미사 -uria를 사용하여 다음 정의에 맞는 의학용어를 작성하시오.

a. no urine formation ______

b. painful urination ______

c. blood in the urine ______

d. frequent urination at night ______

e. decreased (infrequent) urination ______

f. pus in the urine ______

g. excretion of large amounts of urine ______

Ⅱ. 결합형 cyst/o를 사용하여 다음 정의에 맞는 의학용어를 작성하시오.

a. inflammation of the bladder ______

b. instrument used to visually examine the inside of the bladder

______

연습문제 16-6 정의하기-비뇨기계 질환

다음 질환의 우리말과 그 뜻을 쓰시오.

1. polycystic kidneys

______

______

2. incontinence

______

______

3. nephrolithiasis

______

______

4. renal failure

______

______

5. pyelonephritis

______

____

6. urinary retention

____

____

7. nephrotic syndrome

____

____

8. neurogenic bladder

____

____

9. ureterorrhagia

____

____

10. nephroptosis

____

____

연습문제 16-7 의무기록에 적힌 의학용어 이해하기

필요한 경우 의학사전을 이용하여 지문에서 굵은 글씨체로 표시한 용어의 우리말과 그 뜻을 쓰시오.

입원 진단명(admission diagnosis): 오른 물요관증과 물콩팥증(right hydroureter and hydronephrosis)
현재 병력(History of present illness)

A 65-year-old man was admitted with abdominal pain. He had been having this pain off and on for the past two years. On admission, he was found to have **renal calculi**. A **urography** was performed that showed poor function on the right with a **hypoplastic** scarred kidney. The patient therefore underwent a **cystoscopy** and **MRI**, revealing a poorly positioned right kidney with a **stricture** involving the **distal** one-third of the ureter. The patient was admitted at this time for consideration of **nephrectomy**.

a. **hydronephrosis** ______________________________

b. **renal calculi** ______________________________

c. **urography** ______________________________

d. **hypoplastic kidney** ______________________________

e. **cystoscopy** ______________________________

f. **MRI** ____________________

g. **stricture** ____________________

h. **distal** ____________________

i. **nephrectomy** ____________________

연습문제 16-8 철자

다음 단어에서 철자가 틀린 부분에 동그라미하고, 빈칸에 바르게 쓰시오.

1. glomairulus ____________________
2. cistitis ____________________
3. retention ____________________
4. urineation ____________________
5. nephrolithiasis ____________________
6. dialisis ____________________
7. vesical ____________________
8. incontinance ____________________
9. cathaterization ____________________
10. excretion ____________________

16.9 발음과 철자

1. 웹사이트에서 제공된 오디오 파일로 각 용어를 듣는다.
2. 각 용어를 주의하여 따라 발음한다.
3. 각 용어의 철자를 빈칸에 적는다.

용어	발음	철자
anuria	ah-**NOO**-ree-ah	
bladder	**BLAH**-der	
catheterization	**kath**-eh-ter-eye-**ZAY**-shun	
cystitis	sis-**TYE**-tis	
cystoscope	**SIS**-toh-skope	
dialysis	dye-**AL**-ih-sis	
dysuria	dis-**YOO**-ree-ah	

용어	발음	철자
glomerulonephritis	glow-**mer**-yoo-loh-neh-**FRY**-tis	
glomerulus	gloh-**MER**-yoo-luss	
hematuria	**hem**-ah-**TOO**-ree-ah	
hydronephrosis	**high**-droh-neh-**FROH**-sis	
incontinence	in-**KON**-tih-nens	
intravenous pyelogram	**in**-trah-**VEE**-nus **PYE**-eh-loh-gram	
kidney	**KID**-nee	
meatotomy	**mee**-ah-**TOT**-oh-mee	
meatus	me-**AY**-tuss	
micturition	**mick**-too-**RIH**-shun	
nephrolithiasis	**nef**-roh-lith-**THIGH**-ah-sis	
nephrotic	neh-**FROT**-ick	
nocturia	nock-**TOO**-ree-ah	
oliguria	**ol**-ih-**GOO**-ree-ah	
polycystic	**pol**-ee-**SIS**-tick	
polyuria	**pol**-ee-**YOO**-ree-ah	
pyuria	pye-**YOO**-ree-ah	
renal hypoplasia	**REE**-nal **high**-poh-**PLAY**-zee-ah	
transurethral	**tranz**-yoo-**REE**-thral	
uremia	yoo-**REE**-mee-ah	
ureter	yoo-**REE**-ter	
ureteral	yoo-**REE**-ter-al	
ureterectasis	yoo-**ree**-ter-**ECK**-tah-sis	
urethra	yoo-**REE**-thrah	
urinalysis	**yoo**-rih-**NAL**-ih-sis	
urologist	yoo-**ROL**-ah-jist	

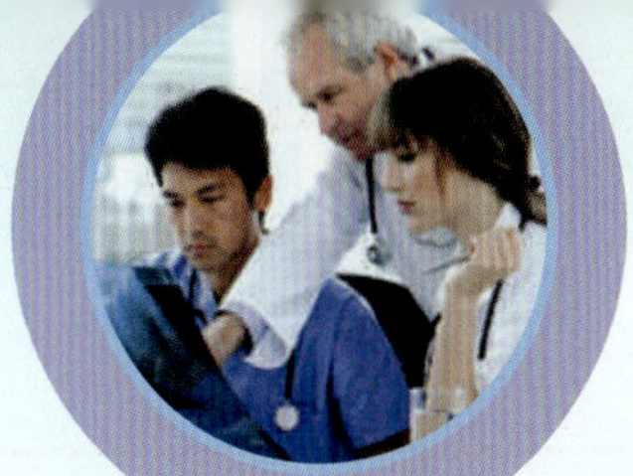

CHAPTER 17

남성 생식기계

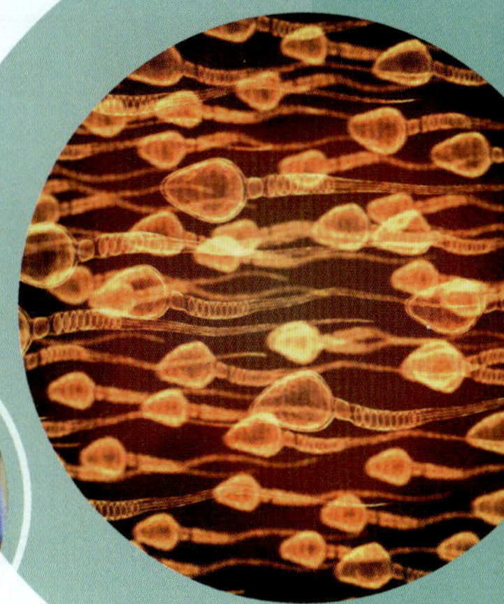

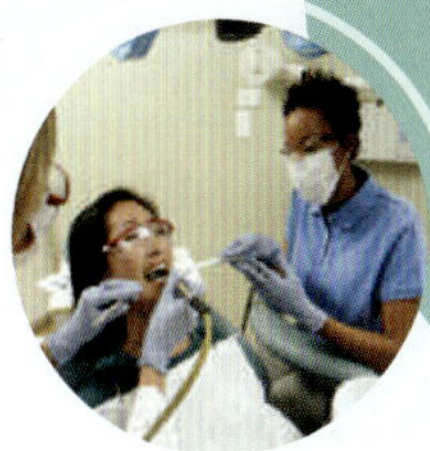

이 장의 구성

- **17.1** 남성 생식기계의 주요 기관
- **17.2** 남성 생식기계의 구조와 기능
- **17.3** 새로운 어근, 접미사, 접두사
- **17.4** 용어 학습
- **17.5** 남성 생식기계 질환
- **17.6** 유사어와 유음어
- **17.7** 복습문제
- **17.8** 발음과 철자

학습 목표

이 장을 학습하고 복습문제를 푼 후, 다음을 할 수 있어야 한다.

1. 남성 생식기계의 기관 명칭과 위치를 설명할 수 있다.
2. 남성 생식기계의 구조와 기능을 설명할 수 있다.
3. 남성생식기계와 관련한 의학용어를 발음하고, 철자를 알고, 정의하고 쓸 수 있다.
4. 남성 생식기계의 질병을 설명할 수 있다.
5. 듣고, 읽고, 학습하면 말하고 쓸 수 있다.

소개

남성 생식기계는 세 가지 중요 역할을 담당하는데, 첫째 남성의 유전자 정보가 담긴 정자를 만드는 것이고, 둘째 테스토스테론(**testosterone**[tess–**TOSS**–ter–ohn]) 호르몬 생산, 마지막으로 정자와 정액을 남성의 몸 밖으로 운반하는 것이다.

17.1 남성 생식기계의 주요 기관

학습문제 : 남성 생식기계 주요 기관

다음 단어들을 그림 17-1의 빈칸에 채워 쓰시오. 이해를 돕기 위해, 단어 옆의 숫자는 그림의 위치를 알려주고 있으며, 각 명칭을 적을 때는 반드시 발음을 하고, 만약 발음이 어려운 단어라면 여러 번 반복해서 연습한다.

1. vas deferens[**VASS DEF**-er-enz]
2. penis[**PEE**-nis]
3. glans penis[**GLANZ**]
4. testis[**TEST**-tis]
5. scrotum[**SKROH**-tum]
6. epididymis[**ep**-ih-**DID**-ih-mis]
7. bulbourethral gland[**bul**-boh-yoo-**REE**-thral **GLAND**]
8. prostate[**PROSS**-tayt]
9. ejaculatory duct[ee-**JACK**-yoo-lah-**tor**-ee **DUCT**]
10. seminal vesicle[**SEM**-ih-nal **VESS**-ih-kal]

17.2 남성 생식계통의 구조와 기능

정자는 고환(**testes**[**TESS**-tees])(단수, testis), 또는 **testicles**[**TESS**-tih-kulz](고환)에서 생성된다. 정자는 정액(**semen**[**SEE**-men])과 혼합되어 있으며, 정액은 특정 남성 생식기에서 생성된 후 생식기관을 통해 체외로 배출되는 액체이다. 남성 생식기계의 또 다른 구성 요소로는 부속 생식기관과 외부 생식기관(**external genitalia**[**jen**-ih-**TAIL**-ee-yah])이 있으며, 전체 남성 생식기계는 그림 17-1에 나와 있다.

고환(Testes)

고환은 음낭(**scrotum**[**SKROH**-tum])이라는 외피주머니에 싸여있으며 정자의 생산(**spermatogenesis**[**sper**-mah-toh-**JEN**-eh-sis])을 담당한다. 고환은 또한 남성 호르몬 테스토스테론을 생성하는데, 이 호르몬은 정자생성과 얼굴에 수염, 근육질 그리고 사춘기 음성변화와 같은 이차 남성 성징 발달에 필수적이다.

부고환, 정관, 정낭과 사정관(Epididymis, Vas Deferens, Seminal Vesicle, and Ejaculatory Duct)

손가락을 이용하여 그림 17-1B의 생식기계 전체를 따라가 보시오. 고환의 상부 표면에 꼬인 관의 형태를 하고 있는 부고환(**epididymis**[**ep**-ih-**DID**-ih-mis])에서 시작하라. 부고환은 정자를 저장하고, 정관(ductus deferens 또는 vas deferens)으로 이어진다. 정관은 방광을 둘러싸고 있으며 사정관(ejaculatory duct)을 형성하는 정낭(seminal

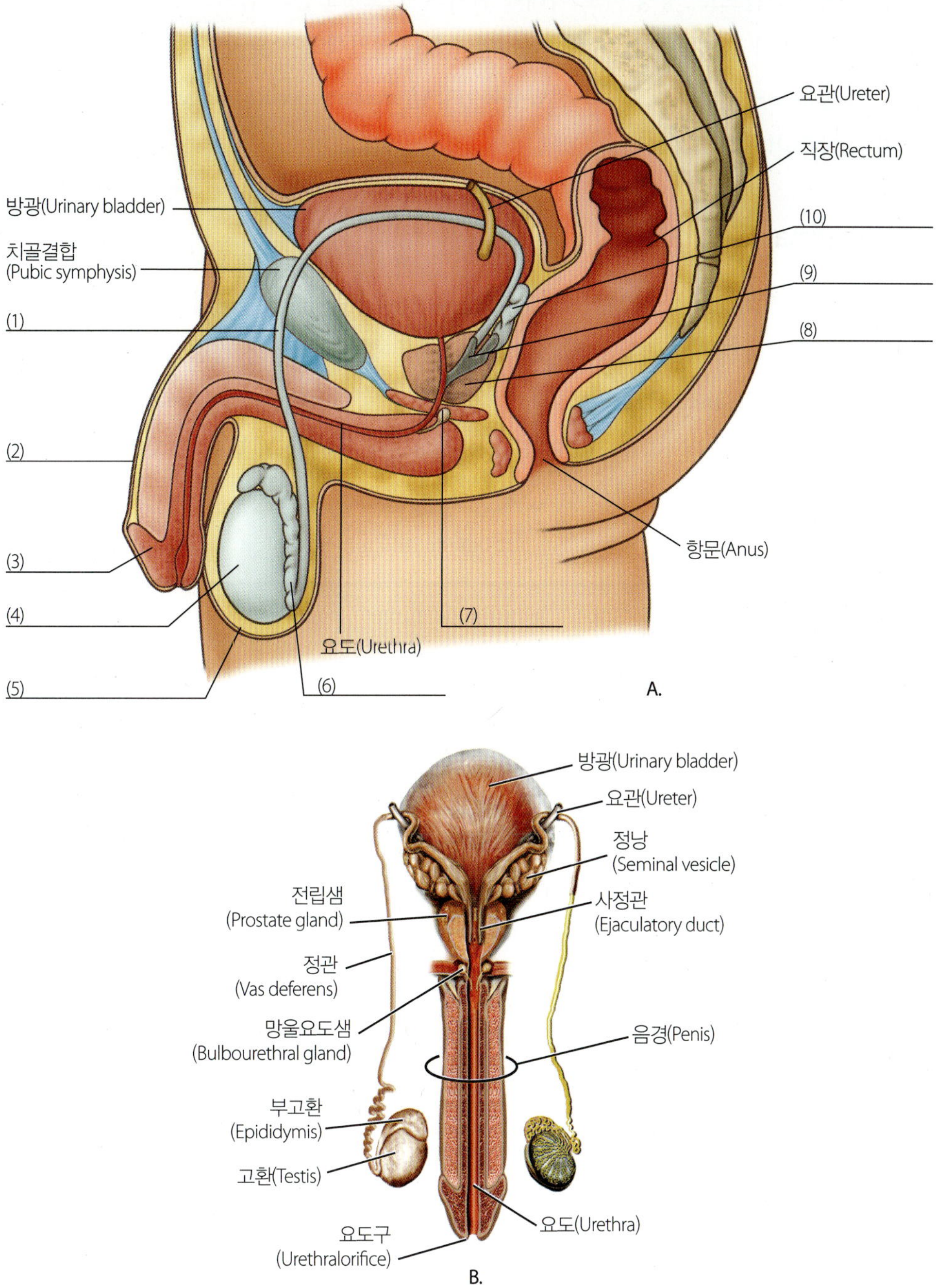

그림 17-1 A. 남성 생식기계의 주요 기관, B. 고환과 정관은 양쪽에 있음.

vesicle)과 연결된다. 사정관은 전립샘 전체를 통과하여 요도와 연결된다.

부속기관(Accessory Organs)

부속기관에는 정낭(seminal vesicles), 전립샘(prostate gland), 망울요도샘(bulbourethral glands) 또는 쿠퍼샘(**Cowper**[**KOW**-per] **glands**)이 포함된다(그림 17-1 참조). 부속기관은 정자가 사정될 때 함께 배출되는 정액을 분비하는데, 이 물질은 정자에 영양을 공급하고 보호하는 역할을 한다.

전립샘은 가장 큰 부속기관으로, 방광 바로 아래에 위치하며, 도넛모양의 샘으로 중앙에 요도가 지나가는 구멍이 있다. 전립샘은 정액의 약 50%를 차지하는 우윳빛의(milky) 전립샘액을 분비하는데, 이 전립샘액은 정자 운동성을 향상시키고 영양분을 공급하며, 그리고 전립샘특이항원(prostate-specific antigen, PSA)을 함유하고 있어 전립샘암의 표시자로 이용된다.

외부 생식기(External Genitalia)

음낭과 음경은 외부 생식기로, 음낭은 고환을 담고 있는 주머니이며, 음경은 성기관으로 여성에게 정자를 전달하는 데 이용된다. 음경의 끝부분은 귀두(**glans penis**)로, 귀두에는 배뇨와 사정을 위한 구멍이 있으며 이를 요도구(**urethral orifice**[yoo-**REE**-thral **OR**-ih-fis])라 한다. 요도구는 urinary **meatus**[**mee**-**AY**-tuss]라고도 한다. 귀두는 음경꺼풀(포피, foreskin 또는 **prepuce**[**PREE**-pyoos])이라는 느슨한 피부로 덮여있는데, 포피는 포경수술(**circumcision**[**ser**-kum-**SIZH**-un])로 제거할 수 있다.

요 약

남성 생식계통

고환(testes): 정액과 테스토스테론 생산
부고환(epididymis): 정자(sperm)의 저장
정관(vas deferens), 사정관(ejaculatory duct), 요도(urethra): 정액 운반
부속기관(accessory organs): 정낭, 전립샘과 망울요도샘
기능: 정액을 분비하여 정자에게 영양을 공급하고 보호하는 역할.
외부생식기(external genitalia): 음낭과 음경
음낭(scrotum) : 고환을 담고 있는 주머니 형태
음경(penis): 여성에게 정자를 전달.

학습문제: 남성 생식기의 구조와 기능

1. Write the function for the following structures

a. testicles ______________________

b. epididymis ______________________

c. vas deferens ______________________

d. seminal vesicles, prostate gland, and bulbourethral glands

____

2. From the list of words below, complete sentences a, b, c, and d. Not all terms are used.

Cowper

epididymis

glans penis

prepuce

scrotum

testicles

urethral orifice

ductus deferens

a. The end of the penis is called the ______________________

b. The urinary meatus is also known as the ______________________

c. The glans penis is covered with loose skin called ______________________

d. A sac containing the testicles is ______________________

e. Another name for bulbourethral gland is ______________________

정답: 1. a. 정자와 테스토스테론 생성. b. 정자 저장. c. 정자 운반. d. 이 모든 구조는 정액을 형성하는 액체 분비.
2. a. glans penis. b. urethral orifice. c. prepuce. d. scrotum. e. Cowper.

17.3 새로운 어근, 접미사, 접두사

이 장의 용어를 학습할 때 다음의 추가된 어근과 접미사를 사용한다.

어근	의미
crypt/o	숨겨진(hidden)
varic/o	정맥류(varicose vein)

접미사	의미
-cidal	죽이다(to kill)
-genesis	생산; 형성(production; formation)
-ism	조건; 과정(condition; process)
-pause	멈춤(stopping)

17.4 용어 학습

다음 제시사항을 따르면 의학용어 학습을 더 쉽게 할 수 있다.

1. 단어가 익숙할 때까지 반복하여 발음하라.
2. 단어를 쓰고, 철자가 올바른지 확인하라.
3. 뜻과 의미도 함께 쓴다. 가능한 그 단어와 관련있는 단어, 생각, 그림은 그 단어를 기억하는데 도움이 될 것이다.
4. 여기서 배운 방법으로 용어의 구조를 분석하라.

어근

어근 **andr/o** — 의미 **남성(male)**

용어	용어분석	정의
androgenic [**an**-droh-**JEN**-ick]	-genic = 생산하는(producing)	남성호르몬의, 안드로겐의(남성효과를 생산하는)
andropause [**AN**-droh-pawz]	-pause = 멈춤(stopping)	남성갱년기(남성호르몬 테스토스테론 감소, 남성폐경(**male menopause**) 참조)

어근 **balan/o** — 의미 **음경귀두(glans penis)**

용어	용어분석	정의
balanorrhea [**bal**-an-oh-**REE**-ah]	-rrhea = 흐르다; 분비하다(flow; discharge)	귀두루(귀두 분비물)

어근 **mast/o** — 의미 **가슴, 유방(breast)**

용어	용어분석	정의
gynecomastia [**gye**-neh-koh-**MAS**-tee-ah]	-ia = 상태(condition) gynec/o = 여성(woman)	여성형 유방(남성 유방이 비정상적으로 커진 상태)

어근 orchid/o; orchi/o (testicul/o 참조)		의미 고환(testicle; testis)
용어	**용어분석**	**정의**
cryptorchidism [krip-**TOR**-kih-**diz**-um]	-ism = 과정(process) crypt/o = 숨은(hidden)	잠복고환(그림 17-2)

메모: 태아 발달단계에서 한쪽 또는 양쪽 고환이 음낭으로 내려오지 못한 상태로 배안(abdominal cavity)에 남아있으며, 치료를 하지 않으면 불임의 원인이 된다.

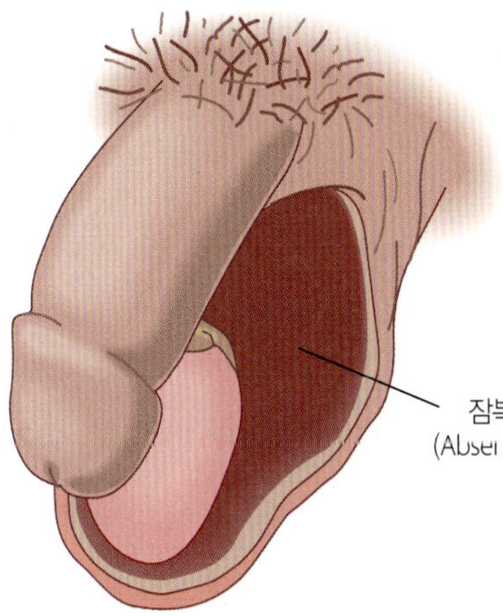

그림 17-2 잠복고환(Cryptorchidism).

용어	용어분석	정의
orchidectomy [**or**-kih-**DECK**-tah-mee]	-ectomy = 절제; 외과적 제거(excision; surgical removal)	고환절제(술)(양쪽 고환의 외과적 제거; castration[거세])
orchidopexy [**OR**-kid-oh-**peck**-see]	-pexy = 외과적 고정(surgical fixation)	고환고정술(외과적으로 고환을 음낭에 고정; 잠복고환에 대한 치료)
orchitis [or-**KYE**-tis]	-itis = 염증(inflammation)	고환염(고환의 염증)

어근 prostat/o		의미 전립샘(prostate)
용어	**용어분석**	**정의**
prostatitis [**pross**-tah-**TYE**-tis]	-itis = 염증(inflammation)	전립샘염(전립샘의 염증)
transurethral prostatectomy(TUP) [**tranz**-yoo-**REE**-thral **pros**-teh-**TECK**-teh-mee]	-al = ~의(pertaining to) trans- = 통하여; 가로질러(through; across) -ectomy = 절제; 외과적 제거(excision; surgical removal)	요도경유전립샘절제술(요도를 통해 절제경(**resectoscope**[ree-**SECK**-toh-skohp])을 삽입해 비대한 전립샘을 제거 수술이다(그림 17-3). 뒤에 나오는 17-5 양성전립샘비대 참조)

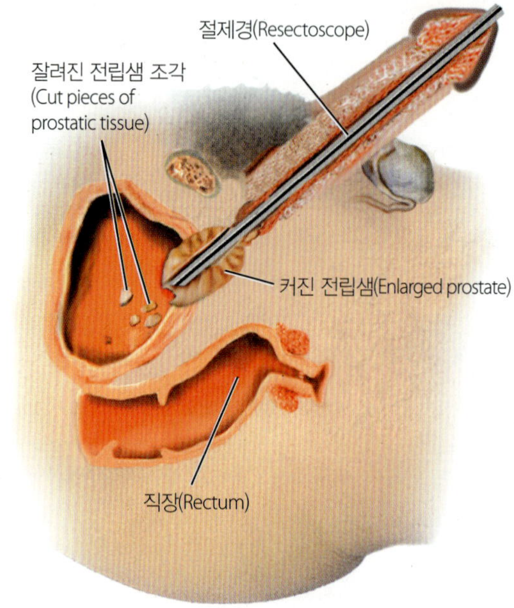

그림 17-3 요도경유전립샘 절제술(Transurethral resection of prostate(TURP); also known as transurethral prostatectomy.)

기억 요령

남성 생식샘인 prostate(전립샘)와 "바닥에 엎드린"을 의미하는 prostrate를 혼돈하지 말자.

어근		의미
sperm/o; spermat/o		**정자; 정액(spermatozoa; sperm; seminal fluid)**
용어	**용어분석**	**정의**
aspermatogenesis [ay-**sper**-mah-toh-**JEN**-eh-sis]	-genesis = 생산; 형성(production; formation) a- = 없음; 무; 결핍(no; not; lack of)	무정자증
메모: spermatozoa(정자)의 단수형은 spermatozoon이다.		
hematospermia [**hee**-mah-toh-**SPER**-mee-ah]	-ia = 상태(condition) hemat/o = 혈액(blood)	혈정액증(정액에 혈액이 있는 상태)
oligospermia [**ol**-ih-goh-**SPER**-mee-ah]	-ia = 상태(condition) oligo- = 부족한; 결핍의; 적은 (deficient; scanty; few)	정자부족증(정자 수 부족)
spermatocidal [**sper**-mah-toh-**SYE**-dal]	-cidal = 죽이는(to kill)	살정자의, 살정자제(정자를 죽이거나 파괴하는)

어근 testicul/o		의미 고환(testicle; testis)
용어	**용어분석**	**정의**
testicular [tes-**TICK**-yoo-lar]	-ar = ~의(pertaining to)	고환의(고환에 관한)

어근 vas/o		의미 관; 정관(vessel; vas deferens)
용어	**용어분석**	**정의**
vasectomy [vah-**SECK**-toh-mee]	-ectomy = 절제; 외과적 제거 (excision; surgical removal)	정관절제술(정관 또는 그 일부의 절제, 그림 17-4)

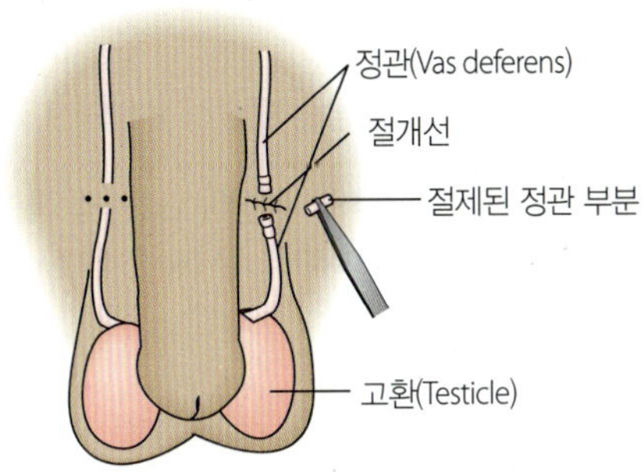

그림 17-4 정관절제술(Vasectomy)

vasovasostomy [**vay**-soh-vah-**ZOSS**-toh-mee]	-stomy = 절개(new opening) vas/o = 정관(vas deferens)	정관문합술(절제된 정관의 복구; 분리된 두 개의 정관을 다시 연결하는 것)

접미사

접미사 –cele		의미 탈장; 돌출; 위치가 바뀜(hernia; protrusion; displacement)
용어	**용어분석**	**정의**
hematocele [**HEE**-mah-toh-**seel**]	hemat/o = 혈액(blood)	혈액음낭종(고환 주위에 혈액 축적)
hydrocele [**HIGH**-droh-seel]	hydr/o = 물(water)	물음낭종, 음낭수종(고환 주위에 액체 축적, 그림 17-5)

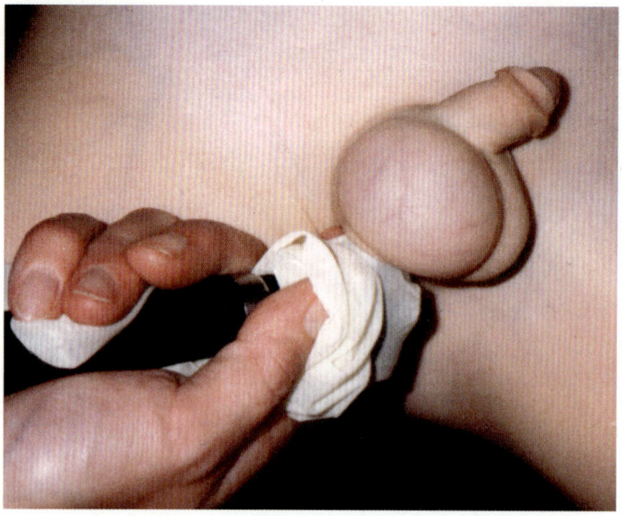

그림 17-5 음낭수종(Hydrocele). 음낭 뒤에 손전등이 보이는데, 음낭수종이 있으면 불빛이 음낭을 통과하기 때문에 빨갛게 보이고, 만일 종양이 존재하면 불빛은 보이지 않는다.

메모: 혈액음낭종은 보통 음낭 내 혈액이 고일때, 음낭수종은 음낭안에 물이 축적되는 것을 말한다.

varicocele [**VAR**-ih-koh-seel]	varic/o = 정맥류의; 확장된, 꼬인 정맥 (varicose veins; dilated, twisted veins)	덩굴정맥류(음낭 내 고환 정맥의 확장, 그림 17-6)

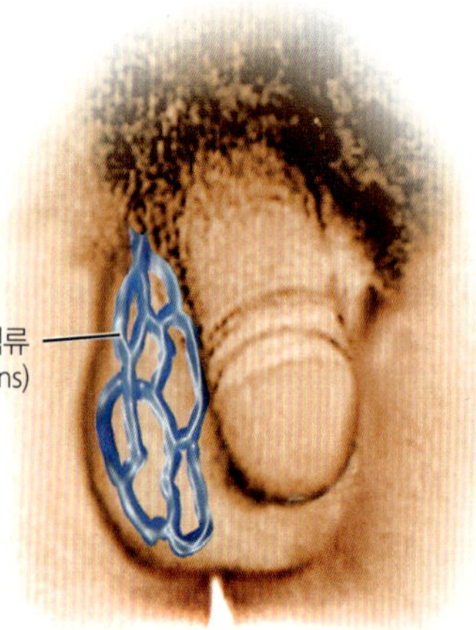

그림 17-6 덩굴정맥류(Varicocele).

접미사 −potence		의미 힘; 정력; 능력(power)
용어	용어분석	정의
impotence [**IM**-poh-tens]	-in = 없음; 무(no; not)	발기부전(발기 또는 유지할 수 없는)

기억 요령 "impotence" 단어에서 접미사가 "p"로 시작하기 때문에 접두사 "in-"은 "im-"으로 바뀐다.

접미사 —spadias		의미 구멍; 열림(opening; split)
용어	**용어분석**	**정의**
epispadias [**ep**-ih-**SPAY**-dee-as]	epi- = 위; 위에; 상(on; upon; above)	요도상열증(음경 위 부위의 선천적 열림, 그림 17-7A)
hypospadias [**high**-poh-**SPAY**-dee-as]	hypo- = 아래(under)	요도하열증(음경 아래 부위의 선천적 열림, 그림 17-7B)

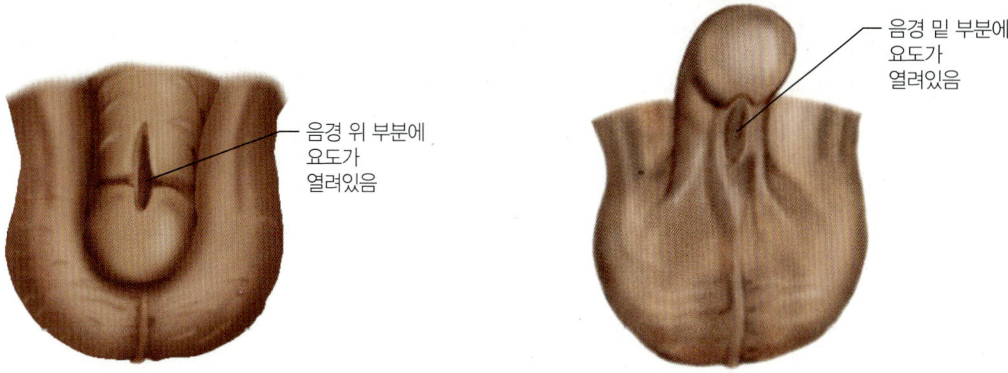

그림 17-7 A. 요도상열증(Epispadias). B. 요도하열증(Hypospadias).

접두사

접두사 circum—		의미 주위의(around)
용어	**용어분석**	**정의**
circumcision [**ser**-kum-**SIZH**-un]	-ion = ~ 상태(process) cis/o = 자름(to cut)	포경수술, 음경꺼풀절제술(음경포피의 제거, 그림 17-8)

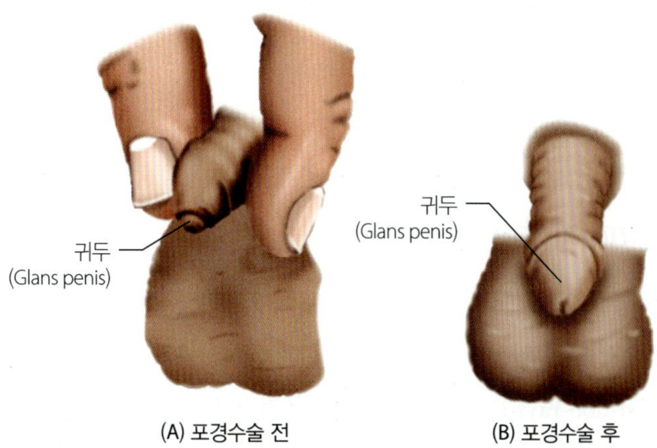

그림 17-8 포경수술(Circumcision)

17.5 남성 생식기계 질환

양성 전립샘 비대(Benign Prostatic Hypertrophy)

양성 전립샘 비대증(Benign prostatic hypertrophy, BPH)은 비종양성으로 전립샘이 커진 상태를 말하며, 요도는 마치 도넛 구멍에 빨대가 지나가는 모양처럼 전립샘 구멍(opening)에 연결된다. 전립샘이 커지면 요도를 압박해서 소변의 흐름을 막는데(그림 17-9), 이는 요정체를 야기한다.

전립샘 비대는 보통 60세 이상의 남성에게서 많이 발생하며, 보통 요도경유 전립샘절제(Transurethral resection of the prostate, TURP)수술로 치료한다(그림 17-3). 과도하게 증식한 전립샘 조직은 소변의 흐름을 막기 때문에 요도를 통한 절제경을 삽입하여 제거할 수 있으며 입원 치료하는 것이 효과적이다.

최근에는 소변의 흐름을 막고 있는 전립샘 조직의 선택적 제거(**ablation**[ab-**LAY**-shun]) 기법이 개발되어 적용되고 있는데, 열, 레이저, 전기, 또는 극초단파(microwaves)를 이용하여 소변의 흐름을 막는 조직을 태워서 제거한다. 이러한 과정을 최소 침습 수술(**minimally invasive surgery**)이라고 하는데, 최소한의 작은 절개로 수술하는 것을 의미하며, 장점으로는 입원기간의 단축과 합병증 발생위험이 줄어든다.

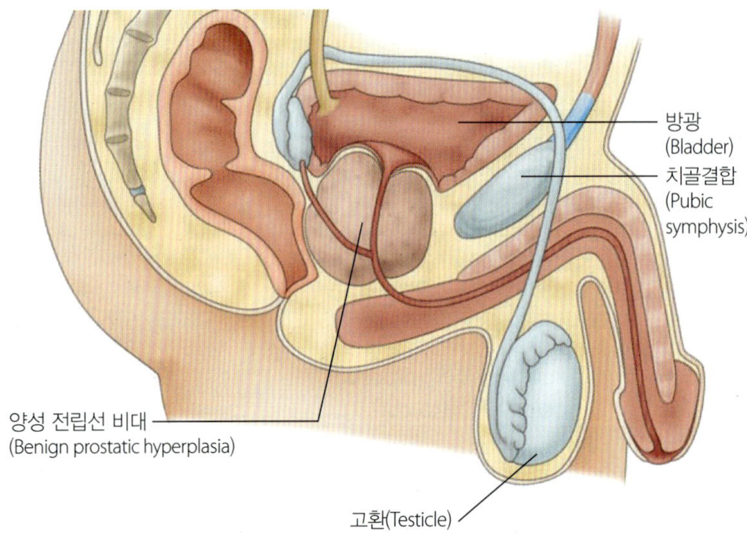

그림 17-9 양성 전립샘 비대(Benign prostatic hypertrophy).

전립샘 암종(Carcinoma of the Prostate)

전립샘의 악성종양은 남성생식기의 가장 흔한 암 중 하나이다. 직장손가락검사(digital rectal examination, DRE)로 조기에 전립샘의 암을 발견할 수 있는데, 촉진시 정상 전립샘은 부드러운 덩어리로 느껴지지만, 암이 의심되는 전립샘은 단단(**indurated**[**In**-doo-**rayt**-ed]) 하게 느껴진다. 전립샘특이항원(**Prostatic-specific antigen**, **PSA**) 검사는 혈중 PSA의 농도를 측정하는 것으로, 전립샘에서 생성되는 단백질이다. 전립선암 표지자인 PSA 수치상승은 전립샘암을 의심할 수 있다.

포경(Phimosis[fih–MOH–sis])

꽉 죄여진 음경꺼풀은 완전히 뒤로 제낄 수 없다. 그래서 음경꺼풀과 음경사이에 분비물이 축적되어 염증을 일으킬 수 있는데, 이것이 음경암으로 이어질 수 있으므로 포경수술로 미리 예방하는 것이 좋다.

성매개 감염(Sexually Transmitted Infection, STI)

성매개 감염(STI)은 성병(**venereal**[veh-**NEER**-ee-al]disease(VD)) 또는 성전파성 질환(sexually transmitted disease(STD))이라고도 하며, 남성과 여성 모두에게 발생한다. 흔하게 발생하는 성매개 감염질환에 대해서는 18장 여성생식계통 18-6 질병 부분을 참조하라.

고환암(Testicular Cancer)

고환의 악성종양으로, 15세에서 40세 사이의 남성에서 흔히 발생한다. 조기에 치료하면 완치될 수 있다.

17.6 유사어와 유음어

다음은 유사어와 유음어이다. 각 단어의 철자와 정의를 학습한 후 복습문제에 답하시오.

표 17-1 유사어와 유음어

용어	우리말	의미
prostate	전립샘	male reproductive gland
prostrate	엎드리다	stretched out on the ground
glans	귀두	refers to glans penis (end of the penis)
glands	분비샘	a group of cells whose function is the production and secretion of a particular substance
hyperplastic	과다증식	pertaining to an abnormal increase in the number of cells in tissues
hypoplastic	형성저하	pertaining to an underdevelopment of an organ or tissue

17.7 복습문제

연습문제 17-1 유사어와 유음어

다음 문장을 읽고 올바르게 완성할 수 있도록 괄호 안의 단어 중 알맞은 것에 동그라미 하시오(표 17-1 참조).

1. Physical examination at the time of admission revealed the (**prostrate/prostate**) to be smooth, benign, and enlarged.

2. The patient was found (**prostrate/prostate**) outside his apartment having suffered an apparent heart attack.

3. The (**glans/glands**) were swollen and there was evidence of lymphadenopathy.

4. Examination of the patient's testicle revealed the gland to be approximately twice its normal size. The (**hyperplastic/hypoplastic**) testicle was noted three months ago.

연습문제 17-2 용어요소와 의미 연결하기

A열의 용어요소와 B열의 의미를 맞게 연결하시오.

	A	B
______	1. orchid/o	A. male
______	2. hemat/o	B. glans penis
______	3. varic/o	C. power
______	4. -potence	D. opening
______	5. crypt/o	E. hernia
______	6. andr/o	F. around
______	7. -spadias	G. blood
______	8. circum-	H. dilated, twisted veins
______	9. -cele	I. hidden
______	10. balan/o	J. testicle

연습문제 17-3 정의-남성 생식기계의 구조, 기능 그리고 질병

빈칸에 알맞은 의학용어를 쓰시오.

1. structure producing sperm and testosterone ______________________

2. structure that stores sperm ______________________

3. three structures that secrete substances to nourish sperm

   ______________________, ______________________,

   ____

4. the medical term meaning sperm production ______________________

5. structure that encases the testicles ______________________

6. noncancerous enlargement of the prostate ______________________

7. tightened foreskin that cannot be pulled back ______________________

8. another term for foreskin ______________________

연습문제 17-4 용어 학습

다음 의학용어의 우리말과 그 뜻을 쓰시오.

1. **androgenic** ______________________
2. **balanorrhea** ______________________
3. **cryptorchidism** ______________________
4. **aspermatogenesis** ______________________
5. **vasectomy** ______________________
6. **transurethral** ______________________
7. **impotence** ______________________
8. **hypospadias** ______________________
9. **circumcision** ______________________
10. **congenital** ______________________

연습문제 17-5 의학용어 만들기

다음 정의에 대한 의학용어를 쓰시오.

a. accumulation of fluid around the testicle ______________________

b. surgical fixation of the testicle ______________________

c. deficient number of spermatozoa ______________________

d. pertaining to the testicle ______________________

e. accumulation of blood around the testicles ______________________

f. dilation of testicular veins inside the scrotum ______________________

g. opening of the urinary meatus on the underside of the penis ______________________

h. inflammation of the testicle ______________________

i. to kill or destroy spermatozoa ______________________

j. producing masculinizing effects ______________________

연습문제 17-6 명칭 표시하기 - 남성생식기계

다음의 신체구조 명칭을 사용하여 그림 17-10의 빈칸과 다음 번호의 빈칸에 각각 쓰시오.

bulbourethral gland ______

ejaculatory duct ______

epididymis ______

glans penis ______

penis ______

prostate ______

scrotum ______

seminal vesicle ______

testis ______

vas deferens ______

1. ______

2. ______

3. ______

4. ______

5. ______

6. ______

7. ______

8. ______

9. ______

10. ______

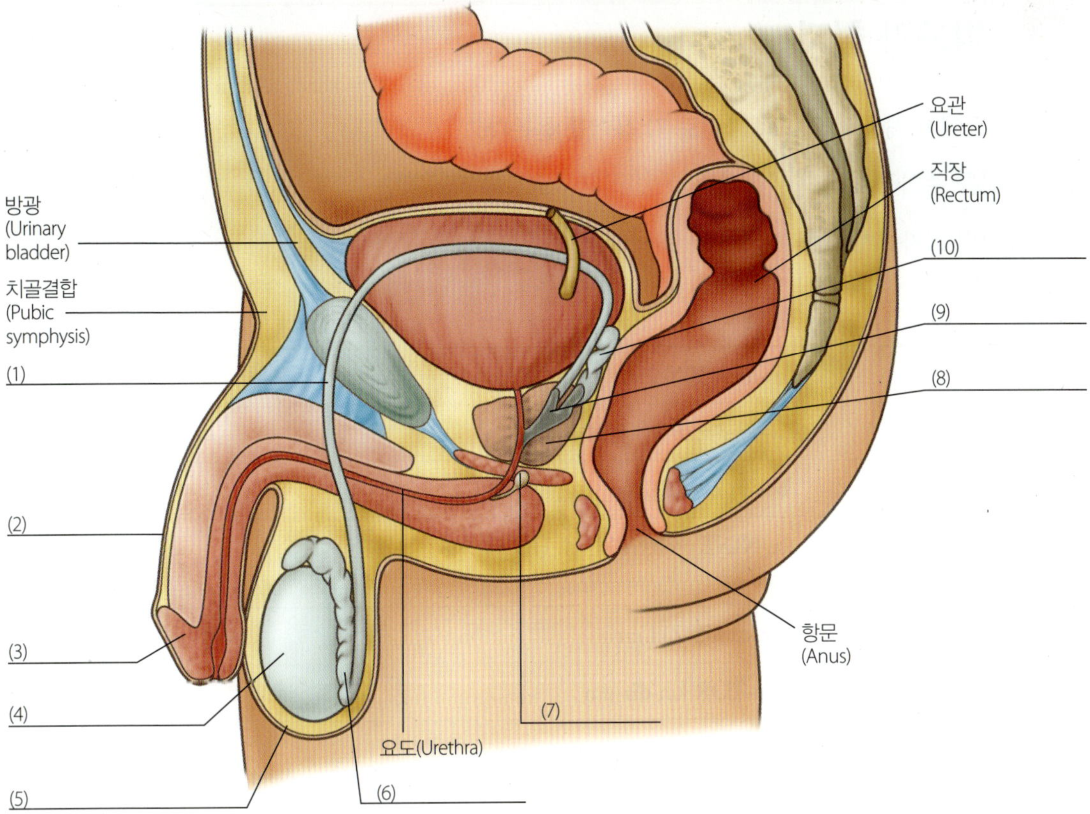

그림 17-10 남성 생식기계 주요 기관

연습문제 17-7 철자

다음에서 철자가 틀린 단어에 동그라미하고 빈칸에 바르게 쓰시오.

1. prostratic ______________________
2. ressection ______________________
3. injurated ______________________
4. epididmus ______________________
5. seminal vesical ______________________
6. balanorhea ______________________
7. cryptorchidism ______________________
8. impotance ______________________
9. genitalia ______________________
10. orifce ______________________

17.8 발음과 철자

1. 웹사이트에서 제공된 오디오 파일로 각 용어를 듣는다.
2. 각 용어를 주의하여 따라 발음한다.
3. 각 용어의 철자를 빈칸에 적는다.

용어	발음	철자
androgenic	an-droh-**JEN**-ick	
aspermatogenesis	ay-**sper**-mah-toh-**JEN**-eh-sis	
balanorrhea	**bal**-an-oh-**REE**-ah	
benign prostatic hypertrophy	be-**NINE** proh-**STAT**-ick-**HIGH**-per-troh-fee	
circumcision	**ser**-kum-**SIZH**-un	
cryptorchidism	krip-**TOR**-kih-**diz**-um	
epididymis	**ep**-ih-**DID**-ih-mis	
glans penis	**GLANZ PEE**-nis	
hematocele	**HEE**-mah-toh-**seel**	
hypospadias	**high**-poh-**SPAY**-dee-as	
impotence	**IM**-poh-tens	
oligospermia	**ol**-ih-goh-**SPER**-mee-ah	
orchidopexy	**OR**-kid-oh-**peck**-see	
orchitis	or-**KYE**-tis	
prostate	**pross**-tayt	
prostatitis	**pross**-tah-**TYE**-tis	
semen	**SEE**-men	
scrotum	**SKROH**-tum	
spermatogenesis	**sper**-mah-toh-**JEN**-eh-sis	
testicles	**TESS**-tih-kulz	
testicular	tes-**TICK**-yoo-lar	
testes	**TESS**-teez	
testosterone	tess-**TOSS**-ter-ohn	
varicocele	**VAR**-ih-koh-**seel**	

용어	발음	철자
vas deferens	**VASS DEF**-er-enz	
vasectomy	vah-**SECK**-toh-mee	

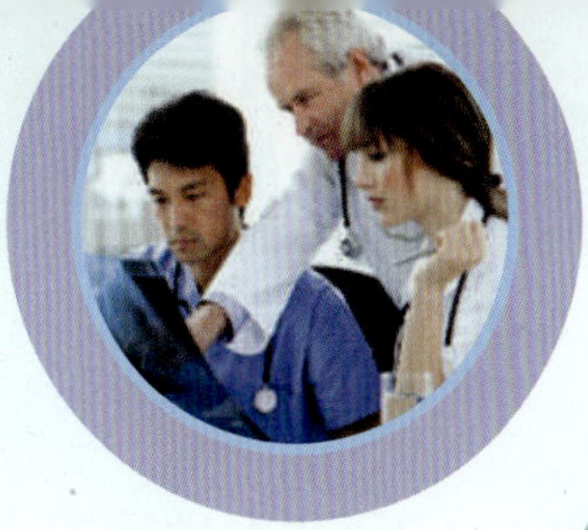

CHAPTER 18

여성 생식기계

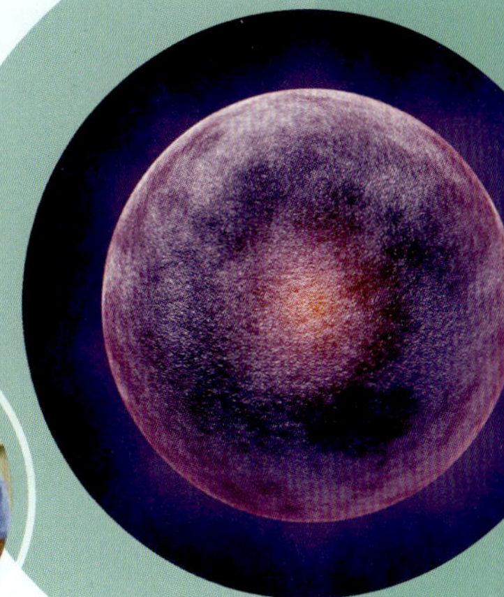

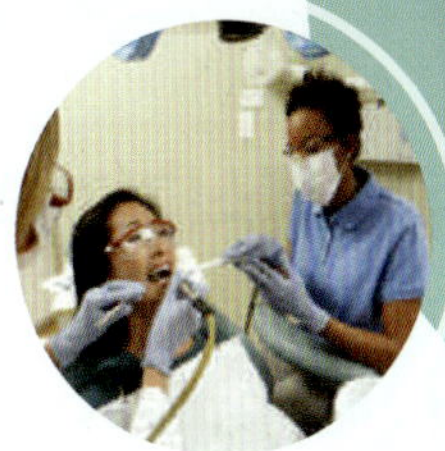

이 장의 구성

학습 목표

이 장을 학습하고 복습문제를 푼 후, 다음을 할 수 있어야 한다.

1. 여성 생식기계의 명칭과 위치를 설명할 수 있다.
2. 여성 생식기계의 구조와 기능을 설명할 수 있다.
3. 산과학과 관련한 용어를 정의할 수 있다.
4. 여성생식기계와 관련한 의학용어를 발음하고, 철자를 알고, 정의하고 쓸 수 있다.
5. 여성 생식기계의 일반적인 질병을 설명할 수 있다.
6. 듣고, 읽고, 학습하면 말하고 쓸 수 있다.

소개

여성 생식기계는 난소(**ovaries**[**OH**–vah–reez]), 자궁(**uterus**[**YOO**–ter–us]), 자궁관(난관, **uterine** 또는 **fallopian**[fah–**LOH**–pee–an]tube), 질(**tubes** 또는 **vagina**[vah–**JIGH**–nah), 외부생식기(external **genitalia**[**jen**–ih–**TAIL**–ee–ah]),

그리고 젖샘(유선, **mammary**[**MAM**–ah–ree] **glands**)으로 구성되어 있다. 그림 18–1에 잘 설명되어 있다(외부생식기와 유선은 제외).

18.1 여성 생식기계의 주요 기관

학습문제: 여성 생식기계 주요 기관

다음 단어들을 그림 18-1의 빈칸에 쓰시오. 이해를 돕기 위해, 단어 옆의 숫자는 그림의 위치를 알려주고 있으며, 각 명칭을 적을 때는 반드시 발음을 하고, 만약 발음이 어려운 단어라면 여러 번 반복해서 연습한다.

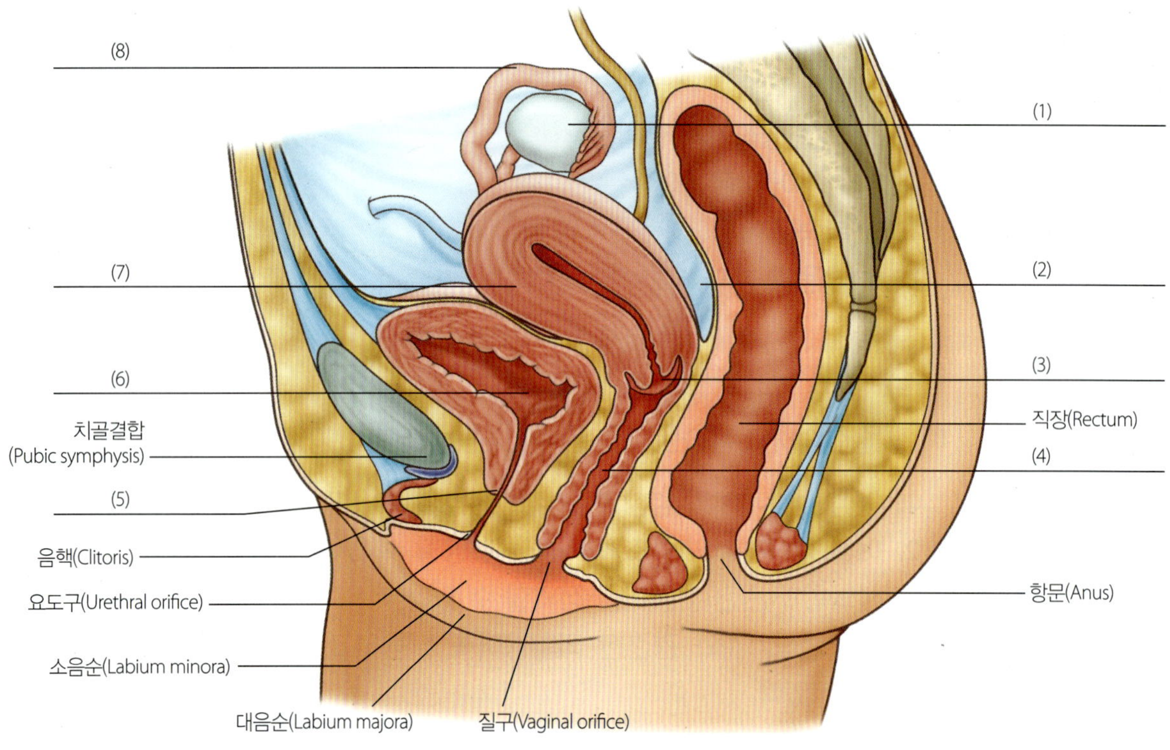

그림 18-1 여성 생식기계 주요 기관

1. ovary[**OH**-vah-ree]
2. rectouterine pouch[**reck**-toh-**YOO**-ter-in **POWCH**]
3. cervix uteri[**SER**-vicks **YOO**-ter-eye]
4. vagina[vah-**JIGH**-nah]
5. urethra[yoo-**REE**-thra]
6. urinary bladder[**YOO**-rih-**nar**-ee **BLAH**-der]
7. uterus[**YOO**-ter-us]
8. fallopian tubes[fal-**LOH**-pee-an **TOOBZ**]

18.2 여성 생식기계의 구조와 기능

난소(Ovaries)

난소는 아몬드 모양의 분비샘으로 골반강(pelvic cavity) 내에 위치하며 자궁 양쪽에 한 개씩 존재하고, 인대에 의해 지지, 부착되어 있다. 난소는 난자(egg 또는 **ovum**[**OH**-vum])를 생성하고 여성 호르몬을 분비한다.

여성의 난소는 평생 공급할 수 있는 미성숙 난자를 담고 있으며 각 난자는 난포(follicle)라는 작은 주머니 안에 저장된다. 난자는 성적 생식이 가능한 나이인 사춘기에 난포로부터 방출되기 시작하는데, 하나의 난자는 약 28일마다 골반강(pelvic cavity)으로 배출되며, 서서히 난관(fallopian tubes 또는 uterine tubes)으로 들어간다. 두 개의 난소에서 번갈아 배출되며, 이 과정을 배란(**ovulation**[**ov**-yoo-**LAY**-shun])이라 한다.

난소는 에스트로겐(**estrogen**[**ES**-troh-jen])과 프로게스테론(**progesterone**[pro-**JES**-teh-rohn]) 호르몬을 방출한다. 에스트로겐은 유방과 음모와 같은 여성의 2차 성징을 발달시키고, 프로게스테론은 자궁 내 혈관 성장을 자극한다. 에스트로겐은 또한 자궁벽을 두텁게하여 수정난(fertilized egg)의 착상이 잘 되도록 한다. 만일 수정이 일어나지 않으면, 두꺼워진 조직의 탈피, 즉 떨어져 나가는데 이 과정을 월경(**menstruation**[**men**-stroo-**AY**-shun]) 또는 생리(**menses**[**MEN**-seez])라 한다. 여성은 45세에서 55세 사이에 모든 난자가 배출되거나 퇴화하면서 생리주기는 중단되고, 여성은 폐경(완경, **menopause**[**MEN**-oh-pawz])에 이른다.

자궁관(난관, Fallopian Tubes)

그림 18-2는 자궁관(난관)을 보여주고 있다. 자궁관은 난소와 자궁을 연결하고 있으며, 각 관의 끝에는 자궁관술(**fimbriae**[**FIM**-bree-ee])이라는 손가락 모양의 돌기가 있다. 자궁관술은 앞뒤로 쓸면서 난소를 둘러싼 액체에 물결을 만들고, 이 물결이 난자를 자궁관 속으로 끌어당겨 자궁으로 운반한다.

수정은 난자와 정자의 결합이며, 남성의 사정에 의해 정자는 여성생식기로 들어간다. 수정은 자궁관(난관) 내에서 일어나며 난자가 수정이 되면 태아(**fetus**[**FEE**-tus])가 되어 모체의 자궁에서 자라기 시작한다. 만일 수정이 되지 않으면 난자는 배란 후 24시간 이내에 파괴된다.

자궁(Uterus)

자궁은 근육으로 된 두꺼운 벽을 가진 기관으로, 서양 배(pear)를 거꾸로 한 모양을 하고 있으며 골반강 내에 인대로 고정되어 있다(그림 18-2). 상부는 자궁의 둥근 부분으로 자궁저부(**fundus**[**FUN**-dus])라 하며, 중간 부분은 몸통인 자궁체(body), 아래 부분은 자궁목(자궁경부, **cervix uteri**[**SER**-vicks **YOO**-ter-eye])으로, 질 내로 돌출되어 있다.

자궁 안은 속이 빈 공간으로 태아가 성장하는 곳이며, 자궁내막(**endometrium**[**en**-doh-**MEE**-tree-um]), 자궁근층(**myometrium**[**my**-oh-**MEE**-tree-um]), 자궁외막(**perimetrium**[**per**-ih-**MEE**-tree-um])등 3층의 벽으로 둘러싸여 있다. 자궁내막은 생리 동안 떨어져 나가고, 자궁근층은 근육으로 된 벽이며 자궁외막은 자궁의 가장 바깥쪽의 벽이다.

그림 18-1에서 배안의 가장 아래 지점을 볼 수 있다. 이곳을 직장자궁오목(**rectouterine pouch**)이라 하고 더글라스와(**kuhl**-deh-sack of **DUG**-lass)라고도 하며 자궁과 직장 사이에 있다.

자궁관과 난소, 자궁이 제 자리에 있도록 지지하고 잡아주는 인대들을 포함해서 자궁부속기(**adnexa**[ad-**NECK**-sah])라 한다.

질(Vagina)

질은 자궁목에서 바깥으로 이어지는 근육으로 된 관으로, 길이는 약 15cm이고 점막으로 덮여있다(그림 18-1 참조).

질은 성교(coitus[**KOY**-tuss])시 남성의 음경을 받아들이는 곳이자 출산시 태아가 배출되는 산도이기도 하다.

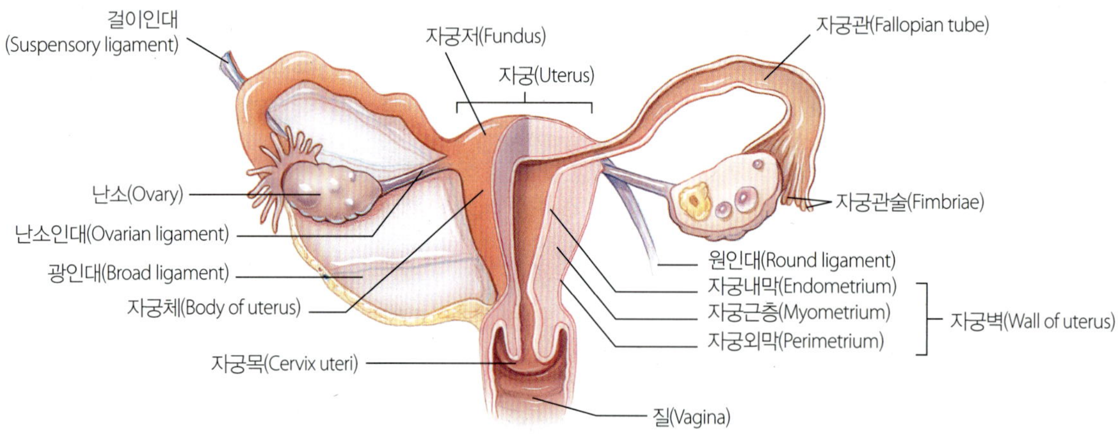

그림 18-2 자궁, 자궁관, 난소 그리고 관련구조.

요 약

난소
난자를 배출하고 에스트로겐과 프로게스테론을 생산한다.

에스트로겐
여성의 2차 성징 발달에 중요하며 자궁벽을 두텁게 한다.

프로게스테론
자궁내막의 혈관성장을 자극한다.

자궁관
난자를 자궁으로 운반한다.

자궁
태아를 발달시키고 보호하는 아기집이다.

질
산도이자; 성교시 음경을 받아들인다.

외부 생식기(External Genitalia)

외부 생식기 또는 외음(**vulva**[**VUL**-vah])은 그림 18-3에 있다. 외음에서 항문까지를 회음(**perineum**[**per**-ih-**NEE**-um])이라 하며, 다른 외부 생식기에는 음핵(clitoris[**KLIT**-eh-riss] 또는 [klih-**TOR**-iss]), 대음순(**labium majora**[**LAY**-bee-um mah-**JOR**-ah]), 소음순(**labium minora**[mih-**NOR**-ah]), 불두덩(치구, **mons pubis**[**MONZ PYOO**-bis])이 있다. 또한 큰질어귀샘(바르롤린샘, **Bartholin**[**BAR**-toh-lin] **glands**)도 있는데, 성교를 위한 윤활액이 분비된다.

요 약 외부생식기는 음핵, 대음순, 소음순, 불두덩, 큰질어귀샘(바르톨린샘), 회음(샅)으로 이루어진다.

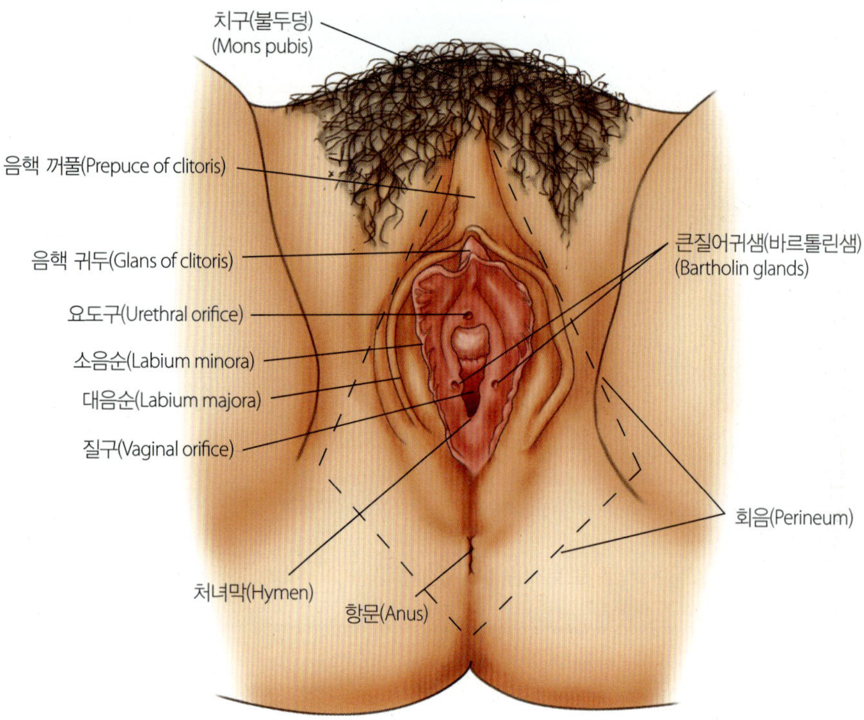

그림 18-3 외부생식기.

유방(Breast)

학습문제: 유방

다음 단어들을 그림 18-4의 빈칸에 쓰시오. 이해를 돕기 위해, 단어 옆의 숫자는 그림의 위치를 알려주고 있으며, 각 명칭을 적을 때는 반드시 발음을 하고, 만약 발음이 어려운 단어라면 여러 번 반복해서 연습한다.

1. lactiferous ducts[lack-**TIF**-er-us **DUKTS**]
2. lactiferous sinus[lack-**TIF**-er-us **SIGH**-nus]
3. nipple[**NIH**-pul]
4. areola[ah-**REE**-oh-lah]

그림 18-4는 유방(breast)과 유선(mammary gland)의 구조를 보여준다. 젖꼭지(유두, nipple)는 젖꽃판(유륜, **areola**[ah-**REE**-oh-lah])이라는 좀더 짙은 피부로 원처럼 둘러싸여 있고, 유선은 출산후에 젖을 생산한다. 유방의 각 샘은 수많은 엽(**lobes**[**LOHBZ**])으로 되어 있으며 젖을 분비하는 수많은 작은 주머니로 이루어져 있다. 젖은 유관동(**lactiferous**[lack-**TIF**-er-us] **sinuses**)에 저장되어 유관을 거쳐 젖꼭지의 작은 구멍까지 간다. 유륜에 있는 몽고메리샘에서는 피지를 분비하여 유두와 유륜을 보호하고, 모유수유시 윤활로 주위피부의 마찰과 압력을 완화해 준다.

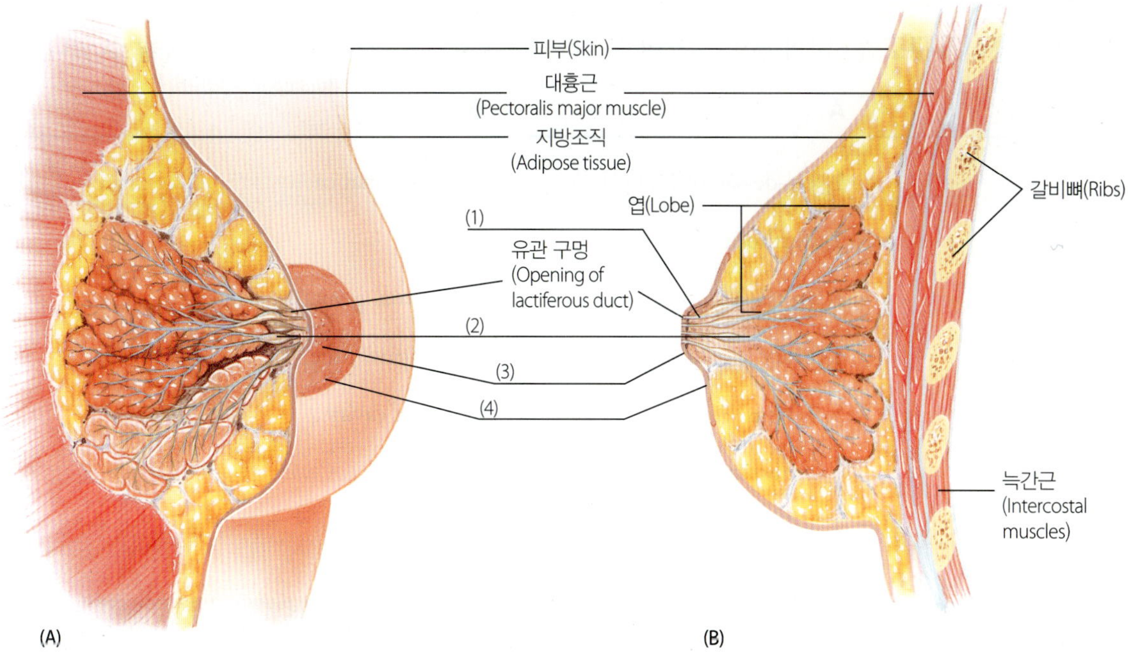

그림 18-4 유방. A. 전면 B. 시상면

학습문제: 여성 생식기관

다음 역할을 하는 구조를 쓰시오.

1. holds the fetus during pregnancy ______________________

2. lubricates the vagina for intercourse ______________________

3. acts as the birth canal ______________________

4. transports the egg to the uterus ______________________

5. secretes estrogen and progesterone ______________________

6. ovulation ______________________

정답: 1. uterus. 2. Bartholin gland. 3. vagina. 4. fallopian tubes/uterine tubes. 5. ovaries. 6. ovaries.

학습문제: 여성 생식기관

A열의 여성 생식기 구조와 B열의 부위를 맞게 연결하시오. A열의 용어는 한 번 이상 사용될 수 있다.

	A	B
________	1. cul-de-sac of Douglas	A. abdominal cavity
________	2. Bartholin gland	B. breast
________	3. areola	C. external genitalia
________	4. ovary	D. fallopian tube
________	5. fundus	E. pelvic cavity
________	6. fimbriae	F. uterus
________	7. cervix	

정답: 1. A. 2. C. 3.B. 4. E. 5. F/E(pelvic cavity 내에 위치한 uterus). 6. D/E.(pelvic cavity 내에 위치한 fallopian tube). 7. F/E(pelvic cavity 내에 위치한 uterus).

18.3 산과학

산과학(**obstetrics**[ob-**STET**-ricks])은 여성의 임신과 출산 그리고 산후기를 다루는 의학 분야로, 출산은 분만(**parturition**[**par**-tyoo-**RISH**-un])이라고도 하며, 산후기 또한 산욕기(**puerperium**[**pyoo**-er-**PEER**-ee-um])라고도 한다. 이 분야의 전문가를 산과의사(**obstetrician**[**ob**-steh-**TRIH**-shun])라 하며, 부인과학은 비임신 상태의 여성 생식기계 이상이나 질환을 내과적, 외과적으로 다룬다.

산과학과 부인과 의학 두 분야를 합해서 산부인과학이라고 하며, 약어로 OB/GYN이라 한다.

임신(Pregnancy)

수정(conception 또는 fertilization)은 자궁관(fallopian tube)에서 이루어지며, 수정란을 접합자(**zygote**[**ZYE**-goht])라고 하며 자궁벽에 착상이 된다. 접합자(zygote)는 2주 후에 배아(embryo[**EM**-bree-oh])가 되고, 8주 후부터 태아(fetus[**FEE**-tus])라고 한다. 전체 태아발달과정은 40주이며, 이를 임신기간(**gestation**[jess-**TAY**-shun] **period**)이라고 한다.

태반은 임신 초기에 발달하고 자궁벽 위에 부착되는 조직으로 모체와 성장하는 태아 사이에 영양분과 노폐물을 교환하는데, 탯줄(**umbilical**[um-**BILL**-ih-kahl]) **cord**)을 통해 이루어지며 엄마와 태아 사이의 생명선과 같다.

태반은 융모막(**chorion**[**KOR**-ee-on])과 양막(**amnion**[**am**-nee-on])으로 이루어져 있고, 융모막은 바깥 층이고, 양막은 안쪽 층이다(그림 18-5). 배아(추후 태아)는 양막에 싸여져 있고, 양막은 양수(amniotic fluid)로 차있으며 태아를 충격으로부터 보호한다. 태반은 인간융모성선자극호르몬(**human chorionic gonadotrophin**[**kor**-ee-**ON**-

ick **goh**-nah-doh-**TROH**-fin])을 분비하며, 약어는 HCG이다. 임신검사는 이 HCG 존재여부로 확인하며, HCG가 존재하면 임신으로 진단한다.

태아의 이상유무는 두 가지 진단과정에 의해 검사한다 : 양막천자(**amniocentesis**[**am**-nee-oh-sen-**TEE**-sis])와 융모막융모표본채취(**chorionic**[**kor**-ee-**ON**-ick] **villius sampling**, CVS)검사로(그림 18-6), 양막천자는 임신 15 ~ 18주 사이에 양막주머니(amniotic sac)에서 양수(amniotic fluid)를, 융모막융모표본채취(CVS)는 임신 9 ~ 11주 사이에에 태반조직을 채취하는 것이다.

두 검사를 통해 다운증후군과 같은 태아의 유전적 그리고 염색체 이상을 진단한다.

출산

임신 말기에 분만이 시작되면 자궁 근육의 수축과 확장(진통)이 일어나는데, 이것이 분만의 시작 신호이다. 경우에 따라 자궁 수축이 멈추기도 하는데 이를 자궁무력증(**uterine inertia**[**YOO**-ter-in in-**ER**-shee-ah])이라 한다. 결국 자궁수축은 태아를 자궁목을 거쳐 질로 이동시킨다. 정상분만은 태아의 머리가 먼저 나오지만, 아기가 거꾸로 엉덩이(buttocks)가 먼저 나오는 경우 둔위분만(**breech**[**BREECH**] delivery)이라 하며 제왕절개(**cesarean**[seh-**ZER**-ee-an] section, CS)를 해야 할지도 모른다. 이 수술은 배와 자궁을 절개하여 아이를 꺼내는 것이다.

분만 후에 태반이 자궁으로부터 나오는데 이를 후산(**afterbirth**)이라고 한다. 신생아는 분만 즉시 신체 상태를 평가하고, 15분 뒤에 다시 하는데 아프가 점수(Apgar score)로 평가한다. 이는 각 2점 단위로: 심장박동수(heart rate), 호흡(respiration), 근육긴장도(muscle tone), 반사반응(reflex response), 그리고 피부색깔(color) 등 5개 항목으로 되어있으며, 최고 점수는 10점이다.

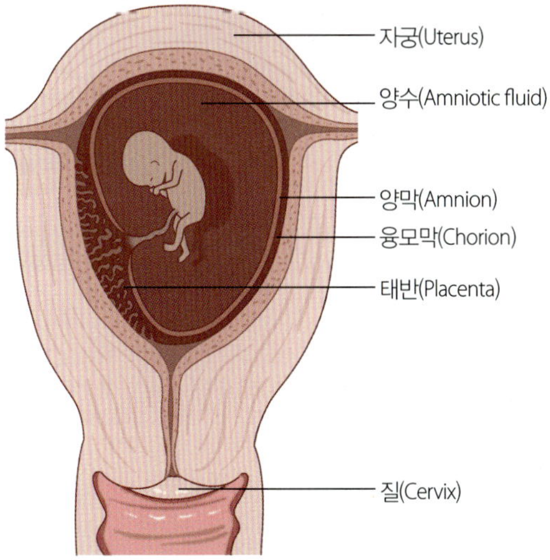

그림 18-5 태반. 융모막은 바깥층에, 양막은 안쪽층에 있다. 양막강(amniotic cavity)에서 태아가 성장하는 동안 양수에 떠있기 때문에 자유로운 움직임이 가능하다.

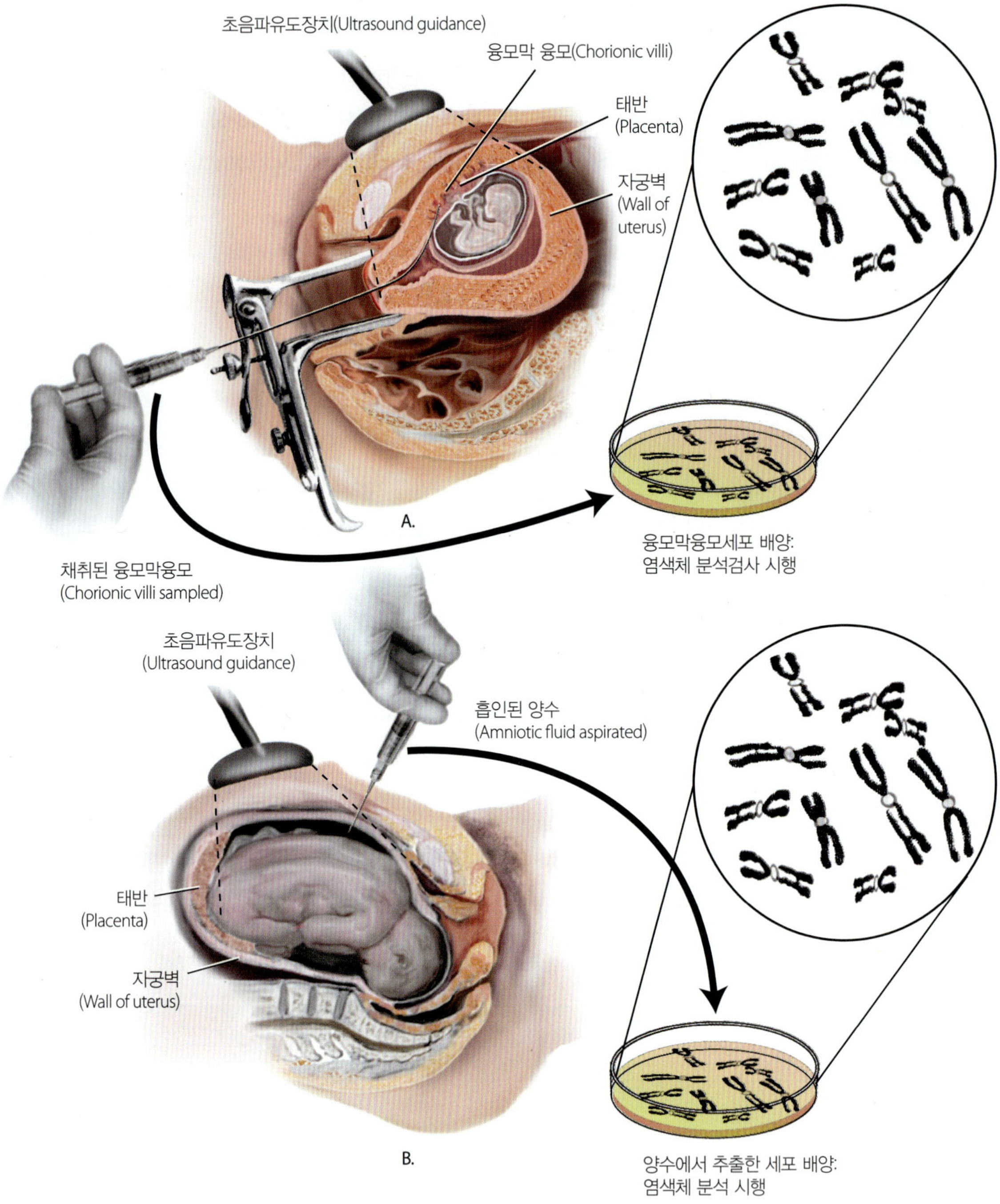

그림 18-6 A. 융모막융모 표본채취(9-11 주). B. 양막천자(15-18 주).

산후기(Postpartum Period)

산후기는 출산 후 6 ~ 8주까지를 의미하며 산욕기(puerperium)라고도 한다. 이 기간 동안 자궁은 정상 크기로 되돌아오는데, 이 과정을 자궁 퇴축(**involution**[**in**-voh-**LOO**-shun])이라고 한다.

요 약

분만(Parturition)
출산(childbirth)

산후(Puerperium)
산욕기(postpartum period)

접합자(Zygote)
수정란(fertilized egg)

배아(Embryo)
임신 2주 후의 접합체

재태기간(임신주수, Gestation)
임신기간(length of pregnancy)

태반(Placenta)
양막과 융모막(으로) 구성
HCG 분비
양수는 태아를 보호

진단검사(Diagnostic Procedures)
양막천자(amniocentesis)
융모막융모채취(chorionic villus sampling)

학습문제: 산과학

보기에서 알맞은 답을 고르시오.

1. The postpartum period is also known as ____________________.

postnatal period   parturition   involution   puerperium

2. The fertilized egg is called ____________________.

embyro   fetus   zygote   baby

3. The organ responsible for nourishing the fetus and removing waste products is the ____________________.

uterus   ovaries   placenta   mammary glands

4. An Apgar score represents the ______________________.

condition of the newborn condition of the mother dilation of the cervix

5. Human chorionic gonadotrophin is secreted by the ______________________.

uterus ovaries placenta mammary glands

정답: 1. puerperium. 2. zygote. 3. placenta. 4. condition of newborn. 5. placenta.

18.4 새로운 어근, 접미사, 접두사

이 장의 용어를 학습할 때 다음의 추가된 어근, 접미사, 접두사를 사용한다.

어근	의미
flex/o	굽어지는; 굽혀진(bend), 굴곡
men/o	달(월); 월경(month; menses; menstruation), 생리
tub/o	관, 튜브(tube)
versi/o	기울어지는; 바뀌는; 움직여지는(turning; tilting; tipping)

접미사	의미
-an	~에 관련, 관계하는(pertaining to)
-arche	~시작하는(beginning)
-ine	~에 관련, 관계하는(pertaining to)

접두사	의미
multi-	많은~, 다(多)~(many)
nulli-	~없다. 무(無)(none)
primi-	~처음. 우선(first)

18.5 용어 학습

다음 제시사항을 따르면 의학용어 학습을 더 쉽게 할 수 있다.

1. 단어가 익숙할 때까지 반복하여 발음하라.
2. 단어를 쓰고, 철자가 올바른지 확인하라.
3. 뜻과 의미도 함께 쓴다. 가능한 그 단어와 관련있는 단어, 생각, 그림은 그 단어를 기억하는데 도움이 될 것이다.
4. 여기서 배운 방법으로 용어의 구조를 분석하라.

여성 생식기계에 관한 의학용어

어근

어근 cervic/o		의미 목; 자궁목; 자궁의 목(cervix; cervix uteri; neck of the uterus)
용어	**용어분석**	**정의**
cervicitis [**ser**-vih-**SIGH**-tis]	-itis = 염증(inflammation)	자궁목염(자궁경부염)
cervical dysplasia [**SER**-vih-kal dis-**PLAY**-see-ah]	-al = ~관련하는(pertaining to) -plasia = 발달; 형성(development; formation) dys- = 비정상; 나쁜; 어려운(abnormal; bad; difficult)	자궁목 형성이상(자궁목 표면의 비정상적 세포 발달로 조기암성 변화를 나타냄)
cervical polyp [**SER**-vih-kal **POL**-up]	-al = ~관련하는(pertaining to) polyp = 가늘고 긴 점막에 붙은 풍선 모양의 돌출된 신생물. 피부 병변의 일종(protruding balloonlike neoplasm attached to the mucous membrane by a thin stalk. A type of skin lesion.)	자궁목 용종(폴립, 자궁목 점막에 생긴 비정상 신생물(그림18-7). 현재는 양성종양이지만 암으로 변화할 수 있음)

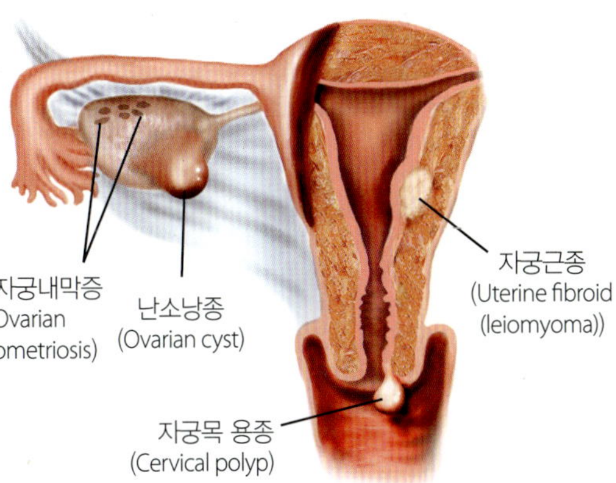

그림 18-7 자궁목 용종, 난소자궁내막증, 난소낭종, 자궁근종.

어근 colp/o(vagin/o 참조) — 의미 질(vagina)

용어	용어분석	정의
colpopexy [**kol**-poh-**PECK**-see]	-pexy = 외과적 고정술(surgical fixation)	질고정술(주변구조에 질의 외과적 고정)
colporrhaphy [kohl-**POR**-ah-fee]	-rrhaphy = 봉합(suture)	질봉합(술)

어근 episi/o — 의미 음문; 바깥생식기관(vulva; external genitalia)

용어	용어분석	정의
episiotomy [eh-**piz**-ee-**OT**-oh-mee]	-tomy = 절개(process of cutting)	외음부절개(외음의 외과적 절개. 질 입구를 넓혀 태아가 나올 때 질이 찢어지는 것을 방지함)
episiorrhaphy [eh-**piz**-ee-**OR**-ah-fee]	-rrhaphy = 봉합(suture)	외음봉합술(외음부절개 또는 찢긴 상처의 복원을 위한 음문과 외음의 봉합)

어근 fibr/o — 의미 섬유; 섬유조직(fibers; fibrous tissue)

용어	용어분석	정의
fibroadenoma [**fye**-broh-**ad**-eh-**NOH**-mah]	-oma = 덩어리, 암(mass, tumor) aden/o = 샘(gland)	섬유샘종(유방에 둥글고, 단단하며 탄력있는 비정상적인 덩어리; 샘(gland) 내 섬유결합조직과 관련있음)

어근 galact/o — 의미 젖; 우유(milk)

용어	용어분석	정의
galactorrhea [geh-**lack**-toh-**REE**-ah]	-rrhea = 흐름 또는 분비(flow or discharge)	유루증, 젖분비과다(아기에게 젖을 주지도 않는데 가슴에서 젖이 저절로 흘러내림)

어근 gynec/o		의미 여성(woman)
용어	용어분석	정의
gynecologist [**gye**-neh-**KOL**-eh-jist]	-logist = 전문가(specialist)	부인과전문의(여성의 생식기계 질환과 치료를 연구하는 전문가)

어근 hyster/o(metr/o; uter/o 참조)		의미 자궁(uterus)
용어	용어분석	정의
hysterectomy [**hiss**-ter-**ECK**-toh-mee]	-ectomy = 절제; 외과적 제거 (excision; surgical removal)	자궁절제술(그림 18-8)

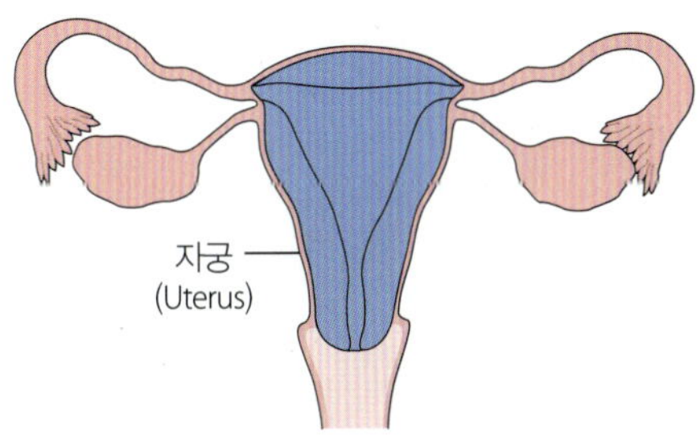

그림 18-8 자궁절제술(Hysterectomy).

용어	용어분석	정의
hysterosalpingography [**hiss**-tehr-oh-**sal**-ping-**GOG**-rah-fee]	-graphy = 기록과정; 이미지 생성 (process of recording; producing images) salping/o = 자궁관(fallopian tubes)	자궁자궁관조영술(조영제를 투여하여 자궁과 자궁관의 x-ray 촬영)

어근 labi/o		의미 입술(lips)
용어	용어분석	정의
labial [**LAY**-bee-al]	-al = 관련되는(pertaining to)	입술의, 음순의

어근 lact/o		의미 젖, 우유(milk)
용어	용어분석	정의
lactogenesis [**lack**-toh-**JEN**-ih-sis]	-genesis = 생산; 형성(production; formation)	젖생성, 유즙생성

어근 ligati/o		의미 묶기; 매듭(binding; tying)
용어	**용어분석**	**정의**
tubal ligation [**TOO**-bal lye-**GAY**-shun]	-ion = 과정(process) –al = ~의(pertaining to) tub/o = 관; 자궁관(tube; fallopian tube)	난관결찰(자궁관을 묶는 여성 불임법. 정자가 난자와 수정하는 것을 방지. 수정이 일어나지 않으면 여성은 임신할 수 없다. 관을 자르거나, 묶거나, 고정 또는 소작하여 차단할 수 있다(그림 18-9).

메모: 난관결찰술은 자궁제거나 다른 장기의 제거와 관련이 없기 때문에 월경은 지속된다.

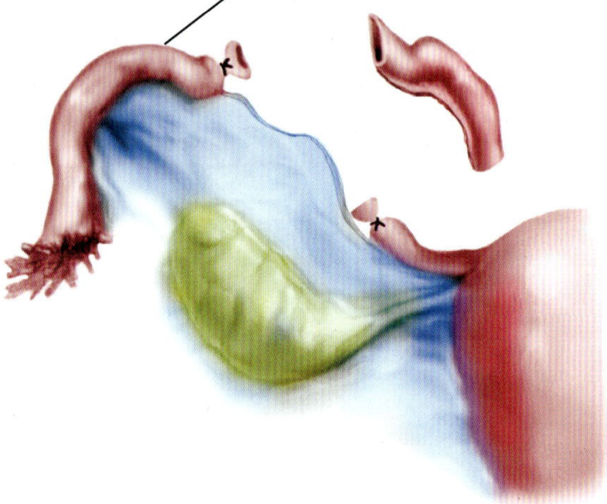

그림 18-9 난관 결찰술(Tubal ligation)

어근 mamm/o; mast/o		의미 유방, 젖, 가슴(breast)
용어	**용어분석**	**정의**
mammary [**MAM**-ah-ree]	-ary = 관련되는(pertaining to)	유방의, 젖의
mastectomy [mas-**TECK**-toh-mee]	-ectomy = 절제; 외과적 제거(excision; surgical removal)	유방절제술(유방의 외과적 제거)
mastopexy [**MAS**-toh-**peck**-see]	-pexy = 고정(surgical fixation)	유방고정술(유방의 외과적 고정)

메모: 유방고정술(mastopexy)은 늘어진 유방을 외관과 형태를 향상시키기 위해 시행하는 성형수술이다.

어근 men/o | 의미 월경(menses; menstruation; month)

용어	용어분석	정의
amenorrhea [ah-**men**-oh-**REE**-ah]	-rrhea = 분비; 흐름(discharge; flow) a- = 무; 없음(no; not)	무월경
dysmenorrhea [**dis**-men-oh-**REE**-ah]	-rrhea = 분비; 흐름(discharge; flow) dys- = 아픈; 어려운; 나쁜(painful; difficult; bad)	월경통, 월경곤란증
menarche [men-**AR**-kee]	-arche = 시작(beginning)	초경, 첫월경
menorrhea [**men**-oh-**REE**-ah]	-rrhea = 분비; 흐름(discharge; flow)	(정상)월경
menorrhagia [**men**-oh-**RAY**-jee-ah]	-rrhagia = 분출; 비정상적 출혈 (bursting forth; abnormal bleeding)	월경과다(월경 중 과다한 자궁출혈)

어근 metr/o | 의미 자궁(uterus)

용어	용어분석	정의
metrorrhagia [**meh**-troh-**RAY**-jee-ah]	-rrhagia = 분출; 비정상적 출혈 (bursting forth; abnormal bleeding)	자궁출혈(정상 생리 기긴 이외의 비정상적인 자궁 출혈)
menometrorrhagia [**men**-oh-**met**-roh-**RAY**-jee-ah]	-rrhagia = 분출; 비정상적 출혈 (bursting forth; abnormal bleeding)	불규칙 과다월경(월경기간 동안 그리고 불규칙한 간격으로 과다출혈)

어근 oophor/o(ovari/o 참조) | 의미 난소(ovary)

용어	용어분석	정의
oophororrhagia [oh-**off**-oh-**RAY**-jee-ah]	-rrhagia = 분출; 비정상적 출혈 (bursting forth; abnormal bleeding)	난소출혈

어근 ovari/o | 의미 난소(ovary)

용어	용어분석	정의
ovarian cyst [oh-**VAR**-ree-an **SIST**]	-an = 관련되는(pertaining to) cyst = 닫힌 주머니 또는 액체, 반유동성 또는 고형물질을 담고있는 공간 (closed sac or cavity containing fluid, semifluid, or solid material)	난소물혹, 난소낭종(난소의 비정상적인 물혹 성장, 그림 18-7 참조)
ovariorrhexis [oh-**var**-ee-oh-**RECK**-sis]	-rrhexis = 파열(rupture)	난소 파열

어근 perine/o		의미 회음(질과 항문사이, perineum)
용어	용어분석	정의
perineorrhaphy [**per**-ih-nee-**OR**-ah-fee]	-rrhaphy = 봉합(suture)	회음봉합술(샅꿰맴술)(태아 분만시 입은 열상(찢김)에 따른 회음부 봉합)

어근 salping/o(–salpinx 참조)		의미 자궁관(fallopian tube; uterine tube)
용어	용어분석	정의
salpingo-oophorectomy [sal-**ping**-goh-oh-**off**-oh-**RECK**-toh-mee]	-ectomy = 절개; 외과적 제거(excision; surgical removal) oophor/o = 난소(ovary)	자궁관난소절제술(자궁관과 난소의 외과적 제거)

어근 uter/o		의미 자궁(uterus)
용어	용어분석	정의
intrauterine [**in**-trah-**YOO**-ter-in]	-ine = ~의(pertaining to) intra- = 내에; 안에(within)	자궁내의, 자궁안의
uterine fibroids [**YOO**-ter-in **FYE**-broidz]	-ine = ~의(pertaining to) fibroid = 유섬유종(양성종양형태)(type of benign tumor)	자궁섬유증(자궁근육의 양성종양, 그림 18-7; 유섬유종(fibroid), 근종(myoma) 또는 근섬유종(fibromyoma[figh-broh-my-OH-mah])이라고도 함)
uterovesical [**yoo**-ter-oh-**VES**-ih-kal]	-al = ~의(pertaining to) vesic/o = 방광(bladder)	자궁방광의

어근 vagin/o		의미 질(vagina)
용어	용어분석	정의
vaginomycosis [**vaj**-ih-noh-mye-**KOH**-sis]	-osis = 비정상적 상태(abnormal condition) myc/o = 곰팡이; 진균(fungus)	질곰팡이증, 질진균증

어근 vulv/o		의미 외음; 외부생식기; 음부(vulva; external genitalia; pudendum)
용어	용어분석	정의
vulvorectal [**vul**-voh-**RECK**-tal]	-al = ~의(pertaining to) rect/o = 곧창자(rectum)	외음직장의

접미사

접미사 –cele		의미 탈장; 돌출; 옮김(hernia; protrusion; displacement)
용어	**용어분석**	**정의**
cystocele [**SIS**-toh-seel]	cyst/o = 방광(bladder)	방광탈출증(질벽으로 방광의 돌출, 그림 18-10A, 18-10B)

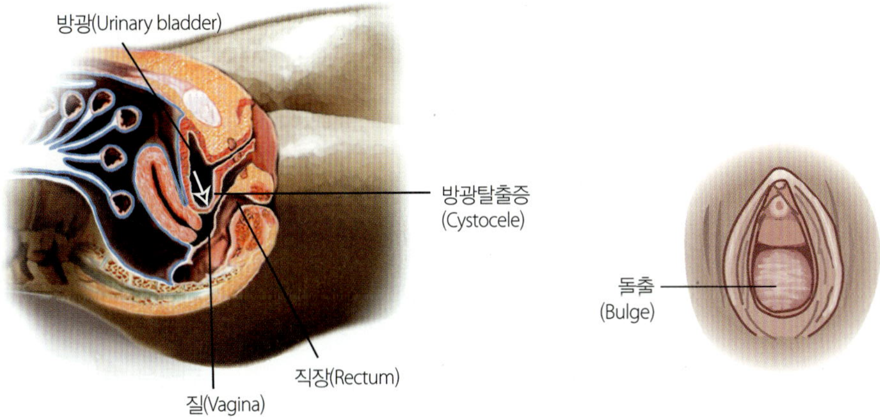

그림 18-10 A. 방광탈출증, 측면. 질벽으로 방광이 돌출되어 있음. B. 질벽의 돌출, 방광탈출증의 특징.

rectocele [**RECK**-toh-seel]	rect/o = 곧창자(rectum), 직장	직장탈출증(질벽으로 직장의 돌출, 그림 18-11)

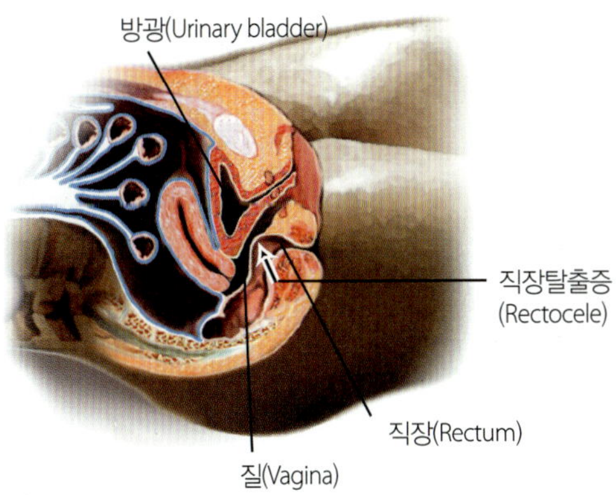

그림 18-11 직장탈출증. 질벽으로 직장이 빠져나옴.

접미사 –salpinx		의미 자궁관(fallopian tube; uterine tube)
용어	**용어분석**	**정의**
hydrosalpinx [**high**-dro-**SAL**-pinks]	hydr/o = 물; 수(水)(water)	물자궁관증(자궁관에 물같은 액체가 축적됨)

접두사

접두사 ante–		의미 앞(before)
용어	용어분석	정의
anteflexion [**an**-tee-**FLECK**-shun]	-ion = 과정(process) flex/o = 구부러짐(bending)	전굴, 앞굽음(기관의 일부가 앞으로 굽음; 자궁의 장상위치, 그림 18-2A)
anteversion [**an**-tee-**VER**-zhun]	-ion = 과정(process) versi/o = 경사(tilting; tipping)	앞경사, 뒤틀림(방광에 대해 자궁이 앞으로 기울어짐, 그림 18-12B); 자궁의 정상위치), 전방경사

접두사 retro–		의미 뒤(back; behind)
용어	용어분석	정의
retroflexion [**ret**-roh-**FLECK**-shun]	-ion = 과정(process) flex/o = 구부러짐(bending)	뒤굽이, 후굴(기관의 일부가 뒤로 굽음. 비정상 자궁위치, 그림 18-12C)
retroversion [**ret**-roh-**VER**-zhun]]	-ion = 과정(process) versi/o = 기울어진(tilting; tipping)	뒤굽음, 후굴(기관의 일부 또는 전부가 뒤로 기울어짐. 비정상 자궁위치, 그림 18-12D)

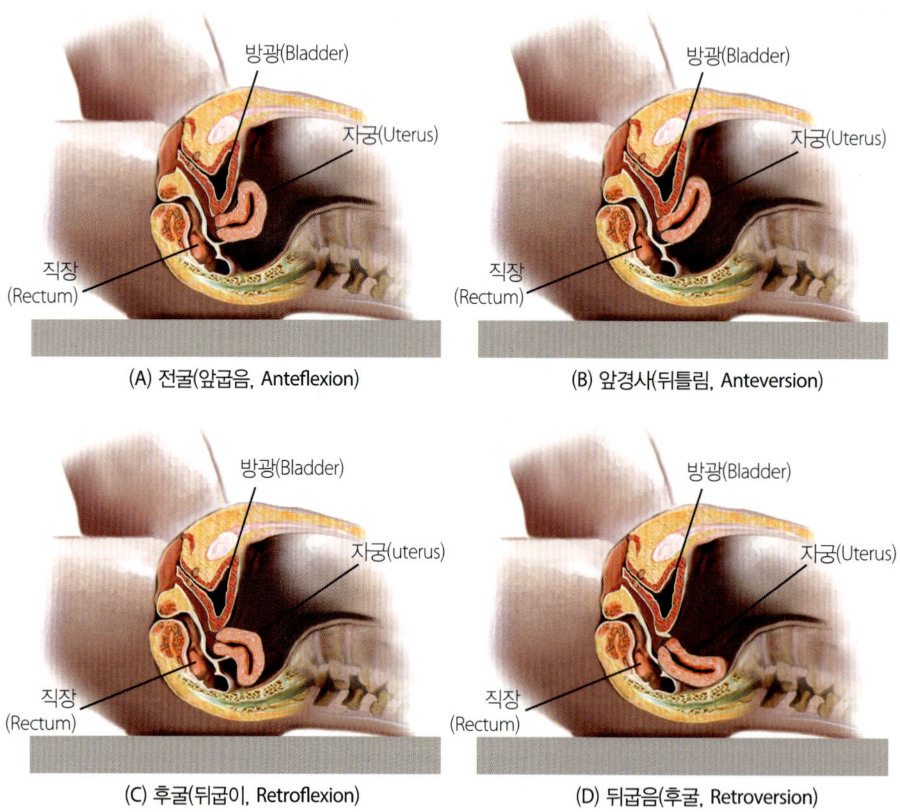

그림 18-12 자궁위치. A. 전굴, 앞굽이. B. 앞경사, 뒤틀림. C. 뒤굽이, 후굴. D. 뒤굽음, 후굴. 전굴과 앞경사는 정상적인 자궁위치.

산과학과 관련한 의학용어

어근

어근 amni/o		의미 양막(amnion, 자궁내 태아 발육 주머니)
용어	용어분석	정의
amniocentesis [**am**-nee-oh-sen-**TEE**-sis]	-centesis = 외과적 천자(surgical puncture)	양수천자(양막천자, 유전자 검사를 위해 양막으로부터 양수를 채취하는 외과적 천자)

어근 nat/o		의미 분만, 출산(birth)
용어	용어분석	정의
postnatal [pohst-**NAY**-tal]	-al = ~의(pertaining to) post- = 후에(after)	출생후의(신생아가 태어난 후의 기간)
prenatal [pree-**NAY**-tal]	-al = ~의(pertaining to) pre- = 전에(before)	출생전의(산전, antenatal)

어근 top/o		의미 장소/위치(place)
용어	용어분석	정의
ectopic pregnancy [eck-**TOP**-ick **PREG**-nan-see]	-ic = ~의(pertaining to) ec- = 바깥/외(out)	자궁외 임신(자궁관과 같은 자궁외 부위에서 임신)

접미사

접미사 –gravida		의미 임신(pregnancy)
용어	용어분석	정의
multigravida [**mul**-tih-**GRAV**-ih-dah]	multi- = 다수(multiple)	다임신부(두 번 또는 그 이상 임신을 한 여성. gravida II, gravida III, gravida IV 또는 GI, GII, GIII, GIV라고 표시함)
nulligravida [**nul**-ih-**GRAV**-ih-dah]	nulli- = 없음(none)	미임신부(미임부, 임신을 한 적이 없는 여성)
primigravida [**prih**-mih-**GRAV**-ih-dah]	primi- = 처음(first)	초임부(임신을 처음 한 여성)

접미사 –para		의미 낳다/출산하다(to bear; give birth)
용어	용어분석	정의
multipara [mul-**TIP**-ah-rah]	multi- = 다수(multiple)	다산부(다분만부. 두 번 이상 살아있는 아기를 출산한 경험이 있는 여성. para II, para III, 또는 PII, PIII 등으로 표기함)
nullipara [nul-**LIP**-ah-rah]	nulli- = 없음(none)	미분만부(생존한 아기를 출산한 경험이 없는 여성)
primipara [prye-**MIP**-ah-rah]	primi- = 처음(first)	초산부(처음으로 생존 신생아를 출산한 경험이 있는 여성. para I 또는 P1으로 표기)

접미사 –partum		의미 분만; 출산; 출생(labor; delivery; childbirth)
용어	용어분석	정의
antepartum [**an**-tee-**PAR**-tum]	ante- = 앞/전(before)	분만 전의
postpartum [pohst-**PAR**-tum]	post- = 후에/뒤에(after)	분만 후의

18.6 여성 생식기계 질환

여성 생식기계 관련 질환(Diseases Relating to the Female Reproductive System)

유방암(Breast Cancer)

유방암은 유방의 악성 종양으로 치료하지 않으면 전이 되는데, 암이 유방 주변조직과 림프절 그리고 혈액과 림프를 통해 다른 신체 부위로 퍼지는 것을 의미한다. 종양의 크기, 림프절 그리고 전이(**metastasis**)의 정도를 가지고 암의 단계를 0~4단계(stage 0 ~ stage Ⅳ)로 구분하는데, 0 단계(stage 0)는 종양이 작으며 림프절 침범이 없고, 전이도 없는 경우이다. 4단계(stage Ⅳ)는 림프절 침범뿐만 아니라 원격 장기로 전이가 된 경우이다. 1~3단계(stage Ⅰ ~ Ⅲ)는 0~4단계 사이에서 암의 정도가 단계에 따라 다양하다.

정확한 원인은 알 수 없지만, 유방암은 다양한 위험 요인과 관련있으며, 가족력, 높은 에스트로겐 수치, 연령, 음주 그리고 비만 등이 있다. 종양억제 유전자인 BRCA1과 BRCA2가 유방암 인자로 밝혀졌으며, 이 두 유전자가 암을 일으키지 않는다 하더라도 이들 중 하나라도 유전이 되면 유방암에 걸릴 확률이 높다.

치료는 종양절제술(**lumpectomy**[lump-**ECK**-toh-mee])이 시행된다. 암 조직이 제거되어도 유방조직에 남아 있을 수 있으므로, 동시에 림프절을 검사하여 유방 외 조직으로 암이 퍼져있는지 확인 해야한다. 그 다음, 방사선치료(radiation therapy, radiotherapy)를 시행하여 남아있는 암세포를 없애야 한다.

또 다른 외과적 방법은 유방절제술(**mastectomy**)로 유방 전체를 완전히 제거하는 것이며, 겨드랑림프절(액와림프절)을 제거할 수도, 하지 않을 수도 있다. 유방절제술 후에는 화학요법(chemotherapy)과 방사선치료가 이어진다. 유방절제술에 흉근과 겨드랑 림프절이 함께 제거될 경우 근치 유방절제술(radical mastectomy)이라 한다.

자궁목암(자궁경부암, Cervical Cancer)

자궁목암은 자궁목에 암세포가 침윤되어 발생하는데, 주요원인은 성매개 감염, 인간 유두종(**human papillomavirus** [**pap**-ih-**LOH**-mah-**vye**-rus], **HPV**) 바이러스의 감염이다.

자궁내막증(Endometriosis[en–doh–mee–tree–OH–sis])

자궁내막조직이 자궁외에 다른 곳에서 발견되는 것을 말한다(그림 18-7). 제 위치를 벗어난 자궁내막조직은 자궁 밖으로 이동하여 열린 자궁관을 통하여 골반강 내로 들어간다. 자궁 내막증이 흔히 발생하는 곳은 난소, 난관, 복강(abdominal cavity) 등이다.

자궁(자궁내막)암(Uterine(Endometrial) Cancer)

자궁(내막)암은 자궁을 덮고 있는 자궁내막의 악성종양으로, 여성 생식기계의 가장 흔한 암이며 정확한 원인은 모른다. 치료방법은 외과적 수술, 방사선 치료, 호르몬 치료 그리고 화학요법 등의 복합 치료가 일반적이다. 수술로는 복식 전체자궁절제술(**total abdominal hysterectomy**, TAH)이 시행되며, 필요한 경우 이 수술과 함께 양쪽 자궁관난소절제술(**bilateral salpingo-oophorectomy**, BSO)도 시행되는데, 약어로 TAH-BSO라고 한다. 암이 다른 장기로 퍼졌다면, 근치자궁절제술을 시행할 수 있으며 근처의 림프절도 제거한다.

자궁탈출증(Uterine Prolapse)

자궁이 정상 위치에서 벗어나 자궁의 전체 혹은 일부가 질을 통해 빠져나오는 것을 의미하며, 탈출 정도에 따라 세 단계로 나눈다. 1단계는 자궁이 질관에는 돌출되었으나 질입구(**introitus**[in-**TROH**-ih-tuss])까지는 돌출되지 않은 상태를 말하며, 2단계는 자궁이 질관을 거쳐 질입구까지 돌출된 상태이며, 3단계는 자궁과 자궁목이 질입구까지 돌출된 상태를 말한다. 이 단계를 자궁탈출(**procidentia**[**proh**-sih-**DEN**-shah])이라하며 그림 18-13에서 잘 나타나 있다.

성매개 감염(Sexually Transmitted Infections, STIs)

성매개 감염(STIs)은 성병(venereal disease, VD), 성전파성 질환(sexually transmitted disease, STD)으로 잘 알려져 있으며, 질, 구강, 항문을 포함하는 성행위를 통한 감염을 말한다. 성매개감염의 가장 흔한 종류는 다음과 같다.

- 인간면역결핍바이러스(human immunodeficiency virus, HIV)에 의한 후천성 면역결핍증(AIDS).
- *Chlamydia trachomatis*(klah-**MID**-ee-ah tray-koh-**MAH**-tiss)균에 의한 클라미디아 감염증(chlamydia[klah-**MID**-ee-ah]).
- 단순 헤르페스 바이러스(herpes simplex virus)에 의한 생식기 헤르페스(genital herpes[**JEN**-ih-tahl **HER**-peez]) (그림 18-14).
- 사람유두종바이러스(human papillomavirus)에 의한 생식기 사마귀(genital warts)(그림 18-15).

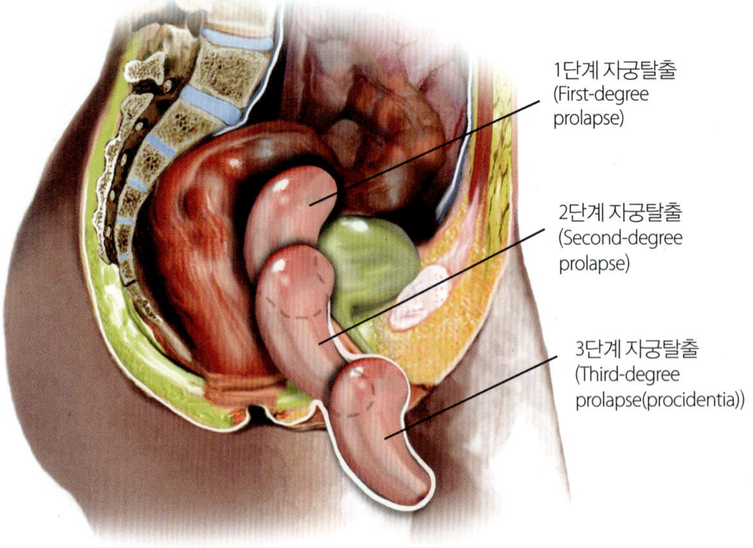

그림 18-13 자궁탈출증. 1단계 : 자궁이 질관에는 돌출되었으나 질입구(introitus[in-TROH-ih-tuss])까지는 돌출되지 않은 상태. 2단계 : 자궁이 질관을 거쳐 질입구까지 돌출된 상태. 3단계 : 자궁과 자궁목이 질입구까지 돌출된 상태를 말한다.

- 임균(*Neisseria*[nigh-**SEE**-ree-ah] *gonorrhoeae*)에 의한 임질(gonorrhea[**gon**-oh-**REE**-ah]).
- 매독균(*Treponema pallidum*[**trep**-oh-**NEE**-mah **PAL**-ih-dum])에 의한 매독(syphilis[**SIF**-ih-lis])
- 질편모충(*Trichomonas vaginalis*)에 의한 트리코모나스증(trichomoniasis[**trick**-oh-mon-**EYE**-ah-sis])

이러한 질병들이 대부분 초기에는 무증상이기 때문에 환자가 인식을 하지 못해 다른 사람에게 전파시킬 수 있으며, 치료하지 않으면 영구적인 생식기관의 손상을 가져올 수 있다.

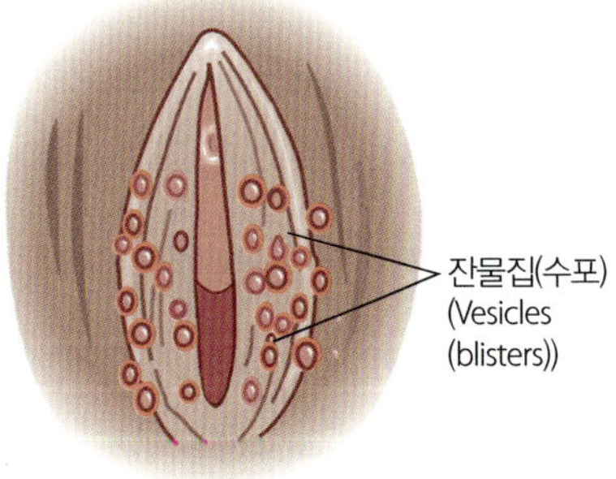

그림 18-14 생식기 헤르페스(포진, Genital herpes)

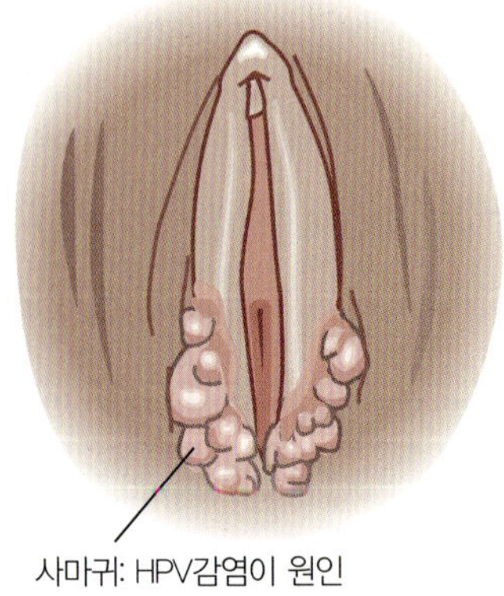

그림 18-15 생식기 사마귀(Genital warts)

산과 관련 상태(Conditions Relating to Obstetrics)

유산(Abortion)

유산은 태아가 출산 전에 임신이 종결되는 것으로 자연유산(spontaneous abortion)과 인공유산이 있으며, 이중 인공유산은 낙태(miscarriage)로도 잘 알려져 있다. 자연유산은 자궁의 비정상 또는 유전적 이상으로 인해 발생하며, 치료적 유산(**therapeutic abortion**) 또는 유도유산(**induced abortion**)은 의도적으로 약물 또는 기계적 방법으로 시행하는 것으로 주로, 경관확장 자궁소파술(**dilation and curettage**[**kyoo**-reh-**TAZH**], D&C)이 시행되는데, 자궁강(uterine cavity)을 확장시켜 태아를 제거하기 위해 자궁벽을 긁어내는 방법이다. 또 다른 방법으로는 흡인(suction)에 의해 태아를 제거할 수 있는데, 이를 진공흡인법(vacuum aspiration)이라 한다.

태반조기박리(Abruptio Placentae[ab–RUP–she–oh plah–SEN–tee])

태반이 자궁벽에서 조기에 박리되어 출혈, 조기분만 그리고 임신의 중단을 야기한다.

불임과 보조 생식 치료(Infertility and Assisted Reproductive Therapy)

불임은 일 년간 피임을 하지 않았음에도 불구하고 임신이 안되는 상태를 말하는 것으로, 보조생식치료(**assisted reproductive therapy**, ART)는 대다수 불임부부에게 임신의 기회를 높여주는 것으로, 다음 세가지 종류가 있다.

배란촉진제(Fertility medications) 난소에서 난포의 성숙을 자극하는 약물의 투여

체외수정(In vitro fertilization) 체외수정(IVF)은 가장 흔한 시술로, 여성에게서 성숙한 난자를 체취해 남자의 정자와 검사실에서 수정하여 자궁에 착상시키는 기법으로, 수정된 난자가 자궁벽에 착상해 분만까지 태아로 잘 성숙하기를 바래야 한다. In vitro란 시험관을 의미한다.

인공수정(인공적 정액주입, Artificial insemination) 성교 외의 다른 방법으로 정자를 여성의 자궁에 투입하는 것으로, 여성의 월경주기 중 배란기에 시행한다.

전치태반(Placenta Previa[PREH–vee–ah])

태반이 자궁벽 상단이 아닌 자궁목 근처에 자리잡아 출혈의 원인이 되고, 산모와 아기 모두에게 위험을 초래하며, 조기분만의 원인이 된다. 필요하다면 제왕절개수술을 해야 한다.

자간전증과 자간증(Preeclampsia[pree–eh–KLAMP–see–ah] and Eclampsia)

자간전증은 임신 20주 후에 발생할 수 있는 상태로 고혈압, 알부민뇨(단백뇨), 그리고 과도한 부종을 특징으로 한다. 치료를 제때 안하면 경련 또는 혼수상태로 빠질 수 있고, 치명적인 자간증(임신중독, **eclampsia**)이 될 수 있다. 치료법으로는 약물치료하면서 제왕절개로 태아를 분만하는 것이다.

조산아(미숙아, Premature Infant)

조산아는 분만예정일 보다 3 주전, 임신기간 37 주 전에 태어난 아기를 의미한다.

사산(Stillbirth)

사산(SB)은 자궁에서 태아가 죽은 상태로, 대부분 임신말기에 발생한다.

자궁무력증(Uterine Inertia)

자궁무력증은 분만하는 동안에 자궁 근육 수축이 상실되는 것이다.

18.7 유사어와 유음어

다음은 유사어와 유음어이다. 각 단어의 철자와 정의를 학습한 후 복습문제에 답하시오.

표 18-1 유사어와 유음어

용어	우리말	의미
menorrhagia	월경과다	excessive uterine bleeding during menstruation
menorrhalgia	월경통	painful menstruation
metrorrhagia	자궁출혈	uterine bleeding at times other than at the regular menstrual period
perineal	회음의	pertaining to the perineum
peritoneal	복막의	pertaining to the peritoneum
peroneal	종아리	pertaining to the fibula or outer side of the leg
parametrium	자궁곁	connective tissue located beside the uterus
perimetrium	자궁외막	outermost wall of the uterus

18.8 복습문제

연습문제 18-1 유사어와 유음어

다음 문장을 읽고 올바르게 완성할 수 있도록 괄호 안의 단어 중 알맞은 것에 동그라미 하시오(표 18-1 참조).

1. The patient was admitted with excessive menstrual bleeding. It was decided that a hysterectomy would be a permanent solution for her (**menorrhagia/metrorrhagia**).
2. Dysmenorrhea and (**menorrhagia/menorrhalgia/metrorrhagia**) mean the same thing.
3. The third degree (**perineal/peritoneal/peroneal**) tear was a complication of delivery due to a very large fetal head.
4. The malignant cells have spread outside the uterine wall to the (**perimetrium/parametrium**).

연습문제 18-2 용어요소와 의미 연결하기

I. A열의 용어요소와 B열의 의미를 맞게 연결하시오.

	A	B
______	1. ante-	A. vulva
______	2. episio-	B. uterus
______	3. colp/o	C. binding; tying
______	4. gynec/o	D. month
______	5. salping/o	E. ovary
______	6. ligati/o	F. beginning
______	7. men/o	G. fallopian tubes
______	8. -arche	H. before
______	9. metr/o	I. woman
______	10. oophor/o	J. vagina

II. A열의 용어요소와 B열의 의미를 맞게 연결하시오.

	A	B
______	1. -rrhaphy	A. none
______	2. nulli-	B. milk
______	3. lact/o	C. tilting
______	4. top/o	D. suture
______	5. mamm/o	E. breast
______	6. -gravida	F. to give birth
______	7. myc/o	G. pregnancy
______	8. -para	H. first
______	9. versi/o	I. place
______	10. primi-	J. fungus

연습문제 18-3 연결하기 - 구조

A열의 용어와 B열의 설명을 맞게 연결하시오.

	A	B
______	1. estrogen	A. discharge of endometrial tissue
______	2. ovum	B. neck of the uterus
______	3. fimbriae	C. inner lining of the uterus
______	4. cervix uteri	D. part of the external genitalia
______	5. endometrium	E. hormone responsible for the growth of blood vessels in the endometrium
______	6. rectouterine pouch	F. egg
______	7. labium majora	G. houses and protects the developing fetus
______	8. progesterone	H. cul-de-sac of Douglas
______	9. uterus	I. hormone responsible for developing female secondary characteristics
______	10. menstruation	J. portion of the fallopian tube

연습문제 18-4 연결하기 - 여성 생식기 질환

다음 의학용어와 아래 설명을 맞게 연결하시오. 모든 용어가 사용되는 것은 아님.

metastasize

endometriosis

endometrial cancer

breast cancer

uterine prolapse

Chlamydia

1. ectopic endometrium ______

2. the spread of cancer from one organ to another ______

3. the most common cancer of the female reproductive system

______

4. displacement of the uterus through the vaginal canal

______

5. a sexually transmitted disease ______

연습문제 18-5 명칭 표시하기 - 여성 생식기계

다음의 신체구조 용어를 사용하여 그림 18-16의 빈칸과 다음 번호의 빈칸에 각각 쓰시오.

cervix ______

fallopian tube ______

ovary ______

rectouterine pouch ______

urethra ______

urinary bladder ______

uterus ______

vagina ______

1. ______

2. ______

3. ______

4. ______

5. ______

6. ______

7. ______

8. ______

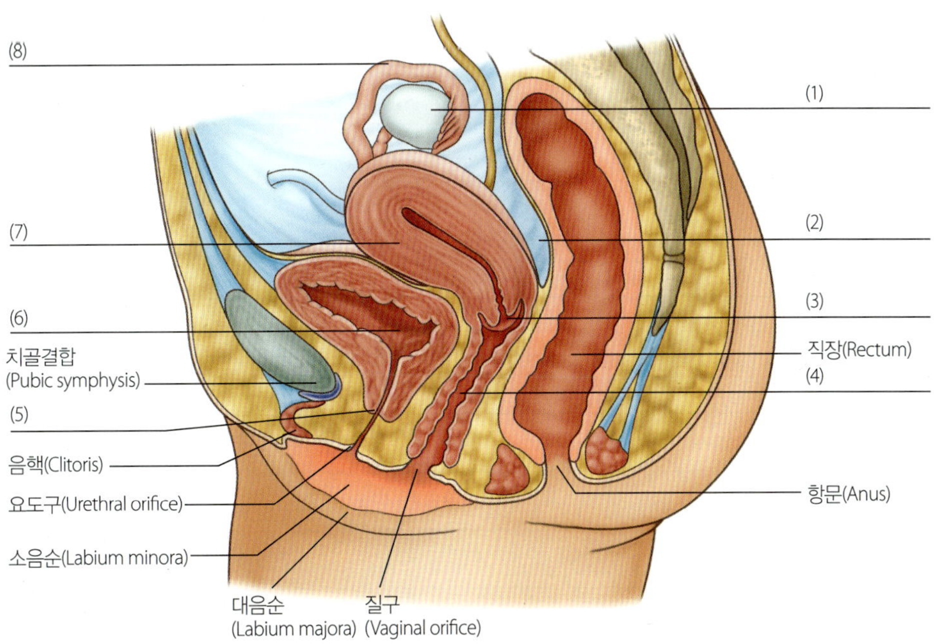

그림 18-16 여성 생식기계의 주요 기관

연습문제 18-6 정의 - 구조

다음 용어의 우리말과 그 의미를 쓰시오.

1. **estrogen** ______________________
2. **adnexa** ______________________
3. **myometrium** ______________________
4. **fertilization** ______________________
5. **lactiferous ducts** ______________________
6. **perimetrium** ______________________
7. **lactiferous sinus** ______________________
8. **ovulation** ______________________
9. **fetus** ______________________
10. **fundus of the uterus** ______________________
11. **puerperium** ______________________
12. **parturition** ______________________
13. **zygote** ______________________
14. **chorion** ______________________
15. **Apgar score** ______________________

연습문제 18-7 기능과 역할

다음 각 용어의 기능을 쓰시오.

1. ovaries ______________________
2. fimbriae ______________________
3. Bartholin gland ______________________
4. mammary glands ______________________
5. amniotic fluid ______________________
6. progesterone ______________________
7. fallopian tubes ______________________
8. uterus ______________________
9. vagina ______________________

연습문제 18-8 정의 - 용어학습

다음 용어의 우리말과 그 의미를 쓰시오.

1. cervical polyp ______
2. colporrhaphy ______
3. episiotomy ______
4. fibroadenoma ______
5. salpingo-oophorectomy ______
6. gynecologist ______
7. labial ______
8. lactogenesis ______
9. tubal ligation ______
10. mastopexy ______
11. menorrhea ______
12. menorrhagia ______
13. metrorrhagia ______
14. hysterectomy ______
15. vaginomycosis ______
16. cystocele ______
17. hydrosalpinx ______
18. anteflexion ______
19. retroversion ______
20. cervicitis ______
21. multipara ______
22. amniocentesis ______

연습문제 18-9 의학용어 만들기

Ⅰ. 결합형 men/o를 사용하여 다음 정의에 맞는 의학용어를 작성하시오.

a. no menstruation ____________________

b. painful menstruation ____________________

c. normal menstruation ____________________

d. excessive uterine bleeding during menstruation ____________________

Ⅱ. 결합형 metr/o를 사용하여 다음 정의에 맞는 의학용어를 작성하시오.

a. inner uterine wall ____________________

b. uterine bleeding at times other than regular menstrual periods ____________________

c. muscular uterine wall ____________________

d. outermost wall of the uterus ____________________

Ⅲ. 접미사 -gravida를 사용하여 다음 정의에 맞는 의학용어를 작성하시오.

a. woman who has been pregnant two or more times ____________________

b. woman who has never been pregnant ____________________

c. woman who is pregnant for the first time ____________________

연습문제 18-10 의무기록에 적힌 의학용어 이해하기

필요한 경우 의학사전을 이용하여 지문에서 굵은 글씨체로 표시한 용어의 우리말과 그 뜻을 쓰시오.

1. **Laparoscopic tubal ligation** was performed following delivery.

a. laparoscopic tubal ligation ____________________

2. At laparoscopy, the **uterus** was small and normal in appearance. Both **fallopian tubes** were normal in appearance. The fallopian tubes were clamped and **ligated**.

b. uterus ____________________

c. fallopian tubes ____________________

d. ligated ____________________

3. There was one area of **endometriosis** near the **fimbrial** aspect of the right fallopian tube.

e. endometriosis ____________________

f. fimbrial ____________________

4. On examination, the uterus was enlarged, and an **ultrasound** confirmed the presence of **fibroids**.

g. ultrasound ______________________________

h. fibroids ______________________________

연습문제 18-11 철자

다음 용어에서 철자가 틀린 부분에 동그라미하고 빈칸에 바르게 쓰시오.

1. menstration ____________________
2. Bartolin cyst ____________________
3. epiziorhaphy ____________________
4. dismenorrhea ____________________
5. pereniorrhaphy ____________________
6. rectroflection ____________________
7. endometriosis ____________________
8. sphylis ____________________

연습문제 18-12 짧게 답하기 - 질병

다음 문장이 참인지 거짓인지 쓰고, 거짓인 경우 이유를 설명하시오.

1. In stage IV breast cancer there is no lymph node involvement and there is no metastasis to distant organs.

   ____

2. Removal of the breast including the pectoral muscles and axillary lymph nodes is called a radical mastectomy.

   ____

3. A miscarriage is also known as a spontaneous abortion. ____________________
4. Fertility medications stimulate the uterus to develop follicles. ____________________
5. Eclampsia is a complication of pregnancy that may cause death. ____________________
6. Uterine inertia is a complication of labor. ____________________
7. A primigravida is a woman who has given birth to a viable infant for the first time.

   ____

8. The amnion is the inner lining of the placenta. ____________________

9. After a total hysterectomy a woman cannot produce estrogen and progesterone.

____

10. A zygote is a fertilized egg. _______________

11. Syphilis is caused by *Treponema pallidum*. _______________

12. Genital warts are caused by herpes simplex. _______________

18.9 발음과 철자

1. 웹사이트에서 제공된 오디오 파일로 각 용어를 듣는다.
2. 각 용어를 주의하여 따라 발음한다.
3. 각 용어의 철자를 빈칸에 적는다.

용어	발음	철자
adnexa	ad-**NECK**-sah	
amenorrhea	ah-**men**-oh-**REE**-ah	
areola	ah-**REE**-oh-lah	
cervicitis	**ser**-vih-**SIGH**-tis	
cervix uteri	**SER**-vicks **YOO**-ter-eye	
Chlamydia	klah-**MID**-ee-ah	
colporrhaphy	kohl-**POR**-ah-fee	
cul-de-sac of Douglas	**kuhl**-deh-sack of **DUG**-lass	
cystocele	**SIS**-toh-seel	
dysmenorrhea	**dis**-men-oh-**REE**-ah	
endometriosis	**en**-doh-**mee**-tree-**OH**-sis	
endometrium	**en**-doh-**MEE**-tree-um	
episiorrhaphy	eh-**piz**-ee-**OR**-ah-fee	
estrogen	**ES**-troh-jen	
fallopian tubes	fal-**LOH**-pee-an **TOOBZ**	
fetus	**FEE**-tus	
genitalia	**jen**-ih-**TAIL**-ee-ah	
gynecologist	**gye**-neh-**KOL**-oh-jist	
hysterectomy	**hiss**-ter-**ECK**-toh-mee	

용어	발음	철자
menstruation	**men**-stroo-**AY**-shun	
myometrium	**my**-oh-**MEE**-tree-um	
oophorrhagia	oh-**off**-oh-**RAY**-jee-ah	
parturition	**par**-tyoo-**RISH**-un	
obstetrician	**ob**-steh-**TRIH**-shun	
ovary	**OH**-vah-ree	
ovulation	**ahv**-yoo-**LAY**-shun	
ovum	**OH**-vum	
papillomavirus	**pap**-ih-**LOH**-mah-**vye**-rus	
perimetrium	**per**-ih-**MEE**-tree-um	
progesterone	pro-**JES**-teh-rohn	
retroflexion	**ret**-roh-**FLECK**-shun	
rectouterine pouch	**reck**-toh-**YOO**-ter-in **POWCH**	
salpingooophorectomy	sal-**ping**-goh-oh-**off**-oh-**RECK**-toh-mee	
syphilis	**SIF**-ih-lis	
uterine fibroids	**YOO**-ter-in **FYE**-broidz	
uterine inertia	**YOO**-ter-in in-**ER**-shee-ah	
uterovesical	**yoo**-ter-oh-**VES**-ih-kal	
uterus	**YOO**-ter-us	
vagina	vah-**JIGH**-nah	

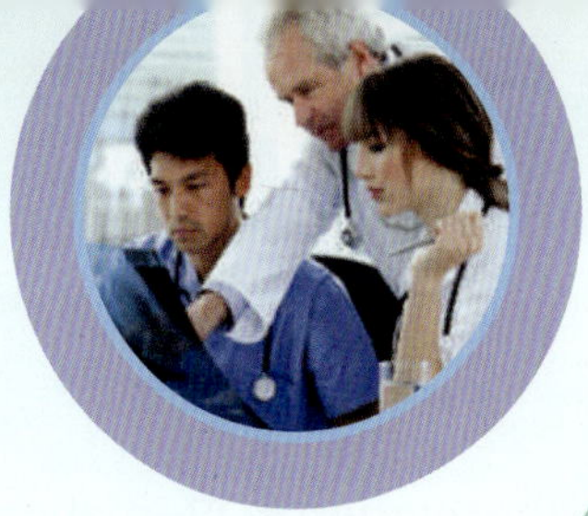

CHAPTER 19

내분비계

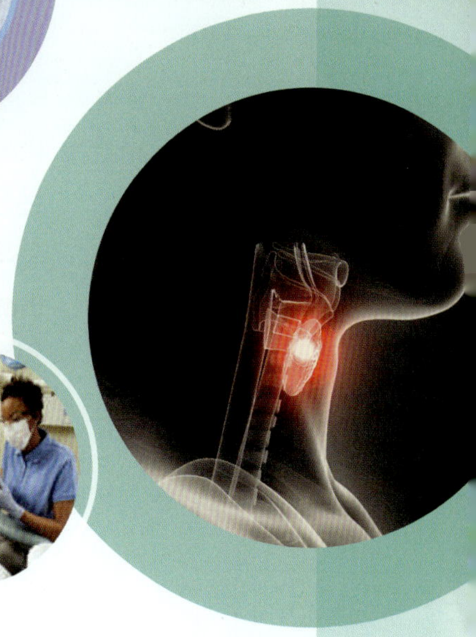

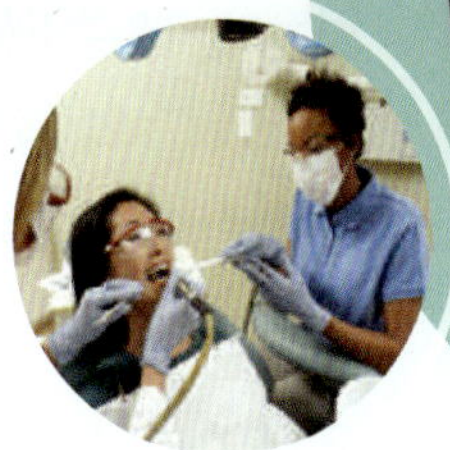

이 장의 구성

학습 목표

이 장을 학습하고 복습문세를 푼 후, 다음을 할 수 있어야 한다.

1. 내분비샘과 호르몬을 정의할 수 있다.
2. 내분비샘과 그들이 분비하는 호르몬을 명명할 수 있다.
3. 체내에서 이들 호르몬의 기능을 설명할 수 있다.
4. 내분비샘의 구조와 위치를 설명할 수 있다.
5. 내분비계 관련 의학용어를 발음하고, 철자를 알고, 정의하고 쓸 수 있다.
6. 내분비계 관련 일반적인 질병을 설명할 수 있다.
7. 듣고, 읽고, 학습하면 말하고 쓸 수 있다.

소개

내분비계(**endocrine**[**EN**-doh-krin] system)는 그림 19-1에서 볼 수 있듯이 여러 분비 샘으로 구성된다. 분비샘은 신체 다양한 곳에 위치하며 호르몬

(**hormones**[**HOR**–mohnz])이라는 강력한 화학물질을 혈류로 방출한다. 호르몬은 혈액 내에서 신체 여러 곳을 다니면서 기관의 기능을 조절하고 신체 외부의 상황과 관계없이 균형을 유지시켜주는데, 이러한 균형 상태를 항상성(**homeostasis**[**hoh**–mee–oh–**STAY**–sis])이라한다. 항상성의 한 예로 체온조절이 있는데, 내분비샘에서 분비된 호르몬들은 외부온도에 상관없이 섭씨 약 37도(화씨 98.6도)의 정상적인 체온을 유지해 준다.

내분비샘은 말초 내분비샘(peripheral endocrine glands)과 중추의 내분비샘(central endocrine glands)으로 구성되어 있고, 말초 내분비샘에는 갑상샘(**thyroid**[**THIGH**–royd]), 부갑상샘(**parathyroids**[**par**–ah–**THIGH**–roydz]), 부신(**adrenals**[ah–**DREE**–nalz]), 솔방울샘(**pineal**[**PIN**–ee–al]), 흉선(**thymus**[**THIGH**–mus]) 그리고 췌장(**pancreas**[**PAN**–kree–as]) 등이 있다. 갑상샘부터 송방울샘까지는 호르몬을 생산하는 한가지 기능만 있고, 흉선은 호르몬도 생산하지만 면역기능도 있다. 췌장 또한 호르몬을 생산하고 소화에도 중요한 역할을 한다. 이렇게 흉선과 췌장은 콩팥, 간, 난소, 고환과 같이 복합 기능을 가진 기관으로 호르몬을 생산할 뿐만 아니라 신체 기능 유지에도 중요한 역할을 담당한다. 이 장에서는 췌장을 제외한 나머지 기관들에 대해 다루게 된다.

중추 내분비샘은 뇌하수체(**pituitary**[pih–**TOO**–ih–**tar**–ee] gland)와 시상하부(**hypothalamus**[**high**–poh–**THAL**–ah–mus]) 2개가 있으며, 이 둘은 모두 뇌에 위치하고 있다.

19.1 내분비샘

학습문제: 내분비샘

다음 단어들을 그림 19-1의 빈칸에 쓰시오. 이해를 돕기 위해, 단어 옆의 숫자는 그림의 위치를 알려주고 있으며, 각 명칭을 적을 때는 반드시 발음을 하고, 만약 발음이 어려운 단어라면 여러 번 반복해서 연습한다.

1. 뇌하수체(pituitary[pih-**TOO**-ih-**tar**-ee] gland)
2. 시상하부(hypothalamus[**high**-poh-**THAL**-ah-mus])
3. 솔방울샘(송과체pineal[**PIN**-ee-al] gland)
4. 부갑상샘(parathyroid[**par**-ah-**THIGH**-roid] gland)
5. 흉선(thymus[**THIGH**-mus] gland)

6. 난소(ovaries[**OH**-vah-rees])

7. 고환(testicles[**TESS**-tih-kulz])

8. 췌장(pancreas[**PAN**-kree-as])

9. 부신(adrenal[ah-**DREE**-nal] glands)

10. 갑상샘(thyroid[**THIGH**-royd] gland)

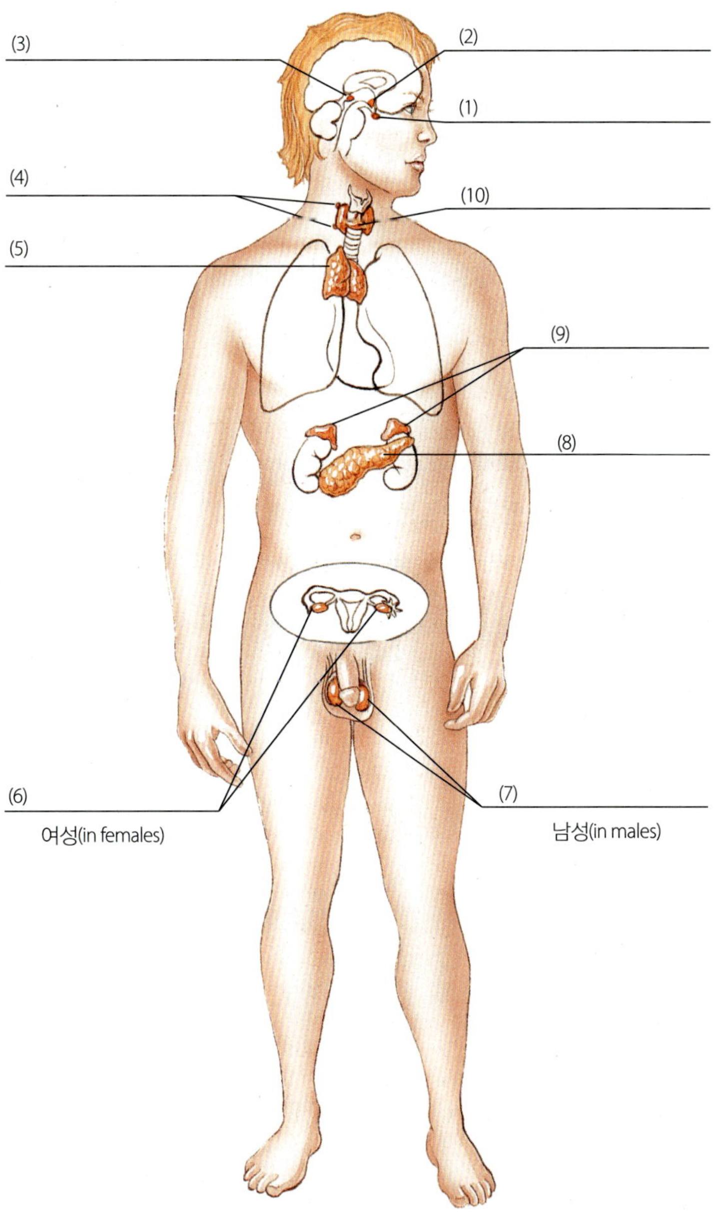

그림 19-1 내분비계 주요 기관

19.2 말초 내분비샘

갑상샘(Thyroid Gland)

학습문제: 갑상샘

다음 단어들을 그림 19-2의 빈칸에 쓰시오. 이해를 돕기 위해, 단어 옆의 숫자는 그림의 위치를 알려주고 있으며, 각 명칭을 적을 때는 반드시 발음을 하고, 만약 발음이 어려운 단어라면 여러 번 반복해서 연습한다.

1. 갑상샘(thyroid gland)

2. 우엽(right lobe)

3. 좌엽(left lobe)

4. 협부(isthmus[**ISS**-mus])

위치 및 구조

그림 19-2에서 보듯이 갑상샘은 목안 후두 아래에 위치하며, 우엽과 좌엽 그리고 이를 연결해주는 구조인 협부(잘룩, **isthmus**[**ISS**-mus])로 이루어져 있다.

기능

갑상샘은 호르몬 T_3(삼요오드 티로닌 triiodothyronine[trigh-**eye**-oh doh-**THIGH**-roh-nen]), T_4(티록신 thyroxin[thigh-**ROCK**-sin] 또는 thyroxine))를 분비한다. 이들 호르몬은 신체의 에너지 대사를 조절하는데, 이를 대사율(metabolic rate)이라 한다. 갑상샘은 T_3, T_4를 생산하기 위해 요오드(iodine)를 섭취해야 하는데, 감상샘종(goiter)은 음식으로 요오드를 충분히 섭취하지 못할때 발생한다.

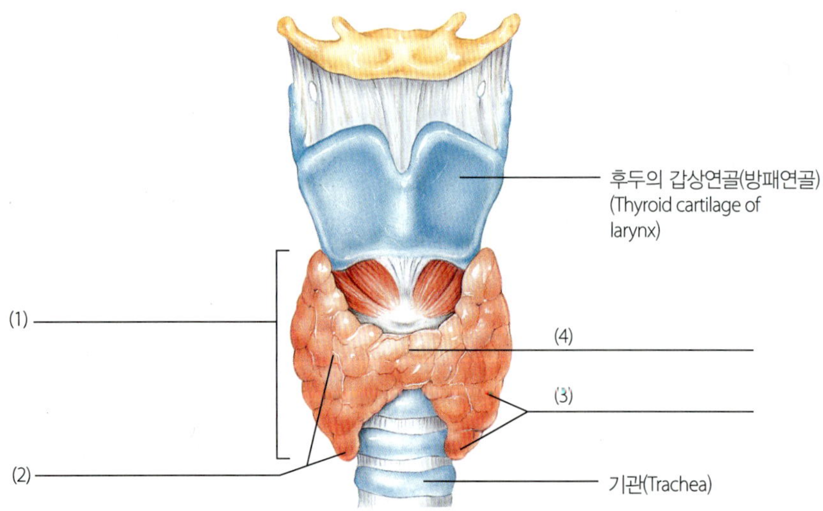

그림 19-2 갑상샘

요 약

갑상샘

갑상샘호르몬 T_3, T_4 분비

위치

목

기능

대사 조절 작용

부갑상샘(Parathyroid Gland)

학습문제: 부갑상샘

다음 단어들을 그림 19-3의 빈칸에 쓰시오. 이해를 돕기 위해, 단어 옆의 숫자는 그림의 위치를 알려주고 있으며, 각 명칭을 적을 때는 반드시 발음을 하고, 만약 발음이 어려운 단어라면 여러 번 반복해서 연습한다.

1. 갑상샘(thyroid gland)

2. 부갑상샘(parathyroid glands)

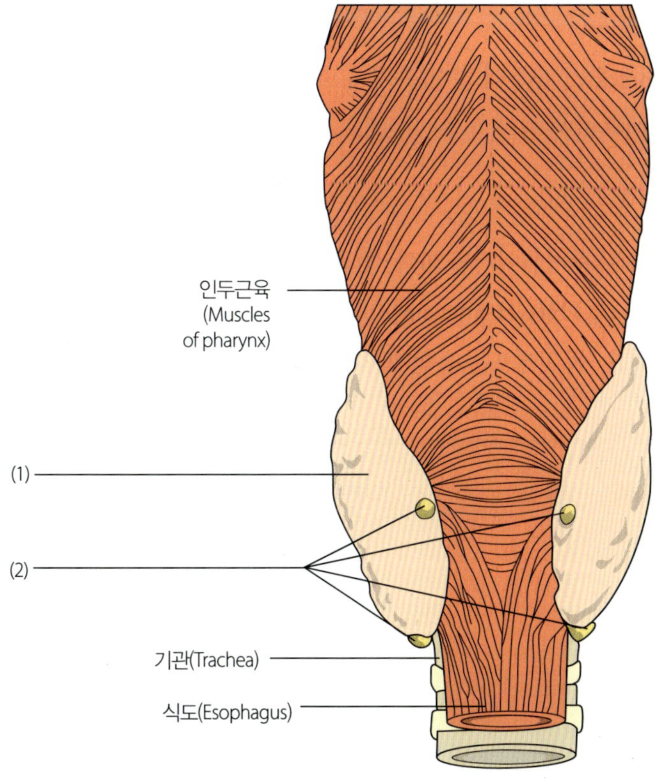

그림 19-3 부갑상샘

위치 및 구조

4개의 부갑상샘이 있으며 그림 19-3에서 보듯이 양쪽 갑상엽(thyroid lobes) 뒷면에 2개씩 달걀모양으로 위치하고 있다.

기능

이 샘들은 부갑상샘호르몬(**parathormone**[**par**-ah-**THOR**-mohn], PTH)을 분비하며, 부갑상샘호르몬(PTH)은 뼈에서 칼슘과 인의 농도를 조절한다.

요 약

부갑상샘
부갑상샘호르몬(PTH) 분비

위치
갑상샘 뒷면에 부착되어 있음

기능
칼슘과 인의 조절

흉선(가슴샘, Thymus)

위치 및 구조

흉선(그림 19-1)은 흉강(thoracic cavity) 내 심장 근처에 위치하며 두 개의 엽으로 되어 있는데, 각 엽은 많은 소엽(**lobules**[**LOB**-yoolz])들로 이루어져 있다.

기능

흉선은 림프기관이기도 하고 내분비샘이기도 하다. 림프기관으로서 흉선은 질병으로부터 인체를 보호하고, 내분비샘으로서는 티모신(**thymosin**[**THIGH**-moh-sin])이라는 호르몬을 분비한다. 티모신은 적골수를 자극하여 T세포(T lymphocytes)를 생산하고, 이 T세포는 흉선에서 성숙한다.

요 약

가슴샘
티모신 분비

위치
심장근처

기능
적골수를 자극하여 T세포 생산

부신(Adrenal Glands)

학습문제: 부신

다음 단어들을 그림 19-4의 빈칸에 쓰시오. 이해를 돕기 위해, 단어 옆의 숫자는 그림의 위치를 알려주고 있으며, 각 명칭을 적을 때는 반드시 발음을 하고, 만약 발음이 어려운 단어라면 여러 번 반복해서 연습한다.

1. 부신(adrenal[ad-**DREE**-nal] gland)
2. 부신겉질(피질, adrenal cortex[**KOR**-tecks])
3. 부신속질(수질, adrenal medulla[meh-**DULL**-ah])

위치 및 구조

부신(adrenal glands)은 그림 19-4에서 보듯이 콩팥 위쪽에 위치하며, 겉부분과 안쪽으로 나누어진 분비샘으로 바깥쪽 부분을 부신겉질(피질, adrenal cortex), 안쪽 부분을 부신속질(수질, adrenal medulla)이라 하는데, 구조와 기능은 각기 다르다.

기능

부신겉질은 알도스테론(**aldosterone**[al-**DOS**-ter-ohn]), 코티솔(**cortisol**[**KOR**-tih-sol]), 에스트로겐, 안드로겐(**androgen**[**AN**-droh-jen])을 분비한다.

알도스테론은 칼륨과 나트륨의 농도를 조절하고, 코티솔(hydrocortisone)은 여러가지 중요한 역할을 하는데, 면

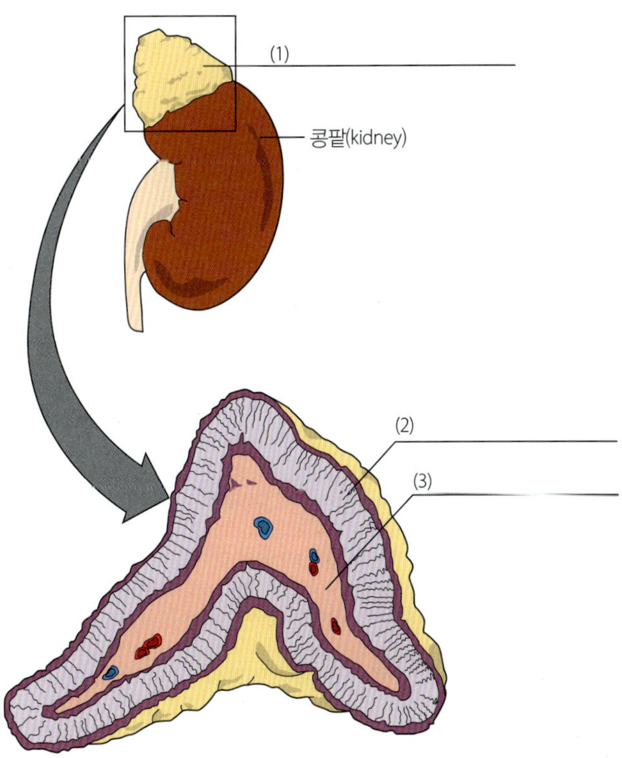

그림 19-4 부신(Adrenal gland)

역계 조절, 항염증 작용, 그리고 탄수화물, 지방, 단백질의 대사를 돕는 작용을 한다. 에스트로겐과 안드로겐은 성호르몬으로, 체모의 성장과 근육 발달과 같은 남성과 여성의 이차성징을 유도하기 위해 매우 소량 분비되며, 성호르몬은 대부분 난소(여성)와 고환(남성)에서 분비된다.

부신속질은 아드레날린(**adrenaline**[ah-**DREN**-ah-len], epinephrine)과 노르아드레날린(**noradrenaline**[**nor**-ah-**DREN**-ah-len], norepinephrine)을 생산한다. 이들은 투쟁 혹은 도피(flight-or-fight) 호르몬으로 불리며, 사람이 스트레스 상황에서 맞서 싸울것인지 아니면 도피할 것인지에 대한 반응을 의히마는데, 인체가 이런 스트레스, 위기 상황에서 준비태세를 갖추도록 돕는 역할을 한다.

요 약

부신겉질
알도스테론, 코티솔 그리고 성호르몬 분비

위치
콩팥 위에 부착

기능
알도스테론 칼륨과 나트륨의 조절
코티솔 면역체계 조절 및 탄수화물, 지방과 단백질의 대사에 관여, 항염증 작용
성호르몬 남성과 여성의 2차 성징

부신속질
아드레날린(에피네프린)과 노르아드레날린(노르에피네프린)을 분비

기능 스트레스와 공포가 있을 때 에피네프린과 노르에피네프린의 분비조절

학습문제: 갑상샘, 부갑상샘, 흉선, 부신

괄호 안에 알맞은 답을 고르시오.

1. Aldosterone is secreted by the (adrenal cortex/parathyroid/adrenal medulla) gland.
2. (T_4/Parathormone/Cortisol) regulates the metabolic rate.
3. (Aldosterone/Parathormone/Cortisol) regulates blood calcium.
4. (Aldosterone/Cortisol/Estrogen) regulates sodium and potassium levels.
5. (Epinephrine/Cortisol) prepares the body for flight-or-fight.
6. (Parathormone/Aldosterone/T_3) is secreted by the thyroid gland
7. (Epinephrine/Estrogen/T_3) is secreted by the adrenal cortex.
8. The adrenal medulla secretes (aldosterone/sex hormones/norepinephrine/cortisol).
9. (Thyroxine/Triiodothyronine/Thymosin) stimulates red bone marrow to produce T cells.

정답: 1. adrenal cortex. 2. T_4. 3. parathormone. 4. aldosterone. 5. epinephrine. 6. T_3. 7. estrogen. 8. norepinephrine. 9. thymosin.

솔방울샘(송과체, Pineal Gland)

위치 및 구조

솔방울샘(송과체, **pineal**[**PIN**-ee-al] gland)은 그림 19-1에서 보듯이 솔방울처럼 생겼으며 뇌의 안쪽 깊은 곳에 위치한다.

기능

솔방울샘은 멜라토닌(**melatonin**[**mel**-ah-**TOH**-nin])을 분비하는데, 이 호르몬은 수면촉진 작용을 하며, 또한 분위기와 관련이 있으며, 사춘기 시작시기를 결정하고 난소 주기를 조절하는데 관여한다.

요 약

솔방울샘
멜라토닌 분비

위치
뇌의 안쪽 깊은 곳

기능
수면과 기상 패턴 조절

췌장(이자, Pancreas)

위치 및 구조

11장 소화기계에서 설명했듯이, 췌장(**pancreas**[**PAN**-kree-as])은 위 뒤쪽에 위치한 긴 물고기 모양의 기관이다.

기능

췌장(pancreas)은 소화기능과 내분비기능을 둘 다 가지고 있으며, 소화기능은 음식물을 잘게 부수기 위한 소화효소를 분비하고, 내분비 기능은 랑게르한스섬(**islets of Langerhans**[**LANG**-er-hanz])의 베타세포(**beta cell**)와 알파세포(**alpha cell**)와 관련있다. 베타세포는 인슐린(insulin[**IN**-suh-lin]) 호르몬을 생산, 분비하고 알파세포는 글루카곤(**glucagon**[**GLOO**-kah-gon])호르몬을 생산, 분비한다.

체내에 포도당(glucose)이 과다하면, 인슐린은 다음과 같은 작용으로 혈당을 낮춘다.

1. 인체 세포에 의해 포도당(glucose)을 흡수하도록 자극한다.
2. 포도당(glucose)을 글리코겐(glycogen, 당원)으로 전환시킨다.

글리코겐(glycogen)은 포도당의 저장형태로 간에서 저장된다.

glucose	insulin →	glycogen

글루카곤(glucagon)은 인체가 기능을 위해 에너지를 필요로 할 때 글리코겐을 포도당으로 되돌려 혈당을 증가시킨다.

glycogen	glucagon →	glucose

인슐린과 글루카곤은 혈액의 포도당(혈당) 수준을 함께 조절하며, 이러한 균형 과정을 항상성(**homeostasis**[**hoh**-mee-oh-**STAY**-sis])이라 한다.

요 약

췌장

인슐린과 글루카곤의 분비

위치

위의 뒤쪽(좌상복부)

기능

혈당 조절

인슐린과 글루카곤

혈당조절을 하는 호르몬

글리코겐

포도당(glucose)의 저장형태

학습문제: 솔방울샘과 췌장

빈칸에 알맞은 답을 쓰시오.

1. Which hormone is secreted by the pineal gland?

____

2. Which hormones are secreted by the pancreas?

____

3. Name one function of the pineal gland.

____

4. Name one function of the pancreatic hormones.

____

5. Name the hormone that changes glucose to glycogen.

____

6. Name the hormone that changes glycogen to glucose.

____

7. Which is a hormone? Glucose, glycogen, or glucagon?

____

정답: 1. melatonin. 2. insulin and glucagon. 3. 수면과 기상 패턴 조절; 기분과도 관련 있음. 4. 혈당수치 조절. 5. insulin. 6. glucagon. 7. glucagon.

19.3 중추 내분비샘

뇌하수체(Pituitary Gland)

위치 및 구조

뇌하수체(pituitary gland)는 **hypophysis**[high-**POF**-eh-sis]라고도 하며, 뇌의 아래부분에 위치한다. 그림 19-5에서 보듯이 대롱(누두, **infundibulum**[**in**-fun-**DIB**-yoo-lum])이라고 하는 줄기에 의해 시상하부(hypothalamus)에 달려 있는데, 전엽과 후엽으로 나눈다.

기능

뇌하수체 전엽은 여러 호르몬들을 분비하는데, 대부분 유방(breast)과 유즙(milk)의 관계처럼 말초의 여러 샘을 자

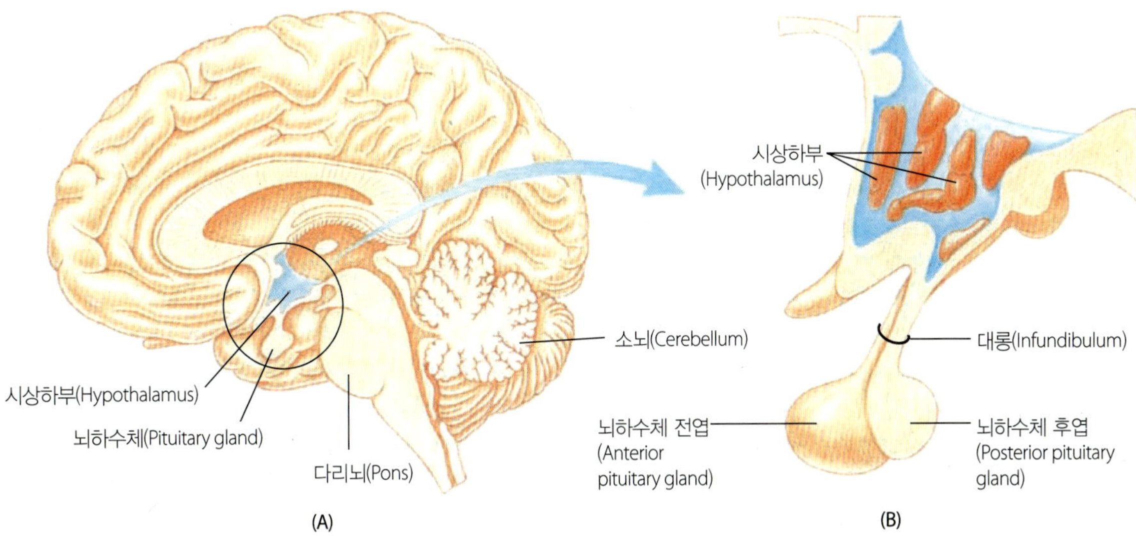

그림 19-5 A. 시상하부(Hypothalamus). B. 뇌하수체(Pituitary gland).

극하여 관련 호르몬을 분비하게 한다. 뇌하수체 호르몬들은 다른 표적장기의 분비샘들을 자극하기 때문에 그들의 이름 뒤에는 종종 "영양분을 공급하다(to nourish)" 또는 "자극하다(to stimulate)"라는 뜻의 접미사 **-tropic**[**TROH**-pick]이 붙는다(그림 19-6 참조).

1. 부신겉질자극호르몬(**Adrenocorticotropic**[ah-**dree**-noh-**kor**-tih-koh-**TROH**-pick] hormone, ACTH)은 부신겉질을 자극한다.
2. 성장호르몬(**Growth hormone**, GH 또는 **somatotropic** [**soh**-mah-toh-**TROH**-pick] **hormone**, STH)은 모든 체세포의 성장을 자극한다.
3. 갑상샘자극호르몬(**Thyroid-stimulating hormone**, TSH 또는 **thyrotropic**[**thigh**-roh-**TROH**-pick] **hormone**)은 갑상샘을 자극한다.

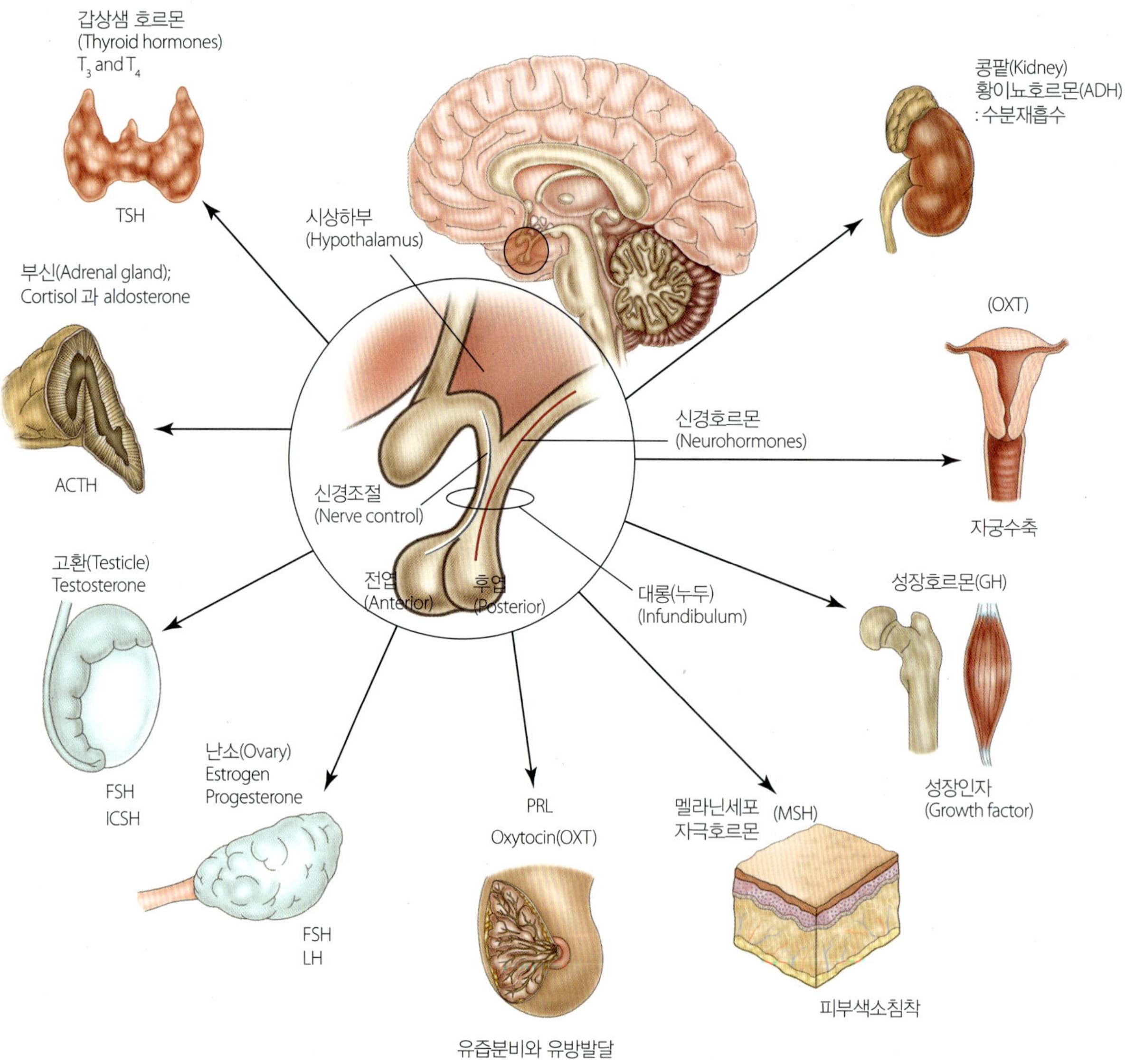

그림 19-6 뇌하수체는 다른 내분비샘의 활성을 자극하는 호르몬 분비. 약어는 표 19-1 참조.

4. 생식샘자극 호르몬(**Gonadotropic**[**gon**-nah-doh-**TROH**-pick] **hormones**)은 생식샘(gonads; 난소와 고환)을 자극하며 3가지 종류로 난포자극 호르몬(**follicle-stimulating hormone**, FSH)과 황체형성 호르몬(**luteinizing**[**LOO**-tee-in-**eye**-zing] **hormone**, LH)(여성) 그리고 사이질세포자극 호르몬(**interstitial cell-stimulating hormone**, ICSH)(남성)이 있다. 난포자극호르몬(FSH)은 매달 난포에서 난자의 성숙을 자극하고, 황체형성호르몬(LH)은 여성에서 배란을 촉진시키며, 사이질세포자극 호르몬(ICSH)은 테스토스테론의 분비를 조절한다.
5. 프로락틴(**Prolactin**[proh-**LACK**-tin], PRL) 또는 유즙분비호르몬(**lactogenic hormone**, LTH)은 유즙분비를 자극하고 유지시킨다.
6. 멜라닌세포자극 호르몬(**Melanocyte-stimulating hormone**, MSH)은 멜라닌세포 생성을 위해 피부를 자극한다.

뇌하수체 후엽은 시상하부의 연장으로 시상하부에서 생산하는 두 가지 호르몬을 저장하고 분비한다.

1. 항이뇨호르몬(Antidiuretic[**an**-tih-**dye**-yoo-**RET**-ick] hormone, ADH)은 체액의 과다한 손실을 막는다.
2. 옥시토신(Oxytocin[**ock**-see-**TOH**-sin], OXT)은 분만 동안 자궁 수축을 자극해서 출산과정을 유지하고, 젖샘으로부터 유즙의 생산을 자극한다.

요 약

뇌하수체 전엽

ACTH, GH, TSH, FSH, LH, ICSH, PRL, MSH 분비

뇌하수체 후엽

ADH, OXT 분비

위치

뇌의 안쪽 심부

시상하부(Hypothalamus)

위치 및 구조

그림 19-5에 있는 시상하부는 이는 뇌하수체와 함께 작용한다. 시상하부는 뇌 중심 깊은 곳 시상 아래 위치하며 뉴런(neurons)으로 구성되어 있다. 시상하부의 어떤 뉴런은 호르몬을 생성하고, 어떤 뉴런은 생성하지 않는다. 따라서 시상하부는 신경계 뿐만 아니라 내분비계의 일부로도 볼수 있다.

기능

시상하부는 신경호르몬(**neurohormones**[**NOO**-roh-**hor**-monz])을 생성하는데, 뉴런에 의해 생성되기 때문에 신경호르몬이라 불린다. 시상하부는 옥시토신과 항이뇨호르몬(antidiuretic hormone, ADH)을 생성하며 이들 신경호르몬은 뇌하수체 후엽에 저장된다.

요 약

시상하부
항이뇨호르몬, 옥시토신 분비

위치
뇌의 깊은 안쪽, 시상 아래

학습문제: 뇌하수체와 시상하부

괄호 안에 알맞은 답을 고르시오.

1. The (hypothalamus/pituitary gland) produces oxytocin.
2. FSH and LH are (thyroid-stimulating hormones/adrenocorticotropic hormones/gonadotropic hormones).
3. The hormone responsible for milk production is (antidiuretic hormone/prolactin/oxytocin/gonadotropic hormone).
4. The adrenocorticotropic hormone is secreted by the (adrenal gland/posterior pituitary gland/anterior pituitary gland).
5. The thyroid-stimulating hormone is secreted by the (thyroid gland/anterior pituitary gland/posterior pituitary gland).
6. ADH is produced by the (hypothalamus/posterior pituitary gland/anteriorpituitary gland) and stored in the (hypothalamus/posterior pituitary gland/anterior pituitary gland).
7. Gonadotropic hormones stimulate the (thyroid gland/adrenal cortex/ovaries/adrenal medulla).

정답: **1. hypothalamus. 2. gonadotropic. 3. prolactin. 4. anterior pituitary gland. 5. anterior pituitary gland. 6. hypothalamus; posterior pituitary gland. 7. ovaries.**

19.4 주요 호르몬의 약어

호르몬들은 보통 약어로 표시되며 표 19-1에 잘 설명되어 있다.

표 19-1 주요 호르몬의 약어

호르몬 명칭	약어
부신겉질자극호르몬(adrenocorticotropic hormone)	ACTH
항이뇨 호르몬(antidiuretic hormone)	ADH
난포자극 호르몬(follicle-stimulating hormone)	FSH
성장호르몬(growth hormone)	GH
사이질세포자극 호르몬(interstitial cell-stimulating hormone)	ICSH
유즙분비호르몬(lactogenic hormone)	LTH
황체형성호르몬(luteinizing hormone)	LH
옥시토신(oxytocin)	OXT
부갑상샘호르몬(parathyroid hormone)	PTH
프로락틴(prolactin)	PRL
성장호르몬(somatotropic hormone)	STH
갑상샘자극 호르몬(thyroid-stimulating hormone)	TSH
티록신(thyroxine)	T_4
삼요오드티로닌(triiodothyronine)	T_3

19.5 새로운 어근, 접미사, 접두사

어근	의미
calc/o	칼슘(calcium)
gonad/o	생식샘(난소, 고환)(gonads(ovaries, testicles))
kal/o	칼륨(potassium)
natr/o	나트륨(sodium)
parathyroid/o	부갑상샘(parathyroid)
pituitar/o	뇌하수체(pituitary gland)
somat/o	신체; 몸(body)

접미사	의미
-dipsia	갈증(thirst)
-gen	생산; 생성하는(producing; produced by)

19.6 용어 학습

다음 제시사항을 따르면 의학용어 학습을 더 쉽게 할 수 있다.

1. 단어가 익숙할 때까지 반복하여 발음하라.
2. 단어를 쓰고, 철자가 올바른지 확인하라.
3. 뜻과 의미도 함께 쓴다. 가능한 그 단어와 관련있는 단어, 생각, 그림은 그 단어를 기억하는데 도움이 될 것이다.
4. 여기서 배운 방법으로 용어의 구조를 분석하라.

어근

어근 acr/o		의미 말단; 끝(extremity; top)
용어	용어분석	정의
acromegaly [**ack**-roh-**MEG**-ah-lee]	-megaly = 확장, 비대(enlargement)	말단비대증(모든 골격구조, 특히 말단 부분이 비대해 지는 것)

어근 adrenal/o		의미 부신(adrenal gland)
용어	용어분석	정의
adrenalitis [ah-**dree**-nal-**EYE**-tiss]	-itis = 염증(inflammation)	부신염

어근 andr/o		의미 남성(male)
용어	용어분석	정의
androgen [**AN**-droh-jen]	-gen = 생산(producing)	안드로겐(남성호르몬) 예 테스토스테론

어근 crin/o		의미 분비(to secrete)
용어	용어분석	정의
endocrinologist [**en**-doh-krih-**NOL**-oh-jist]	-logist = 전문가(specialist) endo- = 안의(within)	내분비전문의(내분비샘과 호르몬 분비 질환을 진단하고 치료하는 연구를 하는 전문가)

어근 estr/o		의미 여성(female)
용어	용어분석	정의
estrogen [**ESS**-troh-jen]	-gen = 생산(producing)	에스트로겐(여성호르몬)

어근 gluc/o; glyc/o		의미 포도당; 당(glucose; sugar)
용어	용어분석	정의
glucogenesis [**gloo**-koh-**JEN**-eh-sis]	-genesis = 생산(production)	당신생(당생성)
glycolysis [glye-**KOL**-ih-sis]	-lysis = 분해, 분리, 파괴(breakdown; separation; destruction)	해당작용(당 분해)

어근 glycogen/o		의미 글리코겐(당원, glycogen)
용어	용어분석	정의
glycogenolysis [**glye**-koh-jeh-**NOL**-ih-sis]	-lysis = 분해(breakdown)	글리코겐분해(글리코겐을 분해하여 포도당 생성)

어근 home/o		의미 같음(same)
용어	용어분석	정의
homeostasis [**hoh**-mee-oh-**STAY**-sis]	-stasis = 정상의; 안정의(standing; stable)	항상성(균형된, 때때로 불안정 상태)

메모: 내분비계의 기능은 호르몬 균형을 조절하는 것이다. 호르몬이 필요하면 더 분비하고 과도하면 감소시키는데, 이런 방식으로 항상성이 유지된다.

어근 pituitar/o		의미 뇌하수체(pituitary gland)
용어	용어분석	정의
hyperpituitarism [**high**-per-pih-**TOO**-ih-tahr-izm]	-ism = 과정; 상태; 증세(process; condition)	뇌하수체항진증(뇌하수체 호르몬이 과도하게 분비되는 상태)

어근 thyr/o; thyroid/o		의미 갑상샘(thyroid gland)
용어	용어분석	정의
euthyroid [yoo-**THIGH**-royd]	-oid = 닮음(resembling) eu- = 좋음; 정상(good; normal)	정상 갑상샘
hyperthyroidism [**high**-per-**THIGH**-royd-izm]	-ism = 상태; 과정(condition; process) hyper- = 과도한(excessive)	갑상샘항진증(갑상샘호르몬이 과도하게 분비되는 상태)

접미사

접미사 -tropic; -trophic		의미 육성하다; 자극하다(nourish; stimulate)
용어	용어분석	정의
adrenocorticotropic hormone [ah-**dree**-noh-**kor**-tih-koh-**TROH**-pick]	adren/o = 부신(adrenal gland) cortic/o = 겉질(cortex; outer layer)	부신겉질자극호르몬(뇌하수체전엽에서 분비되며 호르몬을 분비하기 위해 부신겉질을 자극함)
gonadotropic hormone [**goh**-nah-doh-**TROH**-pick]	gonad/o = 생식샘; 성샘(난소와 고환)(gonads; sex glands (ovaries and testicles))	생식샘자극호르몬(뇌하수체전엽에서 분비되며 호르몬을 분비하기 위해 난소와 고환을 자극함)
메모: 생식샘자극호르몬에는 LH, FSH, ICSH가 있다.		
somatotropic hormone [**soh**-mah-toh-**TROH**-pick]	somat/o = 몸; 신체(body)	성장자극호르몬(뇌하수체전엽에서 분비되며 호르몬을 분비하기 위해 모든 체세포 성장을 자극함; 성장호르몬)

접두사

접두사 hyper–		의미 증가; 과도한(increase; excessive)
용어	용어분석	정의
hypercalcemia [**high**-per-kal-**SEE**-mee-ah]	-emia = 혈액상태(blood condition) calc/o = 칼슘(calcium)	고칼슘혈증(혈액 내 과도한 칼슘)
hyperkalemia [**high**-per-kah-**EE**-mee-ah]	-emia = 혈액상태(blood condition) kal/o = 칼륨(potassium)	고칼륨혈증(혈액 내 과도한 칼륨)
hyperglycemia [**high**-per-gligh-**SEE**-mee-ah]	-emia = 혈액상태(blood condition) glyc/o = 포도당(sugar)	고혈당증(혈액에 과도한 당)

접두사 hypo–		의미 감소; 결핍(decrease; deficient)
용어	용어분석	정의
hyponatremia [**high**-poh-nah-**TREE**-mee-ah]	-emia = 혈액상태(blood condition) natr/o = 나트륨(sodium)	저나트륨혈증(혈액 내 나트륨 감소)
hypoparathyroidism [**high**-poh-**par**-ah-**THIGH**-roid-izm]	-ism = 과정; 상태(process; condition) parathyroid/o = 부갑상샘의(parathyroid)	부갑상샘저하증(부갑상선 호르몬의 분비 감소로 특징 지어지는 상태)
hypopituitarism [**high**-poh-pih-**TOO**-ih-tar-izm]	-ism = 과정; 상태(process; condition) pituitar/o = 뇌하수체(pituitary gland)	뇌하수체저하증(뇌하수체 호르몬의 분비 감소로 특징 지어지는 상태)
panhypopituitarism [pan-**high**-poh-pih-**TOO**-ih-tar-izm]	-ism = 과정; 상태(condition; process) pan- = 전체; 온(all) pituitar/o = 뇌하수체(pituitary gland)	범뇌하수체저하증(모든 뇌하수체 호르몬의 결핍으로 특징 지어지는 상태)

접두사 poly–		의미 많은; 대량(many; much)
용어	용어분석	정의
polydipsia [**pol**-ee-**DIP**-see-ah]	-dipsia = 갈증(thirst)	다음다갈증(과도한 갈증)
polyuria [**pol**-ee-**YOO**-ree-ah]	-uria = 소변(urination)	다뇨증(과도한 소변)

메모 : 다음증과 다뇨증은 당뇨병의 증상이다.

19.7 내분비계 질환

내분비샘의 과다분비와 분비저하(Hypersecretion and Hyposecretion of Hormones from the Endocrine Glands)

과다분비와 분비저하는 병적 징후일 수 있는데, 주로 샘에 종양이 성장하면서 과다분비가 일어날 수 있으며, 분비저하는 샘의 유전적 결함, 종양, 그리고 감염때문에 발생할 수 있다. 심지어 자가면역일 경우 과다분비와 분비저하가 동시에 일어날 수 있다.

내분비샘의 과다분비와 분비저하에 따른 주요 비정상

뇌하수체(Pituitary Gland)

성장호르몬의 과다분비(Hypersecretion of Growth Hormone)

- 성인 말단비대증(**Acromegaly**)은 뼈의 성장이 멈춘 후에 발생: 많은 뼈대구조 특히 말단(사지)이 비대해진다.
- 소아 거인증(**Gigantism**)은 뼈의 성장이 끝나기 전에 발생: 키, 근육과 조직의 비정상적 성장이 나타난다.

성장호르몬의 분비저하(Hyposecretion of Growth Hormone)

- 뇌하수체 왜소증(**Pituitary dwarfism**)은 소아기(childhood) 성장호르몬의 결핍으로 발생하며, 결과적으로 키는 평균에 비해 작지만 신체는 균형이 잘 잡힌 형태이다.

항이뇨호르몬 분비저하(Hyposecretion of ADH)

- 요붕증(**Diabetes insipidus**[**dye**-ah-**BEE**-teez in-**SIP**-ih-duss])은 항이뇨호르몬(ADH)의 결핍으로 다뇨, 다음, 그리고 몇몇 전해질 불균형을 초래한다.

옥시토신 분비저하(Hyposecretion of oxytocin)

- 자궁무력증(**Uterine inertia**)은 분만을 하는 동안 자궁근육 수축이 상실된다.

갑상샘(Thyroid Gland)

갑상샘항진증(Hyperthyroidism)

- 그레이브스병(**Graves disease**)은 갑상샘항진증, 감상샘종(goiter), 그리고 안구돌출증(exophthalmia)을 포함한다. 갑상샘항진증은 갑상샘 호르몬의 과도한 분비로 갑상샘(goiter)이 커지고, 안구 뒤 조직에 영향을 줘서 눈이 밖으로 돌출(exophthalmia)되는데, 안구돌출증은 exophthalmos 또는 exophthalmus라고도 한다. 그레이브스병은 자가면역질환으로, 정상적으로 신체를 보호하는 항체가 자신의 갑상샘을 공격하여 갑상샘호르몬의 분비를 증가시킨다.

갑상샘저하증(Hypothyroidism)

- 크레틴병(**Cretinism**[**KRET**-in-izm])은 영아기 또는 태아발달 동안 갑상샘호르몬의 분비저하로 인해 대사율이 감소하고 활동, 육체적 성장, 정신적 성장이 저하되는 증상을 보인다.
- 점액수종(**Myxedema**[**micks**-eh-**DEE**-mah])은 성인기(adulthood)에 갑상샘호르몬 분비저하로 대사율이 느려지고, 체중증가와 활동 저하의 원인이 된다.

부갑상샘(Parathyroid Gland)

부갑상샘항진증(Hyperparathyroidism)

- 부갑상샘호르몬(parathormone)의 과다분비로 뼈에서 칼슘이 과다하게 빠져나와 뼈가 손실되고 시간이 지나면서 병적 골절(pathological fractures)과 요결석을 일으킨다.

부갑상샘저하증(Hypoparathyroidism)

- 부갑상샘호르몬 감소는 저칼슘혈증과 저칼슘뇨의 원인이 되며, 저칼슘혈증은 테타니(tetany[**TET**-ah-nee])라는 심각한 근육경련을 초래한다.

췌장(Pancreas)

고인슐린증(Hyperinsulinism)

- 인슐린분비 증가는 저혈당을 초래하며, 이로인해 인체 세포에 포도당이 부족하게 되고, 특히 뇌의 저혈당으로 지남력 장애, 무의식 또는 인슐린 쇼크로 인한 사망을 초래할 수 있다.

저인슐린증(Hypoinsulinism)

당뇨병(**Diabetes mellitus**[**dye**-ah-**BEE**-teez **MEL**-ih-tus], DM)은 신체에서 당을 이용할 수 없어서 에너지를 생산하지 못하는 질환이다. 췌장에서 인슐린 분비가 불충분하거나 효과적이지 못한 인슐린 생산이 원인인데, 이러한 경우, 당이 혈액에서 세포로 이동할 수 없어 정상적으로 에너지 생산에 이용될 수 없다. 그 결과, 혈당 수준이 비정상적으로 상승하여 고혈당(hyperglycemia)을 초래한다. 고혈당은 당뇨의 주요 증상으로 그 외 다음(polydipsia), 다뇨(polyuria), 다식(polyphagia)이 있다.

우리 몸에 당이 부족할 때는 지방과 단백질 분해를 통해서 연료를 만든다. 이러한 상태가 지속되면, 결과적으로 독성 노폐물인 케톤(**ketones**[**KEE**-tohnz])이 만들어지는데, 이 상태를 케톤산증(**ketoacidosis**[**kee**-toh-**ass**-ih-**DOH**-sis])이라 한다. 이렇듯 혈중에 당이 많거나 케톤이 많으면 장기적으로 당뇨합병증이 발생하는데 실명을 초래하는 망막병증(retinopathy), 무감각과 저림을 일으키는 신경병증(neuropathy), 심장마비와 하지의 괴저를 일으키는 동맥경화증 등이 있다. 임신성 당뇨(gestational diabetes)는 임신기간 동안 발생하는 것으로 대부분 혈당은 분만 후 정상으로 돌아간다.

- 1형(type 1)은 인슐린 생산이 안되는 것으로, 흔히 25세 이전에 발생한다. 췌장 세포가 인슐린을 충분히 생산하지 못하는 것으로 자가면역반응이 원인이라 생각되며, 치료방법은 규칙적으로 인슐린 주사를 맞아야 한다.
- 2형(type 2)은 인슐린 생산 감소로, 주로 40세 이후에 발생하며, 유전적 요인과 비만이 주요 원인이다. 비만은 췌장이 더 많은 인슐린 생산을 하도록 자극하며, 시간이 지나면 오히려 췌장 세포의 인슐린 분비가 저하된다.

치료로는 식이요법, 운동, 체중감소이며, 필요할 경우 경구용 혈당저하제 또는 인슐린을 투여한다.

부신(Adrenal Gland)

- 코티솔(cortisol)의 과다분비는 탄수화물과 단백질 대사의 변화로 인한 비만과 부은 모습을 볼 수 있다.
- 에피네프린과 노르에피네프린의 과다분비는 고혈압, 고혈당, 신경과민, 발한을 유발하며 완전 탈진이 일어날 수 있다.
- 알도스테론 과다분비는 전해질(나트륨, 칼륨, 칼슘, 마그네슘)의 불균형을 일으킬 수 있다.
- 알도스테론과 코티솔의 분비저하는 애디슨병을 일으킬 수 있으며 허약, 피로, 짙은 색소침착, 저혈압을 초래한다.

19.8 유사어와 유음어

다음은 유사어와 유음어이다. 각 단어의 철자와 정의를 학습한 후 복습문제에 답하시오.

표 19-2 유사어와 유음어

용어	우리말	의미
hyper–	높은	increase; excessive
hypo–	낮은	decrease; deficient
glycogenesis	글리코겐 합성	production of glycogen
glucogenesis	당생성	production of glucose
hyperkalemia	고칼륨혈증	excessive potassium in the blood
hypercalcemia	고칼슘혈증	excessive calcium in the blood
polyuria	다뇨	excessive urination
polyurea	폴리우레아 (화학물질)	a chemical substance used as a protective coating in severe environments
pancreas	췌장	a fish-like gland situated behind the stomach
pancrease	췌장 효소 약물	a drug used to replace enzyme function in the pancreas

19.9 복습문제

연습문제 19-1 유사어와 유음어

다음 문장을 읽고 올바르게 완성할 수 있도록 괄호 안의 단어 중 알맞은 것에 동그라미 하시오(표 19-1 참조).

1. A tumor growing on the pituitary gland reducing hormone secretion is(**hyperpituitarism/hypopituitarism**).
2. The medical term for production of glucose is(**glycogenesis/glucogenesis/glycolysis/glucolysis**).
3. Reduced levels of parathormone causes(**hypocalcemia/hypokalemia**).
4. A common symptom of diabetes mellitus is(**polyurea/polyuria**).
5. You can take a course in (**polyurea/polyuria**) coating.
6. The (**pancreas/pancrease**) is an organ that secretes digestive enzymes and hormones.

연습문제 19-2 의학용어 구성요소와 의미 연결하기

A열의 용어요소와 B열의 의미를 맞게 연결하시오.

	A	B
______	1. home/o	A. male
______	2. estr/o	B. sugar
______	3. crin/o	C. female
______	4. natr/o	D. sodium
______	5. acr/o	E. thirst
______	6. -tropic	F. potassium
______	7. glyc/o	G. secrete
______	8. kal/o	H. same
______	9. andr/o	I. extremity
______	10. -dipsia	J. nourishment

연습문제 19-3 짧게 답하기

Ⅰ. 호르몬과 내분비샘을 연결하시오. 샘은 한 번 이상 사용될 수 있음.

a. adrenal cortex

b. adrenal medulla

c. anterior pituitary

d. pancreas

e. posterior pituitary

f. thyroid

1. aldosterone ______________________

2. antidiuretic hormone ______________________

3. T_3 ______________________

4. cortisol ______________________

5. epinephrine ______________________

6. glucagon ______________________

7. follicle-stimulating hormone ______________________

8. insulin ______________________

9. prolactin ______________________

10. norepinephrine ______________________

Ⅱ. 호르몬과 그 기능을 연결하시오. 기능은 한 번 이상 사용될 수 있음.

a. plays a key role in the body's response to stress

b. prevents excess loss of fluid

c. regulates blood calcium and phosphorus

d. regulates blood glucose levels

e. regulates metabolic rate

f. regulates sodium and potassium levels

g. stimulates the adrenal cortex

h. stimulates the development of the gonads

i. stimulates uterine contractions

1. adrenocorticotropic hormone

2. oxytocin

---

3. T_4

---

4. parathormone

---

5. aldosterone

---

6. cortisol

---

7. insulin

---

8. glucagon

---

9. antidiuretic hormone

---

10. follicle-stimulating hormone

연습문제 19-4 내분비계 질병

Ⅰ. 당뇨병에 관한 다음 질문에 답하시오.

1. Write one common symptom of diabetes mellitus.

---

2. Why is glucose important to body cells?

---

3. Define *ketones*.

---

4. What is the cause of diabetes mellitus?

---

5. Define type 1 *diabetes*.

____

6. Define *type* 2 *diabetes*.

____

____

Ⅱ. 알맞은 답을 골라 빈칸에 쓰시오.

1. Hypersecretion of the growth hormone in children causes ______________.

   acromegaly   gigantism

2. Hyposecretion of ADH causes ______________.

   diabetes mellitus   diabetes insipidus

3. Hypothyroidism in adults is ______________.

   Graves disease   cretinism   myxedema

4. Hyperparathyroidism results in ______________.

   fractures   tetany   hypocalciuria

5. Hypoinsulinism causes ______________.

   diabetes mellitus   diabetes insipidus

6. A patient with a diagnosis of hypersecretion of cortisol exhibits ______________.

   darkened pigmentation   puffy appearance

연습문제 19-5 정의

아래 용어의 우리말과 그 의미를 쓰시오.

1. **tropic hormones** ______________
2. **neurohormones** ______________
3. **homeostasis** ______________
4. **acromegaly** ______________
5. **glycolysis** ______________
6. **euthyroid** ______________
7. **polydipsia** ______________
8. **glucogenesis** ______________
9. **estrogen** ______________
10. **hyperkalemia** ______________

연습문제 19-6 의학용어 만들기

Ⅰ. 접미사 -emia를 사용하여 다음 의미에 맞는 의학용어를 작성하시오.

a. excessive calcium in the blood ______________________________

b. excessive blood sugar ______________________________

c. decreased sodium in the blood ______________________________

d. excessive potassium in the blood ______________________________

Ⅱ. 접미사 -tropic을 사용하여 다음 의미에 맞는 의학용어를 작성하시오.

a. stimulating the adrenal cortex ______________________________

b. stimulating the gonads ______________________________

연습문제 19-7 의무기록에 적힌 의학용어 이해하기

필요한 경우 의학사전을 이용하여 지문에서 굵은 글씨체로 표시한 용어의 우리말과 그 뜻을 쓰시오.

1. A 34-year-old was referred for **hyperthyroidism**. The patient was first found to be hyperthyroid one year ago. He has all the classic symptoms of **Graves disease**, including **goiter**, **exophthalmia**, and weakness.

a. hyperthyroidism ______________________________

b. Graves disease ______________________________

c. goiter ______________________________

d. exophthalmia ______________________________

2. Three days after admission, the diagnosis of **adrenal insufficiency** was confirmed. Apparently, **hypopituitarism** was ruled out.

e. adrenal insufficiency ______________________________

f. hypopituitarism ______________________________

3. This elderly patient was admitted because of a slowly growing mass in the right lobe of his **thyroid**. A **thyroid scan** showed regions of a nonfunctioning thyroid. Thyroid function was within normal limits. **Biopsy** of the thyroid confirmed a **benign adenoma**.

g. thyroid ______________________________

h. thyroid scan ______________________________

i. biopsy ______________________________

j. benign adenoma ______________________________

연습문제 19-8 명칭 표시하기

다음의 신체구조 명칭을 사용하여 그림 19-7의 빈칸과 다음 번호의 빈칸에 각각 쓰시오.

adrenal glands

hypothalamus

ovaries

pancreas

parathyroid gland

pineal gland

pituitary gland

testicles

thymus gland

thyroid gland

1. ______________________
2. ______________________
3. ______________________
4. ______________________
5. ______________________
6. ______________________
7. ______________________
8. ______________________
9. ______________________
10. ______________________

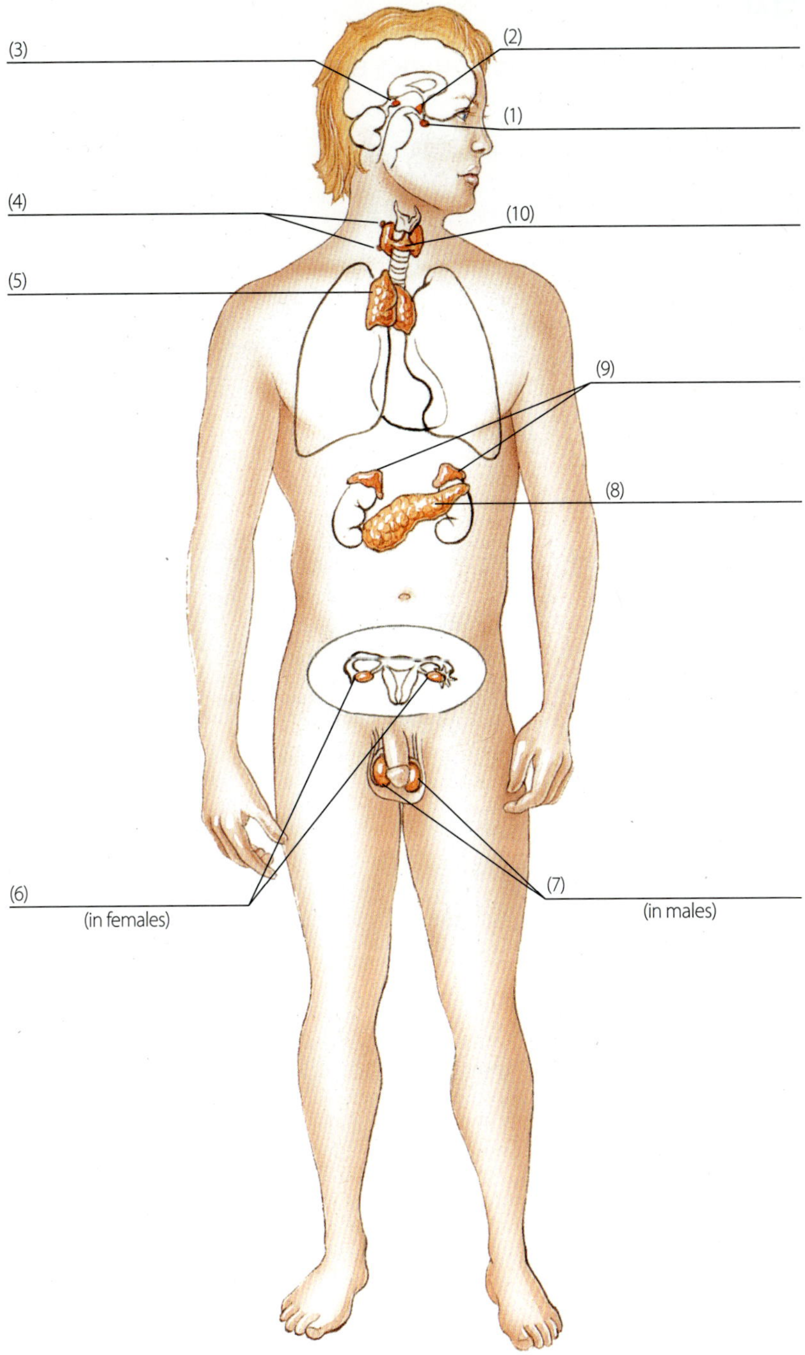

그림 19-7 내분비계의 주요기관.

연습문제 19-9 철자

다음 단어에서 철자가 틀린 부분에 동그라미하고 빈칸에 바르게 쓰시오.

1. antidiretic ______________________
2. lutienizing ______________________
3. aldosterone ______________________
4. pancrease ______________________
5. diabetis ______________________
6. cortisal ______________________
7. hypopituitarism ______________________
8. homeostasis ______________________
9. hyperkalemia ______________________
10. polydipsia ______________________

연습문제 19-10 약어

다음 약어의 의미를 빈칸에 쓰시오.

1. ACTH ______________________
2. T_3 ______________________
3. ADH ______________________
4. T_4 ______________________
5. FSH ______________________
6. TSH ______________________
7. GH ______________________
8. STH ______________________
9. PRL ______________________
10. ICSH ______________________
11. PTH ______________________
12. LH ______________________

19.10 발음과 철자

듣고, 읽고, 학습하면 말하고 쓸 수 있다.

1. 웹사이트에서 제공된 오디오 파일로 각 용어를 듣는다.
2. 각 용어를 주의하여 따라 발음한다.
3. 각 용어의 철자를 빈칸에 적는다.

용어	발음	철자
acromegaly	**ack**-roh-**MEG**-ah-lee	
adrenocorticotropic hormone	ah-**dree**-noh-**kor**-tih-koh-**TROH**-pick	
aldosterone	al-**DOS**-ter-ohn	
androgen	**AN**-droh-jen	
antidiuretic	**an**-tih-dye-yoo-**RET**-ick	
cortisol	**KOR**-tih-sol	
endocrine	**EN**-doh-krin	
endocrinologist	**en**-doh-krih-**NOL**-oh-jist	
estrogen	**ESS**-troh-jen	
euthyroid	yoo-**THIGH**-royd	
glucagon	**GLOO**-kah-gon	
glycolysis	glye-**KOL**-ih-sis	
homeostasis	**hoh**-mee-oh-**STAY**-sis	
hormones	**HOR**-mohnz	
hypercalcemia	**high**-per-kal-**SEE**-mee-ah	
hyperglycemia	**high**-per-glye-**SEE**-mee-ah	
hyperkalemia	**high**-per-kah-**LEE**-mee-ah	
hyperthyroidism	**high**-per-**THIGH**-royd-izm	
hyponatremia	**high**-poh-nah-**TREE**-mee-ah	
hypopituitarism	**high**-poh-pih-**TOO**-ih-tar-izm	
hypothalamus	**high**-poh-**THAL**-ah-mus	
insulin	**IN**-suh-lin	
isthmus	**ISS**-mus	

용어	발음	철자
oxytocin	**ock**-see-**TOH**-sin	
pancreas	**PAN**-kree-as	
panhypopituitarism	pan-**high**-poh-pih-**TOO**-ih-tar-izm	
parathyroid	**par**-ah-**THIGH**-roydz	
pineal	**PIN**-ee-al	
pituitary	pih-**TOO**-ih-**tar**-ee	
polydipsia	**pol**-ee-**DIP**-see-ah	
polyuria	**pol**-ee-**YOO**-ree-ah	
thymus	**THIGH**-mus	
thyroid	**THIGH**-royd	
thyroxine	thigh-**ROCK**-sin	
triiodothyronine	trigh-**eye**-oh-doh-**THIGH**-roh-nen	

복습문제 정답

CHAPTER 1. 의학용어의 구조

1.4. 복습문제

1–1
1. arthritis
2. hematology
3. adenoma
4. osteoma
5. polyadenoma
6. osteoarthritis
7. colostomy
8. perineuritis
9. dysphasia
10. arthralgia

1–2
1. 관절염, 관절의 염증
2. 샘종, 샘에 생긴 종양
3. 다발선종, 여러 샘에 생긴 종양
4. 골관절염, 뼈와 관절의 염증
5. 혈액학, 혈액에 관한 학문

1–3
1. root, suffix, prefix
2. suffix
3. suffix, prefix and root
4. hemat/o
5. root

1–4
1. F
2. T
3. F
4. T

1–5
1. 피, 혈액(blood)
2. 관절(joint)
3. 샘, 선(gland)
4. 뼈, 골(bone)
5. 학문(study of)
6. 염증(inflammation)
7. 종양, 덩어리(tumor; mass)
8. 말하기(speech)
9. 어려움, 통증, 나쁜(difficulty; pain; bad)
10. 많은(many)

1–6

Ⅰ)
1. oste/o
2. arthr/o
3. hemat/o
4. aden/o

Ⅱ)
1. –itis
2. –phasia
3. –logy
4. –oma

Ⅲ)
1. dys–
2. poly–

CHAPTER 2. 기본 인체 구조

2.5. 복습문제

2–1
1. 배(복부, abdomen)
2. 샘(gland)
3. 부신(adrenal gland)
4. 혈관(vessel)
5. 동맥(artery)
6. 관절(joint)
7. 생명(life)
8. 기관지(bronchus)
9. 심장(heart)
10. 머리(head)
11. 뇌(brain)
12. 목(neck)
13. 연골(cartilage)
14. 모발(hair)
15. 잘룩창자(결장, colon); 큰창자(대장, large intestine)
16. 질(vagina)
17. 피부(skin)
18. 방광(bladder)
19. 세포(cell)
20. 피부(skin)
21. 뇌(brain)
22. 작은창자(소장, small intestine)
23. 식도(esophagus)
24. 위(stomach)
25. 혀(tongue)
26. 여성(female)
27. 혈액(blood)
28. 간(liver)
29. 조직(tissue)
30. 자궁(uterus)
31. 후두(larynx; voice box)
32. 혀(tongue)
33. 지방(fat)
34. 림프샘(lymph gland); 림프절(lymph node)
35. 림프관(lymph vessel)

36.유방(breast)
37.유방(breast)
38.근육(muscle)
39.척수(골수,.spinal cord[also bone marrow])
40.코(nose)
41.콩팥(kidney), 신장
42.신경(nerve)
43.눈(eye)
44.손발톱(nail)
45.난소(ovary)
46.눈(eye)
47.입(mouth)
48.고환(testicle; testis)
49.뼈(bone)
50.귀(ear)
51.난소(ovary)
52.질병(disease)
53.인두(pharynx); 목구멍(throat)
54.정맥(vein)
55.모발(hair)
56.폐(lung)
57.전립샘(prostate)
58.콩팥(kidney), 신장
59.코(nose)
60.나팔관; 자궁관, 난관(fallopian tube; uterine tube)
61.비장(spleen)
62.입(mouth)
63.건(힘줄, tendon)
64.고환(testicle; testis)
65.가슴(chest), 흉부
66.편도(tonsil)
67.기관(trachea; 숨관, windpipe)
68.손발톱(nail)
69.요관(ureters)
70.요도(urethra)
71.질(vagina)
72.정관(ductus deferens; vas deferens)
73.혈관(vessel)
74.정맥(vein)
75.내장 기관(internal organs)
76.음순(vulva); 외부생식기(외음부, external genitalia)

2–2

1. lip/o; adip/o
2. bi/o
3. cephal/o
4. cervic/o
5. cyt/o
6. hist/o; histi/o
7. path/o
8. viscer/o
9. cili/o; pil/o
10.derm/o; dermat/o, cutane/o
11.onych/; ungu/o
12.arthr/o
13.chondr/o
14.oste/o
15.my/o, muscul/o
16.tend/o; tendin/o
17.cerebr/o; encephal/o
18.myel/o
19.neur/o
20.ophthalm/o; ocul/o
21.ot/o
22.aden/o
23.adren/o
24.pituitar/o
25.thyroid/o
26.angi/o; vascul/o; vas/o
27.arteri/o
28.cardi/o
29.hem/o; hemat/o
30.ven/o; phleb/o
31.lymphaden/o
32.lymphangi/o
33.splen/o
34.tonsill/o

2–3

1. 해부학은 신체의 구조 또는 부위에 대한 학문이며, 생리학은 각 신체 부위의 기능에 대한 학문이다.
2. • 피부계통: 모발(hair), 피부(skin), 손발톱(nail)
   • 골격계통: 관절(joint), 연골(cartilage), 뼈(bone)
   • 근육계통: 근육(muscle), 건(힘줄, tendon)
   • 신경계통, 눈, 귀: 뇌(brain), 척수(spinal cord), 신경(nerve), 눈(eye), 귀(ear)
   • 내분기계통: 샘(gland), 부신(adrenal gland), 갑상샘(thyroid gland)
   • 심혈관계와 혈액: 혈관(vessel), 동맥(artery), 심장(heart), 혈액(blood), 정맥(vein)
   • 림프와 면역계: 림프절(lymph node), 비장(spleen), 편도(tonsil)
   • 호흡계통: 기관지(bronchus), 후두(larynx), 인두(pharynx), 폐(lung), 기관(trachea)
   • 소화계통: 복부(abdomen), 항문(anus), 식도(esophagus), 간(liver), 직장(rectum)
   • 비뇨계통: 방광(bladder), 콩팥(kidney), 요관(ureters), 요도(urethra)
   • 남성 생식계통: 고환(testis), 전립샘(prostate), 정관(ductus deferens)
   • 여성 생식계통: 질(vagina), 유방(breast), 난소(ovary), 자궁(uterus)

CHAPTER 3. 일반적인 접미사

3.3. 복습문제

3–1

1. G
2. D
3. I
4. A
5. F
6. J
7. H
8. E
9. B
10.C

3–2

a. 성장(growth); 풍부함(nourishment)
b. 통증(pain)
c. 자르다; 절개(to cut; incision)
d. 수술적 제의; 절제(surgical removal;

excision)
e. 기록(record, 글이나 이미지)
f. 전문가; 연구자(specialist; one who studies)
g. 내시경: 체강이나 기관을 들여다보는 기구
h. 염증(inflammation)
i. 외과적 재건(surgical reconstruction)
j. study of
k. ~에 관계된(pertaining to)
l. 종양; 덩어리(tumor; mass)
m. ~에 관계된(pertaining to)
n. ~에 관계된(pertaining to)
o. 신체강이나 기관 안을 보는 과정 또는 검사
p. 비정상 상태(abnormal condition)

3–3
a. aden/oma tumor of a gland
b. ot/algia 이통(earache; pain in the ear)
c. dermato/logist 피부과 전문의
d. hyster/ectomy 자궁적출술, 자궁 절제술
e. cardio/logy 심장학
f. myelo/gram 척수조영술
g. tonsill/itis 편도(선)염
h. cutane/ous 피부의
i. hyper/trophy 비대
j. rhino/plasty 코 성형술
k. arthro/scopy 관절경 검사
l. arthro/scope 관절경
m. tracheo/tomy 기관절개술
n. nat/al 출산의, 출생의
o. sept/ic 감염의, 패혈성

3–4
1. muscular
2. cutaneous
3. natal
4. septic

3–5
1. 3
2. 1
3. 1
4. 2
5. 1
6. 1
7. 1
8. 2
9. 1
10. 2

3–6
1. 선암: 샘(선) 조직의 암
2. 관절성형술: 관절의 외과적 재건
3. 관절경(관정강 안을 직접 들여다 보는 기구)
4. 기관지 내시경
5. 심장학, 심장에 관한 연구
6. 두통, 머리의 통증
7. 피부의학, 피부에 관한 연구
8. 장염, 소장염: 작은창자의 염증
9. 위 내시경
10. 복강경
11. 부인과 전문의, 여성질환을 치료하고 연구하는 전문가
12. 혈종: 혈관 밖에 고인 피 덩어리
13. 비대
14. 자궁적출술, 자궁절제술: 자궁의 외과적 제거 또는 절제
15. 유방절제술: 유방의 외과적 제거 또는 절제
16. 척수조영술: 방사선 촬영으로 보는 척수 영상
17. 신(장)병증: 콩팥의 질환
18. 콩팥증(신증): 콩팥의 비정상적인 상태
19. 신경병증: 신경의 질환
20. 안과 전문의, 눈에 대한 연구와 치료를 하는 전문가
21. 골종양: 뼈의 종양
22. 이통, 귀의 통증
23. 코 성형술: 코의 외과적 재건
24. 구내염, 입의 염증
25. 힘줄절단술: 힘줄을 자름
26. 편도(선)염, 편도의 염증
27. 기관절개술
28. 기관절개술
29. 잘라냄, 절제
30. 가름, 절개

CHAPTER 4. 일반적인 접두사

4.5 복습문제

4–1
1. d
2. g
3. j
4. h
5. a
6. c
7. e
8. f
9. b
10. l

4–2
a. ~밑에, 하에(under); ~아래에(below)
b. 비정상의(abnormal); 나쁜(bad); 어려운(difficult); 아픈(painful)
c. ~바깥, 외부(out)
d. 두 개의, 양(two)
e. ~후에, 뒤에(after)
f. 대항하여(against)
g. 안쪽에, 내에, 속에(within)
h. 앞에, 전에(before)
i. 아래에(below); 부족한, 결핍된(deficient)
j. 없음(no); 무(not)
k. 위에(above); 초과하다(excessive)
l. ~안쪽의; 내부의(within)
m. ~전에, 앞에(before)
n. ~주위에, 주변에(around)
o. ~로부터 떨어진(away from)
p. ~의 방향으로
q. 대항하여(against)
r. 두 개의, 양(two)
s. 모두, 전체; 범(凡)(all)
t. 옆에(beside); 근처에(near)
u. ~을 넘어서(beyond)
v. ~통하여(through)
w. ~뒤에(back)
x. ~위에
y. 스스로, 저절로(self)
z. 작다, 작은(small)

4–3

a. pre/nat/al 출생 전
b. post/mortem 사후
c. peri/neur/itis 신경주위염
d. a/pnea 무호흡
e. dys/uria 배뇨곤란(배뇨장애); 배뇨통
f. ante/nat/al 출산 전의(산전)
g. sub/cutane/ous 피하의, 피부밑의
h. hypo/gastr/ic 배 아래쪽의, 위 하부
i. bi/later/al 양쪽의, 양측의
j. intra/muscul/ar 근육 내의
k. dys/pnea 호흡곤란
l. infra/cost/al 갈비뼈 아래와 관련된; 늑골하부
m. hyper/plasia 과형성(과다형성)
n. endo/genous 내부의, 내인의
o. ad/duct 모음(내전)
p. contra/later/al 반대쪽의, 대측
q. di/ssect/ion 박리, 절제
r. par/enter/al 비경구
s. macro/cephal/y 대두증
t. in/versi/–ion 내번(안쪽번짐)

4–4

1. antibiotics
2. prognosis
3. subcutaneous
4. apnea
5. subcostal

4–5

1. antenatal
2. antibiotic
3. bilateral
4. dyspnea
5. dysuria
6. excision
7. intracranial
8. perineuritis
9. postmortem
10. subcutaneous

CHAPTER 5. 신체 조직

5.8 복습문제

5–1

1. E
2. H
3. J
4. F
5. A
6. I
7. C
8. D
9. B
10. G

5–2

1. C
2. D
3. G
4. H
5. F
6. B
7. A
8. E

5–3

1. gastr 위의 아래쪽
2. ili 엉덩(뼈)의, 장골의
3. dors 뒤의, 등쪽의
4. inguin 서혜부의, 샅고랑의
5. viscer 내장의
6. crani 두 개의, 머리뼈의
7. anter 앞의, 전방의
8. super 위의

5–4

1. F
2. F
3. F
4. F
5. T
6. F
7. F
8. T

5–5

2. abdominal
3. inguinal
4. thoracic
5. visceral

CHAPTER 6. 피부: 피부계통

6.7 복습문제

6–1

1. glans
2. vesicles
3. plantar
4. patients, patience
5. psoriasis
6. mows, Mohs
7. abrasion
8. wheals

6–2

1. G
2. K
3. D
4. A
5. L
6. N
7. M
8. F
9. B
10. O
11. H
12. I
13. C
14. J
15. E

6–3

1. E
2. G
3. B
4. J
5. C
6. I
7. A
8. D
9. F

10.H

6–4

1. logist
2. adip
3. sub
4. hypo
5. necro
6. lip
7. ma
8. chemo

6–5

1. subcutaneous
3. melanin
4. sweat glands
6. erythema
7. psoriasis
9. subungual

6–6

1. carbuncle
2. bruise
3. second–degree
4. psoriasis
5. metastasis
6. sarcoma
7. bacteria
8. benign
9. papilloma
10. malignant
11. abrasion
12. pruritus
13. macule
14. vesicle
15. wheal

CHAPTER 7. 골격계

7.9 복습문제

7–1

1. humoral
2. humerus, humorous
3. malleolus
4. malleus
5. sprain
6. Hyperkalemia

7–2

1. F
2. M
3. T
4. P
5. A
6. G
7. N
8. Q
9. B
10. H
11. C
12. O
13. D
14. S
15. E
16. I
17. R
18. J
19. L
20. K

7–3

1. osteoblasts, osteocytes
2. joint
3. the bone that it join
4. calcium, phosphorus
5. coccyx
6. cranium, thorax
7. muscle to bone, bone to bone
8. connective tissue, nervous tissue
9. 7 cervical vertebrae, 12 thoracic vertebrae, 5 lumbar vertebrae, 5 fused sacral vertebrae, 4 fused coccygeal vertebrae
10. protection, support, movement, store and release Calcium, Phosphorus, hematopoiesis

7–4

1. foot
2. leg
3. wrist
4. thorax
5. foot
6. arm
7. arm
8. cranium
9. face
10. face
11. cranium
12. hand
13. vertebral column
14. pelvis
15. vertebral column
16. leg
17. arm
18. arm
19. leg
20. face

7–5

1. skull(머리뼈, 두개골)
2. cheek bone(광대뼈, 협골, 관골)
3. lower jaw(아래턱뼈, 하악골)
4. upper jaw(위턱뼈, 상악골)
5. breast bone(복장뼈, 흉골)
6. tailbone(꼬리뼈, 미골)
7. upper arm(위팔뼈, 상완골)
8. elbow(팔꿈치)
9. wrist(손목뼈)
10. bones of hand(손허리, 중수골)
11. fingers or toes(손가락 또는 발가락 뼈, 지골)
12. hip or pelvis(엉덩이 또는 골반)
13. thigh bone(넙다리뼈, 대퇴골)
14. shin(정강뼈, 경골)
15. kneecap(무릎뼈, 슬개골)

7–6

I)

1. C
2. D
3. E
4. A
5. B

II)

6. J
7. H
8. F

9. G
10.I
Ⅲ)
11.M
12.O
13.K
14.L
15.N

7–7
1. 관절통
2. 연골연화(증)
3. 갈비밑의(늑골하)
4. 뼈염(골염)
5. 골육종
6. 골수염
7. 정형외과
8. 골수에서 발생한, 골수(성)
9. 관절병(증)
10.뼈연화증, 골연화증
11.척추전방전위증
12.불완전탈구, 부분탈구
13.개방골절/복합골절
14.척추측만증(척추옆굽음증)
15.추간판 탈출

7–8
1. a. 관절병(증)
   b. 엉덩엉치관절, 천장관절
2. c. 정복, 고정
   d. 콜리스 골절(요골하단의 골절)
3. e. 관절경검사(법)
   f. 관절연골
4. g. 분쇄
   h. 넙다리뼈, 대퇴골
   i. 생나무골절(불완전굴곡골절)
   j. 위팔뼈, 상완골
   k. 개방정복 내부고정술

7–9
Ⅰ)
a. arthralgia
b. arthritis
c. arthrocentesis
d. arthropathy
e. arthroplasty
f. arthroscopy
Ⅱ)
a. chondromalacia
b. chondroma
c. chondrocyte
Ⅲ)
a. osteitis
b. osteoma
c. osteomalacia
d. osteomyelitis
e. osteosarcoma
Ⅳ)
a. kyphosis
b. lordosis
c. scoliosis
Ⅴ)
a. craniofacial
b. mandibular
c. cervical
d. infraclavicular
e. olecranal

7–10
3. myelogenous
4. coccyx
6. vertebral
8. rheumatoid
9. immobilization
10.cartilage

7–11
1. cranium
2. facial bones
3. thorax
4. carpals
5. metacarpals
6. phalanges
7. tarsals
8. metatarsals
9. phalanges
10.fibula
11.tibia
12.patella
13.femur
14.hip bones
15.ulna
16.radius
17.humerus
18.vertebra
19.scapula
20.clavicle

CHAPTER 8. 근육계

8.8 복습문제

8–1
1. abduction
2. myography
3. fascial
4. facial
5. flexor
6. perineal
7. peritoneal
8. peroneal

8–2
1. G
2. J
3. I
4. F
5. A
6. B
7. D
8. C
9. H
10.E

8–3
1. cardiac, visceral, skeletal
2. movement
3. a. palm down or backward/palm up or toward the front
   b. flexion at the ankle moving the foot upward/pointing the toes toward the ground
   c. overextending the joint beyond straight/increasing the angle between two bones

8–4
1. leg
2. chest

3. chest
4. leg
5. leg
6. arm
7. leg
8. leg
9. arm
10.back
11.back
12.sholder
13.leg
14.neck

8–5
1. 근섬유
2. 힘줄, 건
3. 근막
4. 모음, 내선
5. 가쪽들림, 외번
6. 운동실조
7. 회전근개 건염(돌림근띠 힘줄염)
8. 섬유근육통
9. 근육긴장이상(증)
10.힘줄절단(술), 건절단술

8–6
a. 근육퇴행위축
b. 생검, 조직검사
c. 퇴화
d. 치료
e. 몸쪽, 근위
f. 비대
g. 아킬레스건
h. 정맥 내의

8–7
Ⅰ)
a. atonic
b. dystonia
c. myotonia
d. tonic
Ⅱ)
a. bradykinesia
b. dyskinesia
c. hyperkinesis
Ⅲ)
a. myoparesis
b. paraplegia
c. quadriplegia
d. hemiparesis

8–8
1. quadriceps
2. sternocleidomastoid
4. adductor muscles
6. trapezius
7. latissimus dorsi

8–9
1. facial muscles
2. sternocleidomastoid
3. pectoralis major
4. serratus major
5. abdominal muscles
6. adductors
7. sartorius
8. quadriceps femoris
9. biceps brachii
10.trapezius
11.triceps brachii
12.latissimus dorsi
13.gluteus maximus
14.gastrocnemius
15.Achilles tendon
16.hamstrings
17.deltoid

CHAPTER 9. 신경계

9.10 복습문제

9–1
1. aphasia
2. attacks, ataxia
3. conus
4. clonus
5. CNS, C&S
6. elicit
7. illicit
8. gait
9. gate

9–2
1. E
2. I
3. G
4. A
5. D
6. B
7. J
8. C
9. M
10.H
11.L
12.K
13.F
14.O
15.N

9–3
1. (A) brain and the spinal cord
   (B) 12 pairs of cranial nerves and 31 pairs of spinal nerves
2. a. movement, sensation, reasoning and judgment
   b. receives stimuli such as pain, touch, and temperature
   c. regulates appetite, thirst, and temperature
   d. regulates basic life functions such as waking, respiration, heart rate, and blood pressure
3. nerves
4. vertebral column
5. midbrain, pons, and medulla oblongata

9–4
1. cerebrum
2. thalamus
3. hypothalamus
4. midbrain
5. pons
6. medulla oblongata
7. cerebellum

9–5
1. 뉴런(신경원)
2. 신경

3. 말이집(수초)
4. 회백질
5. 뇌교
6. 대뇌겉질(피질)
7. 소뇌
8. 척수
9. 척주
10. 말초신경

9–6

1. D
2. F
3. B
4. A
5. C
6. E
7. G
8. L
9. M
10. I
11. J
12. H
13. K

9–7

1. 뇌혈관
2. 회백질 척수염, 소아마비
3. 신경학
4. 마취, 무감각, 마비
5. 이상감각, 감각장애
6. 감각이상
7. 언어장애
8. 팔다리마비, 사지마비
9. 하반신마비
10. 뇌척수액

9–8

Ⅰ)
a. encephalitis
b. encephalopathy

Ⅱ)
a. neuromuscular
b. neurology

Ⅲ)
a. anesthesia
b. dysesthesia
c. parethesia

Ⅳ)
a. hemiplegia
b. paraplegia
c. tetraplegia

9–9

a. 언어장애(poor speech)
b. 걸음걸이
c. 편두통
d. 자기공명영상
e. 뇌척수액
f. 신경외과
g. 머리뼈 안; 두개 내의
h. 항암화학요법
i. 방사선치료(방사선요법)

9–10

1. dysesthesia
3. seizure
4. Parkinson disease
5. resonance
6. thalamus
8. congenital

CHAPTER 10. 눈과 귀

10.15 복습문제

10–1

1. aural
2. here, hear
3. malleolus
4. malleus
5. palpable, serious, serous
6. tinnitus

10–2

1. J
2. H
3. L
4. M
5. N
6. I
7. D
8. E
9. G
10. O
11. C
12. F
13. A
14. B
15. K

10–3

1. aqueous humor
2. macula lutea
3. pupil
4. vitreous humor
5. cornea
6. tympanic membrane
7. vestibule
8. cochlea

10–4

Ⅰ)
1. pinna or auricle
2. external auditory meatus
3. tympanic membrane
4. ossicles
5. cochlea
6. auditory nerve
7. brain

Ⅱ)
1. cornea
2. aqueous humor
3. pupil
4. lens
5. vitreous humor
6. retina
7. optic nerve
8. brain

10–5

1. Ciliary body
2. Conjunctiva
3. Iris
4. Pupil
5. Cornea
6. Lens
7. Sclera
8. Choroid
9. Optic nerve

10.Macula lutea
11.Retina

10–6

1. auricle
2. external auditory meatus
3. tympanic membrane
4. eustachian tube
5. cochlea
6. malleus

10–7

1. 망막 박리, 망막이 안구의 내벽에서 떨어지는 것
2. 장액성 중이염, 중이에 체액이 고인 중이의 염증
3. 고막천공, 고막이 파열된 상태
4. 메니에르병, 내이의 질병으로, 난청, 어지럼, 현기증, 이명, 안진 등의 증상이 나타남
5. 근시, 가까이 있는 물체만 선명하게 보이는 것
6. 난시, 근거리 및 원거리 시야 모두가 흐려지는 것
7. 백내장, 수정체가 흐릿해진 것
8. 녹내장, 안압 상승으로 인한 망막과 시신경 손상

10–8

1. 눈꺼풀처짐, 안검하수
2. 눈보개(검안경), 검안경검사
3. 안과전문의
4. 안경사
5. 검안사
6. 무수정체증
7. 광선공포증, 수명증
8. 망막병(증)
9. 복시
10.노안
11.내사시
12.청각의
13.귀의, 청력의
14.청력검사
15.고막절개술
16.귓물(이루)
17.노인성 난청(노화로 인한 청력 감소)
18.귀통증(이통)

10–9

Ⅰ)

a. diplopia
b. hyperopia
c. amblyopia
d. presbyopia

Ⅱ)

a. esotropia
b. exotropia

Ⅲ)

a. otalgia
b. otorrhea

10–10

1. a. 백내장
   b. 악화되는
   c. 시력
   d. 초음파
   e. 인공 수정체
2. a. 중이염
   b. 고막절개술
   c. 재발성
   d. 양쪽
   e. 앙와위, 누운자세
   f. 현미경
   g. 외이도
   h. 귀지
   i. 고막

10–11

1. tinnitus
2. malleus
3. aqueous
5. vitreous
6. otorrhea
8. palpebral
9. cornea
10.cerumen

CHAPTER 11. 소화기계

11.12. 복습문제

11–1

1. dysphagia, aphagia
2. reflux
3. cirrhosis, liver, liver
4. scirrhous, ileum
5. injections
6. acidic
7. labial
8. hematoma

11–2

Ⅰ)

1. D
2. A
3. F
4. I
5. H
6. J
7. B
8. G
9. C
10.E

Ⅱ)

1. D
2. F
3. H
4. C
5. I
6. A
7. J
8. E
9. B
10.G

11–3

Ⅰ)

1. D
2. F
3. E
4. C
5. A
6. B

Ⅱ)

1. H
2. G
3. F
4. A
5. B

6. E
7. C
8. D

11–4

1. oral cavity
2. pharynx
3. esophagus
4. stomach
5. small intestine
6. large intestine
7. rectum
8. appendix
9. pancreas
10. gallbladder
11. liver
12. salivary gland

11–5

Ⅰ)
1. 구강
2. 인두
3. 십이지장(샘창자)
4. 맹장(막창자)
5. 담낭(쓸개)
6. 창자, 장
7. 공장(빈창자)
8. 담도
9. 들문조임근
10. 잇몸(치은)

Ⅱ)
1. 소화된 음식으로부터 영양분을 흡수하여 혈액으로 보내고, 나머지 노폐물은 대장으로 보냄
2. 지방을 분해
3. 수분과 비타민K, 비타민B군을 흡수, 분변형성, 노폐물 제거
4. 연동운동으로 음식물을 식도 아래로 밀어내어 위로 넣음
5. amylase 효소가 있어 탄수화물을 소화
6. 혈당을 낮춤
7. 치아를 뼈에 부착
8. 목구멍(throat)
9. 앞쪽의 이는 음식물을 잘게 찢고 뒤쪽 치아는 저작하거나 씹는 역할
10. 한 방향으로만 음식물이 움직여 역류를 방지

11–6

1. 혀염, 설염(혀의 염증)
2. 식욕부진
3. 산통, 결장의
4. 인공항문: 장루술, 결장창냄술
5. 권태감
6. 소화불량
7. 위식도역류
8. 과다 구토
9. 혀 밑의, 설하의
10. 돌깸술, 쇄석술

11–7

Ⅰ)
a. cholecystolithiasis
b. choledocholithiasis
c. lithotripsy

Ⅱ)
a. hyperemesis
b. hematemesis
c. melanemesis

Ⅲ)
a. aphagia
b. dysphagia
c. polyphagia

Ⅳ)
a. appendicitis
b. cholecystitis
c. colitis
d. gastroenteritis
e. gingivitis
f. glossitis
g. hepatitis
h. stomatitis

Ⅴ)
a. colostomy
b. ileostomy
c. duodenojejunostomy

11–8

1. a. 방사선, X선
   b. 인두
   c. 샘창자(십이지장)
2. d. 대장내시경검사
   e. 크론병
   f. 위내시경검사
   g. 위염
   h. 궤양
3. i. 상복부통(증)
   j. 담석증
   k. 담낭절제술
4. l. 구토
   m. 위식도역류
5. n. 삼킴곤란, 연하곤란
   o. 오심
   p. 권태감
   q. 토혈

11–9

3. Crohn disease
5. colitis
7. jejunum
9. choledocholithiasis
10. dysphagia

CHAPTER 12. 심혈관계

12.10. 복습문제

12–1

1. infection
2. infarction
3. venous
4. palpation
5. palpitations
6. vein
7. vein
8. pericardium

12–2

1. F
2. H
3. D
4. I
5. J
6. E
7. B
8. C
9. G
10. A

12–3

1. superior vena cava
2. pulmonary semilunar valve
3. right atrium
4. tricuspid valve
5. right ventricle
6. inferior vena cava
7. interventricular septum
8. left ventricle
9. mitral valve
10. aortic semilunar valve
11. left atrium
12. aorta

12–4

1. 죽상경화증, 죽종으로 인한 동맥 경화 및 혈관협착
2. 죽종, 동맥의 벽에 축석뇌는 지빙 딩어리
3. 동맥협착, 동맥의 좁아짐
4. 색전, 혈괴나 이물질 덩어리가 혈관을 막아 혈류를 차단함
5. 혈전, 혈관을 막는 혈액응괴물
6. 허혈, 장기나 조직에 유입하는 동맥혈류량의 감소
7. 혈관수축, 혈관벽의 수축 또는 협착
8. 느린맥, 서맥, 분당 60회 미만의 심장박동
9. 혈관성형술, 혈관의 외과적 수술
10. 관상동맥,심장에 혈액을 공급하는 동맥
11. 목동맥내막 절제술, 목동맥 내막의 절제
12. 심장비대, 확장된 심장
13. 청색증, 피부가 파란 상태
14. 땀흘림, 발한, 땀을 많이 흘리는 상태
15. 심장도관삽입술, 카테터라 불리는 유연한 관을 정맥으로 삽입한 후 심장까지 밀어 넣어 심장이 얼마나 잘 기능하는지에 대한 진단적 정보를 얻는 검사

12–5

1. pulmonary artety
2. ventricles
3. bicuspid
4. tricuspid
5. systolic pressure
6. chondrae tendineae
7. sphygmomanometer
8. atria
9. electrocardiography
10. pulmonary valve
11. diastolic pressure
12. carotid arteries
13. pericardium
14. coronary arteries
15. pulmonary vein
16. epicardium

12–6

- inferior and superior venae cavae → right side of heart → pulmonary
- arteries → lungs → pulmonary veins → left side of heart → aorta

12–7

1. angina pectoris
2. varicose vein
3. aneurysm
4. cerebrovascular accident
5. myocardial ischemia
6. myocardial infarction
7. cardiac arrest
8. hypertension
9. flutter
10. fibrillation
11. thrombotic stroke
12. hemorrhagic stroke
13. murmur
14. bundle branch block
15. valvular insufficiency
16. tricuspid stenosis

12–8

1. a. 심장초음파 검사, 초음파를 이용하여 심장을 검사
   b. 부정맥, 정상굴리듬과 차이
   c. 심방, 심장의 윗부분
   d. 심실, 심장의 아래부분
   e. 대동맥판막, 좌심실과 대동맥 사이에 있는 판막
   f. 삼첨판, 우심방과 우심실 사이에 있는 판
   g. 혈전, 혈관을 막는 혈액응괴물
   h. 관상동맥, 대동맥으로부터 심장근육 전체에 혈액을 공급하는 혈관
2. a. 협심증, 관상동맥이 동맥경화증으로 좁아져 생기는 질환
   b. 심근허혈, 심장동맥의 이상으로 심장근육으로 향하는 혈류량 감소
   c. 오심, 속이 메스꺼운 상태
   d. 심근경색, 심근의 괴사
   e. 혈압, 혈액기 혈관벽에 가하는 압력
   f. systolic blood pressure 182/ diastolic blood pressure 82
   g. 맥박, 심장박동에 의해 일어나는 동맥의 주기적인 파동
   q. 빈맥, 분당 100회 이상의 심박동
   r. 확장, 팽창 부품
   s. 부종, 조직 내 림프액이나 삼출물 등 액체가 고여 과잉존재하는 상태
   t. 동맥경화증, 동맥벽의 탄성손실로 인한 동맥경화
   u. 심혈관질환, 심혈관 이상으로 생기는 병, 질환
   v. 고혈압, 혈압이 높은 것, 140/90mmHg 이상의 혈압

12–9

1. aneurysm
2. arrhythmia
5. thrombophlrbitis
6. vasoconstriction
8. coronary
10. embolus

CHAPTER 13. 혈액

13.8 복습문제

13–1

1. hematostasis
2. leukopenia
3. hypochromic
4. myelogenous
5. erythema

13–2

1. D
2. A
3. G
4. I
5. H
6. E
7. C
8. F
9. B
10. J

13–3

1. 고형성분, 혈액세포(혈구)로 구성
2. 혈장, 혈액의 액체 부분
3. 혈우병, 혈액응고인자가 결핍된 상태
4. 부종, 너무 많은 수분이 혈액에서 빠져나와 조직에 축적되어 조직에 저류시키는 것
5. 빈혈, 혈액 내 적혈구 또는 헤모글로빈의 부족
6. 다발 골수종, 골수의 악성 신생물 질환
7. A형 혈액, 오로지 A형 항원만 존재하는 혈액
8. 헤모글로빈, 적혈구에 존재하는 색소 단백질
9. 항체, 면역계 내에서 항원의 자극에 의해 만들어지는 물질
10. 항원, 신체의 면역반응을 자극하여 항체를 생산하는 물질
11. 백혈병, 비정상적 백혈구가 비정상적으로 증가하는 혈액암
12. 단핵구, 무과립구 중 하나로 백혈구 중 가장 큰 세포
13. 혈소판, 출혈 발생시 혈액 응고 작용을 함
14. 혈청, 혈장에서 응고인자를 제거한 부분
15. 호산구 과립구 중 하나로 염증반응에 관여

13–4

1. 혈액학, 혈액, 혈액 장애 및 치료에 관한 연구
2. 골수성의, 골수기원의
3. 혈전증, 병적인 혈액응고 상태
4. 혈소판
5. 혈전, 혈관을 막는 혈액응괴물
6. 혈구모세포, 모든 유형의 성숙 혈액세포로 발달할 수 있는 미성숙 혈액세포
7. 백혈구 증가증, 백혈구 수의 비정상적인 증가
8. 적혈병, 적혈구 수의 비정상적인 증가
9. 범혈구감소증, 모든 혈액 세포의 수가 감소하는 것
10. 지혈
11. 적혈구 부동증, 혈액내 크기가 다른 적혈구들이 존재하는 상태
12. 변형적혈구 증가증, 혈액내 비정상 모양의 적혈구가 많이 있는 상태
13. 거대모세포, 거대 미성숙 세포
14. 골수형성이상 증후군

13–5

1. serum
3. platelet
5. erythrocyte
8. hemophilia
9. edema

CHAPTER 14. 림프계와 면역계

14.7 복습문제

14–1

1. E
2. I
3. J
4. A
5. G
6. B
7. C
8. D
9. F
10. H

14–2

1. lymph nodes
2. phagocytes
3. spleen
4. tonsils
5. T–cells
6. B–cells
7. edema
8. allergen
9. anaphylactic shock
10. Hodgkin disease
11. HIV

14–3

a. 아래턱밑
b. 겨드랑이
c. 서혜부
d. 목

14–4

1. 면역결핍, 불충분한 면역반응
2. 림프절병, 림프절의 질병
3. 비장비대, 지라비대
4. 림프부종, 림프조직의 장애로 인한 신체 조직의 체액 축적
5. 사이질액, 간질액, 조직공간 사이에 있는 액체
6. 면역 글로불린, 외부 세포에 달라붙는 능력을 가진 단백질; 항체
7. 세포독성의
8. 사이토카인, 면역 반응이 시작되도록 하는 메신저역할 담당

14–5

1. immunology
2. lymphadenitis
3. splenorrhgia
4. splenorrhaphy
5. thymectomy

14–6

1. interstitial fluid
3. immunology
4. tonsillectomy

CHAPTER 15. 호흡기계

15.10 복습문제

15–1

1. breath
2. breathe
3. Expiratory, breath
4. profusion
5. perfusion
6. hoarse
7. course
8. coarse
9. rales, breath
10. rails
11. mucus
12. mucous

15–2

1. G
2. H
3. I
4. B
5. J
6. K
7. F
8. A
9. E
10. D
11. C
12. M
13. L

15–3

1. F
2. J
3. E
4. I
5. G
6. A
7. H
8. D
9. B
10. C

15–4

1. asthma
2. emphysema
3. pleurisy
4. bronchiectasis
5. pneumonia
6. croup
7. atelectasis
8. cystic fibrosis
9. tuberculosis
10. pneumoconiosis

15–5

1. nasal cavity
2. nares
3. pharynx
4. larynx
5. trachea
6. left bronchus
7. alveoli
8. bronchiole
9. diaphragm
10. right lung
11. right bronchus

15–6

1. 상기도, 흉강 바깥에 위치한 호흡구조
2. 부비동, 전두동, 사골동, 접형동, 상악동, 머리뼈의 빈 공간
3. 후각 신경, 냄새를 맡을 수 있게 하는 신경
4. 종격동(세로칸안), 우폐와 좌폐 사이에 존재하는 공간
5. 비중격, 비강을 오른쪽과 왼쪽으로 나눔
6. 콧구멍
7. 폐모세혈관, 폐포를 싸고 있고 산소를 흡수함
8. 폐포, 폐모세혈관을 통해 가스 교환
9. 점액의, 점막
10. 점액, 점막에서 분비되는 끈적하고 굵은 분비액

15–7

1. 기관지확장제
2. 점액용해제
3. 가로막의, 횡경막의
4. 폐부종
5. 이비인후과학
6. 콧물
7. 청진기
8. 가슴절개술
9. 소리못냄(증), 발성불능(증)
10. 발성장애
11. 앉아숨쉬기
12. 느린 호흡
13. 객혈
14. 질식
15. 코인두의
16. 정상호흡
17. 호흡저하
18. 편도염

15–8

Ⅰ)

a. tachypnea
b. orthopnea
c. apnea
d. bradypnea
e. oligopnea
f. hyperpnea
g. dyspnea
h. eupnea

Ⅱ)

a. rhinorrhea
b. rhinoplasty

Ⅲ)

a. tracheostomy
b. tracheotomy
c. endotracheal

Ⅳ)

a. hemothorax
b. pyothorax
c. hydrothorax
d. pneumothorax

15–9

a. 만성폐쇄성폐질환
b. 호흡곤란
c. 숨참
d. 폐하엽 폐렴
e. 혈색소
f. 객담
g. 입인두, 구인두

h. 연쇄상구균
i. 포도상구균

15–10
1.. diaphragm
3. dyspnea
4. pleurisy
7. tachypnea
9. pleural cavity
10.asphyxia

CHAPTER 16. 비뇨기계

16.8 복습문제

16–1
1. enuresis
2. creatinine
3. ureteral
4. vesicles
5. vesical

16–2
1. F
2. I
3. C
4. J
5. G
6. A
7. E
8. D
9. H
10.B

16–3
1. kidney
2. ureter
3. urinary bladder
4. urethra

16–4
1. 방광경, 방광을 보는데 사용하는 기구
2. 요도구절개(술), 요도구를 넓히기 위해 절개하는 과정
3. 요도고정술, 요도를 주변 조직에 외과적으로 고정하는 것
4. 신장저형성, 발달하지 못한 신장
5. 투석, 콩팥이 제기능을 못해 기계가 콩팥 기능을 대신하는 것
6. 요도의, 요도와 관련된(요도는 방광에서 신체의 외부로 이어진다)
7. 질소혈증, 노폐물이 콩팥에 쌓여 콩팥기능이 상실되는 독성상태
8. 무뇨(소변형성 없음): 하루 소변량이 100cc미만
9. 배뇨통, 배뇨통(고통스러운 배뇨), 배뇨곤란
10.억제, 소변이 배출되지 않음; 무뇨
11.다뇨(증), 다량의 소변 배설
12.고름료, 농뇨, 소변에 고름이 섞여있는 것
13.비뇨기과 전문의(여성의 비뇨기계 그리고 남성의 비뇨기계와 생식기계 전문가)

16–5
1. a. anuria
   b. dysuria
   c. hematuria
   d. nocturia
   e. oliguria
   f. pyuria
   g. polyuria
2. a. cystitis
   b. cystoscope

16–6
1. 뭇주머니콩팥, 다낭신장, 주머니가 정상 콩팥조직을 대체함.
2. 실금, 새기, 대, 소변 배설 기능에 대한 통제력 없음
3. 콩팥돌증, 신석증, 신장결석, 콩팥에 돌이 있는 것
4. 콩팥기능상실, 신부전, 콩팥기능이 상실된 것
5. 깔때기콩팥염, 신우신염, 요로감염으로 콩팥깔때기와 콩팥의 염증
6. 요정체, 배뇨시 방광을 완전히 비우지 못하는 상태
7 콩팥증후군, 토리 손상과 비정상적 단백질 여과를 포함하는 상태
8. 신경인성 방광, 신경계 질환에 의한 방광의 기능장애
9. 요관출혈
10.콩팥처짐(증), 신장이 아래로 내려감

16–7
a. 물콩팥증, 수신증
b. 신장결석
c. 요로조영술
d. 콩팥 형성저하
e. 방광경검사
f. 자기공명영상
g. 협착
h. 먼쪽, 원위, 말단
i. 콩팥절제(술)

16–8
1. glomerulus
2. cystitis
4. urination
6. dialysis
8. incontinence
9. catheterization

CHAPTER 17. 남성 생식기계

17.7 복습문제

17–1
1. prostate
2. prostrate
3. glands
4. hyperplastic

17–2
1. J
2. G
3. H
4. C
5. I
6. A
7. D
8. F
9. E
10.B

17–3
1. testes
2. epididymis
3. seminal vesicles, prostate gland, bulbourethral glands

4. spermatogenesis
5. scrotum
6. benign prostatic hypertrophy
7. phimosis
8. prepuce

17–4

1. 남성호르몬의, 안드로겐의
2. 귀두루
3. 잠복고환
4. 무정자증
5. 정관제거술
6. 요도경유
7. 발기부전
8. 요도하열증
9. 포경수술, 음경꺼풀제거술
10. 선천적인

17–5

a. hydrocele
b. orchidopexy
c. oligospermia
d. testicular
e. hematocele
f. varicocle
g. hypospadis
h. orchitis
i. spermatocidal
j. androgenic

17–6

1. vas deferens
2. penis
3. glans penis
4. testis
5. scrotum
6. epididymis
7. bulbourethral gland
8. prostate
9. ejaculatory duct
10. seminal vesicle

17–7

1. prostatic
2. resection
3. indurated
4. epididymus
5. seminal vesicle
6. balanorrhea
8. impotence
10. orifice

CHAPTER 18.. 여성 생식기계

18.8 복습문제

18–1

1. metrorrhagia
2. menorrhalgia
3. perineal
4. parametrium

18–2

I)

1. H
2. A
3. J
4. I
5. G
6. C
7. D
8. F
9. B
10. E

II)

1. D
2. A
3. B
4. I
5. E
6. G
7. J
8. F
9. C
10. H

18–3

1. I
2. F
3. J
4. B
5. C
6. H
7. D
8. E
9. G
10. A

18–4

1. endometriosis
2. metastasize
3. endometrial cancer
4. uterine prolapse
5. Chlamydia

18–5

1. ovary
2. rectouterine pouch
3. cervix
4. vagina
5. urethra
6. urinary bladder
7. uterus
8. fallopian tubes

18–6

1. 에스트로겐, 유방과 음모와 같은 여성의 2차 성징을 발달
2. 자궁부속기, 자궁관과 난소, 자궁이 제 자리에 있도록 지지하고 잡아주는 인대들
3. 자궁근층, 자궁벽 중 근육으로 된 벽
4. 수정, 난자와 정자의 결합
5. 젖샘관
6. 자궁외막, 자궁의 가장 바깥벽
7. 젖샘관팽대, 유관동
8. 배란, 난포로부터 난자의 방출
9. 태아
10. 자궁저부, 자궁 상부의 둥근 부분
11. 산욕기
12. 분만
13. 접합자
14. 융모막
15. 아프가 점수

18–7

1. 난자를 생성하고 여성호르몬을 분비
2. 난자를 자궁관 속으로 끌어당겨 자궁으로 운반

3. 성교를 위한 윤활액이 분비
4. 출산 후에 젖을 생산
5. 태아를 충격으로부터 보호
6. 자궁 내 혈관 성장을 자극
7. 난소와 자궁을 연결
8. 태아를 발달시키고 보호하는 아기집
9. 성교 시 남성의 음경을 받아들이는 곳이자 출산 시 태아가 배출되는 산도

18–8
1. 자궁목 용종
2. 질봉합(술)
3. 외음부절개
4. 섬유샘종
5. 자궁관난소절제술
6. 부인과전문의
7. 입술의, 음순의
8. 젖생성, 유즙생성
9. 난관결찰
10. 유방고정술
11. (정상)월경
12. 월경과다
13. 자궁출혈
14. 자궁절제술
15. 질곰팡이증, 질진균증
16. 방광탈출증
17. 물자궁관증
18. 전굴, 앞굽음
19. 뒤굽음, 후굴
20. 자궁목염
21. 다산부
22. 양수천자

18–9
Ⅰ)
a. amenorrhea
b. dysmenorrhea
c. menorrhea
d. menorrhagia
Ⅱ)
a. endometrium
b. metrorrhagia
c. myometrium
d. perimetrium
Ⅲ)
a. multigravida
b. nulligravida
c. primigravida

18–10
1. a. 복강경 난관결찰
2. b. 자궁
   c. 자궁관
   d. 결찰
3. e. 자궁내막증
   f. 자궁관술의
4. g. 초음파
   h. 유섬유종

18–11
1. menstruation
2. Bartholin cyst
3. episiorrhaphy
4. dysmenorrhea
5. perineorrhaphy
6. retroflexion
8. syphilis

18–12
1. F, n stage IV, there is lymph node involvement, and the tumor has spread to distant organs
2. T
3. T
4. T
5. T
6. T
7. F, primipara
8. T
9. F, The ovaries release the hormones estrogen and progesterone
10. T
11. T
12. F, HPV

CHAPTER 19. 내분비계

19.9 복습문제

19–1
1. hypopituitarism
2. glucogenesis
3. hypocalcemia
4. polyuria
5. polyurea
6. pancreas

19–2
1. H
2. c
3. G
4. D
5. I
6. J
7. B
8. F
9. A
10. E

19–3
Ⅰ)
1. a
2. e
3. f
4. a
5. b
6. d
7. c
8. d
9. c
10. b
Ⅱ)
1. g
2. I
3. e
4. c
5. f
6. a
7. d
8. d
9. b
10. h

19–4
Ⅰ)
1. polydipsia, polyuria, polyphagia.
2. use sugar to produce energy
3. toxic wastes

4. One cause is insufficient insulin secreted from the pancreas. Another is the production of ineffective insulin
5. Type 1 is an abrupt end to insulin production
6. Type 2 diabetes is a reduction in insulin production

II)

1. gigantism
2. diabetes insipidus
3. myxedema
4. fractures
5. diabetes mellitus
6. puffy appearance

19-5.

1. 자극 호르몬, 다른 표적장기의 분비 샘들을 자극
2. 신경호르몬, 뉴런에 의해 생성
3. 항상성, 균형된
4. 말단비대증, 모든 골격구조 특히 말단 부분이 비대해지는 것
5. 해당작용, 당 분해
6. 정상 갑상샘
7. 다음다갈증, 과도한 갈증
8. 당신생, 당생성
9. 에스트로겐, 여성호르몬
10. 고칼륨혈증, 혈액 내 과도한 칼륨

19-6

I)

a. hypercalcemia
b. hyperglycemia
c. hyponatremia
d. hyperkalemia

II)

a. adrenocorticotropic hormone
b. gonadotropic hormone

19-7

1. a. 갑상샘항진증
   b. 그레이브스병
   c. 갑상선종
   d. 안구돌출증
2. e. 부신기능저하증
   f. 뇌하수체저하증
3. g. 갑상샘
   h. 갑상선스캔
   i. 생검
   j. 양성 샘송

19-8

1. pituitary gland
2. hypothalamus
3. pineal gland
4. parathyroid gland
5. thymus gland
6. ovaries
7. testicles
8. pancreas
9. adrenal glands
10. thyroid gland

19-9

1. antidiuretic
2. luteinizing
5. diabetes
6. cortisol

19-10

1. adrenocorticotropic hormone
2. triiodothyronine
3. antidiuretic hormone
4. thyroxine
5. follicle-stimulating hormone
6. thyroid-stimulating hormone
7. growth hormone
8. somatotropic hormone
9. prolactin
10. interstitial cell-stimulating hormone
11. parathormone
12. luteinizing hormone

역자와의
협의로
인지생략

Second Edition

Illustrated Guide to
Medical Terminology

그림으로 배우는 **의학용어** 제2판 수정판

발 행 일 2023년 8월 4일 제2판 수정판 인쇄
2023년 8월 14일 제2판 수정판 발행

원 저 자 Juanita J.Davies

역 자 강효찬 권경희 김광욱 김수일 김용석 김중락 김진우 김판길
노지영 박영준 박재성 박진옥 박희숙 송효숙 신환호 안기섭
양경옥 양대중 양윤이 양희범 여진동 이건철 이명모 이미옥
이원유 장 철 전혜주 최나영 홍성엽

발 행 인 김시동

발 행 처 정문각
서울특별시 마포구 백범로 104, 봉화빌딩 4층

출판등록 1990년 10월 25일 제9–246호

전 화 02)713-0421~3

팩 스 02)704-6265

전자우편 jmk@jmkp.co.kr

홈페이지 www.jmkp.co.kr

정 가 39,000원

ISBN 978-89-7742-683-2 93510